全国中医药行业高等教育"十三五"规划教材

全国高等中医药院校规划教材

物理治疗学

（适用于康复治疗学、运动康复学等专业）

主　编

金荣疆（成都中医药大学）

副主编（以姓氏笔画为序）

王　磊（南京中医药大学）　　　　邢艳丽（黑龙江中医药大学）

吴　军（大连医科大学）　　　　　陈朝晖（安徽中医药大学）

编　委（以姓氏笔画为序）

白艳杰（河南中医药大学）　　　　刘安国（甘肃中医药大学）

刘春龙（广州中医药大学）　　　　杜宇鹏（浙江中医药大学）

杨　丹（贵州中医药大学）　　　　杨　馨（成都中医药大学）

吴绪波（上海中医药大学）　　　　张兆星（陕西中医药大学）

罗　佳（福建中医药大学）　　　　金　军（辽宁中医药大学）

周　霞（山东中医药大学）　　　　夏　青（天津中医药大学）

学术秘书

杨　馨（成都中医药大学）

中国中医药出版社

·北　京·

图书在版编目（CIP）数据

物理治疗学 / 金荣疆主编 . —北京：中国中医药出版社，2020.1
全国中医药行业高等教育"十三五"规划教材
ISBN 978 - 7 - 5132 - 4240 - 0

Ⅰ . ①物… Ⅱ . ①金… Ⅲ . ①物理疗法—中医学院—教材 Ⅳ . ① R454

中国版本图书馆 CIP 数据核字（2017）第 112814 号

中国中医药出版社出版

北京经济技术开发区科创十三街 31 号院二区 8 号楼
邮政编码　100176
传真　010-64405750
保定市西城胶印有限公司印刷
各地新华书店经销

开本 850×1168　1/16　印张 26.75　字数 836 千字
2020 年 1 月第 1 版　2020 年 1 月第 1 次印刷
书号　ISBN 978 - 7 - 5132 - 4240 - 0

定价　89.00 元
网址　www.cptcm.com

社 长 热 线　010-64405720
购 书 热 线　010-89535836
维 权 打 假　010-64405753

微信服务号　zgzyycbs
微商城网址　https：//kdt.im/LIdUGr
官方微博　http：//e.weibo.com/cptcm
天猫旗舰店网址　https：//zgzyycbs.tmall.com

如有印装质量问题请与本社出版部联系（010-64405510）
版权专有　侵权必究

全国中医药行业高等教育"十三五"规划教材

全国高等中医药院校规划教材

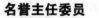

专家指导委员会

名誉主任委员

王国强（国家卫生计生委副主任　国家中医药管理局局长）

主 任 委 员

王志勇（国家中医药管理局副局长）

副主任委员

王永炎（中国中医科学院名誉院长　中国工程院院士）

张伯礼（教育部高等学校中医学类专业教学指导委员会主任委员
　　　　天津中医药大学校长）

卢国慧（国家中医药管理局人事教育司司长）

委　　　员（以姓氏笔画为序）

马存根（山西中医药大学校长）

王　键（安徽中医药大学教授）

王省良（广州中医药大学校长）

王振宇（国家中医药管理局中医师资格认证中心主任）

方剑乔（浙江中医药大学校长）

孔祥骊（河北中医学院院长）

石学敏（天津中医药大学教授　中国工程院院士）

匡海学（教育部高等学校中药学类专业教学指导委员会主任委员
　　　　黑龙江中医药大学教授）

吕文亮（湖北中医药大学校长）

刘　力（陕西中医药大学校长）

刘振民（全国中医药高等教育学会顾问　北京中医药大学教授）

安冬青（新疆医科大学副校长）

许二平（河南中医药大学校长）

孙忠人（黑龙江中医药大学校长）

严世芸（上海中医药大学教授）

李占永（中国中医药出版社副总编辑）

李秀明（中国中医药出版社副社长）

李金田（甘肃中医药大学校长）

杨　柱（贵阳中医学院院长）

杨关林（辽宁中医药大学校长）

余曙光（成都中医药大学校长）

宋柏林（长春中医药大学校长）

张欣霞（国家中医药管理局人事教育司师承继教处处长）

陈可冀（中国中医科学院研究员　中国科学院院士　国医大师）

陈立典（福建中医药大学校长）

陈明人（江西中医药大学校长）

武继彪（山东中医药大学校长）

范吉平（中国中医药出版社社长）

林超岱（中国中医药出版社副社长）

周仲瑛（南京中医药大学教授　国医大师）

周景玉（国家中医药管理局人事教育司综合协调处副处长）

胡　刚（南京中医药大学校长）

洪　净（全国中医药高等教育学会理事长）

秦裕辉（湖南中医药大学校长）

徐安龙（北京中医药大学校长）

徐建光（上海中医药大学校长）

唐　农（广西中医药大学校长）

彭代银（安徽中医药大学校长）

路志正（中国中医科学院研究员　国医大师）

熊　磊（云南中医学院院长）

秘 书 长

王　键（安徽中医药大学教授）

卢国慧（国家中医药管理局人事教育司司长）

范吉平（中国中医药出版社社长）

办公室主任

周景玉（国家中医药管理局人事教育司综合协调处副处长）

林超岱（中国中医药出版社副社长）

李秀明（中国中医药出版社副社长）

李占永（中国中医药出版社副总编辑）

全国中医药行业高等教育"十三五"规划教材

编审专家组

组　长

王国强（国家卫生计生委副主任　国家中医药管理局局长）

副组长

张伯礼（中国工程院院士　天津中医药大学教授）

王志勇（国家中医药管理局副局长）

组　员

卢国慧（国家中医药管理局人事教育司司长）

严世芸（上海中医药大学教授）

吴勉华（南京中医药大学教授）

王之虹（长春中医药大学教授）

匡海学（黑龙江中医药大学教授）

王　键（安徽中医药大学教授）

刘红宁（江西中医药大学教授）

翟双庆（北京中医药大学教授）

胡鸿毅（上海中医药大学教授）

余曙光（成都中医药大学教授）

周桂桐（天津中医药大学教授）

石　岩（辽宁中医药大学教授）

黄必胜（湖北中医药大学教授）

前　言

为落实《国家中长期教育改革和发展规划纲要（2010–2020年）》《关于医教协同深化临床医学人才培养改革的意见》，适应新形势下我国中医药行业高等教育教学改革和中医药人才培养的需要，国家中医药管理局教材建设工作委员会办公室（以下简称"教材办"）、中国中医药出版社在国家中医药管理局领导下，在全国中医药行业高等教育规划教材专家指导委员会指导下，总结全国中医药行业历版教材特别是新世纪以来全国高等中医药院校规划教材建设的经验，制定了"'十三五'中医药教材改革工作方案"和"'十三五'中医药行业本科规划教材建设工作总体方案"，全面组织和规划了全国中医药行业高等教育"十三五"规划教材。鉴于由全国中医药行业主管部门主持编写的全国高等中医药院校规划教材目前已出版九版，为体现其系统性和传承性，本套教材在中国中医药教育史上称为第十版。

本套教材规划过程中，教材办认真听取了教育部中医学、中药学等专业教学指导委员会相关专家的意见，结合中医药教育教学一线教师的反馈意见，加强顶层设计和组织管理，在新世纪以来三版优秀教材的基础上，进一步明确了"正本清源，突出中医药特色，弘扬中医药优势，优化知识结构，做好基础课程和专业核心课程衔接"的建设目标，旨在适应新时期中医药教育事业发展和教学手段变革的需要，彰显现代中医药教育理念，在继承中创新，在发展中提高，打造符合中医药教育教学规律的经典教材。

本套教材建设过程中，教材办还聘请中医学、中药学、针灸推拿学三个专业德高望重的专家组成编审专家组，请他们参与主编确定，列席编写会议和定稿会议，对编写过程中遇到的问题提出指导性意见，参加教材间内容统筹、审读稿件等。

本套教材具有以下特点：

1. 加强顶层设计，强化中医经典地位

针对中医药人才成长的规律，正本清源，突出中医思维方式，体现中医药学科的人文特色和"读经典，做临床"的实践特点，突出中医理论在中医药教育教学和实践工作中的核心地位，与执业中医（药）师资格考试、中医住院医师规范化培训等工作对接，更具有针对性和实践性。

2. 精选编写队伍，汇集权威专家智慧

主编遴选严格按照程序进行，经过院校推荐、国家中医药管理局教材建设专家指导委员会专家评审、编审专家组认可后确定，确保公开、公平、公正。编委优先吸纳教学名师、学科带头人和一线优秀教师，集中了全国范围内各高等中医药院校的权威专家，确保了编写队伍的水平，体现了中医药行业规划教材的整体优势。

3. 突出精品意识，完善学科知识体系

结合教学实践环节的反馈意见，精心组织编写队伍进行编写大纲和样稿的讨论，要求每门教材立足专业需求，在保持内容稳定性、先进性、适用性的基础上，根据其在整个中医知识体系中的地位、学生知识结构和课程开设时间，突出本学科的教学重点，努力处理好继承与创新、理论与实践、基础与临床的关系。

4. 尝试形式创新，注重实践技能培养

为提升对学生实践技能的培养，配合高等中医药院校数字化教学的发展，更好地服务于中医药教学改革，本套教材在传承历版教材基本知识、基本理论、基本技能主体框架的基础上，将数字化作为重点建设目标，在中医药行业教育云平台的总体构架下，借助网络信息技术，为广大师生提供了丰富的教学资源和广阔的互动空间。

本套教材的建设，得到国家中医药管理局领导的指导与大力支持，凝聚了全国中医药行业高等教育工作者的集体智慧，体现了全国中医药行业齐心协力、求真务实的工作作风，代表了全国中医药行业为"十三五"期间中医药事业发展和人才培养所做的共同努力，谨向有关单位和个人致以衷心的感谢！希望本套教材的出版，能够对全国中医药行业高等教育教学的发展和中医药人才的培养产生积极的推动作用。

需要说明的是，尽管所有组织者与编写者竭尽心智，精益求精，本套教材仍有一定的提升空间，敬请各高等中医药院校广大师生提出宝贵意见和建议，以便今后修订和提高。

国家中医药管理局教材建设工作委员会办公室

中国中医药出版社

2016年6月

编写说明

　　《物理治疗学》是康复治疗学专业最重要的专业课程之一，也是康复治疗学课程体系的主干课程之一。

　　本教材是根据国务院《中医药健康服务发展规划（2015—2020）》《教育部等六部门关于医教协同深化临床医学人才培养改革的意见》（教研〔2014〕2号）的精神，在国家中医药管理局教材建设工作委员会宏观指导下，以全面提高中医药人才的培养质量、积极与医疗卫生实践接轨、为临床服务为目标进行编写的。

　　本教材系统介绍了物理治疗的作用原理、适应证、操作技术、注意事项（禁忌证）等专业知识，通过本课程的学习，学生应该重点掌握康复临床上常用的如运动疗法、神经生理疗法、物理因子治疗技术，以便与临床康复学课程衔接。

　　在总体思路上，本书突出"三基""五性"；在内容选材上，强调科学性、公认性、权威性和严肃性。同时，本教材突出康复治疗学专业特点，将"老师好教，学生好用"的理念贯穿于教材编写过程中。在满足教学需要的同时，注重教材能够更好地服务于临床。为便于学生理解和记忆，本教材强调文字描述与示意图、模式图、图表等多种表现形式相结合，增强教材直观、实用的功能。教材可供高等中医药院校康复治疗学、运动康复学等专业学生使用。

　　本教材共五章，第一章物理治疗学概论，由金荣疆完成；第二章运动疗法，由陈朝晖、王磊、杨馨、杨丹、吴绪波、刘春龙、金军、夏青共同完成；第三章神经生理疗法，由王磊、邢艳丽、周霞、杜宇鹏共同完成；第四章物理因子疗法，由吴军、刘安国、夏青、张兆星、罗佳、金军共同完成；第五章康复治疗新技术，由白艳杰、刘春龙完成。

　　本教材由长期从事康复医学临床、教学的专家、教授共同编写完成。虽然编者们已尽最大努力，但因自身水平有限，若有不当之处，恳请各位读者提出宝贵意见，以便再版时修订提高。在本教材的编写过程中，得到成都中医药大学及参编人员所属院校的大力支持，同时本教材所配图片均由陕西中医药大学薛战胜老师绘制，在此一并致谢！

《物理治疗学》编委会

2019年12月

目 录

第一章 物理治疗学概论

第一节 概 述

一、物理治疗的概念

物理治疗源于古希腊，本意即应用自然界的力量治病。

（一）定义

物理治疗（physical therapy，PT）是指将自然界和人工的各种物理因子，如声、光、电、磁、热、冷、矿物质或机械、运动等作用于人体，并通过人体神经、体液、内分泌等生理机制的调节，达到预防、治疗和康复目的的方法。随着科学技术和社会的发展，物理治疗的定义、范围在不断地充实和扩展，其在康复医学中的地位也在不断提高，已成为康复医学的主要组成部分。关于物理治疗的定义，也有一个不断完善的过程。

1. 世界物理治疗联盟（WCPT）定义 物理治疗是使用治疗性训练、热、冷、水、按摩与电等进行治疗的科学。治疗的目的是减轻疼痛，预防和矫正功能障碍，以及最大限度地恢复体力、活动能力和协调能力。

2. 美国物理治疗学会定义 物理治疗是一种医疗专业，主要目的是促进人体的健康与功能，运用科学原则，以预防、诊断、评定、矫正或减轻急慢性运动功能障碍。因此，物理疗法主要由运动疗法和物理因子疗法组成，是通过主动或被动运动、冷、热、光、水、电、按摩、教育指导等手段对人体进行治疗的技术与科学。其具体治疗目的包括减轻疼痛、促进循环、预防和改善残疾，以及最大限度地恢复残疾者的力量、移动能力与协调性。物理疗法也包括为确定神经支配障碍和肌力障碍情况所做的相关的电检测和徒手检测、确定功能障碍的测试，以及关节活动范围及肺活量的测量等。

（二）范畴

根据物理治疗学的定义，物理治疗可以分为两大类，一类是以功能训练和手法治疗为主要手段的治疗方法，称为运动治疗或运动疗法；另一类是以各种物理因子（如声、光、电、磁、热、冷、水等）为主要手段的治疗方法，称为理疗。

归纳上述定义，可将物理治疗分为广义概念与狭义概念。

广义的物理治疗的作用对象范围比较广，除了躯体残疾功能障碍者之外，还包括精神残疾者、体弱的年长者、亚健康状态者的功能恢复、残疾预防和健康促进。在治疗方法和手段上，广泛采用物理因子治疗、运动疗法和辅助器具，以及环境的调整改造等。

狭义的物理治疗则重点针对躯体残疾功能障碍者（除盲、聋、哑患者外），主要目的是躯体功能障碍的恢复、改善和维持。在治疗方法上主要以物理因子治疗、运动疗法等为主。

二、物理治疗学的概念

物理治疗学（physiatrics）是一门研究各种天然或人工的物理因子的物理性质、生物学作用、治疗方法与技术，以及临床应用的学科，是研究如何通过各种类型的功能训练（functional training）、手法治疗（manual therapy），并借助电、光、声、磁、冷、热、水、力等物理因子（physical agents）来提高人体健康质量，预防和治疗疾病，恢复、改善或重建躯体功能的一种专门学科，包含了康复治疗的主要方法，是康复医学的重要内容，也是康复治疗师特别是目前国内物理治疗师和作业治疗师必须掌握的技能之一。

物理治疗学不仅研究物理因子对人体整体功能水平的影响，同时也研究物理因子对人体细胞、分子等超微结构形态变化的影响。

三、物理治疗的特点

与传统的临床治疗手段不同，物理治疗在形式和内容上都有其独有的特点。总体来说有如下特点：

1. 物理治疗主要采用非药物治疗。除药物离子导入等治疗外，物理治疗基本上采用非药物治疗。因此，因药物毒副作用而导致的身体器官、组织和功能的损害要比药物治疗少得多。

2. 物理治疗的范围包括各种原因所导致的疼痛、功能障碍等，主要治疗目标是最大限度地保护和提高患者（残疾者）的功能。

3. 物理治疗的手段十分丰富，治疗作用显著，且具有较强的针对性，如关节活动技术的主要作用是维持和增加关节活动范围（ROM），冷疗的主要作用是抑制创伤后的渗出和水肿，缓解肌痉挛等。

（一）运动疗法

运动疗法是物理治疗的核心部分，又称为治疗性训练，是依据生物力学、人体运动学、神经生理与神经发育学的基本原理，利用力学的因素如躯体运动、牵引、按摩、徒手技术（手法操作）、借助于器械的运动等，通过主动和被动运动使局部或整体功能得以改善，对运动功能障碍的患者进行针对性的治疗和训练，以保持、重新获得或防止继发丧失功能的重要治疗方法。运动疗法包括被动运动、主动运动、反射运动等所有运动形式。运动疗法具有如下特点：

1. 高度的选择性和特异性　由于患者的病损情况、功能状态、个体差异、治疗目标及各种运动疗法治疗作用的不同，康复医师在进行运动治疗前，需要对患者做全面的医学评定。评定的对象包括三个方面：一是伤病本身；二是功能状态；三是全身状况。评定的目的在于提高治疗的针对性和目的性，在临床应用中，每个患者必须在全面评定的基础上，根据患者的病损状况、病程、目前的功能状态及残存功能来制订针对性的、个体化的运动治疗措施。

2. 对象是功能障碍　运动疗法主要针对肌肉及骨骼疾患、中枢或周围神经损伤，以及心、肺疾患等所导致的功能障碍。

3. 强调患者的主动参与　与传统临床治疗方法一般没有患者的主动活动或只是被动接受治疗不同，运动疗法主要是通过躯体的主动运动达到维持和改善各器官、各系统功能的目的，是利用患者或功能障碍者自身的运动，以达到防治疾病、促进身心功能的恢复和发展而进行的治疗。在临床运用时，医师和治疗师应重视充分调动患者的积极性，通过患者积极主动的运动锻炼来达到改善和恢复功能的目的。

4. 内容丰富，适应面广 运动疗法是康复医学中最基本的治疗方法，也是现代物理治疗学中的重要组成部分。

（二）神经生理疗法

神经生理疗法（neurophysiological therapy，NPT）是根据神经生理学的理论，利用特殊的运动模式、反射活动、本体和皮肤刺激，以抑制异常的运动、促进正常的运动；或顺应中枢神经损伤后运动功能恢复的规律，促进运动功能的恢复，以治疗神经肌肉，特别是中枢神经损伤引起的运动功能障碍的一类治疗方法。

常用的神经生理疗法包括 Bobath 疗法、Brunnstrom 疗法、Rood 疗法、本体感觉神经肌肉促进法（proprioceptive neuromuscular facilitation，PNF）等。神经生理疗法有以下共同特点：

1. 以中枢神经系统损伤所致的功能障碍作为重点治疗对象，将神经发育学、神经生理学的基本原理和原则应用于上运动神经元损伤后运动障碍的康复治疗中。

2. 把治疗与功能性活动特别是日常生活活动（activity of daily living，ADL）结合起来，在治疗环境中学习动作，在实际环境中使用已经掌握的动作并进一步发展技巧性动作。

3. 按照头-尾、近端-远端的神经、运动发育顺序治疗，将治疗变成学习和控制动作的过程，在治疗中强调先做等长练习（如保持静态姿势），后做等张练习（如在某一姿势上做运动）；先练习离心性控制（如离开姿势的运动），再练习向心性控制（如向着姿势的运动）；先掌握对称性运动模式，后掌握不对称性运动模式。

4. 治疗中应用多种感觉刺激，包括躯体、语言、视觉等，并认为重复强化训练对动作的掌握、运动的控制及协调具有十分重要的作用。

5. 在工作方式上，强调早期治疗、综合治疗及各相关专业的全力配合，如物理治疗（physiotherapy，PT）、作业治疗（occupational therapy，OT）、言语治疗（speech therapy，ST）、心理治疗，以及社会工作者等的积极配合；重视患者及其家属的主动参与，这是治疗成功与否的关键因素。

（三）运动再学习疗法

把中枢神经系统损伤后运动功能的恢复视为一种再学习或再训练的过程的治疗方法，称为运动再学习疗法（motor relearning program，MRP）。运动再学习疗法是在总结研究神经生理疗法的优点和不足的基础上，利用学习和动机的理论，以及人类运动科学和运动技能获得的研究成果，提出的对中枢性损伤患者进行再教育，以恢复其运动功能的治疗方法。运动再学习疗法的特点有如下四个方面：

1. 以神经生理学、运动科学、生物力学、行为科学等为理论基础，以脑损伤后脑的可塑性和功能重组为理论依据。

2. 治疗是一个再学习的过程，任何有组织的活动都是反复实践的结果，学习是一种反复的实践并最后变成习惯和经验的过程。实现功能重组的主要条件是进行针对性的练习活动，练习越多，功能重组就越有效，特别是早期练习相关的运动。

3. 中枢性损伤后运动恢复的再学习过程，除了用神经生理学观点指导外，还应结合生物力学、肌肉生物学和行为科学的理论，充分利用现代运动学习的信息加工理论来指导。

4. 运动再学习疗法主张通过多种反馈（视、听、皮肤、体位、手的引导）来强化训练效果，充分利用反馈在运动控制中的作用。

（四）物理因子疗法

物理因子疗法又称理疗，是指以物理因子如温热（热）、电、声、光（红外线、紫外线、激光）、水、磁、冷（冰、冷水等）等进行治疗的方法。物理因子治疗的历史十分悠久，手段丰富多样，临床应用极为广泛，是物理治疗学的重要内容，也是康复医学的重要治疗手段。物理因子疗法有如下特点：

1. 物理因子疗法范围极广，它包括多种自然物理因子及人工物理因子的应用。

2. 物理因子疗法作用广泛，副作用少，见效快，疗效持久，且在正确应用条件下对患者不会造成损伤及痛苦。

3. 相对于其他康复疗法而言，物理因子疗法对单一器官或组织的针对性更强。

4. 临床和实验研究表明，物理因子疗法与药物科学综合应用具有显著的协同作用，从而可以显著提高疗效。

5. 物理因子疗法在临床运用广泛，可用于炎症性疾病、创伤性疾病、机能性疾病、疼痛性疾病、血管痉挛及末梢循环障碍性疾病、变态反应性疾病，以及多种皮肤病等。

四、物理治疗的分类

物理治疗大致可以分为力学类和非力学类两大类。力学类物理治疗主要以运动疗法为代表，包括传统运动疗法和神经生理疗法。非力学类物理治疗主要指运动再学习疗法和各种物理因子疗法。

（一）运动疗法

1. 关节活动术　关节活动术是维持和改善关节活动范围，促进患者完成功能性活动的运动治疗技术。根据是否借助外力分为主动运动、主动助力运动和被动运动三种；根据是否使用器械分为徒手运动和器械运动两种。

关节主动运动有利于改善血液循环，牵拉挛缩的纤维组织，松解肌、肌腱和韧带的粘连，有利于维持和增大关节活动度，对早期或轻度关节挛缩疗效较好。

常用的主动助力运动有手法牵引、器械练习、悬吊练习、水中运动等，当患者关节活动范围有所扩大，肌力有所恢复，肿胀疼痛减轻时，可进行主动助力运动，可使关节活动度进一步改善。当患者主动运动困难时，可采取由康复治疗师或器械及患者自己利用健侧肢体协助进行的被动运动练习。持续性被动活动（CPM）是利用器械或电动活动装置，使手术肢体在术后能进行早期、持续性、无痛范围内的被动活动。临床实践证明，CPM可以缓解疼痛，改善关节活动范围，防止粘连和关节僵硬，消除手术和制动带来的并发症。

2. 关节松动术　关节松动术是利用关节的生理运动和附属运动，由物理治疗师在关节允许活动的范围内完成的一种有节律的、分级的来回运动的技术。关节松动技术主要适用于任何因力学因素（非神经性）引起的关节功能障碍，临床上用以治疗关节功能障碍如疼痛、活动受限或僵硬等，以达到维持或改善关节活动范围、缓解疼痛的目的，具有针对性强、见效快、患者痛苦小、容易接受等特点，是现代康复治疗技术中的基本技能之一。该技术主要用于治疗关节疼痛、肌肉紧张及痉挛、可逆性关节活动减少、进行性关节活动受限，以及功能性关节制动等。

3. 增强肌力训练　肌力训练是指根据肌肉抗阻收缩、超量负荷的原理，通过肌肉的主动收缩，使肌肉产生适应性变化，表现为肌肉的形态和结构趋于完善，使肌肉的力量得到改善和增强。

增强肌力训练的方法有很多，可以根据训练前肌力的状况选择神经冲动传递训练、助力训练、主动训练、抗阻训练、渐进抗阻训练等方法；也可以按照需求采用不同的肌肉收缩方式如等长训练、等张训练及等速训练。

增强肌力训练主要用于失用性肌萎缩、肌源性肌力减退、神经－肌肉接头病变、神经源性肌力减退（包括中枢神经性肌力减退、周围神经性肌力减退）等。

4. 软组织牵伸技术　软组织牵伸技术指运用外力（人工或机械、电动设备）牵伸短缩或挛缩组织并使其延长，做轻微超过组织阻力和关节活动范围的运动。其主要目的是重新获得关节周围软组织的伸展性、降低肌张力，改善或恢复关节的活动范围。该技术的主要方法包括徒手或机械被动牵拉训练、主动抑制和自我牵拉，临床上主要用于病损后关节软组织粘连、挛缩、瘢痕形成，关节活动受限或障碍，以及病损后肌张力增高如中枢神经损伤后肌痉挛等。

5. 增强肌肉耐力的运动疗法　增强肌肉耐力指提高肌肉持续做某种工作的能力，即肌肉坚持长时间收缩后的疲劳程度，或肌肉长时间收缩后不易疲劳的状态。肌肉耐力与肌力有密切关系，一般情况下，在训练肌力时，耐力也会得到锻炼，即耐力是肌力所能维持的时间。

一般来讲，肌力训练需要在较短的时间内对抗较重的负荷，重复的次数并非很多。而为了提高肌肉的耐力则需要在较轻的负荷下，在较长的时间内重复多次运动。目前在一般的康复训练中常常将肌力和肌耐力训练相结合，使两者协同发展。

6. 体位转移训练　体位转移是人们日常生活活动及参与社会活动所必需的，临床上很多疾病及损伤都会影响患者的体位转移功能。当患者不能独立完成转移活动时，就有必要对其及相关人员进行体位转移能力提高的训练，这种训练称为体位转移训练。通过体位转移训练，可以很好地提高患者的生活自理能力和参与能力。

体位转移方法主要分为独立转移、辅助转移和被动转移三大类。要求转移的方法要简单、安全、有效。

（1）独立转移　独立转移是指患者独自完成、不需他人帮助的转移方法。

（2）辅助转移　辅助转移是指由治疗师或护理人员协助的转移方法。

（3）被动转移　被动转移即搬运，是指患者因瘫痪程度较重而不能对抗重力完成独立转移及辅助转移时，完全由外力将患者整个抬起，从一个地方转移到另一个地方。一般分为人工搬运和机械搬运。人工搬运至少需要两个人，机械搬运即借助各种器械（如升降机）进行转移。无论人工还是机械搬运，都有帮助者介入，也需要被帮者配合。

临床上，体位转移训练主要用于脊髓损伤、脑血管意外、脑外伤、小儿麻痹症后遗症等上运动神经元损伤后，肢体部分或完全瘫痪，无法完成独立转移和生活自理的患者。

7. 平衡与协调技术　平衡、协调均是指身体所处的一种姿势状态，是能在运动或受到外力作用时自动调整并维持姿势，以及产生平滑、准确、有控制的运动的能力。两者密切相关，许多疾病常可导致患者出现平衡和协调功能障碍，影响患者正常的日常生活活动。平衡与协调障碍在临床上常采用综合性治疗方案，除对病因进行治疗之外，最为有效的方法就是在安全的前

NOTE

提下，进行有针对性的平衡和协调训练。如按患者的体位可以分为前臂支撑下的俯卧位训练、肘膝跪位训练、双膝跪位训练、半跪位训练、坐位训练、站立训练等；按患者保持平衡的能力又可分为静态平衡训练、自动态平衡训练和他动态平衡训练。

平衡与协调训练的训练方法基本类似，区别在于训练的侧重点有所不同。平衡训练以粗大运动及整体动作训练为主要手段，目标是身体重心的控制；协调训练以四肢远端的精细动作、多关节协同运动为主要手段，目标是达到动作的灵活性、准确性。

平衡训练主要用于脑、脊髓损伤或病变，以及其他神经疾病（如外周神经损伤或病变）所致的感觉、运动功能受损或前庭器官病变引起的平衡功能障碍，也可用于下肢骨折、软组织损伤或手术后有平衡功能障碍的患者。

协调训练主要用于小脑性、前庭迷路性和大脑性运动失调，震颤性麻痹，深感觉障碍及因不随意运动所致的一系列协调运动障碍。

8. 步行功能训练　步行是指通过双脚的交互移动来安全、有效地转移人体的一种活动，是躯干、骨盆、下肢各个关节及肌群的一种规律、协调的周期性运动。正常步行是高度自动化的协调、均匀、稳定的运动，也是高度节能的运动。

步态训练是在步态评定的基础上，以矫治异常步态，促进步行转移能力的恢复，提高患者的生活质量为目的的训练方法之一。

步态训练主要用于中枢神经系统损伤（如脑外伤或脑卒中引起的偏瘫、脊髓损伤或病变引起的截瘫、小脑疾患、脑瘫等），以及骨骼运动系统的病变或损伤（如截肢后安装假肢、下肢关节置换术后等）而影响行走功能的患者。

9. 牵引疗法　牵引疗法指运用作用力和反作用力的力学原理，通过手法、器械或电动装置产生的外力，作用于人体脊柱或四肢关节，使关节发生一定的分离、关节周围软组织得到适当的牵伸，从而达到治疗目的的一种方法。临床常用的牵引治疗有颈椎牵引、腰椎牵引和四肢关节牵引。该技术主要用于颈腰椎疾病、骨折、关节脱位，以及关节和软组织功能障碍等。

10. 心肺功能训练　心肺功能训练包括呼吸功能训练和心功能训练。呼吸功能训练指通过各种训练增强肺通气功能，提高呼吸肌功能，纠正病理性呼吸模式，有针对性地拟定和实施呼吸康复训练计划，不仅要考虑呼吸肌训练，还要考虑心血管功能训练，以及消除精神心理因素影响等相关的放松性训练。心功能训练是指对心血管疾病患者综合采用主动积极的身体、心理、行为和社会活动的训练与再训练，帮助其缓解症状，改善心血管功能，使其在生理、心理、社会、职业和娱乐等方面达到理想状态，提高生活质量的康复医疗过程。心功能康复的含义不仅包括临床症状得到控制和改善，也包括患者生理功能的恢复、心理状态的健康和以往社会工作等能力的改善。

呼吸功能训练主要用于：①慢性阻塞性、限制性肺疾病如慢性支气管炎，肺气肿、胸膜炎后等；②哮喘及其他慢性呼吸系统疾病伴呼吸功能障碍；③中枢神经系统损伤后肌无力，譬如高位脊髓损伤，以及急性、慢性、进行性的肌肉病变或神经病变；④其他：因手术、外伤所造成的胸部或肺部疼痛，严重骨骼畸形如脊柱侧弯等。

心功能训练可以改善心血管的功能状态，提高生命质量，对心血管疾病的防治作用日趋受到重视，适应证的范围不断扩大，如冠脉旁路移植术、心脏瓣膜置换术等，同时也适用于慢性心力衰竭和高血压患者。

11. 麦肯基疗法　麦肯基（Mckenzie）力学治疗技术不同于关节松动术和其他手法治疗技术。麦肯基力学治疗体操的核心内容是脊柱的伸展运动，主要用于脊柱疾病的治疗。

麦肯基力学疗法提倡让患者进行自我治疗，在治疗过程中，教育指导患者进行脊柱的伸展运动和姿势调整。在做各种姿势和运动时，疼痛的变化教会了患者自我治疗。在治疗的同时，向患者教授自我锻炼的知识，教会患者进行自我治疗并教育患者如何预防复发。

麦肯基将下腰痛、颈痛划分为姿势综合征、功能不良综合征、椎间盘位移综合征三大类。

麦肯基技术的主要诊断方法包括病史、检查、运动缺失的评价和患者对运动试验的反应四项基本内容。

麦肯基疗法主要用于符合麦肯基诊断、分类的腰痛，以及间歇性颈痛、复发性颈痛等。

（二）神经生理疗法

1. Bobath 技术　Bobath 技术是由英国物理治疗师 Berta Bobath 夫妇经过多年的实践经验确立的治疗方法。这一方法曾是 20 世纪用于中枢神经系统损伤所致的运动障碍最普遍的康复治疗方法。它主要采用抑制异常姿势，促进正常姿势的发育和恢复的方法治疗中枢神经损伤的患者，如偏瘫、脑瘫，因此，该方法又被称为通过反射抑制和促进而实现治疗目的的神经发育治疗。

（1）控制关键点（key point control）　治疗师在训练中操作患者的某些部位，以达到抑制痉挛和异常姿势反射、促进正常姿势反射的目的。Bobath 将这种操作称为控制关键点；将这些被操作的部分称为关键点。这些部位多从身体的近端开始，随治疗进展而向周围移行，并随之减少操作点和控制的量以逐渐增多患者自己的自发性运动。针对患者的情况，将这些关键点组合起来，在仰卧位、俯卧位、四点爬位、站立等各种体位中运用。

（2）反射性抑制　反射性抑制是利用与痉挛模式相反的体位或姿势来抑制痉挛，包括反射性抑制模式（reflex inhibition pattern，RIP）和影响张力性姿势（tonic influenced posture，TIP）。

（3）促进姿势反射　促进姿势反射是通过某些特定活动来引导形成功能活动的姿势，并学习体验这些功能活动的运动姿势以达到治疗的目的。

（4）感觉刺激　感觉刺激是利用各种感觉抑制异常运动或促进正常运动，包括兴奋性刺激和抑制性刺激。如通过叩击提高患者一定部位肌肉的肌紧张，在四肢躯干上有规律地或任意地叩击后出现肌紧张以保持患者的正常姿势。

（5）整体治疗　整体治疗是将患者看作一个有机的整体，而不只是治疗患病部位，需要通过全身活动、躯干运动提高患者的整体功能。

2. Brunnstrom 技术　Brunnstrom 技术认为中枢神经损伤后即失去了正常运动的控制能力，出现了发育初期才具备的运动模式，提出了"恢复六阶段"的理论，即肌张力由低逐渐升高，痉挛状态逐渐显著，随着共同运动的完成，出现分离运动、精细运动等，直至完全恢复正常。Brunnstrom 技术的要点就是利用这些运动模式来控制肢体的共同运动，促进运动功能的恢复。

3. Rood 技术　Rood 技术又称多种感觉刺激治疗法或皮肤感觉输入促通技术。该技术认为按照个体的发育顺序，利用不同的感觉刺激促进或抑制运动性反应，可诱发较高级的运动模式出现。Rood 技术的主要特征是在特定皮肤区域内利用轻微的机械刺激或表皮温度刺激，影响该区的皮肤感受器，可获得促通作用。

NOTE

Rood 认为，不同的肌肉在不同的任务中，它们的"责任"是不同的。任何一个活动即使是简单的活动，也需要多肌肉的参与，它们包括主动肌、拮抗肌、固定肌和协同肌。在正常活动中，它们一直处于持续的、有序的变化中，如司机在给发动机打火的过程中，需要有足够的手眼协调能力、对躯干的控制能力、上肢近端肌肉的稳定性和手的灵活性。多数情况下，肌群间是协调收缩，但是有些肌肉是在轻负荷（灵活性）的活动中发挥作用，而有些是在重负荷（稳定性）的运动中发挥作用。负责轻负荷的肌肉主要是从事技巧活动性的屈肌和内收肌；负责重负荷的肌肉主要是从事稳定性活动的稳定姿势的伸肌和外展肌。

Rood 还认为，随意性运动是基于固有反射和在此基础上来自高级中枢的调节。因此，Rood 方法的治疗是从诱发反射活动入手，结合发育模式来增强运动反应。对重负荷性肌肉的刺激先于轻负荷性肌肉。在治疗过程中，患者所做的活动要有目的性，通过有目的的感觉运动反应建立神经 - 肌肉系统的运动模式，使肌群间的相互作用更加协调。在人类的活动中，包括日常活动，当我们要完成某个动作时，首先是大脑皮层发出指令，然后与之有关的皮层下中枢按其指令有程序地发放各种神经冲动，促进和抑制相应的肌肉，使各肌群相互协调地完成这一动作。动作中的感觉是完成这一动作的基础，虽然大脑皮层不直接支配肌肉，但通过注意自己所要达到的目的，可反射性地诱发出中枢神经系统对运动的全过程。其治疗原则是由反射运动开始过渡到随意运动；先近端活动后远端活动；先利用外感受器后利用本体感受器；先两侧活动后一侧活动；颈部和躯干先进行难度较高的活动，后进行难度较低的活动；而肢体要先进行难度较低的活动，后进行难度较高的活动。两侧运动之后进行旋转运动。

4. 本体感觉神经肌肉促进技术　本体感觉神经肌肉促进技术（PNF）是通过对本体感受器刺激，达到促进相关神经肌肉反应，以增强相应肌肉的收缩能力的目的，同时通过调整感觉神经的异常兴奋性，改变肌肉的张力，使之以正常的运动方式进行活动的一种康复训练方法。

PNF 技术是由美国的神经生理学家 Henman Kabat 在 20 世纪 40 年代创立的，物理治疗师 Margaret Knott 和 Dorothy Voss 参与了此技术的发展工作，并把 PNF 技术的应用范围从小儿脊髓灰质炎与骨科疾患的康复治疗，逐渐扩展到中枢神经系统障碍的康复治疗。

（三）运动再学习疗法

运动再学习疗法认为，脑卒中患者丧失了在发病前已掌握并能熟练运用的日常生活的能力，治疗的重点在于训练患者丧失了的运动能力，并重新掌握这些运动的技巧，强调要对患者进行早期康复，并鼓励患者主动参与反复训练。可以把中枢神经系统损伤后运动功能的恢复训练看作一种再学习或再训练的过程。

（四）物理因子疗法

1. 直流电疗法　直流电是电流方向不随时间而变化的电流。以直流电治疗疾病的方法称为直流电疗法。它是应用低电压（30 ~ 80V）、小强度（小于 50mA）的平稳直流电作用于人体，这是应用最早的电疗之一，单独应用直流电治疗疾病已日益减少。但近年来，由于人们发现直流电对静脉血栓、肿瘤、骨折愈合、陈旧性缺血性溃疡等疾病有明确的疗效，这种疗法又重新引起人们的重视。因此，了解直流电的特点、生理作用和治疗方法是十分重要的。

2. 低频电疗法　低频电流又称低频脉冲电流，是在频率 1000Hz 以下，电压或电流幅度按一定的规律从零或某一电位水平上瞬间出现，然后降低或消失的电流。利用低频电流治疗疾病的方法称为低频电疗法。低频电流的特点：均为低频小电流；电解作用较直流电弱，有些电流甚至无明显的电解作用；对感觉神经和运动神经都有强的刺激作用；无明显热作用。

3. 中频电疗法 应用频率为1000Hz～100000Hz的脉冲电流治疗疾病的方法，称为中频电疗法。脉冲频率在1000Hz以下的低频范围内，每一个脉冲均能使运动神经和肌肉发生一次兴奋，此称周期同步原则。当脉冲频率大于1000Hz时，运动神经和肌肉的兴奋则不符合周期同步原则，而是遵循中频电流所特有的规律发挥作用。当脉冲频率超过1000Hz时，脉冲周期短于运动神经和肌肉组织的绝对不应期，就不能引起足够的兴奋，因此，在医学上所采用的电流频率多在2000Hz～8000Hz之间。根据所采用的中频电流的产生方式、波形、频率，中频电疗法常分为以下三种类型：

（1）等幅中频正弦电疗法 包括音频电疗法、音频电磁场疗法、超音频电疗法三种。

（2）低频调制的中频电疗法 包括干扰电疗法和由不同波形调制的中频电疗法。干扰电疗法又分为传统干扰电疗法、立体动态干扰电疗法、动态干扰电疗法三种。由不同波形调制的中频电疗法分为正弦调制中频电疗法和脉冲调制中频电疗法两种。

（3）低中频电混合疗法 包括音乐电疗法和波动电疗法。

4. 高频电流法 高频电流法是将频率高于100kHz的电流或其形成的电场、磁场或电磁场应用于治疗疾病的方法。高频电流法主要有短波疗法和超短波疗法两种。短波波长为100～10m，频率为3MHz～30MHz，应用短波治疗的方法称为短波疗法（shortwave therapy）。超短波波长10～1m，频率为30MHz～300MHz，应用超短波治疗疾病的方法称为超短波疗法（ultra shortwave therapy），超短波疗法在国内应用较广泛。

5. 光疗法 应用人工光源或日光辐射治疗疾病的方法称为光疗（light therapy）。光疗法所采用的人工光源有红外线、可见光、紫外线、激光四种。早在2世纪就有了日光疗法的记载，而采用人工光源的光疗法开始于18世纪，20世纪60年代激光被发现，至今各种光疗法仍然在临床上得到广泛的应用和发展。

6. 超声波疗法 超声波疗法（ultrasonic therapy）是应用超声波作用于人体以达到治疗疾病目的的方法，一般常用频率为800～1000kHz。超声波治疗有常规剂量治疗法、综合治疗法、大剂量治疗法三种，康复医学科常用的是前两种。

7. 传导热疗法 传导热疗法（heat conductive therapy）是以各种热源为介质，将热直接传到机体，而达到治疗疾病目的的一种治疗方法。应用传导热治疗疾病有着悠久的历史，其传热介质有石蜡、地蜡、泥、热气流、酒、醋、坎离砂等，来源广泛，设备简单，操作方便，适应证多，治疗效果良好，已在国内外医疗机构，甚至是患者家庭中得到了广泛的应用。传导热疗法的种类主要有石蜡疗法、温热敷疗法、蒸汽疗法、泥疗、地蜡疗法、砂疗等，传导热刺激是其最重要、共同的作用因素，除此之外，某些介质尚有机械和化学刺激作用。

8. 压力疗法 在人体病患部位的外部施加压力以治疗疾病的方法称为压力疗法（compression therapy）。如果将正常环境下的大气压设为"零"，则把高于环境大气压的压力称为正压，低于环境大气压的压力称为负压。压力疗法可分为正压疗法和负压疗法，或两种压力交替的正负压疗法。

9. 磁疗法 磁疗法（magnetic therapy）是一种利用磁场作用于人体穴位或患处，以达到治疗目的的方法。磁场有许多特性，其中之一就是吸引人体内的所有含铁体液。因此，此法对于所有炎症、感染和溃疡，以及肠道、子宫等疾病的治疗非常有益。

NOTE

10. 水疗法　应用水治疗疾病、促进功能康复的方法称为水疗法（hydrotherapy），简称水疗。水疗是古老的理疗方法，天然水源（矿泉、海水、河水等）也是重要的疗养因子。水疗有多重功效，不仅可用于数种疾病的治疗，亦可用于缓解躯体及精神上的压力，应用水来减轻疼痛与治疗疾病，已被广泛应用于世界各地。

11. 冷疗法与冷冻疗法　利用低温治疗疾病的方法称为低温疗法（hypothermia）。低温疗法可分为两类：低温治疗疾病的方法称为冷疗法（cold therapy），利用低于体温与周围空气温度、在 0℃以上，通过寒冷刺激引起机体发生一系列功能改变，来达到治疗疾病的目的。近百年来，在临床上冷疗法常用于镇痛、降温和局部麻醉，主要治疗各种运动创伤、神经系统疾病及风湿性疾病。应用制冷物质和冷冻器械产生的 0℃以下的低温，作用于人体局部组织，以达到治疗疾病的一种方法称为冷冻疗法（cryotherapy），其中 –100℃以下的治疗称为深度冷冻疗法。

12. 生物反馈疗法　反馈技术是将控制系统的输出信号以某种方式反输回控制系统，以调节控制系统的方法。反馈控制技术常用于工程、电子技术，用于生物、医学的反馈技术称为生物反馈。应用电子技术和训练使人能对自己体内异常的不随意生理活动进行自我调节控制以治疗疾病的方法称为生物反馈疗法（biofeedback therapy）。生物反馈的作用方式有以下两类：

（1）直接作用，即利用反馈仪发出的信号来补充、完善体内的联系通路，以达到加强对骨骼肌运动的调节能力和内脏器官活动的随意性调节。

（2）通过反复训练，改变行为模式，达到抗应激的作用。

（五）其他疗法

1. 运动控制理论与相关技术　目前对于神经系统如何在组织运动的过程中进行调控的认识尚存在分歧。根据 Horak 的运动控制理论"正常的运动控制是指中枢神经系统运用现有及以往的信息，将神经能转化为动能并使之完成有效的功能活动"，神经康复理论对于运动控制有三种学说，即反射运动控制学说、阶梯运动控制学说及系统控制学说。

（1）反射运动控制学说　该理论指出反射是一切运动的基础，神经系统通过整合一连串的反射来协调复杂的动作。在该理论的指导下，进行运动疗法时可通过感觉刺激来降低痉挛，或通过触摸式轻拍增强牵张反射来诱发动作。

（2）阶梯运动控制学说　在 Bobath 提出的神经发育理论指导下的 Bobath 神经易化技术在临床运用较为广泛。它强调通过抑制异常的运动模式、异常的张力和异常的协同方式来促使正常运动模式的出现。

（3）系统控制学说　该理论认为动作控制要以达成动作功能为目标。临床实践强调训练以功能性动作为目的。

最近发展起来的康复机器人系统就是基于运动控制与运动再学习理论的新技术，是 21 世纪发展较为迅速的设备之一。康复机器人的应用旨在利用机器人原理，辅助或替代患者的功能运动，通过千万次标准化的重复动作，促进神经功能重塑，从而恢复患者的运动及运动控制能力。

2. 肌肉贴布疗法　肌肉贴布疗法是运用一种具有伸缩性的特殊贴布，贴上后不会影响日常活动，由透气的棉质制成，它不含乳胶和药性，不会引起过敏，不会遇水而脱落，能连续贴三四天，撕掉贴布后不会留下残留物，广泛用于支持软组织、消肿及减轻疼痛，从而促进身体的自然康复。肌肉贴布的原理在于提起所贴部位的皮肤，增加皮肤与自然组织的空间，以降低该处的压力，增加血液循环和淋巴循环，协助患者减少痛苦。

3. 虚拟情景互动康复系统 虚拟情景互动康复系统采用计算机图形与图像技术，患者被放置在一个虚拟的环境中，通过抠像技术，使患者可在屏幕上看到自己或以虚拟图形式出现，根据屏幕中情景的变化和提示做各种动作，以保持屏幕中情景模式的继续，直到最终完成训练目标。该训练系统可以进行坐姿训练、站姿平衡训练、上肢综合训练、步态行走训练，可用于骨科康复（髋关节、膝关节置换后）、脑中风后康复（上肢、平衡、行走）、运动损伤的康复、老年康复、认知障碍训练、儿童康复，以及 ADL 训练等。

4. 悬吊运动治疗技术 悬吊运动治疗技术（sling exercise therapy，SET）又称神经肌肉激活技术（neuromuscular activation），是借助悬吊设备，通过渐进性的闭链训练，恢复肌肉功能的技术体系。该技术旨在通过激活与增强肌肉链，重建正确的神经肌肉控制模式，以增强关节的稳定性，使骨骼肌肉系统疾病得到持久的康复。SET 主要应用于骨骼肌系统的慢性疼痛及功能障碍的康复。

5. 肌肉功能性训练 肌肉功能性训练（functional exercise）是使用弹力训练带（thera-band）提供阻力，通过各种方法激活和促进稳定肌下意识或自动性收缩，从而增加关节稳定的一种训练方法。

6. 其他 介入物理治疗技术、静电、空气离子、高压及常压氧疗法、冲击波疗法等。

第二节 物理治疗学的发展简史

物理治疗学是一门既古老又年轻的学科，早在公元前 7000 年的新石器时代，就有人类利用阳光、砭石、石针、水和按摩手法等方法治疗疾病、维护健康。我国及古希腊、埃及、罗马的早期文献中，记载了阳光、热水浴、冷水浴、体操、按摩等有防治疾病的作用。物理治疗学的发展是伴随着人类工业的发展逐渐发展起来的，物理治疗为人类的健康和发展做出了巨大的贡献。

一、中国古代物理治疗学发展简史

（一）原始社会

在我国，物理治疗的雏形于 4000 年前就已形成。在旧石器时代，我们的祖先就懂得使用尖状和刮削过的利器和石器，用其刺破痈疡，排出脓血；在新石器时代，砭石被广泛应用于解除疾病或促使脓肿破溃，而石锤、石柱、石环之类的石器，则成为叩击或按摩的治疗工具。1972 年，在河南新郑市韩城故址中挖掘出一枚战国以前的"砭石"，该石一端呈卵圆形可以用作按摩，另一端呈三菱形可以刺破皮肉排放脓血。

（二）秦汉时期

秦汉时期，百家争鸣，诸子百家的著作之中不乏一些关于物理疗法的记载。

《庄子·刻意》载："吹呴呼吸，吐故纳新，熊经鸟申，为寿而已矣。此导引之士，养形之人，彭祖寿考者之所好也。"提出了通过调整呼吸，模仿动物禽鸟的活动等，锻炼身体、益寿延年。

《吕氏春秋·尽数》载："流水不腐，户枢不蠹，动也。形气亦然，形不动则精不流，精不流则气郁。"《吕氏春秋·古乐》亦载："昔陶唐氏之始，阴多滞伏而湛积……筋骨瑟缩不达，故作为舞以宣导之。"指出导引、运动对人体的重要性。

《黄帝内经》在论述痿痹、麻木、肌肉挛缩等病症的治疗时，重视用针灸、导引（体操、气功）、按摩、熨（热疗）等物理方法进行功能康复。如《素问·刺法论》曰："肾有久病者，可以寅时面向南，净神不乱思，闭气不息七遍，以引颈咽气顺之，如咽甚硬物。如此七遍后，饵舌下津令无数。"《黄帝内经》中有关按跷、气功、导引的内容被认为是现代物理治疗的理论渊源。

汉代较以前更广泛地应用针灸和导引治疗疾病。马王堆出土的医学帛书中对关节运动功能障碍和关节强直采用针灸治疗，帛书《导引图》中绘有多种医疗体操，并注明各种体操的名称及其主要治疗的疾病。

东汉张仲景在《金匮要略·脏腑经络先后病脉证》中提出"上工治未病……见肝之病，知肝传脾，当先实脾"的治未病的疾病预防原则。他还指出："若人能养慎，不令邪风干忤经络，适中经络，未流传脏腑，即医治之。四肢才觉重滞，即导引吐纳、针灸膏摩，勿令九窍闭塞。"即将导引、吐纳、针刺、艾灸、按摩、膏熨等物理疗法用于康复治疗中。

东汉末年的名医华佗创编了一套"五禽戏"，模仿虎、鹿、熊、猿、鸟的动作，用于身体的康复和强健。其曰："人体欲得劳动，但不当使极耳，动摇则谷气得消，血脉流通，病不得生，譬犹户枢，终不朽也。是以古之仙者为导引之事，熊颈鸱顾，引挽腰体，动诸关节，以求难老。"

我国是世界上发现和应用磁疗最早的国家。东汉《神农本草经》中就有记载用磁石治病，如磁石"味甘酸寒"，治"周痹风湿，肢节肿痛""除大热烦满耳聋"。

（三）三国两晋南北朝时期

皇甫谧依据《素问》《灵枢》《明堂孔穴针灸治要》三书撰写了《针灸甲乙经》。书中归纳总结了晋以前有关针灸、按跷、导引的经验，并进一步推广它们的使用范围，为后世针灸康复医疗树立了典范。

晋代葛洪在《肘后备急方》中记载了大量饮食康复与药物康复的内容。他在《抱朴子·别旨》中指出："夫导引疗未患之疾，通不和之气，动之则百关气畅。"指出导引术具有预防、康复的作用。

南北朝时期，陶弘景在《养性延命录》中说："心脏病者，体有冷热吹呼二气出之……以鼻引气，口中吐气……无有不差。"指出了气功康复的作用。又说："摩手令热，以摩身体，从上至下，名曰干浴。祛邪气，令人胜风寒，头痛，百病皆除。"叙述了按摩康复的功效。

（四）隋唐时期

隋唐时期对一些慢性病、老年病的康复治疗颇为重视。

隋代巢元方所撰的《诸病源候论》不仅是我国现存的第一部论述病因、证候学的专著，也可视为我国古代第一部采用医疗体育对一些疾病进行康复治疗的专著。《诸病源候论》记述了80多种导引法治疗偏枯（半身不遂）、麻木、风湿痹痛、眩晕、消渴（糖尿病）等疾患，以及我国古代名医应用物理疗法对患者进行身心康复和保健的理论或事例，记载了两百余种导引运动方法。如《诸病源候论·卷一·风痹候》曰："凡人常觉脊偏强而闷，仰面努脖并向上，头左右两向捋之。左右三七……初缓后急，不得先急后缓……除寒热病，脊腰颈项痛风痹。"《诸病源候论·卷二·风气候》曰："一手前拓使急，一手发乳房，向后急挽之。不得努用力气。心开下散，迭互相换手，三七，始将两手攀膝头，急捉身向后极势，三七，去脘闷疼。"指出运动、功能训练对疾病康复的重要作用。《诸病源候论·卷四·虚劳膝冷候》曰："舒两足坐，散气向涌泉可三通。气彻到，始收右足屈卷，将两手急捉脚涌泉。挽足蹑手，挽一时取势。手足用力送气向下，三七……去肾中冷气，膝冷脚疼。"列举了气功与运动相结合的康复方式。

王焘《外台秘要》的部分内容承自《诸病源候论》中的导引运动康复方法，并加以理论上的说明。如对消渴的运动康复问题，王焘认为："不欲饱食便卧，亦不宜终日久坐……人欲小劳，但莫久劳疲极，亦不能强所不能堪耳。"他在书中还记载了磁疗、光疗、冷疗、热疗，以及熨法、美容法、贴敷法、导引法、灸法、泥疗、方向疗法、时间疗法、药物栓塞法、水浴法、泉水疗法等大量物理治疗方法。

唐代医家孙思邈著《备急千金要方》，记载用磁朱丸治疗眼疾，"常服益眼力，众方不及"。

（五）宋元时期

到了宋代，相继出现了一些养生、导引、气功专著，丰富了中医康复治疗的内容。如宋代整理的《正统道藏》及其辑要本《云笈七签》，赵自化的《四时颐养录》，张锐的《鸡峰普济方》，无名氏的《四段锦》《八段锦》《百段锦》，以及托名达摩的《易筋经》《洗髓经》等，对传统康复医疗的发展起到了重大的推动作用。

宋代《太平圣惠方》还记载了用磁石治疗小儿误吞针的方法，其曰："磁石枣核大，磨令光，钻作窍，丝穿令含，针自出。"

元代邹铉撰写的《寿亲养老新书》（其中将宋代陈直撰写的《养老奉亲书》收录）是关于老年人养生与疾病康复的专著。书中详述了修身养性、药物与食治调理、按摩腧穴等保健内容，从立法及方法选择方面都很适于老年人的养生与康复治疗。书中还重视气功对老年人的养生和康复作用，认为气功"其法，以呼而自泻出脏腑毒气，以吸而自采天地之清气以补之。当日小验，旬日大验"，并引用《正统道藏》中的玉轴经、六字诀，使患者的五脏之病通过气功的练习而得以康复。

（六）明清时期

明清时期，康复医疗的范围已扩展至临床内、外、妇、儿各科。社会康复事业也普遍开展。

明代朱权编著的《活人心法》中的"八段锦"，是一种比较有代表性的练功运动方法。宋代发展的太极拳、明末开始流传的达摩易筋经，都是传统强身壮体的运动疗法。

清代的《卫生要术》介绍了易筋经十二式。

清代对传统中医康复医学做出重大贡献的莫过于外治专家吴尚先。他编写的《理瀹骈文》一书是对运用外治疗法进行内外诸病康复的经验总结，也是对传统的民间简易康复治疗方法的一次整理。《理瀹骈文》说："外治之理，即内治之理。""虽治在外，无殊治在内也。""须知外治者，气血流通即是补，不药补亦可。""良工不废外治。"对外治疗法的原理做了精辟的论述。吴尚先对诸多外治方法的应用，以熏、洗、熨、擦、敷、贴、坐、吹的方法最为得心应手，对这些方法在疾病的康复应用方面，也有许多独创之处。吴尚先的外治方法对后世医家具有很大影响。

NOTE

我国古代的一些传统康复治疗方法对世界康复治疗的发展也曾有过深远的影响。相传 17 世纪末针灸术传入欧洲，18 世纪末就有 kong fou（译为《功夫》）一书传入西方，其内容主要是姿势治疗和呼吸训练。

二、西方古典物理治疗学发展简史

西方古典康复医学源于古罗马和古希腊，古希腊的神庙壁画中就有用运动疗法治疗疾病的记载。日光、砭针、磁石、电鱼、按摩、健身运动等因素已应用于治疗风湿病、慢性疼痛、扭伤劳损等疾患。

有关物理疗法的记载，最早的描述出自公元前 5 世纪 Herodicus 及其学生 Hippocrates 的著作，他们认为自然因子如日光、海水、矿泉等有镇静、止痛、消炎的作用；运动可以增强肌力，促进精神和身体的恢复及功能的改善。Hippocrates 甚至指出："步行是人类最好的医学。"

用电治病是在人类掌握电能之前。古希腊渔夫们在捕鱼过程中，有时被脊背上长有放电器的鱼击伤。后来发现原来患有关节痛的人，被电击后，关节痛获得好转或痊愈，于是古希腊渔夫们就常用这种电鱼放电治疗关节痛。

公元 129～200 年，古希腊医生开始用磁石治疗腹泻。

公元 2 世纪后，Caelus Aureelianus 首次提出在瘫痪的治疗中使用滑轮悬挂肢体进行运动治疗，以及系统的步行训练、在温泉中运动等观点。

公元 502～550 年，罗马医生用磁石治疗手足疼痛。

文艺复兴以后，1569 年，Hieronymus Mercurialis 提出了一系列的运动观点，如运动的目的是为了保持健康；运动要适合于身体的可能；患者要根据各自不同情况进行运动，运动应经常地进行，但过度运动会引起疾病发作，出现不良反应时须及时停止运动等。

16 世纪 Fuchs 提出"两种运动"：一种是单纯运动；另一种既是运动又是工作，这可能是最早提到的运动与作业相结合的治疗。

17 世纪英国国王亨利四世御医 Duchesen 指出："运动可以治疗许多因缺乏运动而发生的虚弱和疾病，而且运动能增强体质，强化对刺激的反应性，增强神经、关节功能。"

1780 年，Tissot 敦促骨科医师用运动促进伤后关节肌肉的功能恢复。

1813 年，瑞典在斯德哥尔摩设立了"中央体操研究所"研究运动疗法。Ling 教授将体操训练尽量规范化，提出"等长运动、离心运动、向心性运动"等名词术语，并对运动负荷、重复次数进行了定量。

在物理因子治疗方面，19 世纪 40 年代，直流电和感应电开始用于治疗，并有了离子透入疗法。1891 年 Minin 提出用白炽灯治病。1892 年 Dasonval 始创高频电疗。1896 年 Finsen 制成炭弧光灯。20 世纪 20 年代，Schliphaka 用短波、超短波治病；20 世纪三四十年代，Pohlman 用超声波治疗；20 世纪 60 年代 Maiman 用激光治病。

三、现代物理治疗学的发展

（一）国外物理治疗学的发展

随着物理学的发展，电、光等一些物理因素被用于治疗疾病，形成了物理医学。19 世纪末，人工光疗第一次出现，20 世纪高频电疗竞相发展，从而给物理治疗学奠定了坚实的基础。

两次世界大战的爆发对物理治疗学的发展起到很大的促进作用。随着第一次世界大战的爆发，在交战国的军医院中，针对伤病员进行恢复伤残肢体功能的运动训练获得重视，发展很快。1917 年，美国在陆军中设立了为战伤者服务的 physical reconstruction aides（即早期的物理治疗师）并在同年建立了身体功能重建部和康复部。1920 年，Mc Millan 于大学医学部开设了物理疗法课程，Mc Millan 任主任并成为美国最早的物理疗法教师。第一次世界大战后，战伤、截肢等伤员的治疗和假肢安装，以及脊髓灰质炎流行所致的大量肢体畸形的矫治，促进了康复医学的形成，出现了手法肌力评定学及肌力增强训练等康复治疗方法。随着第二次世界大战的爆发，通过美国医学家 Howard A.Rusk（1901—1989）等的努力，一系列现代物理治疗疗法得以发展，医疗性的休操、活动和功能训练占据特殊重要的地位；他们把物理治疗学的手法应用于作业疗法、言语矫治、心理疗法等，使物理治疗学更加完善。1950 年，成立了国际物理医学与康复联盟（international federation of physical medicine and rehabilitation，IFPMR），并于 1970 年在意大利召开了该会的第一次大会。这一切都表明物理治疗学的发展日臻成熟。

自 20 世纪 50 年代以来，磁疗法、静电疗法、空气离子疗法、水疗法、冷疗法、生物反馈疗法、光化学疗法等从治疗技术到临床运用又取得了新的广泛进展。如今，物理治疗学在临床医学、预防医学、康复医学、保健医学，以及军事医学等领域发挥着日益重要的作用。

（二）我国物理治疗学的发展

我国作为世界文明古国，虽然在运用物理疗法方面有着悠久的历史，但在中华人民共和国成立前，物理治疗仅在极少数大医院开展。1949 年中华人民共和国成立后，党和政府极为重视广大人民群众的卫生保健事业，在较短的时间内，医疗卫生工作显著发展，与此同时，理疗学专业也受到了重视。至 20 世纪 50 年代后期，现代理疗学专业在我国从无到有，取得了全面的发展。1958 年 5 月成立了中华医学会理疗学会筹委会。1978 年中华医学会理疗学会正式成立，创建了《中华理疗杂志》与《中华物理学杂志》。在 21 世纪的今天，我国广大理疗工作者继续奋发工作，不断勇攀高峰，旨在进一步提高理疗学专业水平，加快理疗学的发展。

回顾理疗学的发展历程，不难看出它的产生与发展一是有着深刻的历史根源，这与手术疗法、化学药物疗法的产生与发展有重大区别；二是与近代，尤其是现代科学技术的进步是分不开的。因此，可以认为现代理疗学的发展有其客观的规律性。

四、影响物理治疗学发展的因素

（一）老龄化的出现使得老年人口及老年病患病率增多

随着经济的发展和人民生活水平的提高，老龄时代的出现使得老年人口增多、寿命延长的同时，老年病也随之增多，迫切需要物理治疗学的发展。

（二）慢性病患者增多

由于医学的发展和对疾病的认识，在疾病治疗和防控方面有了很大的进步，死亡率也显著下降。但慢性病后期的治疗康复需要物理治疗学等各种康复方法的干预。

（三）人类对健康认识的转变

人类已不再是简简单单只针对疾病本身进行治疗，而把自身功能障碍所造成的影响作为重点。患者重返社会、重返家庭的愿望使得物理治疗学显得尤为重要。

（四）工伤及交通伤增多

经济的发展使人们对生活质量的要求更高，现代交通工具的广泛应用、建筑事业的蓬勃发展，使工伤和交通伤增多，这无疑将促进物理治疗学的发展。

因此，物理治疗学将得到很好的发展，前景广阔。

第三节　物理治疗对人体的作用

一、运动疗法对人体的作用

运动治疗是按照科学性、针对性和循序渐进的原则，最大限度地恢复或改善患者已经丧失或减弱的器官功能，预防和治疗肌肉萎缩、关节僵硬等并发症。运动疗法对人体的作用，主要是通过神经反射，提高神经－体液系统的调节能力和控制能力，保持人体稳态功能，增强代谢，改善脏器功能，维护生物力学平衡，发展代偿能力。其治疗作用主要有以下几个方面：

（一）提高神经系统的调节能力

运动是一系列生理性条件反射的综合形式，适当运动可以保持中枢神经系统的兴奋性，改善神经系统的反应性和灵活性，维持其正常功能，发挥其对全身各个脏器的调整和协调能力。

（二）维持和改善运动器官的形态和功能

运动治疗可以促进全身血液循环，增加骨骼肌肉系统的血液供应，促进骨的吸收与形成，使骨代谢旺盛，骨盐量增多，并能促进关节滑液的分泌，牵伸挛缩和粘连的软组织，维持和改善关节活动范围，提高和增强肌肉的力量和耐力，改善和提高平衡和协调能力，预防和延缓骨质疏松。因此，运动治疗对维持和改善运动器官的形态和功能具有重要作用。

（三）促进代偿功能的形成和发展

某些患者经过系统的运动治疗后其功能仍未完全恢复，通过对健侧肢体或非损伤组织的训练，可以发展代偿能力，以补偿丧失的功能。如偏瘫或截瘫患者经过正规的运动治疗后，患肢仍未能恢复，此时，通过积极的代偿能力训练，可以达到最大限度的生活自理。

（四）增强心肺功能

运动时，大量的血液流向肌肉，心肺的功能活动也相应地增加以适应机体的需要。此时的心肺功能水平高于休息时的几倍、几十倍，增加的程度与运动的强度成正比。如心率加快，心排出量增加，呼吸加深、加快，胸廓和膈肌的活动幅度加大。

（五）增强内分泌系统的调节能力

主动运动可以促进糖代谢，减少胰岛素分泌，维持血糖水平；增加骨组织对矿物质（如钙、磷）的吸收。因此，适当运动已经成为糖尿病、骨质疏松症的基本治疗方法之一。

（六）调节精神和心理

适度的运动可以对精神和心理产生积极的影响。研究表明，每次60分钟的低、中强度的运动，可以促进大脑皮质、尾状核、下丘脑和小脑等处的内啡肽分泌增多，产生镇痛作用；运动中机体代谢活动增强，肾上腺素分泌增加和由此产生的欣快感，缓解了精神紧张和心理压力，打断抑郁或焦虑与躯体器官功能紊乱之间的恶性循环，增强了参与者的自信心。

NOTE

二、物理因子疗法对人体的作用

（一）消炎作用

大量临床经验证明，多种理疗法具有抗炎作用。皮肤、黏膜、肌肉、关节，乃至内脏器官，由各种病因引起的急慢性炎症，都是理疗的适应证，可采用不同的理疗方法进行治疗。对于急性化脓性炎症，表浅者可以应用紫外线照射或抗生素离子导入治疗；对于慢性炎症，则可采用温热疗法、磁场疗法或低中频电疗法。

（二）镇痛作用

引起疼痛的原因有很多，损伤、炎症、缺血、痉挛、肌力不平衡、反射性，乃至精神因素，均可引起疼痛。应用物理因子镇痛，须弄清疼痛的病因，有针对性地进行治疗。炎症性疼痛以抗炎治疗为主；缺血性和痉挛性疼痛宜用温热疗法，改善缺血，消除痉挛；神经痛、神经炎应用直流电导入麻醉类药，以阻断痛觉冲动传入，或应用低、中频电疗法，以关闭疼痛闸门，激发镇痛物质的释放。当然，应用物理因子治疗，与因子的选择、采用的方法、剂量、治疗部位等密切相关，要结合患者的具体情况认真研究，有的放矢，方能取得理想的效果。

（三）抗菌作用

物理因子具有杀菌的作用，尤其以紫外线（波长 240～280nm）杀菌作用最显著。杀菌力最强的光谱为 253～257nm。紫外线光对金黄色葡萄球菌、枯草杆菌、绿脓杆菌、炭疽杆菌、溶血性链球菌等多种细菌都有杀菌消毒的作用。

（四）镇静与催眠

许多理疗方法具有镇静与催眠的作用，如电睡眠疗法、镇静性电离子导入疗法、颈交感神经节超短波疗法、静电疗法、磁场疗法、温水浴、按摩疗法等。这些理疗法均能增强大脑皮质扩散性抑制，解除全身紧张状态，因而产生明显的镇静和催眠效果。

（五）兴奋神经及肌肉

应用各种技术参数的低、中频电流，如间动电流、干扰电流、调制中频电流，能引起运动神经及肌肉兴奋，可用于治疗周围性神经麻痹及肌肉萎缩，或用于增强肌力训练，具有明显兴奋神经、肌肉的效果。其兴奋作用的机制是细胞膜受到电刺激后，产生离子通透性和膜电位变化，形成动作电位发生兴奋，引起肌肉收缩反应。对于感觉障碍者，可选用感应电疗法或共鸣火花疗法等。

（六）缓解痉挛

热能缓解痉挛这是众所周知的事实，具有缓解痉挛作用的理疗方法有作用于深部组织的短波、超短波和微波疗法，也有作用于浅部组织的石蜡疗法、湿热罨包疗法、太阳灯和红外疗法，以及作用于全身的热水浴、光浴疗法等。理疗缓解痉挛作用的机制主要在于热能降低肌梭中传出神经纤维的兴奋性，使牵张反射减弱、肌力下降。

（七）软化瘢痕、消散粘连

石蜡疗法、超声波疗法、碘离子导入疗法等，可以改变结缔组织弹性，增强延展性，常用于治疗术后瘢痕和组织的粘连，有明显的软化瘢痕和消散粘连的作用。有实验证明，适当的温热作用可使肌腱、韧带、关节囊等组织延展增大 5～10 倍。

NOTE

（八）加速伤口愈合

应用小剂量紫外线照射，在防止和控制伤口感染的同时，还能刺激肉芽组织生长，加速上皮搭桥和创口愈合过程。锌离子导入和共鸣火花疗法治疗下肢静脉曲张形成的溃疡，比单纯外科换药处理伤口愈合时间显著缩短。

（九）加速骨痂形成

实验证明，弱直流电阴极、TENS、干扰电疗法和脉冲磁场均能促进骨质生长，加速骨折愈合。

（十）增强机体免疫机制

紫外线、红外线、磁场等物理因子，均有增强和调节机体免疫的作用。红外线照射除可改善机体血液循环外，还可使小动脉及毛细血管周围出现细胞移行、浸润，吞噬细胞功能加强，抗体形成增多。磁场对机体细胞免疫及体液免疫均可产生有益的影响。

（十一）脱敏作用

紫外线有脱敏作用。其作用机制是紫外线能将蛋白质分解生成组胺，小剂量组胺不断进入血液，可刺激组胺酶产生。当组胺酶达到足够量时，便能分解过量的组胺，从而起到脱敏作用。

（十二）抗癌作用

近几年来，应用加温、低温冷冻、激光光敏效应、激光气化炭化、聚焦超声，以及强磁场等理疗方法治疗癌症取得进展，并引起有关方面的重视。

总之，物理能只有被吸收后才能对人体发生作用，各种能量被吸收和经过转换后，常常引起温度变化、机械震动、膜电位改变、离子移动、偶极子取向或旋转、电子自旋方向的变化、共振和能级的跃迁等物理变化；亦常引起 pH 改变、自由基生成、光分解作用、光合成、光加成作用等多种化学变化。

第二章　运动疗法

第一节　关节活动技术

一、概述

关节活动技术是指利用各种方法维持和改善因多种因素导致的关节活动障碍，促进患者完成功能性活动的运动治疗技术。

（一）关节的构成

1.基本结构　关节的基本结构包括关节面、关节囊和关节腔。

（1）关节面　两骨相互接触的面，通常关节面一端呈球形，称关节头，而对应的一端呈凹面形，称关节窝。关节面表面会覆盖一层光滑且富有弹性的关节软骨，运动时可以减少摩擦、减缓冲击。

（2）关节囊　由结缔组织构成，附着于关节面周缘及附近的骨面上，密封关节腔。关节囊分为内外两层，外层为纤维层，由致密的纤维结缔组织构成，厚而坚韧，含有丰富的血管和神经，具有足够的柔韧性以防止骨错位；内层为滑膜层，由疏松的结缔组织构成，薄而光滑，滑膜层能分泌滑液以减少运动时的关节摩擦，并营养关节软骨。有的滑膜会向纤维膜的薄弱处突出形成滑膜囊，滑膜囊多位于肌腱与骨面之间，能减少运动时的摩擦。

（3）关节腔　关节囊和关节面所围成的密闭空间叫作关节腔，关节腔内有滑液。关节腔内为负压，对维持关节的稳定性起着重要作用。

2.辅助结构　关节的辅助结构包括关节韧带、关节盘、关节唇和滑膜皱襞等。

（1）关节韧带　关节韧带呈束状或膜状，分为囊内韧带和囊外韧带。具有连接关节、增加关节稳定性、限制关节运动的作用。

（2）关节盘　关节盘属于关节内软骨，由纤维软骨构成。关节盘使两关节面更为合适，并能减缓运动时外力对关节的冲击和震荡。

（3）关节唇　关节唇是附着在关节窝周围的纤维软骨环，可增大关节面、加深关节窝，使关节更加稳固，如肩关节的盂唇和髋关节的髋臼唇。

（4）滑膜皱襞　有的滑膜层向内突入关节腔形成滑膜皱襞，滑膜皱襞能够有效增加关节腔的容积，分泌润滑液。

（二）关节的运动

1.运动轴　关节运动可以沿着冠状轴、矢状轴和水平轴进行。根据运动轴的多少，关节运动可以分为单轴运动、双轴运动和三轴运动。

（1）单轴运动　只能绕一个运动轴进行的关节运动称为单轴运动。这类关节被称为单轴关节。如指间关节、肱尺关节等只能沿额状轴做屈伸运动；近、远侧桡尺关节只能绕垂直轴做旋前旋后运动。

（2）双轴运动　关节可以在互相垂直的两个运动轴上运动称为双轴运动。这类关节称为双轴关节。如桡腕关节，可在额状轴和矢状轴上做屈伸、内收和外展运动；拇指腕掌关节，可以做屈伸及收展运动。

（3）三轴运动　关节可以在互相垂直的三个运动轴上运动称为三轴运动，包括屈伸、收展及旋转。这类关节称为多轴关节。如肩关节、髋关节和肩锁关节等即属此类关节。

2. 运动平面

（1）矢状面　关节在矢状面的运动为伸-屈运动，围绕冠状轴进行。

（2）冠状面　关节在冠状面的运动为内收-外展运动，围绕矢状轴进行。

（3）水平面（横断面）　关节在水平面的运动为旋转运动，围绕垂直轴进行。

3. 运动方向

（1）屈伸运动　关节沿冠状轴进行的运动为屈伸运动。两骨互相接近角度减小时为屈曲，反之为伸展。

（2）内收、外展运动　关节沿矢状轴进行的运动为内收、外展运动。骨向正中矢状切面靠近为内收，反之则为外展。

（3）旋转运动　关节绕垂直轴进行的运动为旋转运动。骨的前面向内侧旋转时为旋内，相反则为旋外。在前臂，手掌转向内侧，尺桡骨交叉的运动称为旋前，反之称为旋后。

（4）环转运动　骨的一端在原位转动，另一端做圆周运动称为环转运动。具有两个及以上运动轴的关节都可完成环转运动。

（三）影响关节活动度的因素

1. 生理因素

（1）两个关节面的面积差　两个关节面的面积差越大则关节活动度越大，如肩关节的关节面面积差较大，活动度也较大，是全身最灵活的关节；反之，关节活动度则越小，如髋关节。

（2）关节囊的厚薄松紧　关节囊薄而松弛，关节灵活性大，稳定性小，如肩关节；关节囊厚而紧张，关节灵活性小，稳定性大。

（3）关节韧带的强弱多少　关节韧带越多越强则关节活动度越受到限制，如膝关节屈伸活动时会受到侧副韧带和前后交叉韧带的影响；反之，关节活动度就越大。

（4）关节周围主动肌的力量与拮抗肌的延展性　关节活动时作用于其上的主动肌力量越大，拮抗肌的延展性越好，则关节活动度越大；反之，关节活动度就越小。

（5）关节周围软组织、骨性组织的接触限制　关节在活动的末端会受到软组织和骨骼的接触影响，限制关节的活动度。

2. 病理因素

（1）关节内异常　如关节内骨折、关节内游离体、关节内软骨损伤、关节内积血、关节内积液、类风湿关节炎、骨性关节炎、关节先天性畸形等。

（2）关节外异常　关节周围皮肤瘢痕等软组织挛缩、肌肉萎缩、中枢神经系统和周围神经系统的损伤、周围血液循环障碍等。

（四）改善关节活动的技术

1. 主动活动

（1）概念　主动活动是指患者主动用力收缩肌肉完成的关节运动。最常用的是各种徒手体操。主要用于维持关节活动度，但对于关节粘连和挛缩时治疗作用不明显。

（2）操作方法　①根据患者具体情况选择进行保持单关节或多关节、单方向或多方向的活动；根据病情确定体位和活动量。②主动活动时动作宜平稳缓慢，尽可能达到最大幅度，用力至引起轻度疼痛为最大限度，可结合肌肉牵伸和肌力训练进行练习。③关节的各方向依次进行活动。每一动作重复 20～30 次，每天 2～3 次。

2. 主动助力活动

（1）概念　在主动活动时需要部分外力协助以完成的关节运动称为主动助力活动。助力可由治疗师、患者健肢、器械、滑轮或水的浮力提供，但此时外力不宜过大，否则即成为被动活动。这种运动常是由被动活动向主动活动过渡的形式。常用的方式有器械练习和滑轮练习。治疗师应根据病情及治疗目的选择相应的器械，如肩梯、体操棒、肋木，以及专门的关节训练器等。滑轮练习主要利用滑轮和绳索，以健侧肢体帮助患侧肢体活动来改善关节的活动范围。

（2）操作方法　①由治疗师或患者健侧肢体徒手，或通过器械，或用绳索和滑轮等装置帮助患肢主动活动，兼有主动活动和被动活动的特点。②训练中应以患者主动用力为主，只给予完成动作的最小助力，以免助力替代主动用力，并随着病情发展逐渐减少帮助的程度。③关节的各方向依次进行运动。每一动作重复 20～30 次，每天 2～3 次。

3. 被动活动

（1）概念　被动活动是指关节运动全靠外力帮助来完成，这种外力既可借助康复器具，也可借助他人或自身健侧肢体来实现。被动活动适用于患者不能主动完成关节活动的状况，其可保持肌肉的生理长度和张力，维持关节的正常活动范围。被动活动根据力量来源的不同分为两种：一种是由治疗师完成的被动活动；另一种是借助外力或器具完成的被动活动，如持续性被动活动等。

（2）操作方法　①患者取舒适且放松体位，必要时脱去妨碍治疗的衣物。②根据病情确定运动的肢体及运动量。③动作缓慢、柔和、平稳、有节律，避免冲击性运动和暴力。④操作宜在无痛范围内进行或出现轻微的疼痛时进行，之后活动范围可逐渐增加，不应引起反射性痉挛或训练后的持续疼痛。⑤从单关节、单方向开始，逐渐过渡到多关节、多方向。⑥每一动作重复 20～30 次，每天 2～3 次。

（五）关节活动技术的临床应用

1. 适应证

（1）主动活动　肌力 3 级以上，能主动运动的患者；需要改善心肺、神经协调功能的患者等。

（2）主动助力活动　患者可主动收缩肌肉但尚不足以引起关节活动时，可采用关节主动助力活动；多次重复的关节主动或主动助力活动能够改善心血管和呼吸功能。

（3）被动活动　如患者因疼痛、昏迷或完全卧床等原因不能主动活动身体，可进行关节被动活动，能够防止患者长期卧床导致的骨质疏松、心肺功能下降等不良影响。

2. 禁忌证　若运动破坏愈合过程或造成该部位新的损伤，则不应进行关节被动活动。如骨

NOTE

折未固定、关节脱位未复位、炎症早期、外伤导致急性肿胀、结核和肿瘤的早期或急性期，应慎用或不用此技术。

3. 注意事项

（1）了解关节的结构　在进行关节活动前须掌握关节解剖学知识和运动学知识。

（2）掌握影响关节活动度的因素　掌握影响关节活动度的因素，可以帮助施术者决定是否选择关节活动术，以及选择何种类型的关节活动术来维持和改善关节活动范围。

（3）早期、全关节范围活动　①在不加重病情、疼痛的情况下，尽早进行因伤病而暂时不能活动关节的被动活动，活动范围应尽可能接近正常最大限度。②关节活动术的操作应包括身体的各个关节，并且每个关节必须进行全方位范围内的关节活动。③施术时要注意给予该关节一定的牵拉力，可减轻关节面之间的摩擦，防止对关节不必要的伤害。

（4）关节活动与肌肉牵伸结合　肌肉挛缩或萎缩可降低关节活动度，应在完成逐个关节的活动后，对相应的肌肉进行牵伸。

二、上肢关节活动技术

（一）肩关节

1. 肩关节的解剖　肩部骨骼包括肱骨、锁骨、肩胛骨，以及与肩部运动关系密切的胸骨和肋骨共同组成肩部的 6 个关节，即盂肱关节、胸锁关节、肩锁关节、喙锁关节、肩峰下关节和肩胸关节。

2. 肩关节的运动

（1）盂肱关节　盂肱关节的运动包括前屈、后伸、外展和旋转。①前屈：发生在矢状面上，其额状轴通过肱骨头，可做约 90° 的屈曲。下盂肱韧带变得紧张则限制进一步的运动。②后伸：与前屈相反。当上臂到达身体的后面，称为后伸。由于上、中盂肱韧带的限制，后伸的范围可达 65°，被动活动可达 80°。③外展：发生在额状面上，沿着矢状轴进行，外展运动的范围取决于盂肱关节的旋转。当盂肱关节完全内旋时，主动外展为 60° 左右，因为此时大结节碰到了肩峰和肩锁韧带；盂肱关节外旋 90° 时，大结节到肩峰的后下方，主动外展增加到接近 90°，被动外展可达 120°。④旋转：发生在水平面上，盂肱关节在外展 90° 和屈肘 90° 时，外旋的正常范围近 90°，内旋大约为 70°；当上臂在身体旁，外旋的正常范围为 75°~85°，内旋为 60°~70°；当上臂完全上举时，由于喙肱韧带和盂肱韧带扭曲和紧张，旋转运动减为 90° 左右。

（2）胸锁关节　胸锁关节是一个复合关节，直接连接上肢与胸廓，是实现肩关节功能的基础关节。胸锁关节可以进行前伸、后缩、上提、下沉和旋转运动。锁骨在水平方向至少有 15°~30° 的前伸或后缩的活动范围；上提活动范围为 0~40°，下沉活动范围为 0~10°。此外，锁骨还可在胸锁关节上沿其长轴旋转约 40°。

（3）肩锁关节　肩锁关节是一个平面关节，将肩胛骨和锁骨连在一起进行相似运动的同时，伴有每块骨自身的运动。肩锁关节的运动有三个自由度，这些运动包括肩胛骨的上下旋转、内外旋转和前后倾，以及肩锁关节在矢状面和水平面的"旋转调节"运动。"旋转调节"是指在肩关节运动过程中肩胛骨围绕锁骨远端旋转或扭转的运动。肩锁关节和胸锁关节运动结合的作用是允许肩胛骨运动，所以当肩胛骨的肋面仍保持紧贴胸壁时，关节盂就可按其需要向前、向上或向下活动。

（4）肩胸关节 肩胸关节并非真正解剖意义上的关节，但此关节的正常功能对上肢的灵活和稳固十分重要。肩胸关节提供了肱骨运动的一个可移动的基础，所以增加了臂的运动范围。肩胸关节的运动包括上抬（10cm）、下沉（3cm），前伸（10cm）、后缩（3cm），以及上旋和下旋各约60°。肩胸关节的运动在肩关节的运动学中占有非常重要的作用，发生在肩胛骨和胸壁之间的运动是胸锁关节和肩锁关节共同运动的结果。胸锁关节和肩锁关节运动范围的总和等于肩胛骨的运动范围。

（5）肩肱节律 在正常的肩关节，盂肱关节外展和前屈与肩胸关节上旋之间存在一系列精确的协调运动，此协调运动称为肩肱节律。上臂的外展和前屈活动由肩肱关节和肩胸关节共同完成，最初的30°外展和60°前屈由肩肱关节单独完成，之后肩胸关节开始参与并与肩肱关节以1∶2的比例参加活动，即肩部每活动15°，肩肱关节活动10°，肩胸关节活动5°。

3. 肩关节活动技术

（1）被动活动技术 ①肩关节前屈：患者仰卧位，治疗师立于患侧，一只手握住肘关节稍上方，另一只手握住患侧腕关节处，然后慢慢将患者上肢沿矢状面向上高举过头。②肩关节后伸：患者俯卧位，治疗师立于患侧，一只手握住肘关节稍上方，另一只手握住患侧腕关节处，然后使患者上肢缓慢沿矢状面做后伸动作。③肩关节外展：患者仰卧位，治疗师立于患侧，一只手握住肘关节稍上方，另一只手握住患侧腕关节处，然后慢慢把患侧上肢沿额状面外展，但当患者上肢被移动到外展90°时，应注意将上肢外旋后再继续移动直至接近患者同侧耳部。④肩关节水平外展和内收：患者仰卧位，治疗师立于患侧身体与外展的上肢之间，一只手握住肘关节稍上方，另一只手握住患侧腕关节处，然后慢慢将上肢沿水平面先做外展后做内收。⑤肩关节内外旋：患者仰卧位，患侧肩关节外展90°，肘关节屈曲，治疗师立于患侧，一只手握住腕关节，另一只手固定肘关节，以肩关节为轴，将患侧前臂沿肱骨干轴线向头、足的方向运动，使肩关节被动外旋或内旋。⑥肩胸关节被动活动：患者健侧卧位，患侧在上，屈肘，前臂放在上腹部。治疗师面对患者站立，一只手放在肩峰部以控制动作方向，一只手从上臂下面穿过，拇指与四指分开，固定肩胛骨的内缘和下角。双手同时向各个方向活动肩胛骨，使肩胛骨做上抬、下沉、前伸、后缩，以及上旋和下旋运动，也可以把上述运动结合起来，做环转运动。

（2）主动助力活动技术 ①悬吊：患者坐在椅子上，头上方悬吊一滑轮。进行肩关节屈曲训练时，将绳索通过滑轮后，绳索两端固定把手，滑轮位丁患者正前上方，患者双手握住两端的把手，利用健侧手向下的拉力完成患侧上肢的屈曲运动。训练肩关节外展时，将滑轮摆放在患者患侧的上方，利用健侧上肢内收的拉力完成患侧上肢的外展运动。②体操棒或体操绳：患者两手分别抓握体操棒或体操绳两端，利用健侧上肢的运动带动患侧上肢完成各种被动运动，扩大关节活动度。③肩梯训练：患者靠近肩梯站立，利用手指向上方做攀爬的动作，逐步扩大关节的活动范围。

（3）主动活动技术 主动活动的基本动作包括肩关节的前屈 – 后伸、外展 – 内收、水平外展 – 内收、内旋 – 外旋。练习时动作要平稳，且每个关节活动必须达到最大活动范围。

（二）肘关节

1. 肘关节的解剖 肘关节包括肱桡关节、肱尺关节和桡尺近侧关节。

三个关节由同一关节囊包裹，它的纤维层前、后较薄弱，两侧由较厚的桡侧副韧带和尺侧副韧带加强。在桡骨头环状关节面周围则有桡骨头环状韧带包绕，该韧带附于尺骨桡切迹的前、后缘，形成一个完整的骨纤维环，该环口上大下小，形似漏斗，所以仅允许桡骨头在环内做旋转运动，加上桡侧副韧带可防止桡骨头向远侧和外侧移位。

2. 肘关节的运动

（1）屈伸运动　由于肱尺关节的关节面形态、侧副韧带和桡骨头环状韧带的限制，肘关节只能在冠状轴上做屈伸运动。肘关节平均屈 145°（120°~160°），之后由于前壁肌肉相互接触导致的肌性限制，以及尺骨冠突进入肱骨冠突窝导致的骨性限制而中止了进一步屈曲。在整个屈曲运动弧中，肘关节屈曲 60°~140° 是人们用上肢完成一般日常生活和工作所必需的运动范围，这个范围称为肘关节的功能运动弧。肘关节平均可伸展 0°，由于尺骨鹰嘴进入肱骨的鹰嘴窝而中止，肌肉强健者一般不能过伸，而瘦弱者可能有 5° 或 5° 以上的过伸。

（2）桡尺联结　桡尺联结包括桡尺近侧关节、桡尺远侧关节和前臂骨间膜。桡尺近侧关节和桡尺远侧关节联合运动产生前臂的旋前、旋后运动。一般认为旋前和旋后各 90°，但多数人旋前仅有 80°。

肘关节的紧锁位或最稳定位是肘关节伸直、前臂旋后 5° 位（以中间位为标准）。

3. 肘关节活动技术

（1）被动活动技术　①肘关节屈曲和伸展：患者仰卧位，治疗师一只手扶持患肢腕关节上方，另一只手固定肱骨远端，在完成肘关节屈曲的同时前臂旋后，完成肘关节伸展的同时前臂旋前。②前臂旋转：患者仰卧位，患侧肩关节外展、肘关节屈曲 90°，治疗师一只手托住其肘后部，另一只手握住前臂远端，沿前臂骨干轴线完成旋前、旋后动作。

（2）主动助力活动技术　常用的方法有器械练习、滑轮练习和前臂旋转训练器等。

（3）主动活动技术　基本动作为肘关节的屈曲－伸展、前臂旋转。患者双手靠近身体，弯曲手臂触肩后再伸直。也可手肘弯曲成直角，置于桌上，将手掌心向上、向下翻转。练习时动作要平稳，并且每个关节必须进行全方位范围的关节活动。

（三）腕关节

1. 腕关节的解剖　腕关节活动度很大且结构很稳定。腕部区域有 15 块骨、17 个关节和 1 个广泛的韧带系统。

（1）桡腕关节　桡腕关节是由手的舟骨、月骨和三角骨的近侧关节面作为关节头，桡骨的腕关节面和尺骨头下方的关节盘作为关节窝而构成的关节。

（2）腕骨间关节　腕骨间关节又称腕中关节，是指近侧列 3 个腕骨即手舟骨、月骨与三角骨，与远侧列 4 个腕骨即大多角骨、小多角骨、头状骨与钩骨之间构成的关节。

（3）腕掌关节　由远侧列腕骨的远侧端与 5 个掌骨底构成。

2. 腕关节的运动　腕关节可做屈、伸、外展、内收及环转运动。腕关节的运动主要发生在桡腕关节和腕中关节。腕中关节运动包括腕外展的 1/2 运动、腕内收的 1/3 运动，其余在桡腕关节。屈腕在桡腕关节为 50°，腕中关节为 35°；伸腕时相反，在桡腕关节为 35°，腕中关节为 50°，其运动轴通过头状骨。

3. 腕关节活动技术

（1）被动活动技术　患者坐位，治疗师一只手握住患者的前臂远端，另一只手抓住患侧手指，做腕关节的屈伸、收展和环转活动。

（2）**主动活动技术** 患者可以自己主动向各个方向活动腕关节，也可利用腕关节训练器进行训练。

（四）手关节

1. 手关节的解剖

（1）掌指关节 掌指关节为髁状关节，有两个自由度，两侧有侧副韧带附着。

（2）指骨间关节 第 2~5 手指，每指有两个指间关节，分别称近侧指间关节和远侧指间关节，拇指仅有一个指间关节。指间关节由各指相邻指骨的底和滑车构成。

2. 手关节的运动

（1）掌指关节 掌指关节的屈曲接近 90°，示指稍小，中指、无名指运动范围依次递增。伸展角度不一，一般为 0°，有些人可超过 45°。当掌指关节伸展时，侧副韧带松弛允许大约 20° 的外展。若邻近指张开，则有 20° 左右的内收。

（2）拇指掌指关节 拇指掌指关节为屈戌关节，比其他手指的掌指关节运动范围小，屈 45°~60°，过伸 0°~20°，在充分屈伸时韧带紧张，几乎没有内收或外展的运动，在半屈位时关节可稍外展或内收，有助于拇指精确地夹捏物体。

（3）近侧和远侧指骨间关节 这些关节也是只有一个运动自由度的屈戌关节。近侧指骨间关节屈曲大约为 120°，而远侧指骨间关节屈曲则稍小于 90°。近侧和远侧指骨间关节过伸为 0°，拇指指骨间关节过伸为 5°~10°，被动过伸则更大。

3. 手关节活动技术

（1）被动活动技术 ①掌指关节的活动：患者仰卧位或坐位，治疗师一只手握住患侧掌部，另一只手活动手指，分别做掌指关节的屈曲、伸展、外展、内收动作。②指骨间关节的活动：患者仰卧位或坐位，治疗师一只手握住患侧掌部，另一只手活动手指，分别做近侧和远侧指骨间关节的屈曲、伸展动作。

（2）主动活动技术 第一腕掌关节可进行屈、伸、内收、外展及旋转动作。患者结合日常生活，自主进行掌指关节的屈曲、伸展、外展、内收动作，以及指骨间关节的屈曲、伸展动作。如握拳是手指弯曲，放开是手指伸直；也可五指伸直，向手腕外侧打开后再夹紧。

三、下肢关节活动技术

（一）髋关节

1. 髋关节的解剖 髋关节是典型的球窝关节，也是人体最稳定且具有很大活动度的关节。髋臼侧壁为马蹄形关节面，其内侧区域称为髋臼窝，其中有股骨头韧带、一个可移动的脂肪垫和滑膜。股骨头韧带内有血管，可为股骨头提供营养。髋臼周边有纤维软骨形成的髋臼唇，使股骨头和髋臼的关节面互相配合得更好，连接更牢固。这种结构增加了关节的稳定性但限制了运动的范围。关节囊很强厚，附于髋臼的边缘，紧紧地包裹股骨颈，远端的前面附于转子间线，后面附于转子间嵴。

2. 髋关节的运动 髋关节具有三个自由度的运动，即屈–伸、展–收，内旋–外旋，以及环转运动。在大多数的活动中，前三种类型运动常组合在一起，髋部运动均伴有腰椎运动。

（1）屈伸 髋关节可屈曲 125°、伸展 15°。当伸膝时屈髋，腘绳肌的长度可限制屈髋活动的进行。伸展到末端时，髂股韧带限制髋关节的后伸；髋关节进一步后伸时，则需要后伸腰椎。

（2）内收、外展   髋关节的外展约为45°，如需进一步的外展，则伴有骨盆的上提，髋关节的内收为两条腿相碰，或交叉到30°~40°的内收范围。

（3）旋转   髋关节在水平面内绕纵轴旋转。髋关节内旋时，大转子向前移动接近骨盆的前部，外旋是与内旋相反的运动。内旋、外旋范围约45°，但旋外运动大于旋内运动。

3. 髋关节活动技术

（1）被动活动技术   ①髋关节屈曲：患者仰卧位，治疗师立于患侧，一只手托住患侧小腿近膝关节处；另一只手用手掌心托住患侧足跟处，双手将患侧大腿沿矢状面向上弯曲，使大腿前部尽量接近患者腹部。②髋关节后伸：患者俯卧位，治疗师立于患侧，一只手抓握患侧踝节上方；另一只手从下方抓住患侧膝关节前部，并用前臂托住患侧小腿和膝关节部位，用力向上方抬，被动伸展髋关节。③髋关节内收、外展：患者仰卧位，治疗师一只手托膝关节后方，前臂支撑大腿远端；另一只手握足跟，在髋关节轻度屈曲的状态下，完成髋关节的外展，然后返回原来的位置。④髋关节内旋、外旋：患者仰卧位，下肢伸展位，治疗师一只手固定患者膝关节上方，另一只手固定踝关节上方，完成下肢轴位的旋转，足尖向外侧为髋关节外旋，足尖向内侧为髋关节内旋；也可以令患者髋关节呈屈曲位，治疗师一只手扶持患者小腿近端，另一只手固定足跟，以髋关节为轴，向内、外侧摆动小腿，完成髋关节的外旋、内旋。

（2）主动助力活动技术   ①髋关节屈曲训练：患者仰卧位，先将滑轮套带套在踝关节上方，再将绳通过滑轮、绳索两端固定把手，滑轮位于正前上方，患者双手握住绳两端的把手向下拉，完成髋关节的屈曲运动。②髋关节内收、外展训练：患者仰卧位，先将滑轮套带套在踝关节上方，再将绳通过滑轮、绳索两端固定，患者近似水平位进行髋关节内收、外展训练。

（3）主动活动技术   主动活动的基本动作为髋关节的前屈－后伸、外展－内收、内旋－外旋。练习时动作要平稳，并且每个关节必须进行全方位范围的关节活动。如仰卧位直腿抬高后放下；或是屈膝坐位，大腿向上提起；也可站立位，将大腿向前后、左右（内外）摆动。

（二）膝关节

1. 膝关节的解剖   膝关节是一个复合关节，也是人体最复杂的关节。它由股骨远端、胫骨和髌骨共同构成。内侧胫股关节、外侧胫股关节和髌股关节3个关节均围在同一个关节囊内。膝关节的关节囊内还有半月板和前、后交叉韧带等结构。内侧半月板和外侧半月板是纤维软骨，其作用是增加胫股关节的适应性，分散压力。膝关节外有副韧带，包括胫侧副韧带和腓侧副韧带，胫侧副韧带可防止胫骨在股骨上的外展，腓侧副韧带可防止胫骨内收。膝关节内有十字交叉韧带，前交叉韧带可防止胫骨相对于股骨的前移，后交叉韧带可防止胫骨相对于股骨的后移。

2. 膝关节的运动   膝关节的运动包括屈－伸和轴旋转。膝关节的屈曲范围通常在120°~130°。由于受跨过髋和膝两个关节的股直肌的限制，当伸髋时屈膝运动范围减小。膝关节过伸的运动范围较小，正常不超过15°。屈膝时轴旋转发生在水平面上。当膝关节完全伸直时，内、外侧副韧带紧张，关节稳定，几乎无旋转运动。当屈膝时，韧带松弛，这时膝关节可以旋转，当减少屈膝程度时，旋转运动范围也随之变小。

3.膝关节活动技术

（1）被动活动技术 患者仰卧位，治疗师一只手托住膝关节后方，另一只手托足跟进行膝关节的屈曲，然后在膝关节屈曲状态下完成膝关节的伸展。

（2）主动活动技术 患者坐位或卧位，主动进行膝关节的伸展训练。

（三）踝足关节

1.踝足关节的解剖和运动 与踝部、足部有关的骨每侧28块，包括1块胫骨、1块腓骨、7块跗骨、5块跖骨、14块趾骨。踝、足和足趾通过骨性结构、韧带附着和肌收缩可从一个适应不规则地面的柔软性结构变为刚性的负重结构。踝-足复合体的柔刚特性使它具有多种功能，如支持体重，控制和稳定小腿着地，遇到不规则的地面时进行调节和适应，在步行、跑步、跳跃着地时吸收震动，以及在行走、跑、跳等运动时，获得一定推进力。

（1）踝关节 踝关节即距骨小腿关节，由胫腓骨远端关节面和距骨关节面组成，是具有一个运动自由度的屈戌关节，又称距上关节或胫距关节。距骨滑车有一个负重的上关节面，这个关节面与胫骨的远端组成关节，滑车的内、外侧面分别与胫骨的内踝外侧面和外踝内侧面组成关节。胫骨、腓骨由胫腓前、后韧带连在一起。这样，内外踝形成一个牢固的关节窝，容纳楔形的距骨滑车。踝关节正常可背屈20°~30°、跖屈30°~50°，跖屈幅度明显大于背屈幅度。屈伸活动范围一般为70°~80°。从解剖姿势位开始，仰卧位时测量踝关节背屈的正常范围为0°~30°，此时膝关节为伸直位，跨越膝关节和踝关节的腓肠肌处于伸长位，限制了背屈。屈膝（如坐位）时腓肠肌处于松弛状态，则背屈的运动范围更大。

（2）足部关节 足部有30余个关节，主要包括跗骨间关节（距跟关节、距跟舟关节、跟骰关节）、跗跖关节、跖骨间关节、跖趾关节和足趾间关节。

足骨可分为三段，即后足（距骨和跟骨）、中足（足舟骨、骰骨和3块楔骨）和前足（跖骨和趾骨），这些骨及其附属韧带形成了三个弓，即内侧纵弓、外侧纵弓和横弓。在踝关节和足的开链、闭链运动中，所有的跗骨间关节和跗跖关节都有少量但很重要的运动。①距下关节：即跟距关节，跟骨的上面有后、中、前三个关节面，与距骨下面相应的关节面构成关节。跟骨后关节面凸起，而跟骨中、前关节面则凹下，这样就可阻止距骨在跟骨上方前后移位。②跗横关节：跗横关节也称跗中关节，从上看关节线呈"S"形，由距舟关节和跟骰关节的关节面形成。跗横关节参与前足在后足上的运动，在旋前时降低足纵弓的高度而在旋后时增加足纵弓的高度。③跗跖关节：骰骨、3块楔骨与5块跖骨基底部关节构成跗跖关节。楔骨与邻近的第二跖骨牢固榫接，故仅允许做少量屈伸运动，其他的跗跖关节可沿中足的弧度做少量旋转。④跖趾关节和趾间关节：各跖骨小头与各趾的近节趾骨的中间底构成跖趾关节，共有5个。由趾骨滑车与其远侧趾骨的底构成趾间关节。足部关节大致与手部的相应关节相似，但结构更为稳固，运动更灵活。

（3）踝关节和足的附属运动 完全背屈是距小腿关节的紧锁位，因此附加运动仅发生在跖屈时。内、外踝连接较稳固，因此正常距骨可被动向前后方移动2~3mm。过度向前或向后的运动被称为抽屉试验阳性，提示有韧带松弛或破坏的可能。

2.踝足关节活动技术

（1）被动活动技术 ①踝关节背屈：患者仰卧位，下肢伸展。治疗师一只手固定踝关节上方，另一只手握足跟，在牵拉跟腱的同时，利用治疗师的前臂屈侧推压足底。②踝关节跖屈：

患者仰卧位，下肢伸展。治疗师固定踝关节上方的手移到足背，在下压足背的同时，另一只手将足跟上提。③踝关节内翻、外翻：患者仰卧位，下肢伸展。治疗师一只手固定踝关节，另一只手进行内、外翻运动。如果有助手，也可以让助手固定踝关节，治疗师手握足前部和足跟使全足同时完成内翻、外翻运动。④跗横关节旋转：患者仰卧位，下肢伸展。治疗师用一只手固定距骨和跟骨，另一只手握住足舟骨和骰骨，轻柔地进行旋转运动。⑤趾间关节和跖趾关节的屈伸、外展、内收：患者仰卧位，下肢伸展。治疗师用手固定拟活动的近端关节，再活动远端关节，其运动原则和方法与活动指间、掌指关节相同。

（2）主动助力活动技术　①踝关节屈伸训练器活动：患者坐位，双足放在训练器上，用带固定足前部，双手抓住助力杆做前后摆动。②踝关节内翻、外翻训练器活动：患者坐位，双足放在训练器上，用带固定足前部，双手抓住助力杆做左右摆动。

（3）主动活动技术　患者坐位或卧位，主动进行踝关节各方向的活动训练。

四、躯干活动技术

躯干是人体结构的主体部分，头部和四肢与之依附，中间由脊柱连接。躯干骨包括 24 块椎骨、1 块骶骨、1 块尾骨、1 块胸骨和 12 对肋，参与脊柱、骨性胸廓和骨盆的构成。人体的重心在躯干，躯干是全身运动的关键要素。

（一）躯干关节解剖和运动

脊柱的运动节段又称脊柱功能单位，它是由两个相邻的椎骨、3 个椎间关节、椎间盘的软组织、纵韧带和节段间韧带，以及关节囊组成。椎间盘和两侧的关节突关节形成一个三角形，故一处运动必导致另两处的运动。脊柱功能单位是脊柱运动的基本结构单位，影响脊柱整体运动功能。

1. 脊柱功能单位前部　负重的椎体、椎间盘、前纵韧带、后纵韧带共同构成脊柱功能单位前部。椎体的生物力学功能包括承受来自上方体重的压力、肌收缩的压力，以及抬高、拉、推所产生的外来负荷的压力。椎间盘保护关节突关节免遭压力而损伤，并允许和限制脊柱的运动。每一个椎间盘由三部分组成，即纤维环、髓核和两块透明软骨，纤维环包绕中央的髓核，髓核为含有 80% 或更多水分的胶冻状结构，两块透明软骨板位于纤维环、髓核与椎体之间。纤维环的纤维从上位椎骨的椎体下缘到达下位椎骨的椎体上缘，各层的纤维方向交替相反形成交织，故能约束相反方向的运动。椎间盘的周缘与椎体一样，但腰部椎间盘的周缘较高。椎间盘占脊柱全长的 25%。

髓核含有大量的水，并具有亲水性。白天站立和行走产生的压力使髓核丧失少量的水分，而在睡眠或休息时由于髓核的压力减小，水分又得到再储存。因此人早晚的身高有 2cm 的差异。到了 20 岁左右供应椎间盘的血管消失，髓核对水分的再储存能力减退。由于提重物和年龄的增长产生的微损伤使纤维环的纤维成分增加，而能复原的弹性成分相对减少。年龄的增长使 30~50 岁成年人的纤维环易遭受损伤，继而髓核脱出压迫神经根；而 50 岁以上的人可能身高变矮，或易发展为胸部脊柱后凸，即驼背。

前纵韧带和后纵韧带覆盖在枢椎到骶椎的前、后面。前纵韧带宽而强厚，附于纤维环和椎体的边缘；在椎体与韧带之间，有血管通过椎体表面的孔进出椎体；前纵韧带可限制后伸，在腰骶区还支持突向前的弯曲（腰曲）。后纵韧带较窄，阻止脊柱过度前屈的作用较小，但可以防止椎间盘向后脱出，保护脊髓免受椎间盘突出物的压迫。

2. 脊柱功能单位后部 椎弓、横突、棘突、两侧的关节突关节、关节囊和韧带共同组成脊柱功能单位后部。

关节突关节是上位椎骨的下关节突关节与下位椎骨的上关节突关节之间构成的关节。关节突关节的主要功能是控制椎骨运动，防止椎间盘过度剪切、屈、侧屈和旋转。运动的方向和幅度由关节突关节面的方向决定，这个方向从颈椎到腰椎逐渐发生变化。

韧带包括黄韧带、棘上韧带、棘间韧带及横突间韧带。黄韧带因为有大量的弹性成分而呈黄色，具有限制脊柱过度前屈的作用；黄韧带的纤维覆盖关节囊的前面，产生关节囊的张力，可防止上关节突关节运动时对关节囊的挤压和损伤。黄韧带的纤维在棘间韧带延续，而棘间韧带移行为棘上韧带，棘上韧带在项部移行为项韧带，横突间韧带连接相邻的横突。棘上韧带和棘间韧带可有效地阻止脊柱的过度前屈运动。韧带系统的附着离椎体距离比脊柱的肌肉更远，因此有杠杆作用上的优势。此外，棘上韧带尤其在腰区有较大的抗张强度。

脊柱连接产生的运动很少是单纯面的运动，而是组合的运动，称耦联。当一个向前的水平面的力作用于一个椎骨时就可产生较简单的耦联，椎骨在 Z 轴上向前移（前切），并绕 X 轴（屈）向前旋转。这是由于关节突关节的关节面方向，以及由纤维环、脊柱韧带、筋膜和肌肉限制了运动而产生耦联。

（二）躯干关节活动技术

1. 颈部活动技术

（1）被动活动技术 患者仰卧位，下肢伸展。治疗师双手固定患者头部两侧，使其依次做颈的基本动作：前屈后伸、左右侧屈、左右旋转。

（2）主动活动技术 患者坐位，分别做颈的基本动作：前屈后伸、左右侧屈、左右旋转。

2. 腰部活动技术

（1）被动活动技术 患者侧卧位，上方的膝屈曲，下方的下肢伸直，治疗师一只手固定患者上方的髋关节，另一只手放在同侧骨盆部位，使髋和骨盆向相反的方向旋转并停留数秒，以达到充分牵拉躯干的作用。

（2）主动活动技术 患者站立位，分别做腰区的前屈后伸、左右侧屈、左右旋转活动。

五、持续被动运动

（一）定义

持续被动运动（continuous passive motion，CPM）是指利用器械或电动活动装置，对肢体在无痛的活动范围内进行较长时间的、缓慢的被动活动。

（二）作用及作用机制

1. 温和而持续地牵伸关节周围组织，以防止关节挛缩，松解粘连，从而保持关节活动范围。

2. 可持续性牵张痉挛的肌肉，能通过长时间持续大范围的运动对抗肌肉短缩，减少肌梭敏感性，减少牵张反射，有利于痉挛的改善，诱发下肢分离运动。

3. 消除关节粘连和改善软骨的退行性改变，改善关节活动度，促进关节软骨损伤的自身修复，降低骨关节疾病的发病率。

NOTE

4. 韧带修复后做 CPM 可减轻韧带萎缩，增加韧带的强度。

5. 做 CPM 时关节本体感受器不断发放向心冲动，根据闸门学说可阻断疼痛信号的传递，从而减轻疼痛。

（三）临床应用

1. 操作方法

（1）使用时间　可在术后即刻使用，甚至在患者仍处于麻醉状态下进行；但手术部位敷料较厚时，应在术后 3 天内开始。

（2）确定关节运动弧的大小和位置　术后即刻采用 20°~30° 的短弧范围，关节活动度可根据患者的耐受程度每日渐增或以恰当的时间间隔渐增，直至最大关节活动范围。

（3）确定运动速度　可耐受的速度为每 1~2 分钟一个运动循环。

（4）疗程　根据不同的程序，使用时间不同，可连续 24 小时；或每次连续 1 小时，每日 3 次，时间至少 1 周或达到满意的关节活动范围。

2. 适应证

（1）四肢骨折，特别是关节内或干骺端骨折、切开复位内固定术后。

（2）关节成形术、人工关节置换术、滑膜切除术、关节韧带重建术、关节挛缩粘连松解术后。

（3）创伤性关节炎、退变性关节炎、肩周炎、类风湿关节炎，以及化脓性关节炎引流术后。

（4）关节软骨损伤、自体骨膜或软骨膜移植修复术后。

3. 禁忌证　产生对关节面有害的应力时，造成正在愈合的组织过度紧张时，手术切口若与肢体长轴正交者，均不宜采用此方法。

4. 注意事项

（1）手术伤口有引流管时，不要夹闭引流管。

（2）肩袖广泛修补术后，不宜开展肘关节连续被动运动。

（3）注意避免合并使用抗凝治疗，以免导致血肿。

六、传统康复治疗技术

在中医传统疗法中，用于改善和维持关节活动范围的方法主要有推拿疗法和传统练功疗法。具体运用时要将传统康复方法与现代康复方法相结合，充分发挥各种方法的康复作用，促进机体全面的、整体的康复。

（一）推拿疗法

推拿疗法是用于改善关节活动度比较有效的疗法，推拿疗法通过消除肌肉紧张痉挛，改善血液循环，松解局部粘连，从而恢复或改善关节活动度。推拿疗法的具体治法包括摇法、扳法和拔伸法。

1. 摇法　使关节沿其运动轴的方向做被动环转活动的手法，称为摇法。操作时，根据不同关节选择恰当的体位。摇法具有舒筋活血、滑利关节、松解粘连、增强关节活动度的功效，适用于颈项部、腰部和四肢关节。摇的动作要稳，幅度由小到大，速度不宜过快，应在牵引下并在生理活动允许的范围内进行。

2. 扳法 用双手向同一方向或相反方向用力，使关节得以伸展、屈曲或旋转等被动活动的一种手法，称为扳法，分为脊柱扳法和四肢扳法。脊柱扳法具有松解粘连、整复错缝、滑利关节的功效，适用于颈椎、胸椎及腰椎、骶椎等部位。四肢扳法具有滑利关节、松解粘连、整复错位之功效，适用于肩关节、肘关节、腕关节和踝关节。扳法要求手法稳妥准确，不可使用暴力和蛮力；扳动时要顺应关节的运动规律，绝不可进行超出关节生理活动度的强拉硬扳，以防造成不应有的损伤。

3. 拔伸法 拔伸即牵引、拉伸之意。拔伸法即牵拉躯干或四肢远端，使肢体沿其纵轴伸展、关节面相互分离的手法，包括脊柱的拔伸和四肢关节的拔伸。拔伸法作用于软组织，具有较好的舒筋解痉作用；作用于脊柱和四肢的关节，具有整复错位的作用，即通过拉宽关节间隙以纠正轻度的关节错位。拔伸法适用于颈椎、腰椎及四肢关节，操作用力要均匀持续，不可使用暴力，以避免损伤肌肉，甚至导致骨折、脱位的发生。

（二）传统练功疗法

当关节被动活动范围逐渐接近正常，可选用传统练功疗法以加强关节的主动活动训练，有利于患者的早日康复。常用的功法包括太极拳、易筋经、五禽戏等。锻炼时，以简单的动作开始，循序渐进地训练。因病情或喜好的不同，练习的动作难易和时间次数等也有所不同。太极拳一般从揽雀尾、单鞭、云手、下式、左右蹬脚等单个动作开始练习；易筋经亦应选用简单的功法练习，主要有前推八匹马、倒拉九头牛等。

第二节 关节松动技术

关节松动技术（joint mobilization）是西方现代康复治疗技术中实用、有效的基础手法操作技能之一，用来治疗关节功能障碍，如关节疼痛、关节活动受限或关节僵硬等。

关节松动术是治疗师通过在关节活动可动范围内对关节及周围结构以一定的速度和幅度进行被动松动，以达到治疗目的的手法治疗技术。关节松动术是治疗神经骨骼肌肉系统疾病的一种重要的治疗技术。关节松动术是在对关节解剖学、运动学及生理学等知识逐渐深入研究的基础上总结和归纳出来的一个科学体系，包含了科学严谨的评估检查体系和规范标准的治疗技术体系。国际上，被广大治疗人员认可的关节松动术主要有 Maitland 关节松动术、Mulligan 关节松动术、Kaltenborn 关节松动术和 Cyriax 治疗技术等。总休而言，关节松动术的技术主要分为两类：一类是对关节进行一定幅度和节律的振动（oscilation），另一类是在关节活动的末端进行持续牵伸并可能伴随一定幅度的振动或旋转。尽管在治疗技术特点、作用部位和实施方法上存在差异，但是这些关节松动术都是基于共同的解剖学、运动学和生理学基础，只是适用于不同的临床情况。

一、关节松动术基础

（一）关节的生理运动与附属运动

关节松动术是一种被动的治疗技术，主要通过被动的关节生理运动和附属运动来达到松动治疗的目的。

关节的生理运动是指关节在生理范围内完成的运动，可以主动完成也可以被动完成，主要包括屈曲、伸展、内收、外展和旋转。

关节的附属运动是指在关节生理活动范围之外、解剖范围之内完成的运动。关节附属运动与生理运动伴随发生，但不能通过肌肉收缩来完成独立的附属运动，主要包括滚动、转动、滑动、挤压和分离。如一个人不能主动使任何一个关节发生分离，不能使髌骨发生侧方移位，或使相邻的腕骨或跗骨发生前后方向的滑动。但借助于他人的帮助或自身对侧手的帮助，可以很容易完成上述的活动，这些活动就属于关节的附属运动。

关节生理运动的质量决定了关节的活动范围，而关节附属运动的质量对关节疼痛、僵硬及关节周围肌肉痉挛有着重要的影响作用。任何一个关节都存在附属运动。当关节因疼痛、肿胀或僵硬而限制了活动时，其生理运动和附属运动均受到影响，在生理运动恢复后，如果关节仍有疼痛或僵硬，可能是附属运动尚未完全恢复正常。通常改善生理运动之前，须改善附属运动，而附属运动的改善又可以促进生理运动的改善。

（二）基本手法

关节松动技术中常用的手法可分为以下几类。

1. 摆动 骨的杠杆运动叫摆动。关节的摆动包括屈、伸、内收、外展、旋转，即通常所说的生理运动。摆动时要固定关节近端，使关节远端做往返运动。为避免摆动带来的疼痛和损伤，摆动必须在关节活动范围达到一定范围时才可应用。如肩关节前屈的摆动手法，一般至少要在肩屈曲达到100°时才能应用，如果没有达到这一范围，则应先用附属运动的手法来改善。

2. 滚动 当一块骨在另一块骨表面发生滚动时，两块骨的表面形状必然不一致，接触点同时变化，所发生的运动为成角运动（图2-2-1）。不论关节表面凹凸程度如何，滚动的方向总是朝向成角骨运动的方向（图2-2-2）。关节功能正常时，滚动并不单独发生，一般都伴随关节的滑动及旋转。

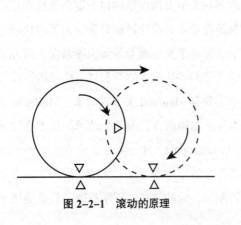

图 2-2-1 滚动的原理

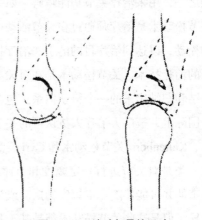

图 2-2-2 滚动与骨的运动

3. 滑动 当一块骨在另一块骨上滑动时，若为单纯滑动，两骨表面形状必须一致，或是平面，或是曲面（图2-2-3）。如果是曲面，两骨表面的凹凸程度必须相等。滑动时，一侧骨表面的同一个点接触对侧骨表面的不同点。滑动方向取决于运动骨关节面的凹凸形状。运动骨关节面凸出，滑动方向与成角骨运动方向相反；运动骨关节面内凹，滑动方向与成角骨运动方向相同（图2-2-4）。运动时，关节表面形状越接近，一块骨在另一块骨表面的滑动就越多，表面形状越不一致，滚动就越多。由于滑动可以缓解疼痛，合并牵拉可以松解关节囊，使关节放松，改善关节活动范围，因此临床应用较多。而滚动的手法可以挤压关节，容易引起损伤，较少单独应用。

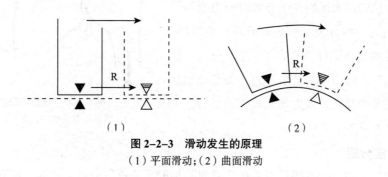

图 2-2-3　滑动发生的原理
（1）平面滑动；（2）曲面滑动

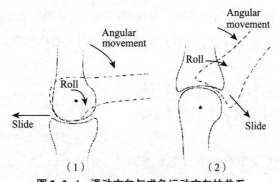

图 2-2-4　滑动方向与成角运动方向的关系
（1）滑动方向与成角运动方向相反；（2）滑动方向与成角运动方向相同

4. 旋转　旋转是指移动骨在静止骨表面绕旋转轴转动（图 2-2-5）。旋转时，移动骨表面的点做圆周运动。旋转常与滑动、滚动同时发生，很少单独作用。不同的关节，旋转轴的位置也不相同。如盂肱关节的旋转轴经肱骨头中心并垂直于关节盂，这种旋转与生理运动的旋转不同，并不是按照肱骨自身的长轴转动［图 2-2-6（1）］。同样，髋关节的旋转是股骨头绕着经过股骨头中心并垂直于髋臼的旋转轴转动［图 2-2-6（2）］。而前臂联合关节的旋转与生理运动中的旋转相同，都是桡骨围着尺骨转动［图 2-2-6（3）］。

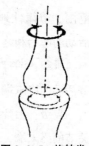

图 2-2-5　旋转发生的原理

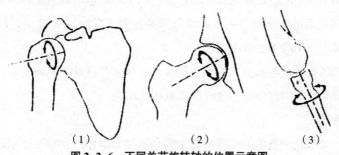

图 2-2-6　不同关节旋转轴的位置示意图
（1）盂肱关节；（2）髋关节；（3）前臂联合关节

5. 分离和牵拉　在关节松动术中，分离和牵拉统称为牵引。当外力作用使构成关节的两骨

NOTE

关节面成直角相互分开时，称为分离或关节内牵引；当外力作用于骨长轴使关节远端移位时，称牵拉或长轴牵引。

分离和牵拉的最大区别在于分离时外力要与关节面垂直，同时，两骨关节面必须分开；牵拉时，外力必须与骨的长轴平行，关节面可以不分开。如盂肱关节分离时，外力与关节盂垂直，关节面相互分开；盂肱关节牵拉时，外力与肱骨长轴平行，关节面发生滑动（图2-2-7）。

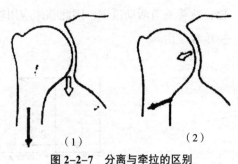

图2-2-7 分离与牵拉的区别
（1）盂肱关节的牵拉；（2）盂肱关节的分离

（三）手法分级

关节松动技术的一个重要特点是操作者对施加的手法进行分级，这种分级有一定的客观性，使治疗师在工作中有一致的沟通语言，不仅可以用于记录治疗结果以比较不同级别的手法疗效，而且可以用于临床研究。手法分级方法中，澳大利亚麦特兰德（maitland）的4级分法比较完善，应用较广，现介绍如下。

麦特兰德根据关节的可动范围和操作时治疗师应用手法的幅度大小，将关节松动术手法分为4级（图2-2-8）。

Ⅰ级：治疗师在患者关节起始端，小范围、节律性地来回松动关节。

Ⅱ级：治疗师在患者关节活动范围内，大范围、节律性地来回松动关节，但不接触关节活动的起始和终末端。

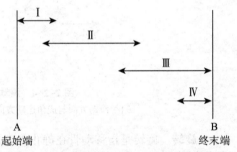

图2-2-8 关节松动术手法maitland分级方法

Ⅲ级：治疗师在患者关节活动范围内，大范围、节律性地来回松动关节，每次均接触到关节活动的终末端，并能感觉到关节周围软组织的紧张程度。

Ⅳ级：治疗师在患者关节活动的终末端，小范围、节律性地来回松动关节，每次均接触到关节的终末端，并能感觉到关节周围软组织的紧张程度。

其中，Ⅰ、Ⅱ级用于治疗因疼痛引起的关节活动受限；Ⅲ级用于治疗关节疼痛并伴有僵硬；Ⅳ级用于治疗因周围组织粘连、挛缩而引起的关节活动受限。

手法分级可用于关节的附属运动和生理运动。用于附属运动的治疗时，Ⅰ~Ⅳ级手法皆可选用。而用于生理运动的治疗时，关节活动范围要达到正常的60%才可以应用，因此，临床上Ⅲ、Ⅳ级手法多用，Ⅰ级手法极少用。

手法分级范围随着关节活动范围的大小而变化，当关节活动范围减少时，分级范围相应减少，当治疗后关节活动范围改善时，分级范围也相应增大。

（四）治疗作用

1. 生理效应 关节松动技术的生理效应主要是通过力学作用和神经作用达到。关节松动技术可以促进关节液的流动，进而增加关节软骨和软骨盘无血管区的营养。当关节因肿胀或疼痛而不能进行全关节范围活动时，关节松动技术可以缓解疼痛，防止因活动减少而引起的关节退变，这些都是关节松动技术的力学作用。而关节松动技术的神经作用表现为松动可能抑制脑干致痛物质的释放，提高痛阈。

2. 增加本体反馈 本体感觉器位于关节、关节囊和肌腱内，传入神经将关节感受器得到的信息传入中枢，产生位置觉和运动觉。目前认为，关节松动技术可以提供下列感觉信息：如关节的静止位置、运动速度及其变化，关节运动的方向，肌肉张力及其变化等。

（五）临床应用

1. 适应证 关节松动技术主要适用于任何因力学因素（非神经性）引起的关节功能障碍，包括关节疼痛、肌肉紧张及痉挛，可逆性关节活动降低，进行性关节活动受限，以及功能性关节制动。

对进行性关节活动受限和功能性关节制动，关节松动技术的主要作用是维持现有的活动范围，延缓病情发展，防止因不活动而引起其他不良影响。

2. 禁忌证 关节松动技术的禁忌证为关节活动已经过度、外伤或疾病引起的关节肿胀（渗出增加）、关节的炎症、恶性疾病，以及未愈合的骨折。

（六）操作程序

1. 患者体位 患者应处于一种舒适、放松、无疼痛的体位，通常为卧位或坐位，尽量暴露治疗关节并使其放松，以达到最大活动范围。

2. 治疗师位置 治疗师应靠近需要治疗的关节，一只手固定关节的一端，一只手松动另一端。为叙述方便，本教材中凡是靠近患者身体的手称内侧手；远离患者身体的手称外侧手；靠近患者头部一侧的手称上方手；靠近患者足部一侧的手称下方手。其他位置术语与标准解剖位相同，靠近腹部为前，靠近背部为后，靠近头部为上，靠近足部为下。

3. 治疗前评估 手法操作前，对拟治疗的关节先进行评估，明确具体的关节结构，找出存在的问题（疼痛、僵硬及其程度）。根据问题的主次，选择有针对性的手法。每一种手法操作时间可根据关节的具体情况而定，每次治疗中同一种手法不宜长时间、反复多次应用，以免造成关节软骨和关节周围软组织的损伤。治疗后需再次评估。

4. 手法操作的运动方向 操作时手法运用的方向可以平行于治疗平面，也可以垂直于治疗平面。治疗平面是指垂直于关节中点旋转轴线的平面。一般来说，关节分离时，操作方向垂直于治疗平面，关节滑动和长轴牵引时，操作方向平行于治疗平面。

5. 手法操作的程度 不论是附属运动还是生理运动，手法操作均应达到关节活动受限处。如治疗疼痛时，手法应达到痛点，但不超过痛点；治疗僵硬时，手法应超过僵硬点。操作中手法要平稳，有节奏，持续30秒至1分钟。不同的松动速度产生的效应不同，小范围、快速度可缓解紧缩。

6. 治疗反应 手法治疗可以引起疼痛，轻微的疼痛为正常的治疗反应。若治疗后4小时疼痛仍不减轻，甚至增加，说明治疗强度过大或持续时间过长，应降低治疗强度或缩短治疗时间。

为了有效应用关节松动技术，治疗师必须具备良好的解剖学、关节运动学、神经系统和运动系统病理学基础知识，掌握适应证和操作手法，并与其他改善关节活动的技术如肌肉牵拉技术联合应用，这样才能提高整体治疗效果。

NOTE

二、上肢关节松动技术

（一）肩部关节

肩部关节主要由盂肱关节、肩锁关节、胸锁关节和肩胛胸壁关节构成，可以进行前屈、后伸、内收（包括水平内收）、外展（包括水平外展）、旋转（包括内旋和外旋）等生理运动，以及分离、长轴牵引、挤压、前后方向滑动等附属运动。操作手法分别介绍如下。

1. 盂肱关节

（1）分离牵引（图2-2-9）

作用：评价盂肱关节分离附属运动的活动程度，评价关节周围组织的紧张程度；作为治疗的一般松动，可以缓解疼痛。

体位及操作：患者仰卧位，肩关节处于休息位，肩外展50°并内旋，水平内收30°，前臂中立位；治疗师站在患者躯干与上肢之间。外侧手托住上臂远端及肘部，内侧手四指放在腋窝下肱骨头内侧，拇指放在腋前；治疗师内侧手向外侧持续推肱骨约10秒，然后放松，重复3～5次。操作中要保持分离牵引力与关节盂的治疗平面相垂直。

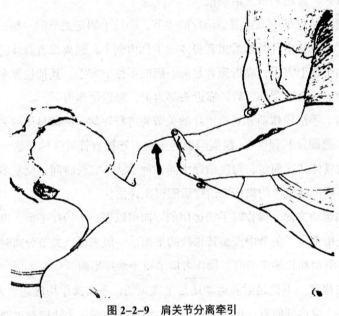

图2-2-9　肩关节分离牵引

（2）长轴牵引

作用：作为治疗的一般松动，缓解疼痛。

体位及操作：患者仰卧位，上肢稍外展；治疗师站在患者躯干与外展上肢之间，外侧手握住肱骨远端，内侧手放在腋窝，拇指在腋前，外侧手向足的方向持续牵拉肱骨约10秒，使肱骨在关节盂内滑动，然后放松，重复3～5次。操作中要保持牵引力与肱骨长轴平行。

（3）前屈向足侧滑动（图2-2-10）

作用：增加肩前屈的活动范围。

体位及操作：患者仰卧位，上肢前屈90°，屈肘，前臂自然下垂；治疗师站在躯干一侧，双手分别从内侧和外侧握住肱骨近端，双手五指交叉，双手同时向足的方向牵拉肱骨。

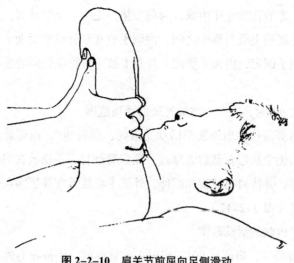

图 2-2-10 肩关节前屈向足侧滑动

（4）**外展向足侧滑动**（图 2-2-11）

作用：增加肩外展活动范围。

体位及操作：患者仰卧位，上肢外展 90°，前臂旋前放在治疗师前臂内侧；治疗师站在患者体侧，上方手虎口放在肩峰下肱骨头上，下方手虎口放在患者肘窝处。下方手将肱骨稍向外牵引，上方手向足的方向推动肱骨。

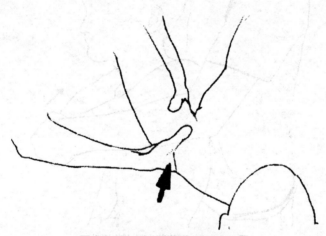

图 2-2-11 肩关节外展向足侧滑动

（5）**前后向滑动**

作用：增加肩前屈和内旋活动范围。

体位及操作：患者仰卧位，上肢休息位。治疗师站在患肩外侧，上方手放在肱骨头上，下方手放在肱骨远端内侧，将肱骨托起。如果关节疼痛明显，也可以双手拇指放在肱骨头上操作，下方手固定，上方手将肱骨向后推动。

（6）**后前向滑动**

作用：增加肩后伸和外旋活动范围。

体位及操作：患者仰卧位，上肢放在体侧，屈肘，前臂旋前放在胸前；治疗师站在患肩外侧，双手拇指放在肱骨头后方，其余四指放在肩部及肱骨前方，双手拇指同时将肱骨头向前推动。

NOTE

患者也可俯卧位，患肩在治疗床边缘，肩前方垫一毛巾，上肢外展，上臂放在治疗师内侧大腿上。治疗师站在外展的上肢与躯干之间，内侧手放在肱骨近端后面，外侧手放在肱骨远端后面，身体前倾，外侧手固定，内侧手借助上身及上肢力量将肱骨向前推动。

（7）外展摆动

作用：当外展超过 90°时，进一步增加外展的活动范围。

体位及操作：患者仰卧位，肩外展至活动受限处，屈肘 90°，前臂旋前；治疗师站在外展的上肢与躯干之间，内侧手从肩背部后方穿过，固定肩胛骨，手指放在肩上，以防耸肩的代偿作用。外侧手托住肘部，并使肩稍外旋和后伸，外侧手将肱骨在外展终点范围内摆动。

（8）水平内收摆动（图 2-2-12）

作用：增加肩水平内收的活动范围。

体位及操作：患者坐位，肩前屈 90°，屈肘，前臂旋前，手搭在对侧肩上；治疗师站在患肩后方，同侧手托住患侧肘部，另一侧手握住搭在对侧肩部的手，双手同时将患侧上肢做水平内收摆动。

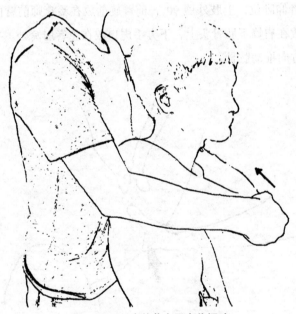

图 2-2-12　肩关节水平内收摆动

（9）内旋摆动

作用：增加肩内旋的活动范围。

体位及操作：患者仰卧位，肩外展 90°，屈肘 90°，前臂旋前；治疗师站在患肩外侧，上方手握住肘窝部，下方手握住前臂远端及腕部，上方手固定，下方手使前臂向床面运动，使肩内旋。

（10）外旋摆动（图 2-2-13）

作用：增加肩外旋的活动范围。

体位及操作：患者仰卧位，肩外展，屈肘 90°；治疗师站在患肩外侧，上方手握住前臂远端及腕部，下方手放在肱骨头前面，下方手固定肩部并稍向下加压，上方手使前臂向床面运动，使肩外旋。

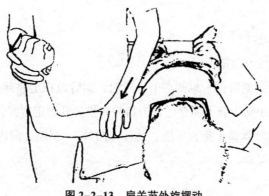

图 2-2-13 肩关节外旋摆动

2. 胸锁关节

（1）前后向滑动

作用：增加锁骨回缩。

体位及操作：患者仰卧位，上肢放于体侧，屈肘，前臂放在上腹部；治疗师站在床头，双手拇指放在锁骨内侧前方，其余四指自然分开放在胸前，拇指向后推动锁骨。

（2）上下滑动

作用：增加锁骨上下活动范围。

体位及操作：患者仰卧位，上肢放于体侧；治疗师站在患侧，双手拇指放在锁骨内侧下方，其余四指放在锁骨上方，双手同时将锁骨向上（头部）或向下（足部）推动。

3. 肩锁关节

后前向滑动（图 2-2-14）

作用：增加肩锁关节活动范围。

体位及操作：患者坐位，上肢自然下垂。治疗师站在患肩后方，内侧手拇指放在锁骨外侧端后面，其余四指放在锁骨前面；外侧手放在肩胛骨肩峰的前后面。外侧手固定肩峰，内侧手向前推动锁骨。

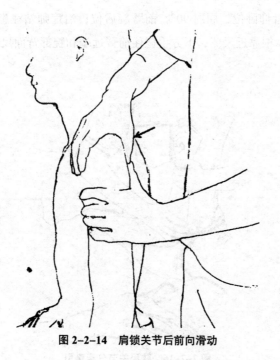

图 2-2-14 肩锁关节后前向滑动

NOTE

4.肩胛胸壁关节

松动肩胛骨（图2-2-15）

作用：增加肩胛骨活动范围。

体位及操作：患者健侧卧位，患侧在上，屈肘，前臂放在上腹部；治疗师面向患者站立，上方手放在肩部，下方手从上臂下面穿过，拇指与四指分开固定肩胛骨下角，双手同时向各个方向活动肩胛骨，使肩胛骨做上抬、下降、前伸（向外）、回缩（向内）运动，也可以把上述运动结合起来，做旋转运动。

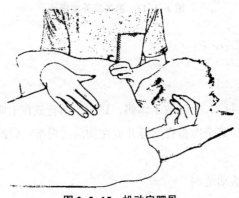

图2-2-15　松动肩胛骨

（二）肘部关节

肘部关节由肱尺关节、肱桡关节、桡尺近端关节构成。其生理运动包括屈、伸，桡尺近端关节与远端关节共同作用，可以旋转（包括旋前和旋后）；附属运动包括分离牵引、长轴牵引、前后向滑动、后前向滑动，以及侧方滑动等。

1.肱尺关节

（1）分离牵引（图2-2-16）

作用：增加屈肘活动范围。

体位及操作：患者仰卧位，屈肘90°，前臂旋后位；治疗师站在患侧，上方手放在肘窝，手掌接触前臂近端，掌根靠近尺侧，下方手握住前臂远端和腕部背面尺侧，下方手固定，上方手向足侧推动尺骨。

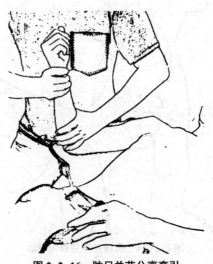

图2-2-16　肱尺关节分离牵引

（2）长轴牵引（图 2-2-17）

作用：增加屈肘活动范围。

体位及操作：患者仰卧位，肩稍外展，屈肘 90°，前臂旋前；治疗师站在患侧，内侧手握住肱骨远端内侧，外侧手握住前臂远端尺侧，内侧手固定，外侧手沿着长轴牵引尺骨。

如果患者屈肘不能达到 90°，可以在屈肘终点处完成这一只手法。治疗师一只手固定肱骨远端内侧，另一只手握住前臂远端尺侧做长轴牵引。

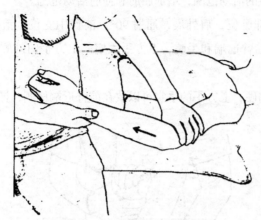

图 2-2-17 肱尺关节长轴牵引

（3）侧方滑动

作用：增加肱尺关节的侧方活动。

体位及操作：患者仰卧位，肩外展，伸肘，前臂旋后；治疗师站在患侧，上方手放在肱骨远端外侧，下方手握住前臂远端尺侧，上方手固定，下方手向桡侧推动尺骨。

（4）屈肘摆动（图 2-2-18）

作用：增加屈肘活动范围。

体位及操作：患者仰卧位，肩外展，屈肘，前臂旋前；治疗师站在患侧，上方手放在肘窝，下方手握住前臂远端，上方手固定，下方手将前臂稍做长轴牵引后，再屈曲肘关节。

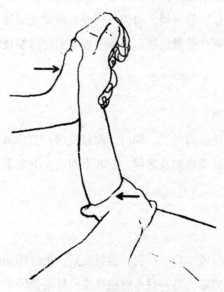

图 2-2-18 肱尺关节屈肘摆动

（5）伸肘摆动

作用：增加伸肘活动范围。

体位及操作：患者仰卧位，肩外展，前臂旋后；治疗师站在患侧，上方手放在肘窝，下方手握住前臂远端尺侧，上方手固定，下方手在伸肘活动受限的终点摆动。

2.肱桡关节

（1）分离牵引（图2-2-19）

作用：增加肱桡关节的活动范围，增加屈肘和伸肘活动范围。

体位及操作：患者仰卧位，肩外展，屈肘90°，前臂中立位；治疗师站在患侧，上方手放在肘窝，下方手握住前臂远端和手腕，下方手固定，上方手向外侧推动桡骨，使肱桡关节分离。

如果肱桡关节比较僵硬，上方手的手掌可以放在前臂近端桡侧，操作方法相同。

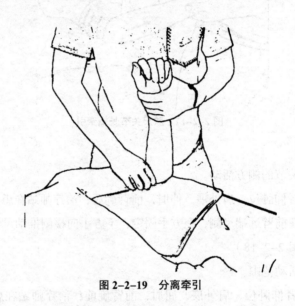

图2-2-19　分离牵引

（2）长轴牵引

作用：增加肱桡关节的活动范围，增加屈肘和伸肘活动范围。

体位及操作：患者仰卧位，肩外展，肘关节在伸肘活动受限处，前臂旋后；治疗师站在外展上肢及躯干之间，内侧手握住肱骨远端，外侧手握住前臂远端桡侧，内侧手固定，外侧手沿桡骨长轴和远端牵拉。

（3）侧方摆动

作用：增加伸肘活动范围。

体位及操作：患者仰卧位，肩外展，伸肘，前臂旋后；治疗师站在患侧，上方手放在肱骨远端内侧，下方手握住前臂远端桡侧及腕部，上方手固定，下方手将前臂向尺侧摆动。

3.桡尺近端关节

（1）长轴牵引

作用：一般松动。

体位及操作：患者仰卧位或坐位，屈肘，前臂旋后；治疗师面向患者站立，双手分别握住桡骨和尺骨的远端，一只手固定，另一只手将桡骨或尺骨沿长轴牵引。

（2）前后向滑动（图 2-2-20）

作用：增加前臂旋前的活动范围。

体位及操作：患者仰卧位或坐位，伸肘，前臂旋后；治疗师面向患者站立，双手分别握住桡骨和尺骨近端，拇指在上，四指在下，一只手固定尺骨，另一只手向背侧推动桡骨。

（3）后前向滑动

作用：增加前臂旋后的活动范围。

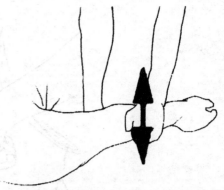

图 2-2-20　桡尺近端关节前后向滑动

体位及操作：患者仰卧位稍屈肘，前臂中立位；治疗师面向患者站立，上方手拇指放在桡骨小头处，四指放在肘窝，下方手握住前臂远端及腕部，上方手向掌侧推桡骨小头。

（4）前臂转动

作用：增加前臂旋转的活动范围。

体位及操作：患者仰卧位或坐位，屈肘 90°，前臂中立位；治疗师站在患侧，上方手放在肱骨远端，下方手握住前臂远端掌侧。上方手固定，下方手将前臂旋前或旋后摆动。

（三）腕部关节

腕部关节包括桡尺远端关节、桡腕关节、腕骨间关节。其生理运动包括屈腕（掌屈）、伸腕（背伸）、桡侧偏斜（外展）、尺侧偏斜（内收）及旋转。附属运动有分离牵引、前后向滑动、后前向滑动、侧方滑动。

1.桡尺远端关节

（1）前后向滑动（图 2-2-21）

作用：增加前臂旋前的活动范围。

体位及操作：患者仰卧位或坐位，前臂旋后；治疗师面向患者，双手分别握住桡骨和尺骨远端，拇指在掌侧，其余四指在背侧，尺侧手固定，桡侧手拇指将桡骨远端向背侧推动。如果关节僵硬比较明显，可以改拇指为鱼际推动桡骨。

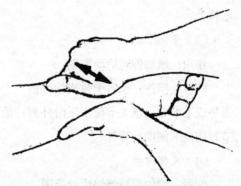

图 2-2-21　桡尺远端关节前后向滑动

（2）后前向滑动

作用：增加前臂旋后的活动范围。

体位及操作：患者仰卧位或坐位，前臂旋前；治疗师双手分别握住桡骨和尺骨远端，拇指在背侧，其余四指在掌侧，桡侧手固定，尺侧手拇指将尺骨远端向掌侧推动。如果关节僵硬比较明显，可以改拇指为鱼际推动尺骨。

2.桡腕关节

（1）分离牵引（图 2-2-22）

作用：一般松动，缓解疼痛。

体位及操作：患者坐位，前臂旋前放在治疗床上，腕关节中立位伸出床沿。前臂下可垫一毛巾卷；治疗师一只手握住前臂远端固定，另一只手握住腕关节的近排腕骨处，向远端牵拉腕骨。

NOTE

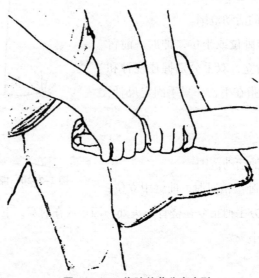

图 2-2-22　桡腕关节分离牵引

（2）*背侧滑动*（图 2-2-23）

作用：增加屈腕活动范围。

体位及操作：患者坐位或仰卧位，上肢放松置于床面上，前臂旋后，前臂远端下方放置楔形垫或毛巾卷，腕关节位于床沿外侧；治疗师近侧手固定前臂远端，远端手握住手掌，在腕横纹处向背侧推动腕骨。

（3）*掌侧滑动*

作用：增加伸腕活动范围。

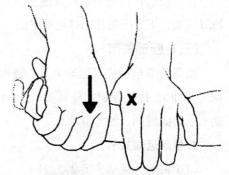

图 2-2-23　桡腕关节背侧滑动

体位及操作：患者坐位或仰卧位，上肢放松置于床面上，前臂旋前，前臂远端下方放置楔形垫或毛巾卷，腕关节位于床沿外侧；治疗师近侧手固定前臂远端，远端手握住手掌，在腕关节背侧向掌侧推动腕骨。

（4）*尺侧滑动*

作用：增加腕桡侧偏活动范围。

体位及操作：患者坐位或仰卧位，伸肘，前臂和腕关节中立位伸出治疗床边；治疗师一只手固定前臂远端，另一只手握住近排腕骨桡侧，并向尺侧推动。

（5）*桡侧滑动*

作用：增加腕尺侧偏活动范围。

体位及操作：患者坐位或俯卧位，以俯卧位为好。肩外展，内旋，伸肘，前臂旋前，腕关节中立位伸出治疗床边；治疗师一只手固定前臂远端尺侧，另一只手握住近排腕骨尺侧，并向桡侧推动。

（四）手部关节

手部关节包括腕掌关节、掌骨间关节、掌指关节、拇指腕掌关节，以及近端和远端指间关节。其生理运动包括屈、伸、内收、外展、拇指对掌等。附属运动包括分离牵引、长轴牵引，以及各方向的滑动等。

1. 腕掌关节

长轴牵引（图 2-2-24）

作用：一般松动，缓解疼痛。

体位及操作：患者坐位，前臂旋前放在治疗床上，腕部伸出床沿，中立位；治疗师一只手固定远排腕骨，另一只手握住相对应的掌骨，向远端牵拉。

2. 掌骨间关节

前后向或后前向滑动（图 2-2-25）

作用：增加相邻掌骨间的活动范围。

体位及操作：患者坐位，前后向滑动时前臂旋后，后前向滑动时前臂旋前；治疗师面向患者，双手拇指放在相邻掌骨的远端，前后向滑动时，拇指在掌侧，四指在背侧，后前向滑动则相反，拇指在背侧，四指在掌侧；治疗师一只手固定，另一只手将相邻的掌骨由掌侧向背侧（前向后），或由背侧向掌侧（后向前）推动。

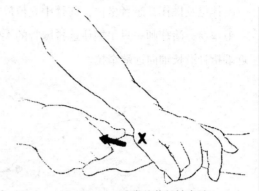

图 2-2-24 腕掌关节长轴牵引

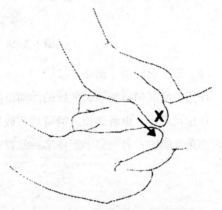

图 2-2-25 掌骨间关节后前向滑动

3. 掌指关节

（1）长轴牵引

作用：一般松动，增加掌指关节的屈伸活动范围。

体位及操作：患者坐位，前臂旋前放在治疗床上，腕中立位，手指放松；治疗师一只手握住掌骨远端固定，另一只手握住指骨近端，将指骨沿长轴向远端牵拉。

（2）前后向或后前向滑动

作用：前后向滑动增加掌指关节屈曲活动范围，后前向滑动增加掌指关节伸展活动范围。

体位及操作：患者坐位，前臂旋前或中立位放在治疗床上，稍伸腕，手指放松；治疗师一只手握住掌骨远端固定，另一只手握住指骨近端，将近端指骨向背侧（前后向）或向掌侧（后前向）推动。

（3）侧方滑动

作用：增加掌指关节内收、外展活动范围。

体位及操作：患者坐位，前臂旋前或中立位放在治疗床上，腕中立位，手指放松；治疗师一只手握住掌骨远端固定，另一只手握住指骨的近端内外侧，将指骨向桡侧或尺侧来回推动。

（4）旋转摆动

作用：一般松动，增加掌指关节活动范围。

体位及操作：患者坐位，前臂旋前放在治疗床上，手指放松；治疗师一只手握住掌骨远端固定，另一只手握住指骨近端，将指骨稍做长轴牵引后再向掌侧转动，或向背侧转动。

4. 拇指腕掌关节

（1）长轴牵引（图 2-2-26）

作用：一般松动，缓解疼痛。

体位及操作：患者坐位，前臂中立位放在治疗床上，腕伸出床沿，中立位，可在前臂下垫一毛巾卷；治疗师一只手握住远排腕骨的大多角骨固定，另一只手握住拇指近端指骨，将拇指近端指骨沿长轴向远端牵拉。

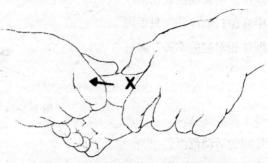

图 2-2-26　拇指腕掌关节长轴牵引

（2）前后向滑动（图 2-2-27）

作用：增加拇指腕掌关节屈的活动范围。

体位及操作：患者坐位，前臂旋后放在治疗床上；治疗师一只手握住前臂远端及远排腕骨的大多角骨固定，另一只手握住第一掌骨并向背侧推动。

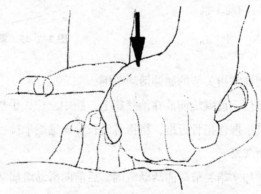

图 2-2-27　拇指腕掌关节前后向滑动（背侧滑动）

（3）后前向滑动（图 2-2-28）

作用：增加拇指腕掌关节伸的活动范围。

体位及操作：患者坐位，前臂中立位；治疗师一只手握住前臂远端掌侧，固定远排腕骨的大多角骨，另一只手握住第一掌骨并向掌侧推动。

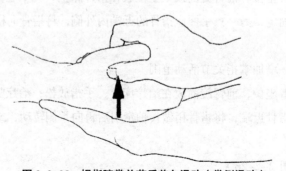

图 2-2-28　拇指腕掌关节后前向滑动（掌侧滑动）

（4）尺侧滑动

作用：增加拇指外展活动范围。

体位及操作：患者坐位，前臂中立位放在治疗床上，腕伸出床沿，中立位，拇指掌侧内收；治疗师面向患者站立，一只手握住舟状骨及大多角骨固定，另一只手握住第一掌骨并向尺侧推动。

（5）桡侧滑动

作用：增加拇指对掌活动范围。

体位及操作：患者坐位，前臂旋后放在治疗床上，腕中立位，拇指掌侧内收；治疗师面向患者站立，一只手握住手腕背侧，手指放在舟状骨、大多角骨及第二掌骨近端固定，另一只手放在第一掌骨处，将第一掌骨向桡侧推动。

5. 指间关节 指间关节的松动手法包括近端指间关节松动手法和远端指间关节松动手法。治疗师操作手法与掌指关节相同，可参阅本节掌指关节内容，此处不再重述。

三、下肢关节松动技术

（一）髋关节

髋关节由髋臼和股骨头构成，其生理运动包括屈、伸、内收、外展，以及内旋和外旋。附属运动包括分离牵引、长轴牵引、前后向滑动、后前向滑动，以及旋转摆动等。

1. 长轴牵引（图 2-2-29）

作用：一般松动，缓解疼痛。

体位及操作：患者仰卧位，下肢中立位，双手抓住床头以固定身体；治疗师面向患者站立，双手握住大腿远端，将小腿夹在内侧上肢与躯干之间，双手同时用力，身体后倾，将股骨沿长轴向足部牵拉。

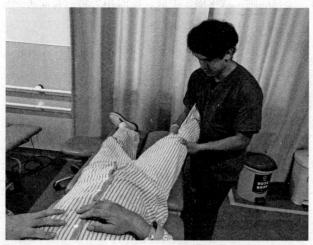

图 2-2-29 髋关节长轴牵引

2. 分离牵引（图 2-2-30）

作用：一般松动，缓解疼痛。

体位及操作：患者仰卧位，患侧屈髋 90°，屈膝并将小腿放在治疗师的肩上，对侧下肢伸直，双手抓住床头以固定身体；治疗师面向患者站立，上身稍向前弯曲，肩部放在患腿的腘窝下，双手十指交叉抱住大腿近端，上身后倾，双手同时用力将股骨向足部方向牵拉。

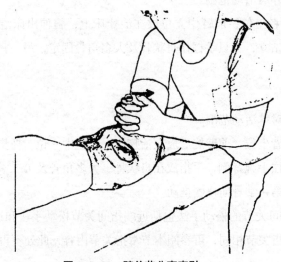

图 2-2-30　髋关节分离牵引

3. 前后向滑动

作用：增加屈髋和外旋髋的活动范围。

体位及操作：患者仰卧位，患侧下肢稍外展；治疗师面向患者站立，上方手掌放在大腿近端前外侧，下方手放在腘窝内侧，下方手将大腿稍托起，上方手不动，借助身体及上肢力量将股骨向背侧推动。

4. 后前向滑动（图 2-2-31）

作用：增加髋后伸及内旋的活动范围。

体位及操作：患者健侧卧位，患侧在上，下肢屈髋、屈膝，两膝之间放一枕头，使患侧下肢保持水平；治疗师站在患者身后，双手拇指放在大腿近端后外侧，相当于股骨大转子处，其余四指放在大腿前面，上身前倾，双手固定上肢，同时用力将股骨向腹侧推动。

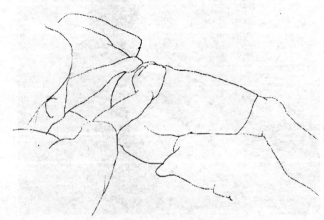

图 2-2-31　髋关节后前向滑动

5. 屈曲摆动

作用：增加髋屈曲的活动范围。

体位及操作：患者仰卧位，患侧下肢屈髋、屈膝，健侧下肢伸直；治疗师面向患者，上方手在膝关节上，下方手托住足跟，上身前倾，双手同时将大腿向腹侧摆动。

6. 旋转摆动

作用：增加髋内旋或外旋的活动范围。

体位及操作：患者仰卧位，患侧下肢分别屈髋、屈膝 90°，健侧下肢伸直；治疗师面向患者站立，上方手放在髌骨上，下方手握住足跟；改善内旋时，上方手向内摆动大腿，下方手向外摆动小腿；改善外旋时，上方手向外摆动大腿，下方手向内摆动小腿。

（二）膝部关节

膝部关节包括股胫关节、髌股关节和上胫腓关节。其生理运动包括屈和伸，在屈膝位小腿可内旋（足尖向内）和外旋（足尖向外）。附属运动包括长轴牵引、前后向滑动、后前向滑动、侧方滑动等。

1. 股胫关节

（1）长轴牵引（图 2-2-32）

作用：一般松动，缓解疼痛。

体位及操作：患者坐在治疗床上，患肢屈膝，下肢垂于床沿，腘窝下可垫一毛巾卷，身体稍后倾，双手在床上支撑；治疗师面向患者半蹲，双手握住小腿远端固定，身体下蹲，将小腿向足端牵拉。

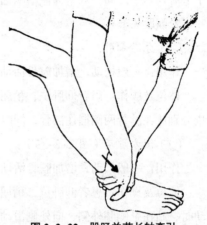

图 2-2-32 股胫关节长轴牵引

（2）前后向滑动（图 2-2-33）

作用：增加膝关节伸的活动范围。

体位及操作：患者坐位，患肢屈膝，腘窝下垫一毛巾卷；治疗师面向患者，上方手放在小腿近端前面，下方手握住小腿远端稍向上抬，上身前倾，下方手不动，上方手借助上身及上肢力量将胫骨近端向背侧推动。

（3）后前向滑动（图 2-2-34）

作用：增加膝关节屈曲的活动范围。

体位及操作：患者仰卧位，患侧下肢屈髋、屈膝，足平放床上，健侧下肢伸直；治疗师坐在治疗床一侧，大腿压住患者足部，双手握住小腿近端，拇指放在髌骨下缘，四指放在腘窝后方，双手固定，身体后倾，借助上肢力量将胫骨向前推动。

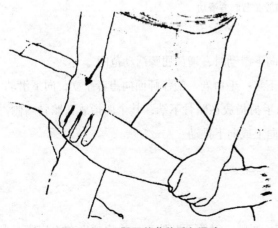

图 2-2-33 股胫关节前后向滑动

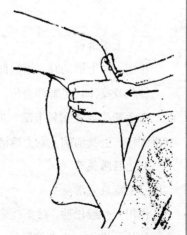

图 2-2-34 股胫关节后前向滑动

（4）侧方滑动

作用：增加膝关节活动范围。

体位及操作：患者仰卧位，下肢伸直；治疗师面向患者站立，双手将下肢托起，内侧手放在小腿近端内侧，外侧手放在大腿远端外侧，将小腿夹在内侧前臂与躯干之间，外侧手固定，内侧手将胫骨向外侧推动。

（5）伸膝摆动

作用：增加膝关节伸展的活动范围。

体位及操作：患者仰卧位，患侧下肢稍外展、屈膝；治疗师面向患者站立，将患侧下肢置于上肢与躯干之间，双手握住小腿远端将小腿向下牵引，同时将小腿向上摆动。

2. 髌股关节

（1）分离牵引

作用：一般松动，增加髌骨活动范围。

体位及操作：患者仰卧位，稍屈膝，腘窝下垫一毛巾卷；治疗师面向患者，双手拇指与食指分别放在髌骨两侧握住髌骨，同时向上抬动。

（2）侧方滑动（图2-2-35）

作用：一般松动，增加髌骨活动范围。

体位及操作：患者仰卧位，稍屈膝，腘窝下垫一毛巾卷；治疗师面向患者站立，向内侧滑动时，站在患侧膝外侧，向外侧滑动时，站在健侧膝外侧。双手拇指放在髌骨侧方，食指放在对侧，双手固定，借助上肢力量将髌骨向对侧推动。

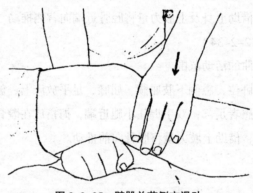

图2-2-35 髌股关节侧方滑动

（3）上下滑动

作用：向上滑动时，增加伸膝活动范围；向下滑动时，增加屈膝活动范围。

体位及操作：患者仰卧位，稍屈膝，腘窝下垫一毛巾卷。治疗师面向患者站立，向下滑动时，双手拇指放在髌骨上端，向上滑动时，双手拇指放在髌骨下端，其余四指放在髌骨两侧，双手固定，上身前倾，双上肢同时用力将髌骨向上或向下推动。

3. 上胫腓关节

（1）前后向滑动

作用：一般松动，缓解疼痛。

体位及操作：患者仰卧位，患侧下肢屈髋、屈膝，对侧下肢伸直；治疗师坐在治疗床旁，大腿压住患者的足前部，双手拇指放在腓骨小头上，其余四指放在两侧，双手固定，上身前倾，双上肢同时用力将腓骨小头向后推动。

（2）后前向滑动（图 2-2-36）

作用：一般松动，缓解疼痛。

体位及操作：患者健侧卧位，患侧在上，患侧下肢稍屈髋、屈膝，健侧下肢伸直；治疗师站在患者背后，双手分别放在腓骨小头及胫骨近端，手指向前，一侧手固定，另一侧手将腓骨小头向前推动。

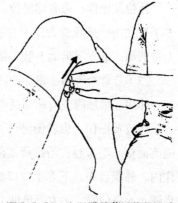

图 2-2-36　上胫腓关节后前向滑动

（三）踝部关节

踝部关节包括下胫腓关节、胫距（距上）关节、距下关节，以及跗骨间关节。其生理运动包括跖屈、背伸、内翻、外翻。附属运动包括长轴牵引、前后向滑动、后前向滑动、上下滑动等。

1. 下胫腓关节

前后向或后前向滑动

作用：增加踝关节活动范围。

体位及操作：患者俯卧位，患侧下肢屈膝 90°，踝关节放松；治疗师站于患者患侧。前后向滑动时，上方手掌根部放在内踝后面，下方手掌根部放在外踝前面；后前向滑动时，上方手掌根部放在外踝后面，下方手掌根部放在内踝前面。前后向滑动时，上方手固定，下方手将外踝向后推动；后前向滑动时，下方手固定，上方手将外踝向前推动。

2. 胫距关节

（1）分离牵引（图 2-2-37）

作用：一般松动，缓解疼痛。

体位及操作：患者仰卧位，下肢伸直，踝伸出床沿外，下垫一毛巾卷；治疗师面向患者站在床尾，双手握住足背近端固定，上身稍后倾，借助上肢力量将足向远端牵引。

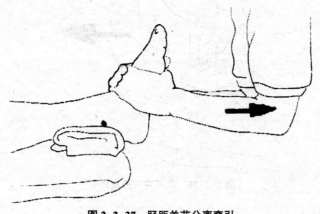

图 2-2-37　胫距关节分离牵引

（2）前后向滑动

作用：增加踝关节背伸活动范围。

体位及操作：患者仰卧位，下肢伸直，踝伸出治疗床外。治疗师面向患者站立在床尾，上方手握住内、外踝前方，下方手握住距骨前面，拇指在外侧，四指在内侧，上方手固定小腿，上身前倾，下方手借助上肢力量将距骨向后推动。

（3）后前向滑动（图2-2-38）

作用：增加踝关节跖屈活动范围。

体位及操作：患者俯卧位，踝关节伸出治疗床外，小腿前面垫一毛巾卷；治疗师面向患者站在床尾，上方手握住内、外踝后面，下方手虎口放在距骨后面，上方手固定小腿，上身前倾，下方手借助上肢力量将距骨向前推动。

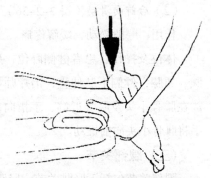

图2-2-38　胫距关节后前向滑动

（4）屈伸摆动

作用：增加踝关节屈、伸活动范围。

体位及操作：患者俯卧位，患侧下肢屈膝90°，健侧下肢伸直；治疗师面向患者站立，上方手握住内、外踝后面，下方手握住足底，上方手固定小腿，下方手将足做屈、伸摆动。

此手法对距下关节也有一定的松动作用。

3. 距下关节

（1）分离牵引（图2-2-39）

作用：一般松动，缓解疼痛；增加足的内外翻功能。

体位及操作：患者仰卧位，下肢伸直，踝关节伸出治疗床外；治疗师面向患者站在床尾，上方手放在内、外踝远端距骨前面，下方手握住跟骨，上方手固定，下方手借助上肢力量将跟骨向远端牵拉。

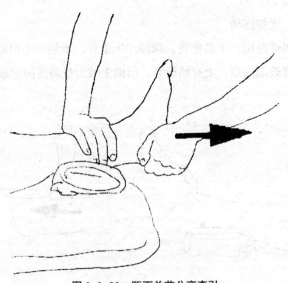

图2-2-39　距下关节分离牵引

（2）跟骨外侧滑动

作用：缓解疼痛，增加跟骨内翻活动度。

体位及操作：患者侧卧位，患侧下肢位于下方，踝关节位于治疗床的边缘；治疗师位于患者远端、前方，近端手固定距骨，远端手握住跟骨近端，向外侧推动跟骨。

（3）跟骨内侧滑动

作用：缓解疼痛，增加跟骨外翻活动度。

体位及操作：患者侧卧位，患侧下肢位于上方，踝关节位于治疗床的边缘；治疗师位于患者远端、后方，近端手固定距骨，远端手握住跟骨近端，向内侧推动跟骨。

4. 跗骨间关节 跗骨与腕骨一样，相邻跗骨构成关节，其一侧骨的关节面为凹面，另一侧骨与其构成关节的一面必然为凸面，反之亦然。跗骨关节的松动技术基本相同，主要为上下滑动，即由足背向足底滑动，或由足底向足背滑动。

作用：向足底滑动可以增加跗骨的背伸活动范围；向足背滑动可以增加跗骨的跖屈活动范围。

体位及操作：患者仰卧位，稍屈髋、屈膝，或坐位，踝关节放松，稍跖屈；治疗师站立或坐位，双手拇指分别放在相邻跗骨的背侧，食指放在足底相应跗骨的跖面。向足底滑动时，一只手固定，另一只手拇指向足底方向推动相邻跗骨；向足背滑动时，一只手固定，另一只手食指向足背方向推动相邻跗骨。

5. 跗跖关节 跗跖关节的松动技术主要是上下滑动。

作用：增加跗跖间活动范围。

体位及操作：患者仰卧位或坐位，踝关节放松，稍跖屈；治疗师面向患者，上方手握住跗骨，下方手握住跖骨，上下推动。

如果要松动某个单一跗跖关节，则双手拇指分别放在相邻的跗骨和跖骨近端的背面，食指放在足底相应的跗骨和跖骨的跖面，上方手固定，下方手将跖骨近端向足背或足底方向推动。

四、脊柱关节松动技术

（一）颈椎

颈椎由 7 节椎骨构成，主要关节有寰枕关节、寰枢关节，以及椎骨间的小关节。其生理运动包括前屈、后伸、侧屈、旋转等，附属运动包括分离牵引、棘突滑动、横突滑动、椎骨间关节松动等。由于颈椎关节小，皮下肌肉少，因此手法松动的力量比四肢关节及脊柱其他关节都要小，特别是上颈段（C1～C3）比中、下颈段（C4～C7）更小，这一点在手法应用时需要注意，避免手法过重引起损伤。

1. 分离牵引（图 2-2-40）

作用：一般松动，缓解疼痛。

体位及操作：患者去枕仰卧位，头部伸出治疗床外；治疗师站在床头，右手托住患者头后部，虎口放在枕骨，拇指在右耳后，四指在左耳后，左手放在下颌，左前臂掌侧放在左侧面部，双手固定，身体后倾，借助上肢力量将头部向后牵拉。

如果是上段颈椎病变，可以在颈部中立位时牵引；中、下段颈椎病变，头前屈 10°～15° 牵引。

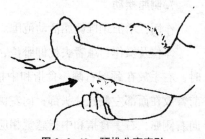

图 2-2-40 颈椎分离牵引

2. 垂直按压棘突

作用：增加颈椎屈、伸活动范围。

体位及操作：患者去枕俯卧位，双手十指交叉，掌心向上放在前额，下颌稍内收；治疗师面向患者头部站立，双手拇指并排放在同一椎骨的棘突上，松动上段颈椎时指背相对，松动下段颈椎时指尖相接触，其余四指分别放在颈部两侧，双手固定，双上肢将棘突向腹侧垂直推动。

如果颈部症状单侧分布或以一侧症状为重，操作时一只手固定，另一只手推动棘突；如果症状偏向于头侧或足侧，松动手法可以相应地偏向头侧或足侧。

3. 侧方推棘突

作用：增加颈椎侧屈活动范围。

体位及操作：患者去枕俯卧位，双手十指交叉，掌心向上放在前额；治疗师面向患者站在患侧，双手拇指并排放在相邻棘突的一侧，指尖相对，其余四指分别放在枕后或颈背部，一只手固定，另一只手借助上肢力量将棘突向对侧推动。

4. 垂直按压横突

作用：增加颈椎旋转活动范围。

体位及操作：患者去枕俯卧位，双手十指交叉，掌心向上放在前额；治疗师面向患者头部站立，双手拇指放在同一椎体的一侧横突上，拇指指背相接触，内侧手拇指固定，外侧手借助上肢力量将横突垂直向腹侧推动。

5. 垂直松动椎间关节

作用：增加颈椎侧屈和旋转活动范围。

体位及操作：患者去枕俯卧位，双手拇指交叉，放在前额上，头部向患侧旋转约30°；治疗师面向患者头部站立，双手拇指放在横突与棘突之间（相当于钩椎关节处），其余四指放在颈部前后，双手拇指固定，双上肢同时向腹侧推动。

如果症状偏向棘突，外侧手固定，内侧手用力方向稍偏向棘突；如果症状偏向横突，内侧手固定，外侧手用力方向稍偏向横突。

6. 屈伸摆动

作用：增加颈椎屈、伸活动范围。

体位及操作：患者去枕仰卧位，头部伸出治疗床外枕在治疗师的大腿上；治疗师面向患者头部站立，一侧大腿向前放在患者头后部支撑双手托起枕部两侧，拇指放在耳后，双手固定，通过双肩上耸和下沉使患者颈椎前屈、后伸。

7. 侧屈摆动

作用：增加颈椎侧屈活动范围。

体位及操作：患者去枕仰卧位，头部伸出治疗床外；治疗师面向患者头部站立。向右侧屈时，右手放在颈部右侧，食指和中指放在拟发生侧屈运动的相邻椎体横突上，左手托住下颌，前臂放在面部左侧托住头部；向左侧屈时则相反。治疗师左手及前臂固定，上身左转，使颈椎向右侧屈，右手食指和中指感觉相应椎体横突间隙变小，向左侧屈时则相反。

8. 旋转摆动（图 2-2-41）

作用：增加颈椎旋转的活动范围。

体位及操作：患者去枕仰卧位，头部伸出治疗床外；治疗师面向患者头部站立。向左旋转时，左手托住下颌，右手放在枕骨上，向右旋转则相反。双手固定，向左旋转时，左手向左、右手向右同时发力，使头部向左转动，向右旋转时则相反。

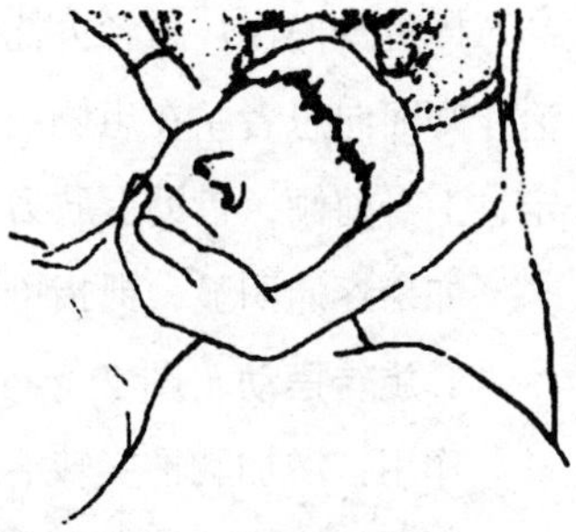

图 2-2-41 颈椎旋转摆动

（二）胸椎

胸椎由 12 节椎骨构成，与颈椎及腰椎相比，胸椎的活动范围要小得多。其生理运动包括屈伸、侧屈和旋转，附属运动包括垂直按压棘突、侧方推棘突、垂直按压横突等。

1. 垂直按压棘突（图 2-2-42）

作用：增加胸椎屈伸活动范围。

体位及操作：患者去枕俯卧位，上段胸椎（T1～T4）病变时，脸向下，双手十指交叉，手掌向上放在前额；中、下段胸椎（T5～T8，T9～T12）病变时，头转向一侧，上肢放在体侧，胸部放松。

上段胸椎病变，治疗师面向患者头部站立；中、下段胸椎病变，治疗师站在体侧。双手拇指放在胸椎棘突上，指尖相对或指背相接触，其余四指分开放在胸椎两侧。治疗师双手拇指固定，上身前倾，借助双上肢力量将棘突向腹侧按压。

如果症状单侧分布，可以一只手固定，另一只手操作；如果症状偏向头部或足部，手用力的方向可以偏向症状重的一侧。

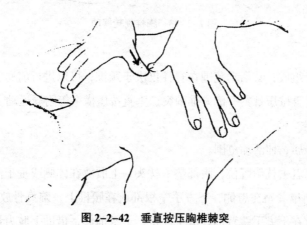

图 2-2-42 垂直按压胸椎棘突

2. 侧方推棘突

作用：增加胸椎旋转活动范围。

体位及操作：患者去枕俯卧位，上肢放于体侧或外展 90°，屈肘，前臂垂于治疗床沿两侧；治疗师面向患者站在患侧，双手拇指分别放在相邻的棘突侧方，或双手拇指重叠放在拟松动棘突的侧方，其余四指分开放在胸背部，拇指固定，上身稍前倾，双上肢同时用力将棘突向对侧推动。

3. 垂直按压横突

作用：增加胸椎侧屈及旋转活动范围。

NOTE

体位及操作：患者去枕俯卧位，上肢放在体侧或外展 90°，屈肘，前臂垂于治疗床沿两侧；治疗师面向患者站在患侧，双手拇指放在拟松动胸椎的一侧横突上，指尖相对或重叠，双手固定，上身前倾，借助上肢力量将横突垂直向腹侧按压。

如果疼痛明显，拇指可以放在横突外侧；如果僵硬明显，拇指可以偏向横突内侧。

4. 旋转摆动（图 2-2-43）

作用：增加胸椎旋转活动范围。

体位及操作：患者坐在治疗床上，双上肢胸前交叉，双手分别放在对侧肩部；治疗师站在患者左侧，向右旋转时，左手放在其右肩部侧面，右手放在右侧背部，向左旋转时则相反。双手固定，向右旋转时，双上肢同时用力，使胸椎随上体向右转动，向左旋转时则相反。

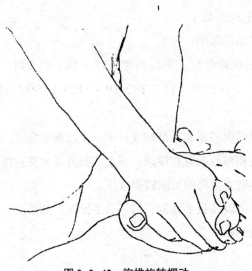

图 2-2-43　胸椎旋转摆动

（三）腰椎

腰椎由 5 节椎骨组成，其活动范围在脊柱仅次于颈椎，可以进行前屈、后伸、侧屈、旋转等生理运动，以及垂直按压棘突、侧方推棘突、垂直按压横突等附属运动。

1. 垂直按压棘突

作用：增加腰椎屈、伸活动范围。

体位及操作：患者去枕俯卧位，腹部垫一枕头，上肢放在体侧或垂于治疗床沿两侧，头转向一侧；治疗师面向患者站在患侧，下方手掌根部放在腰椎上，豌豆骨放在拟松动的棘突上，五指稍屈，上方手放在下方手腕背部，双手固定，上身前倾，借助上肢力量将棘突垂直向腹侧按压。

2. 侧方推棘突

作用：增加腰椎旋转活动范围。

体位及操作：患者去枕俯卧位，上肢放在体侧或垂于治疗床沿两侧，头转向一侧；治疗师面向患者站在患侧，双手拇指分别放在相邻棘突一侧，指腹接触棘突，拇指尖相对或拇指相互重叠，其余四指自然分开放在腰部，双手固定，上身前倾，借助上肢力量将棘突向对侧推动。

3. 垂直按压横突（图 2-2-44）

作用：增加腰椎侧屈及旋转活动范围。

体位及操作：患者去枕俯卧位，上肢放在体侧或垂于治疗床沿两侧，头转向一侧；治疗师面向患者站在患侧，双手拇指放在拟松动腰椎的一侧横突上，指背相接或拇指重叠，双手固定，上身前倾，借助上肢力量将横突向腹侧推动。

如果疼痛明显，拇指移向横突尖部；如果僵硬明显，拇指移向横突根部。

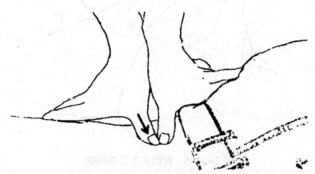

图 2-2-44　垂直按压腰椎横突

4. 旋转摆动

作用：增加腰椎旋转活动范围。

体位及操作：患者健侧卧位，患侧在上，下肢屈髋、屈膝。屈髋角度根据松动的腰椎节段而定，节段越偏上，屈髋角度越小，节段越偏下，屈髋角度越大；治疗师站在患者身后，双手放在上方髂嵴上固定，两上肢同时用力将髂骨向前推动。

如果关节比较僵硬，治疗师可以一只手放在髂嵴上，另一只手放在上方肩部内侧，双手同时反方向来回用力摆动，这一手法对中段腰椎病变的效果比较好，如果是下段腰椎病变，可以让患者将上方下肢垂于治疗床沿一侧，借助下肢的重力增加摆动幅度。

（四）骨盆

骨盆由骶骨、尾骨及两侧的髋骨构成，主要关节有腰骶关节、骶髂关节、骶尾关节及耻骨联合关节。其中骶髂关节和骶尾关节属于微动关节，活动性少；腰骶关节活动度稍大。骨盆的生理运动主要为旋转、前屈和后伸，附属运动包括分离、挤压及滑动。

1. 骨盆整体

（1）骨盆分离

作用：增加耻骨联合关节活动范围。

体位及操作：患者仰卧位，下肢伸直，髋外旋；治疗师站在患者身体一侧，双手交叉放在对侧髂前上棘处固定，上肢内收，两上肢同时向外下方用力，使骨盆向外分离。

（2）骨盆挤压

作用：增加骶髂关节活动范围。

体位及操作：患者仰卧位，下肢伸直，髋内旋；治疗师站在患者体侧，双手分别放在两侧髂嵴外侧，屈肘，上身前倾，双手固定，两上肢同时向中线方向用力，向内挤压骨盆。

2. 腰骶关节

（1）前屈摆动（图 2-2-45）

作用：增加腰骶关节屈的活动范围。

体位及操作：患者俯卧位，腹部垫一枕头，头转向一侧，上肢垂于治疗床沿，下肢伸直；

NOTE

治疗师站在患者身体一侧，面向足部，内侧手掌根放在骶骨上端，手指向足起固定作用，借助上肢力量将骶骨向前并向下推动。

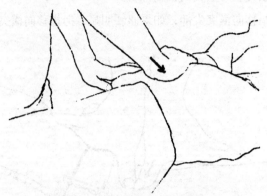

图 2-2-45 腰骶关节前屈摆动

（2）后伸摆动

作用：增加腰骶关节伸的活动范围。

体位及操作：患者仰卧位，头转向一侧，上肢垂于治疗床沿，下肢伸直；治疗师站在患者身体一侧，面向头部，内侧手掌根放在骶骨下端，手指向头部，借助上肢力量将骶骨向前并向上推动。

3. 骶髂关节

（1）侧方旋转（图 2-2-46）

作用：增加骶髂关节活动范围。

体位及操作：患者俯卧位，头转向一侧，上肢垂于治疗床沿，下肢伸直；治疗师站在患者身体一侧，双手交叉分别放在对侧骶髂关节外侧的髂骨上，上身前倾，借助上肢力量将髂骨向外侧并向下推动。

（2）交叉旋转（图 2-2-47）

作用：增加骶髂关节活动范围。

体位及操作：患者俯卧位，头转向一侧，上肢垂于治疗床沿，下肢伸直，左侧髋关节内

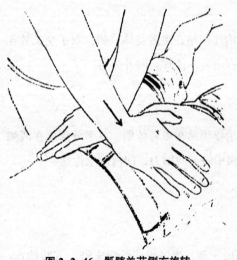

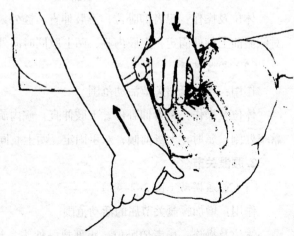

图 2-2-46 骶髂关节侧方旋转   **图 2-2-47 骶髂关节交叉旋转**

旋，右侧髋关节外旋；向另一侧交叉旋转时方向相反。治疗师站在患者身体一侧，上方手放在左侧骶髂关节外侧的髂骨上，下方手放在右侧髂嵴的前侧面，上身前倾，上方手将左侧髂骨向下并向外按压，下方手将右侧髂嵴向上并向内提拉，使双侧骶髂关节发生反向旋转。

（3）髂嵴内旋（图2-2-48）

作用：增加骶髂关节活动范围。

体位及操作：患者俯卧位，腹部垫一枕头，健侧下肢伸直，患侧下肢屈膝90°；治疗师面向患者站立，上方手放在对侧骶髂关节的髂骨上，下方手握住踝关节外侧，上身稍前倾，上方手固定，借助上肢力量将髂骨向下并向内推动，下方手同时将小腿向外运动，使髂嵴内旋。

（4）髂嵴外旋（图2-2-49）

作用：增加骶髂关节活动范围。

体位及操作：患者俯卧位，腹部垫一枕头，下肢伸直；治疗师面向患者站立，上方手插到腹前侧，放在髂前上棘处，下方手放在髂后上棘处，上身前倾，下方手将髂后上棘向前并向内推动，上方手将髂前上棘向后并向外拉动，使整个髂嵴发生外旋。

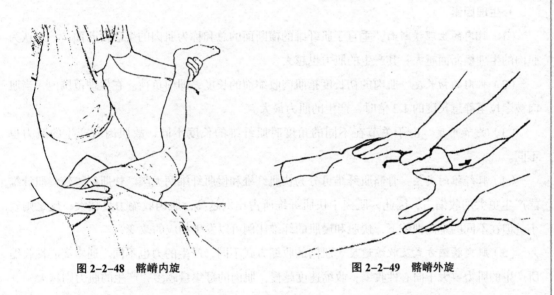

图 2-2-48　髂嵴内旋　　　　　　　　　　　图 2-2-49　髂嵴外旋

第三节　增强肌力、肌耐力训练

一、概述

（一）基本概念

1.肌肉生理学概念

（1）肌力　肌力是肌肉主动收缩产生的力量，以肌肉最大兴奋时所能负载的重量来表示。

（2）肌耐力　肌耐力是指在一定强度下肌肉保持收缩或持续、重复收缩的能力，以肌肉收缩的次数或时间来表示。

（3）等长收缩　等长收缩指肌肉收缩时，肌纤维的长度保持不变，也不产生关节活动，但肌肉能产生较大张力的一种收缩方式，又称为静力性训练。

NOTE

（4）等张收缩 等张收缩指肌肉收缩时，肌纤维的张力保持不变，而肌纤维的长度发生改变，并产生关节活动的一种收缩方式。等张收缩又称为动力性收缩，可分为向心性收缩与离心性收缩两种不同的形式。

①向心性收缩：当肌肉收缩时，肌肉的起点与止点之间距离缩短，称为向心性收缩，其运动学功能是产生加速运动。如屈曲肘关节时肱二头肌的向心性收缩。

②离心性收缩：离心性收缩指在肌力训练时，肌肉起止点之间的距离被动地延长，肌肉同时产生较大张力。如下蹲时股四头肌的离心性收缩。

2. 肌肉运动学概念

（1）肌力训练 肌力训练是指根据肌肉抗阻收缩，超量负荷的原理，通过让肌肉主动收缩，使肌肉产生适应性变化，使肌肉的力量增强的技术。

（2）肌耐力训练 肌耐力训练是指训练肌肉在一定强度下做等长收缩或做多次等张收缩能力的技术。目前在一般的康复训练中常常将肌力训练和肌耐力训练结合。

（二）影响肌力及肌耐力的因素

1. 生理因素

（1）肌肉的生理横断面 垂直于肌纤维的横断面的总和称为肌肉的生理横断面。一般认为肌肉的生理横断面越大，其产生的肌力也越大。

（2）肌肉的初长度 肌肉的初长度指肌肉收缩前的长度，即前负荷。在生理范围内，当肌肉被牵拉至静息长度的1.2倍时，产生的肌力最大。

（3）关节角度 由于关节在不同的角度时肌纤维的长度不同，故肌肉所产生的肌力也不同。

（4）肌纤维的类型 骨骼肌纤维可分为快肌纤维和慢肌纤维两大类。快肌纤维较慢肌纤维能产生更大的收缩力，因此，肌肉中快肌纤维所占比例越高，肌肉收缩力量越大；反之则较小。但在不同的定向训练下，快肌和慢肌的纤维比例可以发生相应的改变。

（5）肌肉收缩方式及收缩速度 肌肉的收缩方式不同，产生的力也不同。通常离心性收缩所产生的肌力要大于向心性收缩；收缩速度越慢，肌肉的募集量越多，产生的肌力则越大。

（6）运动单位的募集程度和神经冲动的发放频率 肌肉募集受中枢神经系统功能状态的影响，当运动神经发出的神经冲动增大或频率增加时，同时动员的运动单位就越多，产生的肌力就越大。

（7）肌纤维走向与肌腱长轴的关系 一般肌纤维走向与肌腱长轴相一致，但也有不一致者。在一些较大的肌肉中如腓肠肌等，部分肌纤维与肌腱长轴形成一定的角度而呈羽状连接，能产生较大的肌力。

（8）年龄和性别 成年女性肌力一般为男性的2/3，尤其以握力和垂直跳的力量差别最为明显，女性的握力仅为男性的60%，垂直跳的肌爆发力约为男性的65%。肌力与年龄也有关系，女性达到最大肌力在20岁左右，男性在20～30岁之间。40岁之后，肌力随着年龄的增大而逐渐下降，55岁后衰退加快。

（9）心理因素 肌力易受心理的影响。在暗示、大声命令，以及有积极的训练目的时，训练者所发挥的肌力比自主最大收缩力大20%～30%。

NOTE

2. 病理因素

（1）神经源性疾病　无论是中枢神经系统损伤，还是周围神经损伤，都会影响运动单位的募集。如臂丛神经损伤会引起上肢肌肉瘫痪。

（2）肌源性疾病　肌源性肌力下降主要由肌营养性不良、多发性肌炎等疾病所致。进行性肌营养性不良主要表现为四肢近端与躯干的肌力下降与肌肉萎缩；多发性肌炎出现肌力下降的主要部位为四肢近端肌群、颈屈曲肌群、咽喉肌群等。

（3）失用性肌肉萎缩　失用性肌肉萎缩是指由于长期制动导致的肌肉萎缩和肌力下降。研究表明正常人在完全卧床休息的情况下，肌力每天减少 1%～3%，每周减少 10%～15%。如卧床休息 3～5 周，肌力可减少 50%，同时会出现失用性肌肉萎缩。

（三）肌力、肌耐力训练的种类与方法

1. 根据训练目的划分

（1）增强肌力训练　增强肌力训练主要是训练人体的 II 型肌纤维。II 型肌纤维又称为快肌纤维，包括 II_a 型和 II_b 型（又称快收缩酵解型纤维），含线粒体和肌红蛋白较少，周围毛细血管较少，氧化酶含量少且活性低，主要依靠 ATP 分解及糖无氧酵解供能，其收缩快、产生张力高、易疲劳，是高强度运动时的主要动力。

因此，当训练目的为增强肌力时，应加大负荷量以募集更多的肌纤维收缩，同时加快运动速度及缩短训练时间。

（2）增强肌耐力训练　增强肌耐力训练主要是训练人体的 I 型肌纤维。I 型肌纤维又称为慢肌纤维，含线粒体和肌红蛋白，支配它的运动神经元较小，周围毛细血管丰富，氧化酶含量高且活性较高，主要依靠有氧代谢供能，其收缩较慢、产生的肌力较小，但持续时间长、不易疲劳，是做低强度运动及休息时维持姿势的主要动力。当肌肉的收缩强度相当于最大收缩强度的 40% 时，肌肉的运动单位募集率较低，且主要募集 I 型肌纤维，对增强肌肉耐力有效。

所以，当以增强肌耐力为目的时，应选择较小负荷量，增加重复次数，延长训练时间。

2. 根据肌肉收缩方式分类

（1）等长训练　①定义：等长训练又称为肌静力性训练，是指肌肉收缩时，肌纤维的长度不变，也不产生活动，但肌肉会产生较大张力的一种训练方式。②适用对象：根据肌力的恢复程度，具有 2～5 级肌力的患者均可进行等长收缩运动训练。常用于骨折内固定术后早期、关节置换术后早期、骨折石膏外固定后。③训练方法：包括"tens"法和多角度等长训练。"tens"法即每次肌肉收缩 10 秒后休息 10 秒，10 次为一组，组间休息 10 秒，每次训练 10 组；多角度等长训练是在整个关节活动范围内，每隔 20° 做一组等长训练。多角度等长训练的优点是可在训练时避开"疼痛弧"，利用等长训练的生理溢流作用，克服等长训练的角度特异性，促进对"疼痛弧"处肌力的恢复。"tens"法和多角度等长训练可以结合使用。

（2）等张训练　①定义：等张训练是指肌肉收缩时，肌肉张力不变，而肌肉的长度发生变化并产生关节活动的训练方法。②适用对象：具有 3～5 级肌力的患者均可进行等张收缩运动训练。③训练方法：该法可直接或通过滑轮用各种抗阻物如哑铃、沙袋、拉力器等训练，其特点是所用重物的绝对重量不变，但是由于运动中肢体力臂会改变，当肌肉收缩处于相对不利的条件下，其抗阻能力减弱可能会导致肌肉受伤，所以只能选择较小阻力；除此之外，可使用渐进性抗阻训练法进行训练，如 Delorme 渐进性抗阻训练法训练肌肉，先连续 10 次等张收缩所

NOTE

能承受的最大负荷，称为10RM，每次训练3组，重复10次，各组间休息1分钟，3个组的训练所用的阻力负荷依次为1/2、3/4及1个10RM；Oxford渐退抗阻训练法，与Delorme法类似，但把负荷顺序颠倒，使3个组的训练负荷分别为1、3/4、1/2个10RM。

此外，等张训练根据肌肉起止部位的活动方向，可分为向心性训练和离心性训练。如屈曲肘关节时的肱二头肌收缩、伸膝时的股四头肌收缩为向心性收缩；而下蹲时的股四头肌收缩、手握重物缓慢伸肘时的肱二头肌收缩等为离心性收缩。

（3）等速训练　①定义：等速训练指利用等速仪器，根据运动过程中患者肌力大小的变化，由机器提供相匹配的阻力，使整个关节按照预先设定的速度进行运动的一种训练方法。②适用对象：对于具有3级以下肌力的患者，可先在持续被动活动模式下进行助力运动，以进行肌肉的早期训练；对于具有3级以上肌力的患者可选用向心性肌力训练和离心性肌力训练。③训练方法：等速向心性肌力训练是常用的一种肌力训练方式，可以选择一系列不同的运动速度进行肌力训练，可选择的运动速度包括：慢速（1°/s～60°/s）、中速（60°/s～180°/s）、快速（180°/s～300°/s）及功能性运动速度（300°/s～1000°/s）。等速向心性肌力训练方法包括肌力训练和功能适应性训练两种形式。前者常用于运动系统伤病康复治疗的早期和中期，以训练肌力为主；后者主要用于运动系统伤病康复治疗的后期，以恢复日常活动能力为主。

等速仪器还可提供等速离心性肌力训练，包括向心收缩/离心收缩、离心收缩/离心收缩两种训练方式。在等速离心收缩中，运动速度的生理溢流作用要大于等速向心收缩，约为60°/s，因此，训练中运动速度之间相隔可略大一些。此外，等速离心性肌力训练的间歇时间一般也要长于等速向心性肌力训练。

3. 根据肌力大小分类

（1）传递神经冲动训练　①定义：引导患者主观想象，通过意念的方式尽力去引发瘫痪肌肉的主动收缩以提高肌力的训练方式。②适用对象：适用于中枢神经和周围神经损伤后肌力为0～1级的患者。③训练方法：促进患者主观想象肌肉收缩运动，可以活跃神经轴突流，增强神经营养作用，促进神经再生。

（2）助力训练　①定义：通过外力辅助患者肌肉收缩来完成关节活动的训练方法。②适用对象：主要适用于肌力为1～3级的患者进行肌力训练，应注意随着肌力的恢复不断减小辅助量。③训练方法：辅助力量可由治疗师、患者的健肢、器械或水的浮力等提供，包括徒手辅助主动训练、滑面上辅助主动训练、滑车重锤的主动训练和浮力辅助主动训练等。

（3）主动训练　①定义：通过患者主观的肌肉收缩来完成运动的一种训练方法。②适用对象：适用于肌力达3级以上的患者。③训练方法：训练中应取正确的体位和姿势，将肢体置于抗重力位，防止代偿运动。

（4）抗阻训练　①定义：患者在肌肉收缩过程中，需要克服外来阻力完成关节运动的一种训练方法。②适用范围：适用于肌力已达到4级或5级，能克服重力和外来阻力来完成关节活动范围的患者。③训练方法：具体做法与辅助主动运动的形式相同，利用徒手、滑车、重锤、弹簧、重物、摩擦力、流体阻力等作为阻力，常用的训练方法有徒手抗阻力主动训练、加重物抗阻力主动训练、重锤与滑车抗阻力主动训练、弹簧抗阻力主动训练、摩擦阻力抗阻主动训练、水中抗阻力主动训练等。

（5）短暂最大负荷练习　①定义：这是一种等张收缩和等长收缩相结合的肌肉练习方法。

②适用范围：适用于 3 ~ 5 级肌力的患者。③训练方法：在最大负荷下，以等张收缩完成关节运动，并在完成时继续做等长收缩 5 ~ 10 秒，然后放松，重复 5 次，每次增加 0.5kg 负荷。不能维持 5 ~ 10 秒者，则不加大负荷。

（6）振动力量训练　①原理：其原理是通过外界的振动刺激引起 I_a 传入纤维兴奋，同时激活快肌纤维和慢肌纤维，最大限度地募集运动单位参与活动。振动训练分为局部振动训练和全身振动训练两种。②适用对象：除常用于运动员的竞技训练外，临床上也可将其应用于肌力下降和脑卒中后患者的平衡功能训练。③训练方法：局部振动训练是将振动器直接放置在肌腹或肌腱的位置上，多用于上肢肌力训练；全身振动训练一般利用放置在地面上的振动训练平台，患者单腿或双腿站立在仪器上进行振动。

（7）核心力量训练　①定义：指对核心肌肉进行训练。核心肌肉主要是指附着在腰椎 – 骨盆 – 髋关节联合体上的腹直肌、腹外斜肌、腹内斜肌、腹横肌、胸腰筋膜、腰方肌、髂腰肌、臀大肌、臀中肌和竖脊肌等 29 块肌肉，核心肌群数量较多，大小、深浅不一，在维持人体平衡和提高运动控制时具有重要作用。②适用对象：适用于核心力量较差的人群。临床上将其应用于慢性腰痛患者的治疗，以及预防妊娠期妇女产前并发症。③训练方法：其训练方式多采用不稳定性训练，训练方法有徒手训练，以及使用悬吊、瑞士球、平衡盘等器材进行训练。

二、肌力及肌耐力训练的基本原则与临床应用

（一）基本原则

1. 抗阻训练原则　当肌力在 3 级以上时，应考虑采用抗阻训练，这样才能增强肌肉力量。阻力主要来自于肌肉本身的重量、肌肉在移动过程中所受到的障碍、外加的阻力等。

2. 超量恢复原则　超量恢复是指肌肉或肌群经过适当的训练后，产生适度的疲劳。肌肉先经过疲劳恢复阶段，在这一阶段，训练过程中消耗的能源物质、收缩蛋白、酶蛋白恢复到运动前水平，然后会达到超量恢复阶段，在超量恢复阶段，这些物质继续上升并超过运动前水平，然后又逐渐降到运动前水平。所以，若下一次训练在前一次超量恢复阶段内，就能够逐渐增强肌肉力量。按照肌肉练习的超量恢复原则，训练时应注意要引起一定肌群的适度疲劳及掌握一定的训练频率（图 2-3-1）。

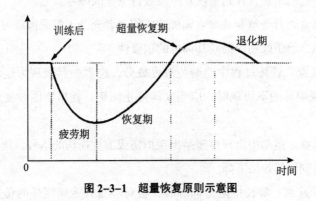

图 2-3-1　超量恢复原则示意图

（二）临床应用

1. 适应证

（1）**失用性肌肉疾病**　由于肢体长期制动引起肌肉的萎缩和肌力下降，通过适当的运动

NOTE

训练，肌肉容积可复原，肌力和肌耐力可恢复。如对骨折后石膏外固定的肌肉进行等长收缩训练。

（2）神经源性肌肉疾病　由中枢神经和周围神经损伤后引起的所支配肌肉的瘫痪或肌力减退的疾病，可进行肌力训练。如对臂丛神经损伤后上肢的肌肉进行肌力训练。

（3）肌源性疾病　主要对如肌营养性不良、多发性肌炎等肌源性疾病导致的肌肉肌力下降进行强度适宜的肌力训练。

（4）关节周围肌力不平衡导致的关节畸形和关节不稳定　如对脊柱侧弯、平足等骨关节畸形选择性地增强肌肉力量，以及进行腰腹肌肌力训练，预防下腰痛的发生。

（5）内脏下垂、尿失禁　由腹肌和盆底肌肌力减退引起的内脏下垂、尿失禁，如对妊娠后的妇女进行盆底肌肌力训练。

（6）呼吸功能障碍　对呼吸功能下降的患者进行呼吸肌肌力训练。

2. 禁忌证

（1）骨折后未进行固定，骨折断端尚未形成牢固骨痂时不宜进行较大强度的肌力训练。

（2）关节脱位未进行复位的患者。

（3）局部有活动性出血者不宜进行局部肌肉训练，以免加重出血形成血肿。

（4）全身严重感染和高热患者。

（5）有严重心肺系统疾病的患者不宜进行较大强度的肌力训练。

（6）皮肌炎、肌炎发作期、严重肌病患者不宜进行高强度或抗阻训练。

3. 注意事项

（1）肌力训练方法的选择原则　肌力训练方法的选择原则包括安全性、有效性、实用性和个体化原则。首先，训练时必须将患者的安全放在第一位，防止训练引起进一步的损伤。如骨折损伤早期，不宜进行较快速度的等速训练或等张训练等。其次，为了确保训练方法的有效性，应根据患者现有肌力水平和训练目的选择合适的训练方法，确定患者选择的运动方式、运动量和运动频率等。最后，应根据患者的具体情况，选择一些简便易行、易掌握的肌力训练方法。

（2）选择正确的运动量和训练节奏　遵循超量恢复的原则，每次练习应引起适度的肌肉疲劳，然后等待超量恢复的出现，在超量恢复阶段进行下一次练习。

（3）训练前对患者进行讲解和鼓励　训练前应使患者充分了解肌肉练习的意义和作用，消除其可能存在的疑虑，给予鼓励，提高其训练的积极性。

（4）避免过度疲劳　训练过程中应避免过度疲劳，患者一旦表现为运动速度减慢、运动幅度下降，肢体出现明显的不协调时，应当立即停止训练，找出原因改变运动量或休息一段时间。

（5）避免发生疼痛　运动中出现疼痛是出现损伤或加重损伤的信号，应予以重视，尽量避免，因为其可使肌力训练的效果下降。

（6）注意心血管反应　等长抗阻力训练时，会对心血管造成额外的负荷。因此，有高血压、冠心病或其他心血管疾病的患者，应禁止在等长抗阻力训练时过分用力或憋气。

（7）避免代偿运动的出现　在增强肌力训练时应避免代偿动作的出现。如当进行臀中肌肌力训练时，要避免出现髂腰肌代偿，代偿表现为在髋外展时引起大腿的外旋，所以在训练时，要将大腿置于中间位然后再进行外展动作。

（8）对训练的全过程进行详细记录 认真记录患者的训练情况，包括患者训练时对运动负荷的适应能力、训练的运动量是否合适及训练中患者的状况，在训练前后随时测试肌力的这些情况，并根据患者的状况随时调整训练的强度和运动时间等，以达到最佳肌力训练效果。

三、增强上肢肌群肌力及肌耐力的训练技术

（一）增强肩部肌群肌力及肌耐力的训练技术

1.肩部解剖 肩关节肌群可分为肩前屈肌、后伸肌、外展肌、内收肌、内旋肌和外旋肌等肌群，具体包括三角肌、冈上肌、冈下肌、小圆肌、大圆肌和肩胛下肌等。三角肌为肩关节外最坚强有力的肌肉，起点广泛，远端以扁腱止于肱骨干的三角肌结节，其肌束分为前、中、后三部分。冈上肌起自肩胛骨冈上窝，止于肱骨大结节上部。冈下肌起自肩胛骨冈下窝，止于肱骨大结节中部。小圆肌起自肩胛骨外侧缘上部，止于肱骨大结节下部。肩胛下肌起自肩胛下窝，止于肱骨小结节。大圆肌在小圆肌下方，起自肩胛骨外侧缘背侧部，止于肱骨小结节嵴。喙肱肌起自肩胛骨喙突，止于肱骨中部内侧。

2.肩部运动 肩关节前屈主要是由三角肌前部和喙肱肌收缩引起；后伸主要是由三角肌后部收缩引起；外展主要是由三角肌中部和冈上肌收缩引起；内收主要是由胸大肌、大圆肌收缩引起；内旋主要是由肩胛下肌、胸大肌、背阔肌及大圆肌收缩引起；外旋主要是由冈下肌和小圆肌收缩引起。冈上肌、冈下肌、小圆肌和肩胛下肌的肌腱彼此相连，围绕肩关节的上方、后面和前面形成肌腱袖，对肩关节起保护和稳定作用。此外，冈上肌有外展肩关节的功能，冈下肌的作用是使肩外旋、外展，小圆肌收缩可使肩外旋，肩胛下肌收缩时可使肩内旋、内收，大圆肌可使肩关节旋内、内收、后伸，喙肱肌的作用是屈曲和内收肩关节。

3.训练方法

（1）增强肩前屈肌群肌力

①肌力1~3级

徒手训练：患者健侧卧位，训练侧上肢放在体侧，伸肘。治疗师立于患者身旁，一只手托住患者的肘关节，另一只手托住患者的前臂。方法：患者注意力集中，做全关节范围内的屈肩动作，然后恢复原位，重复进行。在训练的过程中治疗师根据患者肌力情况决定给予助力的大小。1级肌力时，治疗师给予助力帮助前屈肩关节；2~3级肌力时，治疗师只帮助托起训练侧上肢，不予前屈肩关节助力。

器械训练：根据情况，患者坐位或卧位，利用悬吊、滑板、水中运动等形式进行动力训练（图2-3-2）。

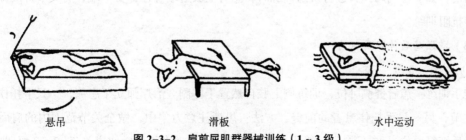

悬吊　　　　　　　滑板　　　　　　　水中运动

图2-3-2 肩前屈肌群器械训练（1~3级）

NOTE

②肌力 4 ~ 5 级

徒手训练：患者仰卧位，训练侧上肢放在体侧，伸肘。治疗师立于患侧，一只手握住前臂远端，另一只手放在肱骨的远端，向下施加阻力。抗阻力方法：患者以肩部力量向正前方抗阻力屈曲肩关节至 90°，然后恢复原位，重复进行。该方法也可以在坐位时练习，治疗师站在肩部外侧，一只手放在患者肩部上方固定患者肩部，另一只手放在肱骨的远端向下施加压力，患者抗阻力前屈肩关节。

器械训练：患者坐位、卧位或立位，利用哑铃、弹力带、弹簧等进行抗阻训练（图 2-3-3）。

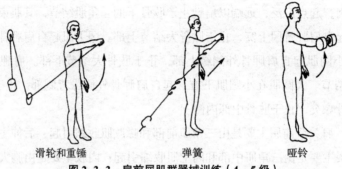

滑轮和重锤   弹簧   哑铃

图 2-3-3   肩前屈肌群器械训练（4 ~ 5 级）

（2）增强肩外展外旋肌群肌力

①肌力 1 ~ 3 级

徒手训练：患者仰卧位，训练侧上肢前臂中立位置于身旁。治疗师立于患侧，一只手托住患者的肘关节，另一只手托住患者的前臂。方法：患者注意力集中，做肩关节全关节范围内的外展动作，然后恢复原位，重复进行。1 级肌力时，治疗师给予助力帮助外展肩关节；2 ~ 3 级肌力时，治疗师只帮助托起训练侧上肢，不予外展肩关节助力。

器械训练：与肩关节前屈肌群助力训练使用器械类似，患者体位发生变化即可达到训练目的，如悬吊助力训练时，患者侧卧位，悬吊上肢远端即可进行外展助力训练。

②肌力 4 ~ 5 级

徒手训练：患者仰卧位，上肢放在体侧，屈肘 90°，前臂中立位。治疗师立于患侧，一只手放在肱骨远端外侧向内施加阻力，另一只手握住前臂远端以保持稳定。抗阻力方法：患者抗阻力全关节范围外展上肢。该方法也可以在坐位练习，治疗师站在患者身后，一只手放在肩部以固定肩胛骨，另一只手放在肱骨远端外侧并向内侧施加阻力，患者抗阻力外展肩关节至 90°。

器械训练：与肩关节前屈肌群抗阻训练使用器械类似，患者由前屈改为外展运动即可达到训练目的，如立位利用弹簧进行抗阻训练时，患者上肢远端握住弹簧一端，肩关节外展即可进行外展抗阻训练。

（3）增强肩后伸肌群肌力

①肌力 1 ~ 3 级

徒手训练：患者健侧卧位，训练侧上肢自然置于体侧。治疗师立于患侧，一只手托住患者的肘关节，另一只手托住患者的前臂。方法：患者注意力集中，做全关节范围内的肩后伸动作，然后恢复原位，重复进行。1 级肌力时，治疗师给予助力帮助后伸肩关节；2 ~ 3 级肌力时，治疗师只帮助托起训练侧上肢，不予后伸肩关节助力。

器械训练：与肩关节前屈肌群助力训练使用器械类似，但运动方向相反。

②肌力 4 ~ 5 级

徒手训练：患者俯卧位，上肢放在体侧，伸肘。治疗师立于患侧，一只手放在肩后面以固定肩胛骨，另一只手放在肱骨远端并向下施加阻力。抗阻力方法：患者抗阻力全关节范围后伸肩关节。

器械训练：与肩关节前屈肌群抗阻训练使用器械类似，但运动方向相反。

（4）增加肩内收肌群肌力

①肌力 1 ~ 3 级

徒手训练：患者端坐位，健侧上肢自然下垂，置于体侧。治疗师立于患侧，一只手托住患者的肘关节，另一只手托住患者的前臂，使患者训练侧上肢外展 90°，前臂中立位。方法：患者注意力集中，做全关节范围内的肩内收动作，然后恢复原位，重复进行。1 级肌力时，治疗师给予助力帮助内收肩关节；2 ~ 3 级肌力时，治疗师只帮助托起训练侧上肢，不予内收肩关节助力。

器械训练：与肩关节外展肌群助力训练使用器械类似，但运动方向相反。

②肌力 4 ~ 5 级

徒手训练：患者仰卧位，上肢外展 90°，前臂中立位。治疗师立于患侧，一只手放在肩后面以固定肩胛骨，另一只手放在肱骨远端内侧并向桡侧施加阻力。抗阻力方法：患者抗阻力全关节范围内收上肢。

器械训练：与肩关节外展肌群抗阻训练使用器械类似，但运动方向相反。

（5）增加肩内旋肌群肌力

①肌力 1 ~ 3 级

徒手训练：患者仰卧位，肩外展 90°，屈肘 90°，肘部放在床沿，前臂被动旋前垂直向上。治疗师立于患侧，一只手握住患者的肘关节，另一只手握住患者的前臂使前臂旋前向上。方法：患者注意力集中，做全关节范围内的肩内旋动作，然后恢复原位，重复进行。1 级肌力时，治疗师给予助力于前臂帮助内旋肩关节；2 ~ 3 级肌力时，治疗师只帮助固定训练侧上肢，不予内旋肩关节助力（图 2-3-4）。

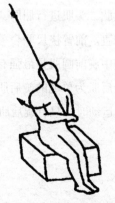
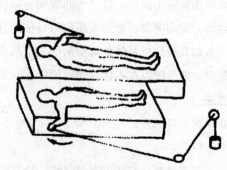

（1）悬吊（助力训练）　　　（2）滑轮和重锤（抗阻训练）

图 2-3-4　肩关节内、外旋肌群助力训练和抗阻训练

NOTE

器械训练：患者坐位或卧位，肘关节屈曲，利用悬吊减重进行助力训练［图2-3-4（1）］。

②肌力4~5级

徒手训练：患者仰卧位，肩外展90°，屈肘90°，肘部放在床沿，前臂旋前位垂直向上。治疗师立于患侧，一只手握住肘关节内侧以保持稳定，另一只手握住前臂尺侧远端并施加阻力。抗阻力方法：患者抗阻力全关节范围内旋肩关节。该方法也可在俯卧位下进行。

器械训练：患者坐位或卧位，肘关节屈曲，利用滑轮和重锤进行抗阻训练［图2-3-4（2）］。

（6）增强肩外旋肌群肌力

①肌力1~3级

徒手训练：患者仰卧位，肩外展90°，屈肘90°，肘部放在床沿，前臂垂直床面向上。治疗师立于患侧，一只手握住患者的肘关节内侧，另一只手握住患者的前臂远端。方法：患者注意力集中，做全关节范围内的肩外旋动作，然后恢复原位，重复进行。1级肌力时，治疗师给予助力于前臂远端帮助外旋肩关节；2~3级肌力时，治疗师帮助固定训练侧上肢，不予外旋肩关节助力。

器械训练：与肩关节内旋肌群助力训练使用器械类似，但运动方向相反。

②肌力4~5级

徒手训练：患者体位同上。治疗师立于患侧，一只手握住肘关节内侧以保持稳定，另一只手握住前臂远端背侧并向足的方向施加阻力。抗阻力方法：患者抗阻力全关节范围外旋肩关节。该方法也可在俯卧位时进行。患者肩外展90°，屈肘90°，肘部放在床沿。治疗师一只手固定肩胛骨，另一只手握住前臂远端并向下施加阻力，患者抗阻力全关节范围外旋肩关节。

器械训练：与肩关节内旋肌群抗阻训练使用器械类似，但运动方向相反。

（二）增强肘部及前臂肌群肌力及肌耐力的训练技术

1. 肘部及前臂解剖　　肘部和前臂肌群可分为伸肘、屈肘肌群和前臂旋前、旋后肌群。具体包括位于上臂前部的肱二头肌、肱桡肌、肱肌，上臂后部的肱三头肌；前臂前部的旋前圆肌、旋前方肌，前臂后部的旋后肌。

2. 肘部及前臂运动　　肘关节可进行屈曲、伸直运动。肱二头肌、肱肌、肱桡肌这三块肌肉收缩可使肘关节屈曲。肱二头肌除了有屈曲肘关节的作用之外，还可使前臂后旋，其后旋作用在肘关节屈曲90°时较强；随着肘关节的伸直其旋后作用减弱。肱桡肌除有屈肘作用外，还有一定的前臂旋前、旋后作用；肱二头肌瘫痪时，肱桡肌会代偿肱二头肌进行屈肘，在屈肘的同时，会使前臂旋前转向中立位。肱三头肌收缩可以使肘关节伸直。前臂桡尺联合关节可以进行旋前、旋后运动。旋前圆肌、旋前方肌收缩可使前臂旋前，其中旋前圆肌是最强有力的前臂旋前肌肉。肱二头肌及旋后肌是使前臂旋后的主要肌肉。由于旋后肌为单纯的旋后肌肉，而肱二头肌还具有屈肘功能，所以在不伴有屈肘的慢速、无阻力旋后运动时，只有旋后肌收缩。

3. 训练方法

（1）增强屈肘肌群肌力

①肌力1~3级

徒手训练：患者坐位，肩关节外展30°，肘关节被动伸直位。治疗师立于患侧，一只手托住患者的上臂远端，另一只手握住患者的前臂远端。方法：患者注意力集中，做全关节范围内的肘屈曲动作，然后恢复原位，重复进行。1级肌力时，治疗师给予助力于前臂远端帮助屈曲肘关节；2~3级肌力时，治疗师只帮助固定训练侧上肢，不予屈曲肘关节助力。

器械训练：患者坐位或卧位，利用悬吊、滑板、滑轮和重锤等进行助力训练（图2-3-5）。

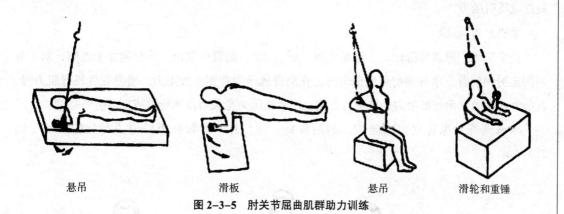

悬吊　　　　　　　　滑板　　　　　　　　悬吊　　　　　滑轮和重锤

图 2-3-5　肘关节屈曲肌群助力训练

②肌力 4~5 级

徒手训练：患者仰卧位，上肢置于体侧，稍屈肘，前臂旋后。治疗师立于患侧，一只手固定肱骨远端，另一只手握住前臂远端并向足的方向施加阻力。抗阻力方法：患者抗阻力全关节范围屈肘。该方法可以在坐位练习，患者坐在桌旁，训练侧上肢放在桌上，前臂旋后。治疗师面向患者而坐，一只手固定上臂远端，另一只手握住前臂远端并向下施加阻力，患者抗阻力全关节范围屈肘。

器械训练：患者坐位、立位或卧位，利用哑铃、弹力带、肋木等进行抗阻训练。其中肋木上爬练习为对抗自身重力，要求患者在上爬过程中保持屈肘，每次上爬1格。

（2）增强伸肘肌群肌力

①肌力 1~3 级

徒手训练：患者坐位，肩关节外展90°，肘关节被动屈曲位。治疗师立于患侧，一只手托住患者的上臂远端，另一只手握住患者的前臂远端，使肘关节屈曲90°，前臂水平位。方法：患者注意力集中，做全关节范围内的肘伸直动作，然后恢复原位，重复进行。1级肌力时，治疗师给予助力于前臂远端帮助伸直肘关节；2~3级肌力时，治疗师只帮助固定训练侧上肢，不予伸直肘关节助力。

器械训练：与肘关节屈曲肌群助力训练使用器械类似，但运动方向相反。

②肌力 4~5 级

徒手训练：患者仰卧位，上肢外展90°，肘下垫一毛巾卷，屈肘。治疗师立于患侧，一只手放在肱骨远端背侧以固定肱骨，另一只手握住前臂远端并向上施加阻力。抗阻力方法：患者抗阻力全关节范围伸肘。

器械训练：与肘关节屈曲肌群抗阻训练使用器械类似，但运动方向相反。

（3）增强前臂旋前或旋后肌群肌力

①肌力 1~3 级

徒手训练：患者坐位，上臂置于体侧，肘关节屈曲90°，前臂旋后或旋前，手部放松。治疗师立于患侧，一只手固定上臂远端，另一只手握住前臂远端。方法：患者注意力集中，做全关节范围内的前臂旋前或旋后动作，然后恢复原位，重复进行。1级肌力时，治疗师给予助力于前臂远端帮助前臂旋前或旋后；2~3级肌力时，治疗师只帮助固定训练侧上肢，不予前臂旋前或旋后助力。

②肌力4~5级

徒手训练：患者仰卧位，上肢稍外展，屈肘90°，前臂中立位。治疗师立于患侧，双手分别固定肘和前臂。增加旋前肌群肌力时，在前臂远端向背侧施加阻力；增强旋后肌群肌力时，在前臂远端向掌侧施加阻力。抗阻力方法：患者抗阻力全关节范围旋前或旋后。

器械训练：患者立位或坐位，利用哑铃、哑铃片、滑轮和重锤等进行抗阻训练（图2-3-6）。

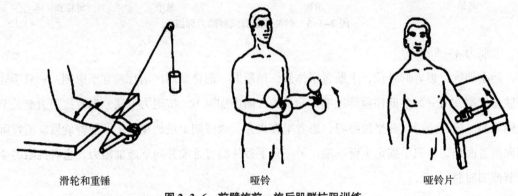

滑轮和重锤　　　　　　　　哑铃　　　　　　　　哑铃片

图 2-3-6　前臂旋前、旋后肌群抗阻训练

（三）增强腕部及手部肌群肌力及肌耐力的训练技术

1. 腕部及手部解剖学概要

（1）前臂肌群　前臂肌群围绕尺骨和桡骨，分前、后两群，多为长肌，肌腹在近侧，远侧移行为长腱。前部的屈腕肌群包括桡侧腕屈肌、掌长肌、尺侧腕屈肌；后部的伸腕肌群包括侧腕长伸肌、桡侧腕短伸肌、尺侧腕伸肌。

（2）手部肌群　分为手的外在肌和内在肌。

手的外在肌包括指浅屈肌、拇长屈肌、指深屈肌、拇长展肌、指伸肌、拇短伸肌、拇长伸肌、示指伸肌和小指伸肌。

手的内在肌的外侧群在手掌拇指侧，形成鱼际隆起，共4块肌肉，分为两层。浅层外侧为拇短展肌，内侧为拇短屈肌；深层外侧为拇对掌肌，内侧为拇收肌。手的内在肌的内侧群在手掌小指侧，形成小鱼际隆起，有3块肌肉，也分两层。浅层内侧为小指展肌，外侧为小指短屈肌；深层为小指对掌肌。手的内在肌的中间群位于掌心，包括4块蚓状肌和7块骨间肌。蚓状肌为细束状小肌，有4条，起自指深屈肌腱桡侧，绕至第2~5指背面，止于指背腱膜；骨间肌位于掌骨间隙内，包括骨间掌侧肌3块、骨间背侧肌4块，各骨间肌均止于指背腱膜，可协助蚓状肌屈掌指关节，伸指间关节。

2. 腕部及手部运动学概要　腕关节在腕部肌群的作用下可行屈和伸、尺侧偏和桡侧偏运动。桡侧腕长伸肌、桡侧腕短伸肌和尺侧腕短伸肌收缩可引起腕关节背伸，这些肌肉以一个总腱起自肱骨外上髁。桡侧腕屈肌、掌长肌及尺侧腕屈肌收缩可以引起腕关节屈曲，腕关节屈曲抗阻训练时这3块肌肉肌腱变得突起；位于中央的是掌长肌腱，桡侧腕屈肌位于掌长肌的桡侧，尺侧腕屈肌位于掌长肌的尺侧，这3块屈腕肌以一个总腱起自肱骨内上髁。

上述腕关节屈曲和背伸肌肉中，掌长肌和桡侧腕短伸肌位于腕关节的中央，无内收和外展腕关节的作用；其他腕屈肌和腕伸肌位于掌长肌或桡侧腕短伸肌两侧，这些肌肉收缩时，会同时引起腕关节的内收或外展。尺侧腕伸肌和尺侧腕屈肌收缩会产生腕关节内收；桡侧腕长伸肌和桡侧腕屈肌收缩会引起腕关节的外展，拇长屈肌和拇短伸肌收缩也可产生腕关节外展运动。

手部的功能十分复杂且精细，主要取决于手外肌和手内肌的协同作用。手外肌起点在前臂或肱骨，止点在手指骨，收缩时可产生伸腕和屈腕动作；如果这些肌肉因为外伤、粘连、挛缩而缩短，会影响手指和腕部的活动范围。这些屈肌收缩不仅会出现手指的屈曲，也会产生屈腕动作，因此伸腕肌可以收缩来阻止这种动作的出现。伸腕肌收缩的强度与手指屈曲的强度成正比，即手指屈曲越强，伸腕肌的收缩强度越大。手内肌的起点和止点均在手内部，主要负责手指的内收和外展。手内肌长期瘫痪的患者，即使指深屈肌和指浅屈肌是完好的，也不能有效地抓握物体。

3.训练方法

（1）增加屈腕肌群肌力

①肌力1~3级

徒手训练：患者坐位，前臂中立位，肘关节及前臂置于治疗床上，手指放松伸直。治疗师立于患侧，一只手固定腕关节近心端，另一只手握住手掌。方法：患者注意力集中，做全关节范围内的屈曲腕关节动作，然后恢复原位，重复进行。1级肌力时，治疗师给予助力于手的掌指关节帮助屈腕；2~3级肌力时，治疗师只帮助固定，不予屈腕助力。

②肌力4~5级

徒手训练：患者坐在桌旁，前臂旋后放在桌上。治疗师立于患侧，一只手放在前臂远端掌侧以固定前臂，另一只手握住手掌并向下施加阻力。抗阻力方法：患者抗阻力全关节范围屈腕。

器械训练：患者坐位，利用沙袋、重锤、胶皮条等进行抗阻训练（图2-3-7）。

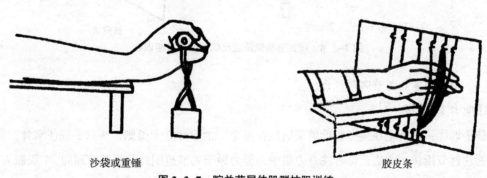

沙袋或重锤　　　　　　　　　　　　胶皮条

图2-3-7　腕关节屈伸肌群抗阻训练

（2）增加伸腕肌群肌力

①肌力1~3级

徒手训练：患者坐在桌旁，前臂旋前放在桌上，手指放松伸直。治疗师立于患侧，一只手固定前臂远端，另一只手握住手掌。方法：患者注意力集中，做全关节范围内的伸展腕关节动作，然后恢复原位，重复进行。1级肌力时，治疗师给予助力于手掌帮助伸腕；2~3级肌力时，治疗师只帮助固定，不予伸腕助力。

②肌力 4~5 级

徒手训练：患者体位同上。治疗师立于患侧，一只手放在前臂远端背侧以固定前臂，另一只手握住手背并向桌面施加阻力。抗阻力方法：患者抗阻力全关节范围伸腕。

器械训练：与腕关节屈曲肌群抗阻训练使用器械类似，但运动方向相反。

（3）增加腕桡侧偏或尺侧偏肌群肌力

①肌力 1~3 级

徒手训练：患者坐在桌旁，前臂中立位放在桌上，手超出桌沿自然下垂。治疗师立于患侧，一只手放在前臂远端以固定前臂，另一只手握住手背。方法：患者注意力集中，做全关节范围的桡侧偏或尺侧偏。1 级肌力时，治疗师给予助力于手背，帮助腕关节桡侧偏或尺侧偏；2~3 级肌力时，治疗师只帮助固定，不予腕关节桡侧偏或尺侧偏助力。

②肌力 4~5 级

徒手训练：患者体位同上。治疗师立于患侧，一只手放在前臂远端以固定前臂，当增强桡侧偏肌群肌力时，另一只手放在第 1 掌骨桡侧并向尺侧施加阻力；当增强尺侧偏肌群肌力时，另一只手放在第 5 掌骨尺侧并向桡侧施加阻力。抗阻力方法：患者抗阻力全关节范围桡侧偏或尺侧偏。

器械训练：患者坐位，利用胶皮条、重锤和滑轮等进行抗阻训练（图 2-3-8）。

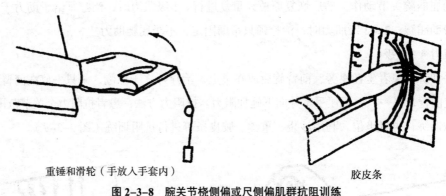

重锤和滑轮（手放入手套内）   胶皮条

图 2-3-8　腕关节桡侧偏或尺侧偏肌群抗阻训练

（4）增强屈掌指关节肌群肌力

①肌力 1~3 级

徒手训练：患者坐在桌旁，前臂旋后放在桌上。治疗师立于患侧，一只手握住掌骨，另一只手握住近节指骨。方法：患者注意力集中，努力做全关节范围的掌指关节屈曲。1 级肌力时，治疗师给予助力于指间关节的远端，帮助屈曲掌指关节；2~3 级肌力时，治疗师只帮助固定，不予屈曲掌指关节助力。

②肌力 4~5 级

徒手训练：患者体位同上。治疗师立于患侧，一只手握住掌骨，另一只手放在近节指骨掌面并向下施加阻力。抗阻力方法：患者保持指间关节伸直，抗阻力全关节范围屈曲掌指关节。

器械训练：患者坐位或卧位，利用橡胶弹力球、弹力圈、手指训练台进行抗阻训练；手背伸肌腱断裂术后使用弹力固定器固定，也可进行屈肌腱的抗阻训练（图2-3-9）。

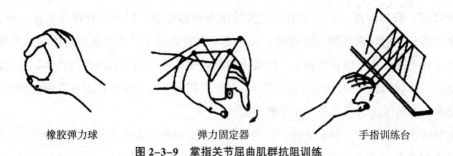

橡胶弹力球　　　　　　　弹力固定器　　　　　　　手指训练台
图2-3-9　掌指关节屈曲肌群抗阻训练

（5）增强对掌肌群肌力

①肌力1~3级

徒手训练：患者坐在桌旁，前臂旋后放在桌上。治疗师立于患侧，一只手握住腕关节以固定上肢，另一只手的拇指和示指握住患者的拇指或小指的掌骨。方法：患者注意力集中，努力做全关节范围对掌。1级肌力时，治疗师给予助力于掌骨，帮助拇指或小指对掌；2~3级肌力时，治疗师只帮助固定，不予拇指或小指对掌助力。

②肌力4~5级

徒手训练：患者体位同上。治疗师立于患侧，双手分别握住拇指和小指掌侧并向外侧施加阻力。抗阻力方法：患者抗阻力对掌。

器械训练：患者坐位，利用弹力胶条可进行抗阻训练。

（6）增强屈指肌群肌力

①肌力1~3级

徒手训练：患者坐在桌旁，前臂旋后，腕呈中立位。治疗师立于患侧，一只手握住指间关节近端以固定近节指骨，另一只手握住远节指骨。方法：患者注意力集中，做全关节范围屈曲指间关节。1级肌力时，治疗师给予助力于指间关节的远端，帮助屈曲指间关节；2~3级肌力时，治疗师只帮助固定，不予屈曲指间关节助力。

②肌力4~5级

徒手训练：患者体位同上。治疗师立于患侧，一只手握住指间关节近端以固定近节指骨，另一只手握住指间关节的远端并向下施加阻力。抗阻力方法：患者抗阻力全关节范围屈曲指间。

器械训练：患者坐位，常用手指训练台进行抗阻训练。

四、增强下肢肌群肌力及肌耐力的训练技术

（一）增强髋部肌群肌力及肌耐力的训练技术

1. 髋部解剖　髋部肌肉大都起自骨盆的内、外面，跨越髋关节，止于股骨上部，按其与髋关节的关系，可分为前、后两群。

前群有髂腰肌（包括腰大肌和髂肌）、阔筋膜张肌及缝匠肌。腰大肌起自腰椎体侧面和腰椎横突，髂肌起自髂窝，两肌向下汇聚，经腹股沟韧带深面至股部，止于股骨小转子。阔筋膜张肌起自髂前上棘，肌腹夹在阔筋膜（大腿深筋膜）两层之间，在大腿上、中1/3交界处向下移行于髂胫束，止于胫骨外侧髁。缝匠肌呈扁长带状，起自髂前上棘，斜向内下方，止于胫骨上端的内侧面。

NOTE

后群位于臀部，分列3层，浅层为臀大肌，中层由上向下依次为臀中肌、梨状肌、闭孔内肌和股方肌，深层为臀小肌和闭孔外肌。臀大肌大而肥厚，形成臀部的膨隆，它起自髂骨翼外面和骶骨背面，肌束向外下，止于股骨的臀肌粗隆和髂胫束。臀中肌和臀小肌位于臀大肌深面，依次叠盖，它们均起自髂骨翼外面，向下止于股骨大转子。梨状肌起自骶骨前面外侧部，向外穿出坐骨大孔，止于股骨大转子。闭孔内肌起自闭孔膜内面及其周围的骨面，肌腱向后穿经坐骨小孔，然后转而行向外侧止于转子窝。闭孔外肌起于闭孔膜外面及其周围的骨面，闭孔外肌肌腱在股方肌深面行向后外，止于转子窝。

内侧群位于大腿内侧，共有5块，列为3层，浅层由外上向内下依次为耻骨肌、长收肌和股薄肌；中层在耻骨肌和长收肌的深面，为短收肌；深层在长收肌、短收肌的深面，为大收肌。内侧群肌起自耻骨坐骨支、坐骨结节，除股薄肌止于胫骨外，其余各肌均止于股骨粗线。大收肌有一腱止于股骨的收肌结节，此腱与股骨围成收肌腱裂孔。

2. 髋部运动 髋关节可以在髋部肌群的作用下，进行前屈或后伸、外展或内收，以及内旋或外旋几个方向的运动。髂腰肌、股直肌、缝匠肌和阔筋膜张肌收缩会使髋关节前屈；臀大肌、股二头肌长头、半膜肌、半腱肌收缩可以使髋关节后伸；臀中肌、臀小肌、阔筋膜张肌和臀大肌上部纤维收缩可使髋关节外展；耻骨肌、长收肌、股薄肌、短收肌和大收肌同时收缩可使髋关节内收。髋关节周围的大多数肌肉都是有旋转作用的，髋关节内旋和外旋的动作具体由哪一块肌肉收缩完成取决于髋关节的位置，如臀大肌在髋伸直时，有外旋髋关节的功能，但屈曲时其上部纤维就有内旋作用。

髋部肌肉在髋关节的不同角度时具有不同的作用。如在髋关节伸展时，大腿内收肌的肌肉拉力线位于髋关节的前方，具有前屈髋关节作用；在髋关节屈曲时，大腿内收肌的肌肉拉力线位于髋关节的后方，具有后伸髋关节作用。关节角度变化后，肌肉拉力线改变，使肌肉收缩作用发生转变，这种情况也见于梨状肌。在髋部肌群中，如阔筋膜张肌、股直肌等肌肉同时跨过髋、膝两个关节，属于双关节肌，根据肌肉长度－张力关系的原理，双关节肌的效能受到被跨越的两个关节位置的影响。如股直肌在屈膝时，屈髋作用大为增强；在伸髋时，伸膝作用更为明显。

3. 训练方法

（1）增强髋屈曲肌群肌力

①肌力1~3级

徒手训练：患者健侧卧位，伸髋，屈膝90°。治疗师立于患侧，一只手托住足跟及踝关节，另一只手托住大腿远端及膝关节。方法：患者注意力集中，努力做全关节范围的屈髋。1级肌力时，治疗师给予助力帮助屈曲髋关节；2~3级肌力时，治疗师只帮助托起训练侧下肢，不予屈曲髋关节助力。

器械训练：患者卧位，利用悬吊、滑板、水中运动等进行助力训练（图2-3-10）。

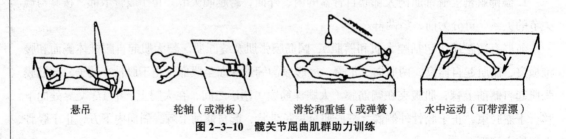

悬吊　　　　　　轮轴（或滑板）　　　　滑轮和重锤（或弹簧）　　　水中运动（可带浮漂）

图2-3-10 髋关节屈曲肌群助力训练

②肌力 4 ~ 5 级

徒手训练：患者仰卧位，下肢屈髋，屈膝。治疗师立于患侧，双手将下肢扶起，屈髋90°，膝关节自然屈曲，一只手托住足跟及踝关节，另一只手放在大腿远端，向足的方向施加阻力。抗阻力方法：患者抗阻力全关节范围屈髋。该方法也可以在坐位下进行，治疗师一只手放在髂前上棘处固定骨盆，另一只手放在股骨远端并向下施加阻力，患者抗阻力全关节范围屈髋。

器械训练：患者卧位、坐位或立位，利用沙袋、哑铃、弹力带等进行抗阻训练。

（2）增强髋后伸肌群肌力

①肌力 1 ~ 3 级

徒手训练：患者健侧卧位，屈髋90°，屈膝90°。治疗师站在患者身后，一只手托住足跟及踝关节，另一只手托住大腿远端及膝关节。方法：患者注意力集中，努力做全关节范围的伸髋。1 级肌力时，治疗师给予助力帮助后伸髋关节；2 ~ 3 级肌力时，治疗师只帮助托起训练侧下肢，不予伸髋关节助力。

器械训练：与髋关节屈曲肌群助力训练使用器械类似，改变体位即可进行髋关节后伸肌群的助力训练。

②肌力 4 ~ 5 级

徒手训练：患者俯卧位，下肢伸直。治疗师面向患者站立，一只手及前臂放在臀部以固定骨盆，另一只手放在大腿股骨远端并向下施加阻力。抗阻力方法：患者抗阻力全关节范围后伸髋关节。

器械训练：与髋关节屈曲肌群抗阻训练使用器械类似，改变体位即可进行髋关节后伸肌群的抗阻训练。如仰卧位时进行髋关节屈曲抗阻训练，患者改为俯卧位即可进行髋关节后伸抗阻训练。

（3）增强髋外展肌群肌力

①肌力 1 ~ 3 级

徒手训练：患者仰卧位，下肢伸直，中立位。治疗师立于患侧，一只手放在股骨远端后方，另一只手放在脚踝处，托起下肢。方法：患者注意力集中，努力做全关节范围的髋外展。1 级肌力时，治疗师给予助力帮助外展髋关节；2 ~ 3 级肌力时，治疗师只帮助托起训练侧下肢，不予外展髋关节助力。

器械训练：与髋关节屈曲肌群助力训练使用器械类似，改变体位即可进行髋关节外展肌群的助力训练。

②肌力 4 ~ 5 级

徒手训练：患者体位同上。治疗师立于患侧，一只手放在髂前上棘处固定骨盆，另一只手放在大腿远端外侧并向内侧施加阻力。如果膝关节无疼痛，下方手也可放在外踝处并向内侧施加阻力。抗阻力方法：患者抗阻力全关节范围外展髋关节。该方法也可以在侧卧位进行。训练侧下肢在上，治疗师站在患者身后，一只手放在髂骨上缘固定骨盆，另一只手放在股骨远端外侧并向下施加阻力，患者抗阻力全关节范围外展髋关节。

器械训练：与髋关节屈曲肌群抗阻训练使用器械类似，改变体位即可进行髋关节外展肌群的抗阻训练。

（4）增强髋内收肌群肌力

①肌力 1～3 级

徒手训练：患者仰卧位，正常侧下肢髋关节外展 25°，训练侧下肢外展约 30°。治疗师立于患侧，一只手放在膝关节腘窝处，另一只手放在脚后跟处托起下肢。方法：患者注意力集中，努力做全关节范围的髋内收。1 级肌力时，治疗师给予助力帮助内收髋关节，2～3 级肌力时，治疗师只帮助托起训练侧下肢，不予内收髋关节助力。

器械训练：与髋关节外展肌群助力训练器械基本相同，运动方向相反。

②肌力 4～5 级

徒手训练：患者体位同上。治疗师立于患侧，上方手放在髂前上棘固定骨盆，下方手放在大腿远端内侧并向外施加阻力。如果膝关节无疼痛，下方手也可放在内踝处并向外施加阻力。抗阻力方法：患者抗阻力全关节范围内收髋（由外展位经中立位到内收位）。上述方法也可以在侧卧位进行。训练侧下肢在下，治疗师站在患者的身后，一只手于上方膝关节内侧托起下肢，另一只手放于下方股骨远端内侧并向下施加阻力，患者抗阻力全关节范围内收髋关节。

器械训练：与髋关节外展肌群抗阻训练器械基本相同，运动方向相反。

（5）增强髋内旋或外旋肌群肌力

①肌力 1～3 级

徒手训练：患者仰卧位，膝关节伸直位，髋关节外旋或内旋位。治疗师立于患侧前方，外旋时，一只手放在膝关节内侧，另一只手握住脚踝；内旋时，一只手放在膝关节外侧，另一只手握住脚踝。方法：患者注意力集中，努力做全关节范围的内旋或外旋髋关节。1 级肌力时，治疗师给予助力帮助内旋或外旋髋关节；2～3 级肌力时，治疗师只帮助托起训练侧下肢，不予内旋或外旋髋关节助力。

②肌力 4～5 级

徒手训练：患者仰卧位，训练侧屈髋，屈膝 90°。治疗师立于患侧，增强髋内旋肌群肌力时，一只手放在大腿远端内侧，另一只手握住外踝处并向内侧施加阻力；增强髋外旋肌群肌力时，一只手放在大腿远端外侧，另一只手握住内踝处并向外侧施加阻力。抗阻力方法：患者抗阻力全关节范围内旋髋关节（小腿向外）或外旋髋关节（小腿向内）。

（二）增强膝部肌群肌力及肌耐力的训练技术

1. 膝部解剖学概要　膝部肌群位于股骨周围，主要分为前群和后群。前群有股四头肌，股四头肌是全身最大的肌肉，长头起自坐骨结节，短头起自股骨粗线，两头会合后止于腓骨头，包覆股骨前、内、外侧面。后群位于大腿后面，包括位于外侧的股二头肌和位于内侧的半腱肌、半膜肌，半腱肌位于半膜肌的浅面，它们均起自坐骨结节，向下止于胫骨上端内侧。

2. 膝部运动学概要　膝关节可以在膝部肌群的作用下，完成伸直或屈曲、内旋或外旋动作。股四头肌收缩可使膝关节伸直，股二头肌、半腱肌和半膜肌收缩可使膝关节屈曲，半腱肌、半膜肌和缝匠肌收缩可以使膝关节内旋，使膝关节外旋的肌肉主要是股二头肌，阔筋膜张肌可起到协助膝关节外旋的作用。

膝部肌群中作用于膝关节的单关节肌共 5 块，包括股外侧肌、股中间肌、股内侧肌、腘肌和股二头肌短头。其余的肌肉则跨越髋关节和膝关节（如股直肌、缝匠肌、股薄肌、半腱肌、半膜肌、股二头肌长头和阔筋膜张肌的髂胫束），或跨过膝关节和踝关节（腓肠肌）。所以，髋关节和踝关节的运动或位置都会影响这些肌肉对膝关节的作用。

一般情况下，双关节肌极少被用来同时运动两个关节，通常是用来克服一个关节来自身体的重力或其他肌肉收缩的阻力。假如双关节肌在两个关节活动时同时收缩，完成其所有活动范围，那么该肌将缩短，并在缩短的过程中丧失其肌力。如人在俯卧或直立位做伸髋再屈膝动作，腘绳肌必须跨髋、膝两个关节同时缩短，这将使腘绳肌收缩强度明显下降，很难完成此动作。类似的情况也见于在踝跖屈的同时屈膝关节。

3. 训练方法

（1）*增强屈膝肌群肌力*

①肌力 1～3 级

徒手训练：患者健侧卧位，双下肢伸直。治疗师立于患者前方，一只手固定训练侧大腿远端，另一只手托住训练侧小腿远端。方法：患者注意力集中，努力做全关节范围的屈膝动作。1 级肌力时，治疗师给予助力帮助屈膝；2～3 级肌力时，治疗师只帮助托起训练侧小腿，不予屈膝关节助力。

器械训练：患者卧位，利用悬吊、弹簧、水中运动、滑轮和重锤等进行助力训练。

②肌力 4～5 级

徒手训练：患者俯卧位，下肢伸直。治疗师立于患者前方，一只手放在臀部固定骨盆，另一只手放在小腿远端后方并向下施加阻力。抗阻力方法：患者抗阻力全关节范围屈膝。

器械训练：患者卧位或坐位，利用弹力带、弹簧、滑轮和重锤进行抗阻训练。

（2）*增强伸膝肌群肌力*

①肌力 1～3 级

徒手训练：患者健侧卧位，训练侧下肢伸髋，屈膝 90°。治疗师立于患者前方，一只手托住并固定大腿远端，另一只手托住小腿远端。方法：患者注意力集中，努力做全关节范围的伸膝动作。1 级肌力时，治疗师给予助力帮助伸膝；2～3 级肌力时，治疗师只帮助托起训练侧小腿，不予伸膝关节助力。

器械训练：与膝关节屈曲肌群助力训练使用器械类似，运动方向相反。

②肌力 4～5 级

徒手训练：患者坐位，双下肢垂于床沿，大腿下方放一毛巾卷。治疗师立于患者前方，上方手放在膝关节上方固定股骨，下方手握住小腿远端并向后施加阻力。抗阻力方法：患者抗阻力全关节范围伸膝。

器械训练：与膝关节屈曲肌群抗阻训练使用器械类似，运动方向相反。

（三）增强踝部肌群肌力及肌耐力的训练技术

1. 踝部解剖　踝部肌群按肌肉在小腿的位置分为前群、后群和外侧群。前群内侧为胫骨前肌，外侧为趾长伸肌，两者之间为踇长伸肌。外侧群有腓骨长肌和腓骨短肌。腓骨长肌腱与胫骨前肌腱在足内侧缘结成腱环，有维持足横弓的作用。后群有浅、深两层肌，浅层为强大的小腿三头肌，由腓肠肌和比目鱼肌组成；深层有 4 块肌，上方为腘肌，下方自内侧向外侧依次为趾长屈肌、胫骨后肌和踇长屈肌。

2. 踝部运动　踝关节在踝部肌群的作用下，可行踝关节跖屈或背屈、内翻或外翻运动。使踝关节跖屈的肌肉包括小腿三头肌、胫骨后肌、踇长屈肌和趾长屈肌；使踝关节背屈的肌肉包括胫骨前肌、蹬长伸肌及趾长伸肌；使足内翻的肌肉主要有胫骨前肌和胫骨后肌；使足外翻的肌肉主要有腓骨长肌和腓骨短肌。

跨过踝关节的肌肉除腓肠肌和腘肌外，其余肌肉都起于近侧的胫骨和腓骨。由于没有肌肉附着于距骨，所以从小腿到足的肌肉都是可以同时作用于踝关节和距下关节的双关节肌。腓肠肌是跖屈踝关节的主要肌肉，在足踮起时可见明显收缩，腓肠肌麻痹时，患者不能用趾站立，涉及跑、跳动作的活动也无法进行。由于胫骨后肌、蹬长屈肌、趾长屈肌并不附着于跟骨，杠杆作用差，所以这些肌肉收缩时主要对更远侧的关节发生作用而非踝关节，故不能代偿小腿三头肌的作用，只能协助小腿三头肌跖屈踝关节。胫骨后肌在足底广泛止于距突、舟骨粗隆、楔骨、骰骨和趾骨基底部，胫骨后肌收缩对维持足弓具有重要作用，当胫骨后肌麻痹时，足弓无法维持而引起平足畸形。胫骨前肌为踝关节的主要背屈肌，仅作用于踝关节。蹬长伸肌、趾长伸肌的主要作用为伸趾，但在踝关节背屈时则丧失其伸趾功能。当胫骨前肌麻痹而伸趾肌完好时，伸趾肌仅能产生有限的背屈功能。若胫骨前肌、蹬长伸肌和趾长伸肌麻痹，可导致步行摆动相足下垂，因而需要过度的屈髋、屈膝来防止足趾接触地面，形成所谓的"跨阈步态"。

3. 训练方法

（1）增强踝背屈肌群肌力

①肌力 1~3 级

徒手训练：患者健侧卧位，训练侧下肢伸直。治疗师立于患者前方，一只手固定小腿远端，另一只手握住足背。方法：患者注意力集中，努力做全关节范围的踝背屈动作。1级肌力时，治疗师给予助力帮助背屈踝关节；2~3级肌力时，治疗师只固定小腿远端，不予背屈踝关节助力。

器械训练：患者坐位或卧位，弹力带中部置于足底前部，手持弹力带两端可进行助力训练。

②肌力 4~5 级

徒手训练：患者仰卧位下稍屈膝（膝下垫一个枕头），踝中立位。治疗师立于患者前方，上方手放在小腿远端固定胫骨，下方手握住足背，并向足底方向施加阻力。抗阻力方法：患者抗阻力全关节范围背屈踝关节。

器械训练：患者坐位或卧位，利用固定杆、弹力带和悬挂重物进行抗阻训练。

（2）增强踝跖屈肌群肌力

①肌力 1~3 级

徒手训练：患者侧卧位，踝关节中立位。治疗师立于患者前方，一只手固定小腿远端，另一只手握住足背。方法：患者注意力集中，努力做全关节范围的踝跖屈动作。1级肌力时，治疗师给予助力帮助跖屈踝关节；2~3级肌力时，治疗师只固定小腿远端，不予跖屈踝关节助力。

②肌力 4~5 级

徒手训练：患者仰卧位，稍屈膝，腘窝下垫一个枕头，踝中立位。治疗师立于患者前方，一只手放在小腿近端固定胫骨，另一只手握住足跟，前臂掌侧抵住足底并向足背方向施加阻力。抗阻力方法：患者抗阻力全关节范围跖屈踝关节。踝跖屈肌群肌力训练也可以在站立位练习。患者单足站立，足跟抬起，跖屈踝关节保持片刻后放下，反复进行。

器械训练：患者坐位或卧位，利用滑轮、重锤或负重跖屈等进行抗阻训练。

（四）增强足部肌群肌力及肌耐力的训练技术

1. 足部解剖与运动 足背肌在趾长伸肌腱深面，包括跗短伸肌和趾短伸肌，分别助伸跗趾和第2~4趾。足底肌与手掌肌相似，分3群。内侧群有3块，为跗展肌、跗短屈肌和跗收肌。外侧群有2块，为小趾展肌和小趾短屈肌，作用分别为展小趾和屈小趾。中间群分3层，浅层有趾短屈肌及其深面的跖方肌，均助屈趾；中层为蚓状肌，助屈跖趾关节和伸趾骨间关节；深层有3块骨间足底肌和4块骨间背侧肌，分别使各趾向第2趾靠拢或彼此分开。

2.训练方法

增强足内翻或外翻肌群肌力

①肌力1~3级

徒手训练：患者仰卧位，踝关节中立位（内翻）或轻度跖屈（外翻）。治疗师立于患者前方，一只手握住小腿远端固定在治疗床的床面上，另一只手握住足背。方法：患者注意力集中，努力做全关节范围的足内翻或足外翻动作。1级肌力时，治疗师给予助力帮助足内翻或足外翻；2~3级肌力时，治疗师只固定小腿远端，不予足内翻或足外翻助力。

②肌力4~5级

徒手训练：患者坐位，小腿垂于床沿，足放在治疗师的大腿上。治疗师立于患者前方，一只手握住小腿远端，当增强足内翻肌群肌力时，另一只手握住足的内侧缘并向下施加阻力；当增强足外翻肌群肌力时，另一只手握住足的外侧缘并向下施加阻力。抗阻力方法：患者抗阻力全关节范围足内翻或足外翻。

五、增强头颈部和躯干肌群肌力及肌耐力的训练技术

（一）增强头颈部肌群肌力及肌耐力的训练技术

1. 头颈部解剖 颈部肌群分为颈前肌群和颈后肌群。颈前肌群包括头长肌，颈长肌，前、中、后斜角肌，以及胸锁乳突肌。头长肌起自第3~6颈椎横突，肌纤维向内上止于枕骨基底部，由第1~3颈神经支配。颈长肌位于颈椎及第1~3胸椎椎体前面，起于第1~3胸椎椎体及第3~6颈椎横突前结节，止于第2~4颈椎椎体及寰椎前结节，覆盖于寰椎前弓到第3胸椎椎体的前外侧面。斜角肌由前、中、后三部分组成，起自颈椎横突结节，止于第1、2肋骨，由第2~8颈神经支配。胸锁乳突肌两头分别起于胸骨柄和锁骨的胸骨端，止于乳突和枕骨上项线的外侧部；受副神经和第2、3颈神经前支的分支支配。

颈后肌群包括枕下小肌群、横突棘肌、斜方肌和颈部竖脊肌。枕下小肌群包括头后大、小直肌和头上、下斜肌。头后大直肌起自枢椎棘突，头后小直肌起自寰椎后结节，向上止于枕骨下项线；头后小直肌的外侧部被头后大直肌所覆盖；头上斜肌起自寰椎横突，止于枕骨下项线的外侧部；头下斜肌连于枢椎棘突和寰椎横突之间。横突棘肌接于横突和棘突之间，包括回旋肌、多裂肌和半棘肌。回旋肌最深，它附着于横突和上位椎体棘突的基底部；多裂肌起于横突，肌纤维斜向内上跨过2~5个椎体，向上止于上2~5位椎体的棘突；半棘肌起于上6位胸椎横突，向上止于枕骨下项线的上方和颈椎的棘突。斜方肌起自枕骨上项线、枕外隆凸、项韧带、第7颈椎及全部胸椎的棘突和棘上韧带，止于锁骨、肩峰和肩胛冈。颈部竖脊肌为许多

NOTE

椎后肌的总称，这些肌肉从骶骨到枕骨依次相续，从外侧到内侧分别称为髂肋肌、最长肌和棘肌，受脊神经后支支配。根据其所附着的范围分别在这些肌肉名称前冠以头、颈、胸、腰等，如头最长肌、颈髂肋肌。

2. 头颈部运动　头、颈和躯干肌在中线两侧成对排列，当两侧肌肉收缩时产生矢状面的前屈和后伸运动；当一侧肌肉收缩时，则在额状面或水平面上产生侧屈或旋转运动。能前屈头、颈和躯干的肌肉有枕下肌、头长肌、颈长肌、斜角肌、胸锁乳突肌、腹直肌、腹内斜肌、腹外斜肌和腰大肌；能使头、颈和躯干伸直的肌肉有枕下肌、横突棘肌和竖脊肌。

躯干肌群的一个重要功能是固定胸廓、骨盆和脊柱，当肢体运动时也可引起躯干肌群的协同收缩，从而达到训练躯干肌肉的目的。如抬腿时，所有腹肌均活动来固定骨盆和脊柱的腰部，故可以通过改变下肢的力臂长度（屈膝或伸膝）或抬一条（或两条）腿的方法来改变腹肌收缩的强度。在俯卧位时伸髋，也可达到使背伸协同收缩的训练目的。

横突棘肌和竖脊肌是使躯干伸直的两块主要肌肉，这些肌肉瘫痪的人在俯卧位时不能伸脊柱，在直立位时不能伸直脊柱。虽然在脊柱的侧屈、旋转和深呼吸时，横突棘肌和竖脊肌都有较大的活动，但并不表示这些肌肉就是这些运动的主动肌，最常见的是在脊柱旋转时作为协同肌稳定脊柱，防止主动肌产生不需要的动作，如一侧腹外斜肌收缩能够旋转躯干，但也能屈曲躯干，此时对侧的竖脊肌和横突棘肌就会收缩来稳定脊柱。

当人站立屈髋时用手去触脚趾，伸髋肌（主要是腘绳肌）和竖脊肌通过离心收缩来控制屈髋和脊柱的向前弯曲，同样这些肌肉的向心收缩使躯干恢复直立位。现代理论认为，躯干能承受较大的前屈运动能力是来自脊柱后方的韧带、胸腰筋膜、腹横肌和腹内斜肌所产生的，这主要是因为脊柱屈曲时竖脊肌的力线几乎与脊柱平行，仅具有很小的力量，此时竖脊肌的收缩不能产生伸脊柱腰部的作用，只能增加对椎间盘的压力。

3. 训练方法

（1）增强颈前屈肌群肌力

①肌力 1～3 级

徒手训练：患者侧卧位，头下垫枕使头部保持水平，肩部放松。治疗师立于患者一侧，一只手托住患者头部，另一只手固定患者肩部。方法：患者注意力集中，努力做全关节范围的颈前屈动作。1 级肌力时，治疗师给予助力帮助颈前屈动作；2～3 级肌力时，治疗师只固定肩部、托起头部，不予颈前屈动作助力。

器械训练：患者卧位，利用悬吊减重进行助力训练。

②肌力 4～5 级

徒手训练：患者仰卧位，头下垫枕使头部保持水平，肩部放松。治疗师立于患者一侧，一只手固定患者肩部，另一只手置于患者前额部向下施加阻力。抗阻力方法：患者抗阻力做全关节范围的颈前屈动作。

器械训练：患者坐位或卧位，利用弹力带、滑轮和重锤等进行抗阻训练。

（2）增强颈后伸肌群肌力

①肌力 1～3 级

徒手训练：患者侧卧位，头下垫枕使头部保持水平，肩部放松。治疗师立于患者一侧，一只手托住患者头部，另一只手固定患者肩部。方法：患者注意力集中，努力做全关节范围的颈后伸动作。1级肌力时,治疗师给予助力帮助颈后伸动作;2~3级肌力时,治疗师只固定患者肩部、托起头部,不予颈后伸动作助力。

器械训练:患者卧位,利用悬吊减重进行助力训练。

②肌力4~5级

徒手训练:患者俯卧位,肩部放松。治疗师立于患者一侧,一只手固定患者肩部,另一只手放在患者头枕部向下施加阻力。抗阻力方法:患者抗阻力做颈后伸动作。

器械训练:患者坐位或卧位,利用弹力带、滑轮和重锤等进行抗阻训练,与颈前屈肌群训练时的体位相反。

(二)增强躯干肌群肌力及肌耐力的训练技术

1. 躯干解剖 躯干肌群包括躯干前屈肌群、躯干后伸肌群和躯干旋转肌群。躯干前屈肌群主要有前外侧腹肌群和胸固有肌,前外侧腹肌群由腹直肌、腹外斜肌、腹内斜肌和腹横肌组成。躯干后伸肌群位于棘突两侧的脊柱沟内,分为数层:浅层肌长,包括竖脊肌和夹肌;深层肌短,节段性明显,连接邻近的椎体,对维持人体直立姿势有重要作用。躯干旋转肌群主要包括腹外斜肌和腹内斜肌。

2. 躯干运动 见头颈部运动。

3. 训练方法

(1)增强躯干前屈肌群肌力

①肌力1~3级

徒手训练:患者仰卧位,下肢固定,双上肢置于体侧。治疗师立于患者一侧,一只手托住患者头部,另一只手固定患者骨盆。方法:患者注意力集中,努力做全关节范围的头、肩抬离床面动作。1级肌力时,治疗师给予助力帮助做头、肩抬离床面动作;2~3级肌力时,治疗师只帮助固定骨盆,不予头、肩抬离床面动作助力。

器械训练:患者仰卧位,动作与徒手训练相同,可以利用弹力带悬吊头部或上背部进行助力训练。

②肌力4~5级

徒手训练:患者仰卧位,肩部放松。治疗师立于患者一侧,双手固定患者双侧大腿及双上肢。抗阻力方法:患者努力做双手向前平举坐起和双手抱头坐起训练。

器械训练:患者仰卧位,双上肢负重(哑铃)情况下做仰卧起坐训练,也可以利用腰腹肌训练仪进行躯干前屈肌群的抗阻训练。

(2)增强躯干后伸肌群肌力

①肌力1~3级

徒手训练:患者俯卧位,下肢固定,双上肢置于体侧。治疗师立于患者一侧,一只手压在臀部,另一只手托在患者的上胸部。方法:患者注意力集中,努力做全关节范围的头、胸抬离床面动作。1级肌力时,治疗师给予助力帮助做头、胸抬离床面动作;2~3级肌力时,治疗师只帮助压住臀部,不予头、胸抬离床面动作助力。

器械训练:患者俯卧位,动作与徒手训练相同,利用弹力带悬吊前胸部进行助力训练。

②肌力4~5级

徒手训练:患者俯卧位,下肢固定,双上肢置于体侧,胸部以上在床沿外。治疗师立于患者一侧，一只手压在臀部，另一只手放在患者的上背部施加不同大小的阻力。抗阻力方法：能抗较大阻力抬起上身。

器械训练：患者坐位，利用滑轮和重锤可进行抗阻训练，也可利用腰腹肌训练仪进行躯干后伸肌群的抗阻训练。

（3）增强躯干旋转肌群肌力

①肌力1～3级

徒手训练：患者坐位，固定骨盆。治疗师立于患者一侧，双手扶在患者的双肩上。方法：患者集中注意力，努力将上身向日左右两侧旋转。1级肌力时，治疗师给予助力帮助上身向左右旋转；2～3级肌力时，治疗师只提供保护防止失去平衡，不予上身向左右旋转助力。

②肌力4～5级

徒手训练：患者仰卧位，固定下肢，双上肢放置于体侧。治疗师立于患者一侧，双手固定患者的双下肢。抗阻力方法：患者努力双手抱头坐起，并向一侧转躯干，重复进行。

第四节　软组织牵伸技术

软组织牵伸技术是治疗因软组织挛缩或短缩而导致关节功能障碍的临床常用技术和方法之一，具有操作简单、方便、安全、有效的特点。

一、概述

（一）基本概念

1. 软组织　软组织是指肌肉及其辅助结构，如肌腱、筋膜、滑囊、腱鞘和关节囊、韧带，以及皮肤等连接组织。

2. 软组织挛缩　软组织挛缩是指由于疾病或损伤导致肌肉、肌腱、关节周围的纤维组织等出现慢性炎症和组织改变而引起软组织的适应性短缩，导致被动或主动牵伸软组织时出现明显抵抗，常引起关节运动功能障碍。

3. 软组织牵伸技术　软组织牵伸技术是指利用外力（人工或机械、电动设备）牵拉挛缩或短缩的软组织，使其延长，做稍超过组织阻力和关节活动范围的运动。通过该技术可使已挛缩的软组织重新获得伸展性，降低肌张力，改善或恢复关节的活动范围。

（二）牵伸分类

牵伸的分类方法有很多，比较常见的有以下几种分类方法。

1. 牵拉力量的来源　根据牵拉力量的来源常分为手法牵伸、机械（电动）牵伸和自我牵伸。

2. 牵伸肌群　根据牵伸肌群的不同常分为屈肌群牵伸和伸肌群牵伸。

3. 牵伸强度　根据牵伸强度常分为低强度牵伸和高强度牵伸。

4. 参与程度　根据参与程度常分为被动牵伸、主动牵伸和神经肌肉抑制技术。

5. 牵伸部位　根据牵伸部位常分为脊柱（颈椎和腰椎）牵伸和四肢（肩部、肘部、腕部、手部和髋部、膝部、踝部、足部）牵伸。

（三）牵伸作用

1. 保持或恢复关节的活动范围　由于疾病可导致身体某部位长期制动，从而出现肌张力增高、软组织挛缩等情况；而且正常人平时的长期坐位工作和不良的生活习惯也会引起肌肉轻微的挛缩或紧张。通过牵伸治疗可预防肌肉、韧带和关节囊等软组织出现挛缩，保持或恢复关节的正常活动范围。

2. 防止发生不可逆的组织挛缩　组织创伤所导致的局部炎症和疼痛，导致关节固定，4天后其组织学上就可出现挛缩现象，并且固定的时间越长，正常肌肉组织被粘连组织、瘢痕组织取代的就越多，缓解也就越困难。采用被动牵伸技术可拉长挛缩的软组织，防止软组织发生不可逆的挛缩，阻断恶性循环，缓解疼痛，防止肌力失衡。

3. 预防或降低运动时出现的软组织损伤　在活动或从事某项运动之前，可预先对关节和软组织进行牵伸活动，以增加关节的灵活性，降低肌肉和肌腱等软组织的损伤和疼痛。

4. 调节肌张力　在姿势异常或制动等情况下，肌肉、肌腱的弹性和延展性多降低。通过牵伸可刺激肌肉内的感受器——肌梭而达到调节肌张力、提高肌力的作用。临床上，中枢损伤性疾病导致肌张力增高、肌痉挛而限制关节活动时，也可以通过牵伸技术降低肌张力，保持肌肉的静息态长度，改善或重新获得关节周围软组织的伸展性。

5. 提高肌肉的兴奋性　对肌张力低下的肌群，适当地静态牵伸延长肌肉，可直接或间接反射性地提高肌肉的兴奋性，增强肌力。

二、软组织牵伸基础

（一）软组织对牵伸的反应

不同的软组织有各自的生理特性。当牵伸技术应用于这些软组织时，牵张速度、强度和时间，以及软组织温度均可影响不同类型软组织的反应，不同组织会有不同的反应结果。如软组织被牵拉后，其弹性或可塑性会发生变化。

1. 肌肉　肌肉被牵拉伸长时，牵伸的力量会经过相连（纤维内或环绕纤维）组织（肌内膜和肌束膜）传送到肌纤维，导致肌小节拉长，而当牵伸力量释放时，每个肌小节恢复静止状态时的长度。所以，牵伸力量必须达到并维持一定的时间，软组织的长度才能有效地增加。

肌肉制动的时间越长，肌肉萎缩和力量的丧失就越多，与长时间伸长状态下制动相比，当肌肉处于短缩状态时，其萎缩和无力发生得更快。

2. 肌腱与周围组织的结构　肌梭属于本体感受器，是一种感受肌肉长度变化和（或）牵拉刺激的感受装置；腱器官则是分布在肌腱胶原纤维之间感受骨骼肌张力变化的本体感受器，腱器官与梭外肌纤维呈串联关系。当肌肉受到被动牵拉时，肌梭的感受装置会首先兴奋，发动牵张反射，使被牵拉的肌肉收缩以对抗牵拉；当牵拉力量进一步增大时，腱器官兴奋，通过抑制牵张反射达到避免被牵拉肌肉损伤的目的。

（二）软组织牵伸方法

1. 被动牵伸　通过徒手或机械的外力拉长挛缩组织，以增加挛缩组织长度和关节活动范围的方法称为被动牵伸法。被动牵伸是物理治疗手法技术中缓解痉挛常用的手法，可以起到暂缓痉挛、保持痉挛肌群肌纤维的长度、维持关节活动范围和防止关节挛缩变形的作用。中枢神经系统损伤后痉挛的出现，使肢体不能自主地活动，长时间地保持在某一个或几个特定的位置

NOTE

上。随着时间的推移，肌肉纤维逐渐钙化短缩，关节周围结缔组织增生，关节液变得黏稠，最后形成粘连，严重时引起关节的变形。因此，痉挛早期对肌肉进行适当的牵拉是非常重要的。被动牵伸包括手法被动牵伸和机械牵伸两种方式。

（1）手法被动牵伸　手法被动牵伸是牵伸技术中常用的方法。治疗师通过手的力量缓慢地牵拉紧张或挛缩的软组织，并控制牵伸方向、速度和时间，以增加挛缩组织的长度和关节活动范围。与机械牵伸相比，手法被动牵伸是一种短时间的牵伸，一般每次牵伸持续 10～15 秒，重复 3～4 次。

（2）机械牵伸　机械牵伸是借助机械装置增加小强度的外部力量，较长时间作用于缩短组织的牵伸方法。机械牵伸一般通过重量牵引、滑轮系统或活动夹板提供牵伸力量而发生作用，其强度超过手法牵伸。当手法牵伸效果不理想时，可采用机械设备进行牵伸。牵伸时间至少持续 20 分钟方能产生治疗效果。

2. 主动抑制　主动抑制是指患者在进行肌肉牵伸之前，有意识地放松该肌肉，当肌肉被抑制（放松）时，肌肉拉长的相应阻力最小。主动抑制技术仅能放松肌肉组织中具有收缩性的结构，对结缔组织尤其是挛缩组织没有作用。这种方法仅适用于被拉长的肌肉有正常的神经支配、可被患者自主抑制，而不能应用于存在肌力减退、痉挛或麻痹的肌肉。

3. 自我牵伸　自我牵伸是指患者通过治疗师的讲解和指导，应用自身体重作为牵伸力量，被动牵伸其挛缩组织的一种独立完成的牵伸技术。自我牵伸训练可使患者独立地保持或增加关节活动度，是临床上巩固疗效的主要措施。

（三）软组织牵伸技术的程序

1. 评估　治疗师应在牵伸前对患者进行系统检查和评估。

（1）明确关节活动受限的相关情况　①关节活动受限的部位、性质、原因，以及活动范围。②是否有炎症性疼痛、骨质疏松、异位骨化等。③痉挛的程度及分布状况。④痉挛肌群肌纤维的走向和伸展性。⑤挛缩组织所处的阶段。⑥年龄、认知、身体状况。⑦能否主动参与。⑧预后。

（2）选择适当的牵伸方法　根据功能受限的主要原因进行选择。①由软组织挛缩引起：选用软组织牵伸技术。②由关节本身的原因引起：选用软组织牵伸技术加关节松动技术。一般来说，关节本身的挛缩可先通过关节松动技术恢复关节内正常的组织关系，再使用软组织牵伸技术。

2. 牵伸前准备

（1）向患者解释牵伸训练的目的和步骤，取得患者的理解和配合。

（2）患者安置于舒适、稳定的体位（一般选择卧位和坐位），在最佳运动平面完成牵伸。

（3）尽量暴露治疗部位，除去牵伸部位增加摩擦力的衣物、夹板或绷带。

（4）向患者解释在牵伸过程中尽可能放松的重要性，告知牵伸强度应为可耐受水平。

（5）必要时在牵伸前应用放松技术、热疗和热身训练，以增加被牵张组织的延展性，降低损伤的可能性。

3. 牵伸

（1）牵伸原则　牵伸力度的施加应缓慢进行，当遇到较大抵抗时（痉挛的强度增加），应稍做短暂的停留，当阻力略微缓减后，再继续进行；在牵拉的末端（或关节活动范围的末端）

做 5～10 秒的短暂停留，待痉挛缓解后，再缓慢地回到起始位。

（2）牵伸方向　牵伸力量的方向与肌肉紧张或挛缩的方向相反。在可动范围内缓慢移动肢体至受限点，同时固定近端关节、运动远端肢体以增加肌肉长度和关节活动范围。

（3）牵伸强度　牵伸力量必须达到一定强度才能拉紧软组织的结构，以不导致疼痛或损伤为度。正常情况下，患者在牵伸过程中可能感到轻微疼痛，但要以患者能够耐受为前提。如患者感到疼痛难忍，说明负荷过度，可能会引起被牵伸组织的损伤，应及时调整强度，避免医源性损伤。实践证明，低强度、长时间的持续牵伸效果好于高强度、短时间的牵伸。

（4）牵伸时间　牵伸手法不同，其牵伸时间各异。①手法被动牵伸：持续时间一般为每次 10～30 秒，重复 10～20 次，两次之间休息 30 秒左右。为促进组织修复和缓解治疗反应，可配合轻手法按摩。②机械牵伸：持续时间一般为每次 15～20 分钟。住院患者每日 1～2 次，门诊患者可每日 1 次。10 次为 1 个疗程，一般进行 3～5 个疗程。

如患者经规范治疗 1 周后仍无明显效果，应对其重新进行评估并调整治疗方案，或改用其他治疗方法。

（5）牵伸顺序　进行牵伸操作时应按照一定的顺序，如从近端到远端，从头到脚等。对跨越两个或多个关节的肌群（如腘绳肌），应先对每个关节进行牵伸，再对整个肌群进行牵伸。

4. 牵伸后

（1）在牵伸治疗后，患者一般会感到被牵伸关节周围的软组织放松，关节活动范围改善。若被牵伸部位在治疗后 24 小时仍有局部肿胀和明显疼痛，说明牵伸强度过大，应降低牵伸强度或缩短牵伸时间。根据损伤部位、病情的不同对患者进行定期评定，根据具体情况和个体差异制订合理的治疗方案。

（2）对牵伸后的软组织进行冷疗，可以减少牵伸过程中微小损伤导致的肌肉疼痛，并有助于防止肿胀的发生。

（3）鼓励患者利用获得进展的活动范围进行主动训练或功能性活动。

（四）临床应用

1. 适应证

（1）维持病损后的关节活动范围　可用于预防病损关节由于固定、制动、失用而造成的软组织挛缩、粘连或瘢痕形成，肌肉、结缔组织和皮肤缩短后引起的关节活动范围减小和日常生活活动受限。

（2）恢复和增加病损后的关节活动范围　常应用于肩部、肘部、腕指部和髋部、膝部、踝足部，以及颈腰部病损后关节软组织的粘连、挛缩、瘢痕形成，以及关节活动受限或障碍。

（3）改善和恢复关节周围软组织的延展性　降低肌肉张力，常用于病损后肌肉张力增高，如中枢神经损伤后的肌痉挛。

（4）预防运动损伤　体育锻炼前后牵伸，可起到预防肌肉骨骼损伤，减轻运动后肌肉疼痛的作用。

2. 禁忌证

（1）关节内或关节周围组织有炎症、急性感染、肿瘤和结核。

（2）肌肉、肌腱、韧带损伤的急性期。

（3）关节活动或肌肉牵拉时疼痛剧烈者。

NOTE

（4）神经、肌腱断裂吻合术后1个月以内。

（5）关节骨折内外固定术后；严重的骨质疏松症；病损后肌肉无力的患者。

（6）肌麻痹或严重肌无力患者：为维持关节的稳定性或保持一定的肌肉力量以增强功能活动而发生代偿性挛缩时，慎用牵伸治疗。

（五）注意事项

1. 避免过度牵伸　过度牵伸有害无益，长时间制动后，软组织失去了正常的张力，尤其是大强度、短时间的牵伸比小强度、长时间的牵伸更容易引起损伤，造成关节不稳定。关节不稳定容易引起疼痛，且增加了再次损伤的风险。

2. 避免牵伸特殊组织　避免牵伸水肿组织，因牵伸可导致水肿扩散，增加疼痛和肿胀；对肌力较弱的肌肉，牵伸应与肌力训练结合起来，保持患者在伸展性和力量之间的平衡。当肌无力和拮抗肌紧张同时存在时，先牵拉紧张的拮抗肌，再增强无力肌肉的力量。

3. 配合放松被牵伸部位　在进行牵伸时，可配合热疗、按摩、关节松动技术、支具等方法来帮助肌肉放松，提高牵伸效果。

4. 了解治疗反应　注意观察牵伸后肌肉的酸痛情况，时间不能持续超过24小时。大强度、短时间的牵伸容易引起软组织的炎症、损伤和无力。

三、脊柱肌肉牵伸技术

（一）颈部肌肉牵伸技术

1. 徒手被动牵伸

（1）颈部伸肌群牵伸

作用：牵伸颈部伸肌群，增加颈椎屈曲活动范围。

体位及操作：患者坐位；治疗师站立位。治疗师上方手置于患者顶枕部，轻柔地向下压使颈部屈曲达到最大的活动范围；下方手置于胸椎上段固定脊柱。

（2）颈部屈肌群牵伸

作用：牵伸颈部屈肌群，增加颈椎后伸活动范围。

体位及操作：患者坐位；治疗师站立位。治疗师上方手置于患者前额部，轻柔地向后推使颈部后伸达到最大的活动范围；下方手置于胸椎上段固定脊柱（图2-4-1）。

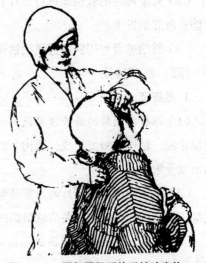

图2-4-1　颈部屈肌群徒手被动牵伸

（3）颈部侧屈肌群牵伸

作用：牵伸颈部侧屈肌群，增加颈椎侧屈活动范围。

体位及操作：患者坐位；治疗师站立位。治疗师上方手置于患者牵伸侧的颞部，轻缓地推动患者头部向对侧，使颈部侧屈运动到最大活动范围；下方手置于同侧肩部固定，防止肩关节出现代偿运动。

2. 自我牵伸

（1）颈部伸肌群牵伸 患者坐在靠背椅上，前屈颈椎，以增加颈椎前屈活动范围。

（2）颈部屈肌群牵伸 患者坐在靠背椅上，后伸颈椎，以增加颈椎后伸活动范围。

（3）颈部侧屈肌群牵伸 患者坐在靠背椅上，颈部向一侧做侧屈运动，以牵伸对侧颈部屈肌群。

（二）腰部肌肉牵伸技术

1. 徒手被动牵伸

（1）腰部伸肌群牵伸

作用：牵伸腰背部伸肌群，增加腰椎前屈活动范围。

体位及操作：患者站立位；治疗师站立位。治疗师上方手置于患者胸椎背部，轻轻向下压，使腰椎前屈达到最大的活动范围；下方手固定腰骶部（图2-4-2）。

（2）腰部屈肌群牵伸

作用：牵伸腰部屈肌群，增加腰椎后伸活动范围。

体位及操作：患者站立位；治疗师站立位。治疗师上方手置于胸骨前轻轻向后推，使腰椎后伸达到最大的活动范围；下方手固定腰骶部。

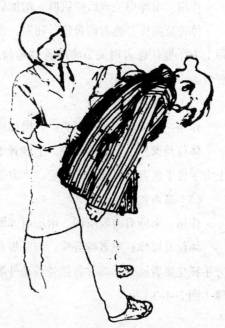

图2-4-2 腰部伸肌群徒手被动牵伸

（3）腰部侧屈肌群牵伸

作用：牵伸腰部侧屈肌群，增加腰椎侧屈活动范围。

体位及操作：患者站立位；治疗师站立位。治疗师上方手置于牵伸侧肩部轻轻向对侧推，使腰椎侧屈达到最大的活动范围；下方手置于对侧固定髂部。

2. 自我牵伸

（1）腰部伸肌群牵伸

方法一：患者站立位，双上肢放松，置于躯干两侧，做腰椎前屈运动，至最大活动范围，牵伸腰部后伸肌群。

方法二：患者仰卧位，屈曲双侧髋、膝关节及胸，患者双手于人腿近膝部后方下压，使骶部离开治疗床床面，牵伸腰部后伸肌群（胫骨处不要下压，可加大对膝关节的应力）。

（2）腰部屈肌群牵伸

方法一：患者站立位，双手叉腰，做后伸腰运动，至最大活动范围，牵伸腰部前屈肌群。

方法二：患者俯卧位，双手支撑，使双肘关节伸展，将上方抬起，但保持骨盆不离开床面。

（3）腰部侧屈肌群牵伸 患者站立位，一只手叉腰，另一只手上举向对侧做腰部侧屈运动，至最大活动范围，牵伸腰部侧屈肌群。

四、上肢肌肉牵伸技术

（一）肩部肌肉牵伸技术

肩部肌肉进行牵伸时，必须固定肩胛骨以避免代偿性运动。

1. 徒手被动牵伸

（1）肩后伸肌群牵伸

作用：牵伸肩关节后伸肌群，增加肩关节前屈活动范围。

体位及操作：患者仰卧位，屈肘，前臂及手部放松；治疗师面向患者站在牵伸侧旁。治疗师上方手握住患者肘关节将肱骨被动前屈至最大活动范围，下方手放在肩胛骨外侧缘固定肩胛骨。

（2）肩前屈肌群牵伸

作用：牵伸肩关节前屈肌群，增加肩关节后伸活动范围。

体位及操作：患者俯卧位，上肢置于体侧并放松；治疗师面向患者站在牵伸侧旁。治疗师上方手置于患者肩胛骨后部固定，下方手从掌侧托起肱骨远端，将肱骨被动后伸至最大范围。

（3）肩内收肌群牵伸

作用：牵伸肩内收肌群，增加肩外展活动范围。

体位及操作：患者仰卧位，肩外展并屈肘90°；治疗师面向患者站在牵伸侧旁。治疗师上方手托住患者肱骨远端并将肱骨被动外展至最大活动范围，下方手置于腋下固定肩胛骨的外侧缘（图2-4-3）。

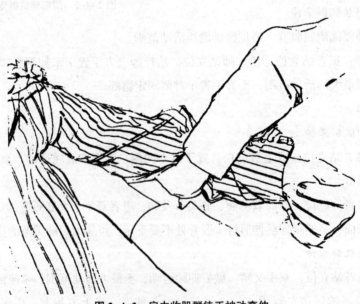

图2-4-3　肩内收肌群徒手被动牵伸

（4）肩外旋肌群牵伸

作用：牵伸肩外旋肌群，增加肩内旋活动范围。

体位及操作：患者仰卧位，肩关节外展90°或外展至舒服的位置，屈肘90°；治疗师面向患者的足立于牵伸侧旁。治疗师内侧手握住患者肱骨远端，外侧手握住患者前臂远端将前臂向床面被动运动至最大活动范围。

（5）肩内旋肌群牵伸

作用：牵伸肩内旋肌群，增加肩外旋活动范围。

体位及操作：患者仰卧位，肩关节外展90°或外展至舒服的位置，屈肘90°；治疗师面向患者的足立于牵伸侧旁。治疗师外侧手握住患者肱骨远端，内侧手握住患者前臂远端将前臂向床面被动运动至最大活动范围（图2-4-4）。

注意：在进行肩内旋、外旋肌群牵伸操作时，必须确保肘关节的稳定、无痛、安全，牵伸的强度不宜过大。

（6）胸肌牵伸

作用：牵伸胸肌，增加肩水平外展活动范围。

体位及操作：患者仰卧位，肩关节外展60°～90°，患侧肩部位于床沿旁；治疗师面向患者站在牵伸侧旁。

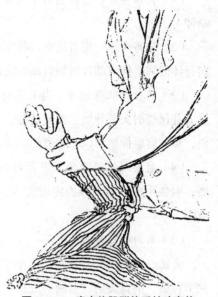

图2-4-4 肩内旋肌群徒手被动牵伸

治疗师内侧手握住患者肱骨远端，外侧手握住前臂远端掌侧，双手移动患者上肢，使其向地面方向被动运动至最大活动范围。

（7）提肩胛肌牵伸

作用：牵伸提肩胛肌，增加肩胛骨活动范围。

体位及操作：患者坐位，头转向对侧并稍向前屈，以颈部后外侧有酸胀感为度，牵伸侧上肢外展，屈曲肘关节并将手放在头后部；治疗师立于患者身后牵伸侧。治疗师外侧手从前面托住患者上臂远端向上抬，内侧手放在患者牵伸侧颈肩部交界处向下压，与此同时，嘱咐患者深吸气后深呼气（图2-4-5）。

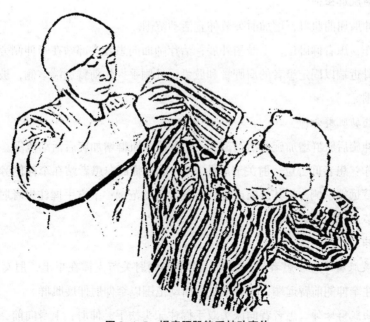

图2-4-5 提肩胛肌徒手被动牵伸

2. 自我牵伸

（1）长轴牵伸　患者侧坐于高靠背椅上，将牵伸侧上肢置于椅背外，可手提一重物以增加牵伸力。

（2）分离牵伸　患者站立，将毛巾卷夹在牵伸侧腋下并屈肘，利用对侧手在胸前托住肘部向身体健侧牵伸肩部以增加肩部的活动范围。

（3）肩后伸肌群牵伸　当上肢前屈活动度小于90°时，患者桌旁取坐位，牵伸侧上肢放在桌上并保持肘关节伸展、前臂旋前，对侧手放在牵伸侧上臂的上面，身体向前方及桌子方向倾斜，牵伸肩后伸肌群以增加肩部的活动范围。

（4）肩前屈肌群牵伸　患者背对桌子取坐位，牵伸侧上肢后伸放在桌上并保持肘关节伸展，对侧手放在肩部以固定肩关节，身体向前、向下运动牵伸肩前屈肌群以增加肩部的活动范围。

（5）肩内收肌群牵伸

方法一：当上肢外展活动度小于90°时，患者可坐在桌旁，牵伸侧上肢放在桌上并保持肘关节伸展、前臂旋前，对侧手放在牵伸侧上臂的上面，身体向下方及桌子方向倾斜以牵伸肩内收肌群。

方法二：当上肢外展活动度大于90°时，患者可侧对墙边站立，牵伸侧肩外展并屈肘，前臂置于墙面上，对侧手放在牵伸侧肱骨近端以固定肩关节，身体缓慢下蹲以牵伸肩内收肌群。

（二）肘部肌肉牵伸技术

1. 徒手被动牵伸

（1）肘伸展肌群牵伸

作用：牵伸肘伸展肌群，增加肘关节屈曲活动范围。

体位及操作：患者仰卧位，上肢稍外展；治疗师面向患者站在牵伸侧旁。治疗师上方手握住患者前臂远端掌侧，被动屈曲肘关节至最大活动范围；下方手托住肘部以固定肱骨。

（2）肘屈曲肌群牵伸

作用：牵伸肘屈曲肌群，增加肘关节伸直活动范围。

体位及操作：患者仰卧位，上肢稍外展；治疗师面向患者头部站在牵伸侧旁。治疗师内侧手放在患者肱骨近端以固定患者的肩胛骨和肱骨，外侧手握住前臂远端掌侧，被动牵伸肘关节至最大活动范围。

（3）前臂旋转肌群牵伸

作用：牵伸旋后肌群增加旋前活动范围；牵伸旋前肌群增加旋后活动范围。

体位及操作：患者仰卧位，肘关节屈曲90°，治疗师面向患者站在牵伸侧旁。治疗师上方手握住患者前臂远端掌侧，将其旋前或旋后至最大活动范围；下方手握住患者肘关节以固定肱骨，防止肩关节出现代偿运动。

2. 自我牵伸

（1）肘伸展肌群牵伸　患者坐于桌旁，将牵伸侧肘关节支撑在桌上，肘窝处放一个毛巾卷，对侧手握住牵伸侧前臂远端，屈肘至最大活动范围以牵伸肘伸展肌群。

（2）肘屈曲肌群牵伸　患者背向床头双手握住床头扶手，伸肘，上身向前，借助上身重量牵伸肘屈曲肌群。

（3）前臂旋转肌群牵伸　患者对侧手握住牵伸侧前臂远端，旋前或旋后牵伸至最大活动范围。

注意：为牵伸不同屈肘肌，可分别在旋后位（牵伸肱二头肌）、前臂中立位（牵伸肱桡肌）和旋前位（牵伸肱肌）进行牵伸操作；肘部肌群牵伸要特别注意安全，应采取小强度、长时间的牵伸方法，避免发生新损伤。

（三）腕及手部肌肉牵伸技术

1. 徒手被动牵伸

（1）腕伸展肌群牵伸

作用：牵伸腕伸展肌群，增加腕屈曲关节的活动度。

体位及操作：患者坐位，上臂置于治疗台上并屈曲肘关节90°，前臂旋后，手指放松；治疗师坐于牵伸侧旁。治疗师一只手握住患者前臂远端固定，另一只手握住患者的手掌背面被动屈腕至最大活动范围。

（2）腕屈曲肌群牵伸

作用：牵伸腕屈曲肌群，增加腕背伸关节活动度。

体位及操作：患者坐位，上臂置于治疗台上并屈曲肘关节90°，前臂旋后，手指放松；治疗师坐于牵伸侧旁。治疗师一只手握住前臂远端固定，另一只手握住患者的手掌被动伸腕至最大活动范围（图2-4-6）。

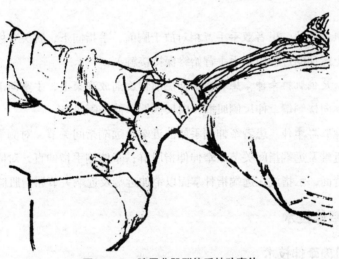

图2-4-6　腕屈曲肌群徒手被动牵伸

（3）腕尺偏肌群牵伸

作用：牵伸腕尺偏肌群，增加腕桡偏活动范围。

体位及操作：患者坐位，前臂置于治疗台上；治疗师坐在牵伸侧旁。治疗师上方手握住患者前臂远端固定，下方手握住其手掌尺侧向桡侧偏至最大活动范围。

（4）腕桡偏肌群牵伸

作用：牵伸腕桡偏肌群，增加腕尺偏活动范围。

体位及操作：患者坐位，前臂置于治疗台上；治疗师坐在牵伸侧旁。治疗师上方手握住患者前臂远端固定，下方手握住其手掌桡侧向尺侧偏至最大活动范围。

（5）屈指肌群牵伸

作用：牵伸屈指肌群，增加伸指关节活动范围。

体位及操作：患者仰卧位（坐位亦可），牵伸侧上肢稍外展并屈曲肘关节90°；治疗师面向患者站在牵伸侧旁。治疗师下方手握住患者前臂远端固定，上方手放在手指掌侧五指相接触，先被动伸腕至最大活动范围，再将手指完全伸直。

（6）伸指肌群牵伸

作用：牵伸伸指肌群，增加屈指关节活动范围。

体位及操作：患者仰卧位（坐位亦可），牵伸侧上肢稍外展并屈曲肘关节90°；治疗师面向患者站在牵伸侧旁。治疗师上方手握住患者前臂远端固定，下方手握住其手指，先被动屈腕至最大活动范围，再将手指完全屈曲（图2-4-7）。

2. 自我牵伸

（1）腕屈曲肌群牵伸　患者双手手掌相对放于胸前，手指向下，腕关节做向上运动（在向上运动的过程中双手手掌始终保持接触）。

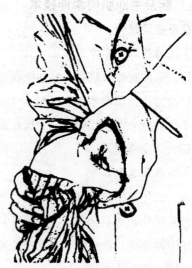

图2-4-7　伸指肌群徒手被动牵伸

（2）腕伸展肌群牵伸　患者双手手背相对放于胸前，手指向下，腕关节做向上运动以牵伸伸腕肌群（在向上运动的过程中双手手背始终保持接触）。

（3）腕桡偏、尺偏肌群牵伸　患者将牵伸侧前臂旋前放在桌上，手掌向下，对侧手放在牵伸侧手的手背上，向桡侧偏牵伸尺侧肌群；向尺侧偏牵伸桡侧肌群。

（4）指屈、伸肌群牵伸　患者牵伸侧手屈曲近端及远端指间关节，对侧手握住牵伸侧手指背侧，同时屈曲近端及远端指间关节以牵伸伸指肌群；牵伸侧手指伸直，对侧拇指放在牵伸侧手指的近端指骨背面，示指放在远端指骨掌面以牵伸近端及远端关节屈指肌群。

五、下肢肌肉牵伸技术

（一）髋部肌肉牵伸技术

1. 徒手被动牵伸

（1）髋伸展肌群牵伸

方法一：

作用：牵伸臀大肌，增加屈膝时屈髋的活动范围。

体位及操作：患者仰卧位，下肢稍屈髋屈膝；治疗师面向患者站在被牵伸侧旁。治疗师近端手托住患者牵伸侧股骨远端，远端手握住患者足跟，双手托起患者牵伸侧下肢，同时被动屈曲患者的髋、膝关节至最大活动范围（图2-4-8）。需要注意的是，牵伸时应固定对侧股骨，防止牵伸侧骨盆向后方倾斜移动患者的臀部和膝部，以使其充分屈曲达到牵伸的目的。

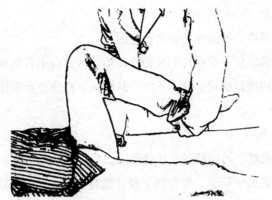

图 2-4-8 髋伸展肌群徒手被动牵伸方法一（牵伸臀大肌）

方法二：

作用：牵伸腘绳肌，增加伸膝时屈髋的活动范围。

体位及操作：患者仰卧位，牵伸侧下肢放在治疗师肩上，对侧下肢伸直；治疗师面向患者头部站在牵伸侧旁。治疗师一只手放在患者的股骨远端固定，保持牵伸侧膝关节充分伸展，另一只手（或助手帮助）置于患者对侧大腿前面以固定髋关节于中立位，尽量屈曲牵伸侧髋关节至最大活动范围。髋处于内、外旋位时，屈髋的牵拉力量主要作用于腘绳肌外侧、中间部位。

（2）髋屈曲肌群牵伸

方法一：

作用：牵伸髂腰肌，增加髋伸展的活动范围。

体位及操作：患者俯卧位，牵伸侧下肢稍屈膝，对侧下肢伸膝；治疗师面向患者站在非牵伸侧旁。治疗师上方手置于患者的臀部以固定骨盆，下方手置于患者股骨远端并托起大腿使其离开治疗床面，后伸髋关节至最大活动范围（图 2-4-9）。

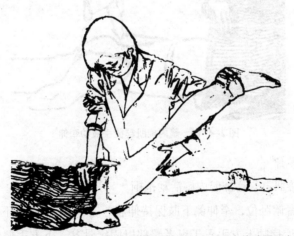

图 2-4-9 髋屈曲肌群徒手被动牵伸方法一（牵伸髂腰肌）

方法二：

作用：牵伸股直肌，增加髋伸展的活动范围。

体位及操作：患者俯卧位，牵伸侧膝关节稍屈曲，对侧膝关节保持伸展；治疗师面向患者站于牵伸侧旁。治疗师一只手固定髋关节，另一只手握住胫骨远端并尽量屈膝至最大活动范围。在牵伸过程中要注意保持髋关节伸直，避免髋外展或旋转。

NOTE

（3）髋内收肌群牵伸

作用：牵伸髋内收肌群，增加髋外展活动范围。

体位及操作：患者仰卧位，并保持下肢伸直；治疗师面向患者站在牵伸侧旁。治疗师上方手置于患者对侧大腿的内侧以固定骨盆，下方手从腘窝下托住患者牵伸侧大腿外展至髋关节的最大活动范围。

（4）髋外展肌群牵伸

作用：牵伸髋外展肌群，增加髋内收活动范围。

体位及操作：患者侧卧于床边，牵伸侧下肢伸髋在上方，对侧下肢保持屈髋、屈膝 90°在下方；治疗师站于患者的背后。治疗师上方手按压患者牵伸侧下肢髂嵴以固定骨盆，下方手置于患者牵伸侧下肢股骨远端外侧，施加一定的压力以增强髋关节内收。

（5）髋内旋肌群牵伸

作用：牵伸髋内旋肌群，增加髋外旋活动范围。

体位及操作：患者俯卧位，牵伸侧下肢保持伸髋、屈膝 90°，对侧下肢伸直；治疗师面向患者站在牵伸侧旁。治疗师上方手按压患者臀部以固定骨盆，下方手握住患者小腿远端外踝处，将小腿向内转至最大活动范围（图 2-4-10）。

此方法也可让患者取坐位，坐于床边并屈髋、屈膝 90°。治疗师上方手置于患者髂嵴处以固定骨盆，下方手置于患者外踝或小腿外侧施加压力以外旋髋关节。

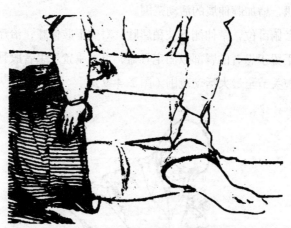

图 2-4-10　髋内旋肌群徒手被动牵伸

（6）髋外旋肌群牵伸

作用：牵伸髋外旋肌群，增加髋内旋活动范围。

体位及操作：患者俯卧位，牵伸侧下肢保持伸髋、屈膝 90°，对侧下肢伸直；治疗师面向患者站在牵伸侧旁。治疗师上方手置于患者臀部以固定骨盆，下方手握住患者小腿远端外踝处，将小腿向外转至最大活动范围。

2. 自我牵伸

（1）伸髋肌群牵伸　患者双膝跪位，腰部保持稳定，臀部向后运动至最大活动范围以牵伸伸髋肌群。

（2）屈髋肌群牵伸

方法一：患者俯卧位，双手放在肩前，肘关节保持伸展，手掌支撑床面的同时上身向上抬至最大活动范围。

方法二：患者双足分开站立，将双手放在腰后固定，上身尽量后伸（注意安全防护）。

注意：牵伸髋部肌肉时，为保证牵伸力量真正作用于髋部，必须对骨盆进行固定，防止出现不必要的代偿运动。

（二）膝部肌肉牵伸技术

1. 徒手被动牵伸

（1）伸膝肌群牵伸

方法一：

作用：牵伸伸膝肌群，增加膝关节屈曲（90°~135°屈膝）的活动范围。

体位：患者俯卧位，牵伸侧下肢屈膝，可在大腿下垫一个软枕以防止牵伸时髂前上棘和髌骨挤压受伤，对侧下肢保持伸直；治疗师面向患者站在牵伸侧旁。

操作：治疗师上方手置于患者臀部以固定骨盆，下方手握住患者小腿远端踝关节处被动屈膝至最大活动范围。牵伸过程中动作切忌过快、过大，否则易使伸膝肌群过度牵伸而出现膝关节的损伤和肿胀。

方法二：

作用：牵伸伸膝肌群，增加膝关节屈曲（0°~90°屈膝）的活动范围。

体位：患者床边坐位，屈髋90°并尽量屈膝于床边缘；治疗师站在牵伸侧下肢外侧。

操作：治疗师上方手置于患者股骨远端固定，下方手握住患者踝关节，尽量向后推小腿使膝关节屈曲至最大活动范围。

（2）屈膝肌群牵伸

作用：牵伸屈膝肌群，增加膝关节伸展活动范围。

体位：患者俯卧位，牵伸侧下肢髋关节伸展，膝关节略屈曲（髌骨下可放置软垫以减少挤压的不适感），对侧下肢伸直；治疗师面向患者足部站在牵伸侧。

操作：治疗师上方手放在患者的大腿后方固定股骨和骨盆，下方手握住小腿远端踝关节处，将小腿缓慢地向下压至最大伸膝范围，以牵拉膝关节屈肌群（图2-4-11）。

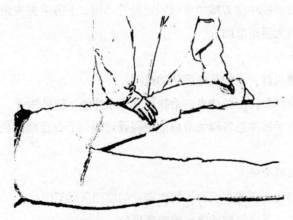

图 2-4-11　屈膝肌群徒手被动牵伸

2. 自我牵伸

（1）屈膝肌群牵伸　患者坐在床沿上，牵伸侧下肢伸膝于床上，对侧下肢放在地上，上身向前弯曲至最大活动范围以牵伸屈膝肌群。

（2）伸膝肌群牵伸　根据屈膝活动受限程度不同采用不同的牵伸手法。①屈膝明显受限：患者站立位，牵伸侧下肢放在小凳上，双手重叠放在髌骨上方向下压，同时小腿向前运动以牵伸伸膝肌群。②屈膝中度受限：患者双手扶椅背，同时屈髋、屈膝下蹲，借助自身重量以牵伸伸膝肌群。③屈膝轻度受限：患者站立位，牵伸侧下肢放在较高的椅子上做屈髋、屈膝动作，同时双手握住椅背将身体向前倾以牵伸伸膝肌群。

（三）踝与足部肌肉牵伸技术

1. 徒手被动牵伸

（1）踝跖屈肌群牵伸

作用：牵伸踝跖屈肌群，增加踝关节背屈活动范围。

体位：患者仰卧位，保持膝关节伸展；治疗师站立于牵伸侧下肢外侧旁。

操作：治疗师上方手握住患者踝关节以固定小腿，下方手握住患者足跟，一方面用拇指和其他手指向远端牵拉患者的足跟，背屈踝关节中的距踝关节；另一方面用前臂掌侧抵住患者足底向近端运动，使踝背伸至最大活动范围（图2-4-12）。

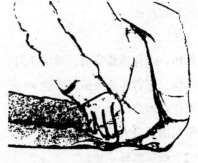

图 2-4-12　踝跖屈肌群徒手被动牵伸方法

（2）踝背伸肌群牵伸

作用：牵伸踝背伸肌群，增加踝关节跖屈活动范围。

体位：患者仰卧位，保持膝关节伸展；治疗师站于牵伸侧下肢外侧旁。

操作：治疗师上方手托住患者踝关节后部以固定小腿，下方手握住患者足背，用力向下活动足，使踝被动跖屈至最大活动范围。

（3）足外翻肌群牵伸

作用：牵伸足外翻肌群，增加足内翻活动范围。

体位：患者仰卧位，保持下肢伸直；治疗师站于牵伸侧下肢外侧旁。

操作：治疗师上方手握住患者踝关节以固定胫骨远端，下方手握住患者足跟并将足跟向内转动，使足内翻达到最大活动范围。

（4）足内翻肌群牵伸

作用：牵伸足内翻肌群，增加足外翻活动范围。

体位：患者仰卧位，保持下肢伸直；治疗师站于牵伸侧下肢外侧旁。

操作：治疗师上方手握住患者踝关节以固定胫骨远端，下方手握住足背，使足外翻达到最大活动范围。

（5）足趾屈、伸肌群牵伸

作用：牵伸足趾的屈曲和伸直肌群，增加脚趾的屈伸活动范围。

体位：患者仰卧位，下肢保持伸直；治疗师坐位。

操作：治疗师上方手固定趾骨近端，下方手握住趾骨的远端朝着需要的方向活动，使脚趾的屈曲和伸展达到最大活动范围。需要注意的是，每一块限制脚趾活动的肌肉组织都要分别进行牵伸。

2. 自我牵伸 踝的背伸功能较易出现障碍，因此主要通过自我牵伸增加踝背伸活动范围，常用方法如下。

（1）患者站立于根据挛缩程度选择的不同坡度的楔形木块上，下肢伸直、身体前倾，借助自身重量进行牵伸。

（2）患者足跟悬空站在楼梯台阶上，下肢保持伸直，借助自身重量进行牵伸。

（3）患者面对墙壁站立，用双手支撑墙面，身体尽量向前使腹部接近墙面，每次 5 ~ 10 秒，重复 10 ~ 20 次。根据肌肉紧张程度，双足不断地向后移动，以感到小腿三头肌紧张牵拉感为度。

第五节 体位转移技术

一、概述

体位转移是人们日常生活中必不可少的活动，对正常人而言，轻松、流利地完成各种体位转移活动是极为简单的，但对那些由于疾病造成功能障碍的患者而言，却难以完成甚至是不能完成的。因此，教会患者及其家属关于转移的知识技巧极为必要。当患者掌握了相关的知识技巧后，不仅能轻松地完成各种转移动作，而且能改善心理状态，有利于康复，从而提高患者的独立生活能力，使他们更好地回归家庭，融入社会。

（一）概念

体位转移是指人体从一种姿势转移到另一种姿势的过程，包括卧位、坐位、站位、行走等动作之间的转换。

（二）目的

1. 使患者学会各种转移技巧，以提高患者的独立生活能力。

2. 使家属学会各种辅助转移技巧，提高辅助转移的安全性。

3. 扩大患者的活动范围，使患者能够更好地回归家庭、回归社会。

（三）分类

根据患者需要辅助的多少，将体位转移分为三类，即独立转移、辅助转移和被动转移。

1. 独立转移 独立转移是指患者不依靠他人的帮助，能独立或借助滑板等辅助物独自完成体位转换的过程。

2. 辅助转移 辅助转移是指患者不能独立完成体位的转换，需要他人在旁指导或是需要借助他人的力量才能完成体位的转换（辅助转移由患者和协助者共同完成）。

3. 被动转移 被动转移是指患者没有主动体位转换的意识或能力，而是完全依赖他人或器械才能完成体位的转换，一般分为人工搬运和器械搬运。

（四）基本原则

1. 独立转移

（1）确保患者具备独立完成体位转移的能力，避免患者因摔倒而造成身体及心理的伤害。

（2）患者转移的两个平面应固定、靠近、高度差尽可能小，转移时轮椅刹闸。

（3）转移的两个平面应有一定的硬度。

（4）优先选择最简单、最安全的转移方法进行转移。

2. 辅助转移

（1）辅助者应提前了解患者的情况，取得患者的信任，在转移过程中要注意患者的异常表现。

（2）辅助者口令应简单、明确，掌握辅助转移的方法技巧。

（3）辅助者应穿防滑鞋。

（4）转移的两个平面间应留有一定的空间，便于转移动作的进行。

（5）随着患者功能的恢复，辅助的程度应该逐渐减少。

3. 被动转移

（1）帮助患者转移的人员应了解患者的情况，在转移过程中应注意患者的异常表现。

（2）帮助患者转移的人员应掌握转移的方法技巧。

（3）帮助患者转移的人员应穿防滑鞋。

（4）转移的两个平面间应留有一定的空间，便于转移动作的进行。

（5）患者应放松身体，不在转移的过程中随意改变姿势。

（6）若搬运需要两个及两个以上的人员进行，则每一个人都应掌握搬运的步骤及方向，同步搬运患者。

（7）在使用机械搬运时，应检查器械是否能够正常使用，转运空间应通畅、无障碍。

二、偏瘫患者的体位转移训练

（一）床上翻身训练

偏瘫急性期的患者由于大部分时间卧床，长时间保持同一体位会导致患者不愉快的感受，易诱发患者的异常模式，也会引起一些并发症，如压疮、肺部感染等。患者学会床上翻身，不仅能预防一些异常模式及并发症的发生，而且还可保障患者身体的活动性，有利于康复的进行。

1. 仰卧位至健侧卧位的翻身训练

方法一：首先，嘱患者Bobath握手，肘关节伸直，肩前屈约90°，健侧足从患侧膝下插入并伸直。其次，让患者的健侧上肢带动患侧上肢左右摆动，利用摆动产生的惯性带动躯干及下肢向健侧翻身。如患者不能主动完成此动作，治疗师可辅助患者完成翻身动作。

方法二：首先，嘱患者用健侧手握住患侧手腕举过头顶，双上肢伸直，将健侧下肢从患侧膝关节下方插入患侧下肢下方（健侧髋关节外展、外旋，膝关节屈曲90°）。其次，让患者用健侧腿用力蹬床，同时将头及躯干转向患侧，从而完成向健侧的翻身动作（图2-5-1）。

对于Brunnstrom分期处于Ⅰ期的患者，在帮助患者翻身时不可拉住患者患侧上肢进行翻身，以免造成或加重其患侧肩关节的脱位。

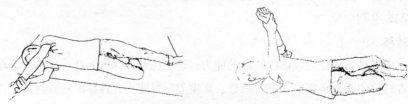

图 2-5-1　仰卧位至健侧卧位的翻身训练（方法二）

2. 仰卧位至患侧卧位的翻身训练

方法一：首先，嘱患者 Bobath 握手，肘关节伸直，肩前屈约 90°。健侧下肢屈曲，小腿与床面呈 90°。其次，让患者的健侧上肢带动患侧上肢左右摆动，利用双上肢摆动产生的惯性带动躯干向患侧翻身，同时健侧下肢用力蹬床，帮助完成翻身动作。

方法二：首先，嘱患者用健侧手将患侧上肢外展以防受压，健侧下肢屈曲，小腿与床面呈 90°。其次，患者将头转向患侧，健侧上肢跨过身体中线向对侧用力前伸，同时健侧下肢用力蹬床，将身体翻转向患侧。

由于可以借助健侧的帮助，仰卧位至患侧卧位的翻身比较简单，患者容易掌握和接受。

（二）床上移动训练

1. 仰卧位的侧方移动训练

方法一：首先，嘱患者用健侧手将患侧手固定在胸前，健侧足从患侧膝下插入并伸直。其次，患者健侧下肢抬着患侧下肢向一侧移动，用健侧足和肩部支起臀部向同侧移动，当臀部移动完成后，再将肩和头向同侧移动。

方法二：首先，嘱患者 Bobath 握手，肩关节前屈约 90°，肘关节伸直，双侧髋、膝屈曲。其次，患者用双足与肩部支撑臀部向一侧移动，当臀部移动完成后，再将头部、肩部及双下肢向同侧移动。

进行该训练时，治疗师可握住患者患侧足部，防止在移动过程中患侧下肢突然伸直，造成损伤。

2. 坐位的侧方移动训练　嘱患者将患侧上肢置于胸腹前，头及躯干旋转屈向健侧，健侧上肢伸直置于体前侧（或后侧），健侧下肢屈曲。健侧下肢向健侧手移动。膝关节及健侧手支撑，抬起臀部向健侧手移动。

（三）从仰卧位到床边坐位的训练

1. 从健侧坐起训练　首先，嘱患者翻身至健侧卧位，健侧下肢将患侧下肢移动至床边并沿床沿垂下。其次，嘱患者头及躯干向上方侧屈，健侧上肢支撑躯干抬离床面，直至躯干伸直坐于床边。

2. 利用床栏从健侧坐起训练　首先，嘱患者将患侧上肢置于体前，健侧下肢插入患侧下肢下方，带动患侧下肢移向床边，垂下床沿。其次，让患者用健侧手拉住床栏，依次将头、肩、躯干向上抬起，直至躯干立直。

3. 辅助坐起训练　首先，嘱患者将健侧下肢插入患侧下肢，带动患侧下肢移至床边并沿床沿垂下。其次，治疗师站在床旁，一只手置于患者健侧肩部，另一只手置于患侧下肢，两手协同用力，同时嘱患者向上侧屈抬头，用健侧手支撑床面坐起。

4. 从患侧坐起训练　首先，嘱患者翻身至患侧卧位，健侧下肢将患侧下肢踢至床边并沿床沿垂下。其次，让患者健侧上肢支撑于床边，依次将头、肩及躯干抬起，直至躯干坐直。当患者从患侧坐起时，治疗师应注意保护患者患侧，避免患者在坐起的过程中向患侧倒下，损伤患侧肩关节。

（四）从床边坐位到仰卧位的训练

1. 从患侧躺下训练 首先，嘱患者坐在床边，将患侧手放在腿上，健侧手支撑于患侧床面。其次，嘱患者屈曲健侧肘关节，将身体放低卧于床上，用健侧腿将患侧腿抬到床上。需要注意的是，躺下时应该缓慢进行，以免躯体突然倒下压迫患侧肩关节，造成肩关节的损伤。

2. 从健侧躺下训练 首先，嘱患者坐在床边，将患侧手放在腿上，健侧手支撑于健侧床面。其次，嘱患者身体向健侧倾斜，健侧肘关节屈曲逐渐将身体放低侧卧于床面。最后，用健侧腿将患侧腿抬到床上。

3. 辅助躺下训练 嘱患者坐于床边，将患手置于腿上。治疗师站在患者的患侧，双髋双膝微屈下蹲，一只手托住患者对侧肩部，另一只手置于患侧下肢，双手协同用力将患者放于床上。

（五）坐位与立位之间的转移训练

1. 由坐位到立位的转移训练 患者床边坐位，双脚分开与肩同宽，全足掌着地，足跟位于膝关节稍后方。嘱患者 Bobath 握手，双眼平视前方，双臂前伸，躯干前倾，使重心前移。当双肩向前超过双膝时，将臀部抬离床面，伸膝伸髋站起，站起后双腿同等负重。

2. 由坐位到立位的辅助站起训练 患者双足与肩同宽，平放于地面。治疗师立于患者前方，将患者双手搭在治疗师肩上。治疗师用腿抵住患者患侧膝关节，双手抓住患者腰部向前上方用力，使患者躯干前倾，重心前移，伸髋、伸膝完成站起动作。

3. 由立位到坐位的转移训练 由立位到坐位的转移与站起的顺序相反，由于需要通过股四头肌的离心性收缩来控制，故要求下肢肌群能更好地协调。同时，当从立位坐下时，由于重力的作用，偏瘫患者往往难以很好地控制坐下的速度及动作的协调性，因此需在治疗师的指导下反复练习，以达到可以独立自主地完成由站到坐转移的目的。

患者背对床站立，双脚分开与肩同宽，双腿均等负重。嘱患者躯干向前倾，双手尽量前伸，屈髋、屈膝。当肩关节前伸超过膝关节后坐下，将臀部后移坐稳。

（六）从地上长坐位到站立位的转移训练

长坐位姿势是指双下肢在身体的前侧，双侧髋关节稍微外展，膝关节伸展时的姿势。

方法一：①患侧上肢置于体前，由长坐位转为侧坐位，利用健侧上下肢支撑身体。②旋转头和身体面向地面，双膝屈曲跪于床面。③屈曲患侧髋关节，使患足平踏于床面，形成健侧手支撑下的单膝跪位。④伸展患侧髋膝关节站起，将健侧下肢向前移动并伸髋伸膝与患侧下肢平行。⑤伸直躯干，将支撑的健侧手收回，调整站姿（图 2-5-2）。

方法二：①嘱患者患侧上肢置于体前，长坐位转为侧坐位，利用健侧上下肢支撑身体。②旋转头和身体面向床面，双膝屈曲跪于床面。③屈曲健侧髋关节，使健足平踏于床面，形成健侧手支撑下的单膝跪位。④伸展健侧髋膝关节站起，将患侧下肢向前移动并伸髋伸膝与健侧下肢平行。⑤伸直躯干，将支撑的健侧手收回，调整站姿。

方法三：①患侧上肢置于体前，由长坐位转为侧坐位，利用健侧上下肢支撑身体。②将头及躯干旋转面向床面，在健侧上肢及患侧下肢的支撑下，屈曲健侧下肢跪于床面。③伸展健侧髋膝关节，将患侧下肢移至与健侧下肢平行的位置。④伸直躯干，将支撑的健侧手收回，调整站姿。

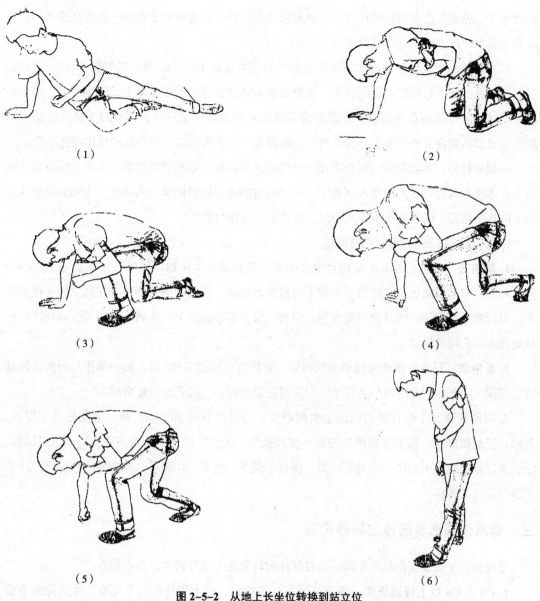

（1）　　　　　　　　　　　　（2）

（3）　　　　　　　　　　　　（4）

（5）　　　　　　　　　　　　（6）

图 2-5-2　从地上长坐位转换到站立位

（七）移乘训练

1. 从轮椅到床的转移训练　①嘱患者从健侧驱动轮椅靠近床，使轮椅与床成 30°~45°角，刹闸，竖起脚踏板。②患者臀部向前移动将重心放在轮椅的前 2/3 处，双足全足掌着地，健足在前。③患者躯干前倾，重心前移，健侧手扶住轮椅站起。④患者健侧手移至床面支撑身体，健侧足向前踏出一小步，转身坐下。

2. 从床到轮椅的转移训练　患者体位：床边坐位。操作：①轮椅置于健侧，与床成 30°~45°角，刹闸，卸下靠床一侧的轮椅挡板，移开靠床侧的脚踏板。②患者健侧手扶床站起。③患者健侧手移至轮椅远侧扶手，健侧足向前踏出一小步，以健侧足为支点旋转身体直至正背对轮椅。④患者屈髋屈膝坐下，安上挡板，放下脚踏板，调整至轮椅端坐位。

（八）从轮椅转移到浴缸训练

由于浴室环境潮湿，地面较滑，而偏瘫患者患侧肌力较差，平衡及协调能力欠佳，容易摔倒。因此，偏瘫患者家中应进行相应的环境改造，如墙上安装安全扶手，浴缸及浴室地板放置防滑垫等。患者在进出浴缸时均需有人在旁监督及保护，必要时给予帮助。患者在进入浴缸前应先放满水，出浴缸前将水放空。

1. 主动转移 ①患者驱动轮椅至浴缸旁，并与浴缸成30°~45°角，健侧靠近浴缸，刹闸，竖起脚踏板，卸下靠浴缸一侧的扶手。②患者站起转身坐在浴缸的坐板上，健侧手抓住墙上的扶手，转身将健侧腿放入浴缸。③患者将背部靠在墙上以稳定身体，用健侧手将患腿抬入浴缸。④患者用健侧手扶住墙上的扶手站起，向前迈一步坐入浴缸。出浴缸的动作与此相反。

2. 辅助转移 ①辅助者面向患者站立，协助患者站起。②患者以健侧足为支点转身坐在浴板上。③患者自行将健侧腿放入浴缸中，辅助者帮助患者将患侧腿放入浴缸。④用健侧手扶住墙上的扶手站起，向前迈一步坐入浴缸。出浴缸的动作与此相反。

（九）从轮椅转移到坐便器训练

1. 斜角法 ①嘱患者驱动轮椅至坐便器旁，健侧靠近坐便器，轮椅与坐便器成30°~45°角，刹闸，竖起脚踏板。②健侧手支撑于轮椅扶手站起。③患者用健侧手扶住同侧的坐便器扶手，以健侧下肢为轴心转身背对坐便器，将裤子脱下后弯腰坐下。如厕后，以相反的顺序完成从坐便器到轮椅的转移。

2. 直角法 嘱患者驱动轮椅至坐便器旁，轮椅与坐便器成90°角，其余操作与斜角法转移方法相同（由于厕所普遍较小，直角法对空间的要求较小，因此此法较常用）。

3. 辅助转移 ①患者驱动轮椅至坐便器旁，与坐便器成30°~45°角，健侧靠近坐便器，刹闸，竖起脚踏板，卸下靠轮椅坐便器一侧的扶手。②治疗师面向患者站立，协助患者站起。③患者以健侧腿为中心转身背对坐便器，将裤子脱下，坐下。如厕后，以相反的顺序完成从坐便器到轮椅的转移。

三、脊髓损伤患者的体位转移训练

脊髓损伤平面及损伤程度不同，患者的体位转移能力差异较大，各有特点。

1. C4及C4以上脊髓损伤 患者呼吸肌、四肢肌、躯干肌几乎完全瘫痪，生活完全不能自理，只能依靠被动转移完成体位转移活动。

2. C5脊髓损伤 患者呼吸功能存在，呼吸储备能力下降，身体耐力较差，躯干和下肢肌肉完全瘫痪，上肢部分肌肉尚有一定功能，生活基本不能自理，可在辅助下完成体位转移活动。

3. C6脊髓损伤 患者躯干和下肢完全瘫痪，上肢可屈肘、伸腕，伸肘功能不良，不能屈腕、屈指和抓握，手功能丧失，生活能部分自理，可进行床上翻身、坐起活动。

4. C7~T2脊髓损伤 患者上肢肘关节活动良好，手的部分肌肉瘫痪，抓握释放及灵巧度受限，生活基本能自理，可进行各种转移活动。

5. T3及T3以下脊髓损伤 患者上肢功能正常，躯干部分肌肉瘫痪或正常，下肢肌肉完全瘫痪或部分瘫痪，生活能自理，能独立完成翻身、转移等各项活动。

（一）床上翻身动作的训练

1. 被动翻身　处于脊髓损伤急性期的患者，为预防并发症的发生，须对患者进行被动翻身。为了避免因翻身造成二次损伤，在翻身前，相关的医护人员应该告诉协助者正确的协助方法，以便顺利完成患者的被动翻身。翻身过程中应保证患者轴向翻身。

四肢瘫患者从仰卧位到侧卧位的被动翻身

患者体位：仰卧位。

治疗师体位：立于患者翻身侧的对侧。

操作：治疗师将患者一侧的上下肢从身体前方跨过身体中线。一只手置于患者腰部，另一只于置于患者臀部，然后双于同时用力向翻身侧推患者，利用骨盆及腰部的转动带动患者下肢及上肢旋转完成翻身。

2. 独立翻身

（1）C6脊髓完全性损伤患者独立从仰卧位到俯卧位翻身　C6脊髓完全性损伤患者由于损伤节段较高，肘关节不能伸直，腕不能屈曲，手功能丧失，躯干及下肢完全瘫痪。因此，患者只能利用双上肢摆动产生的惯性带动躯干、骨盆及下肢完成翻身动作。

嘱患者仰卧位，头及肩前屈，双上肢上举、左右用力摆动，利用摆动产生的惯性依次带动肩胛部、躯干、骨盆及下肢完成翻身动作。

（2）C7脊髓完全性损伤患者独立从仰卧位到俯卧位翻身　C7脊髓完全性损伤患者由于肱三头肌存在3级以上肌力，仰卧位时可以伸直双上肢，因此摆动双上肢产生的惯性较大，翻身较C6脊髓完全性损伤患者容易。

嘱患者仰卧于床上，头及肩前屈，双上肢上举、左右用力摆动，利用摆动产生的惯性带动肩部、躯干、髋部及下肢进行翻身。

3. 利用床栏或布带辅助翻身　将一侧手肘屈曲勾住床栏或系在床上的带子，肘部用力勾住床栏或带子带动躯干旋转，同时将另一侧上肢用力摆向翻身侧，松开床栏或带子，调整姿势即可。

4. 胸、腰段脊髓损伤的截瘫患者的翻身训练　胸、腰段脊髓损伤的患者上肢功能正常，可以利用摆动双上肢带动肩胛、躯干、骨盆、下肢向翻身侧旋转的方法进行翻身。也可以利用以下几种方法进行翻身。

方法一：一侧手支撑翻身。嘱患者仰卧位时用力向翻身侧屈颈抬头，翻身侧对侧的肘屈曲支撑肢体，然后将肘伸直，手掌用力撑于床面，借用床面对手掌的反作用力翻身。

方法二：借助床栏翻身。嘱患者仰卧位下用翻身侧的手（或翻身对侧的手越过身体中线）勾住床栏用力，带动躯干、骨盆、下肢向翻身侧翻身。

（二）由卧位到坐位的训练

1. C6脊髓损伤患者翻身后坐起　①患者仰卧位，上举双臂并用力左右摆动，利用摆动产生的惯性带动躯干向一侧翻身。②患者屈曲双肘，用双肘交替支撑上身逐渐靠近下肢。③用一侧上肢支撑身体，另一侧肘关节屈曲勾住其同侧下肢将躯干置于正中位。④勾住腿的上肢肘屈曲，腕背伸支撑于床面。⑤双上肢交替向后移动，直至上身伸直（图2-5-3）。

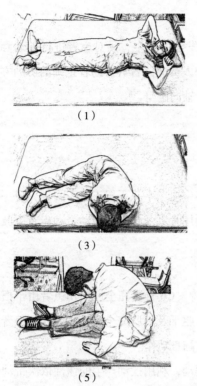
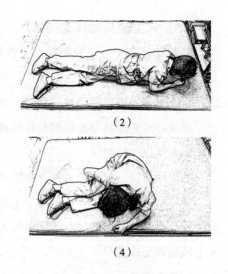

（1）　　　　　　　　　　　　　　　　　　　（2）

（3）　　　　　　　　　　　　　　　　　　　（4）

（5）

图 2-5-3　C6 脊髓损伤患者翻身后坐起

2. C7 脊髓损伤患者翻身后坐起　①患者仰卧时上举双臂并用力左右摆动，利用摆动产生的惯性带动躯干向一侧翻身。②双上肢支撑上身抬离床面。③将躯干调至正中位。

3. C7 脊髓损伤患者从仰卧位直接坐起　①嘱患者将头前屈抬起，屈曲双肘支撑于床面。②先后伸直两侧的手将身体抬离床面。③身体前屈，将双手收回，完成从仰卧位到坐位的直接转换。

（三）由坐位到仰卧位的训练

1. C6 脊髓完全性损伤患者独立由坐位躺下　①患者长坐位，头与身体向一侧侧屈并向后缓慢躺下。②身体侧屈，一侧肘关节屈曲支撑身体。③头与身体旋转至正中线的同时另一侧肘屈曲，双肘支撑身体躺下。

2. 胸、腰段脊髓损伤的截瘫患者独立由坐位躺下　与由仰卧位坐起的方法相同，但顺序相反。

（四）床上直腿坐位（即长坐位）移动

1. C6 脊髓损伤患者支撑向前方移动　①患者取长坐位，躯干充分向前屈曲，头超过膝关节，使重心落在髋关节前方，以维持长坐位平衡。②患者双上肢肩关节外展外旋，肘关节屈曲90°，前臂旋后，腕关节背伸支撑于床面。③患者保持头、躯干向前屈曲，双手用力支撑躯干，抬起臀部向前移动。

C6 脊髓损伤患者支撑向后方移动的方法与此相同，但方向相反。

2. C6 脊髓损伤患者支撑向侧方移动　①患者取长坐位，躯干充分向前屈曲，头超过膝关节，使重心落在髋关节前方，以维持长坐位平衡。②患者双上肢肩关节外展外旋，肘关节屈曲90°，前臂旋后，腕关节背伸支撑于床面。③患者双手用力支撑上身抬臀部。④患者保持头、躯干向前屈曲，使臀部向左或向右移动。⑤患者用上肢将双腿位置摆正。

（五）不同平面之间转移动作训练

1. 从轮椅转移到床的训练

方法一：直角法。此方法适用于年轻、体重超重或双下肢严重痉挛的患者。①嘱患者正面驱动轮椅靠近床，并与床有一定的距离，刹闸，脱鞋，将双足抬于床面。②放下手刹，驱动轮椅贴靠床缘，再次刹闸，双手支撑双侧轮椅扶手，抬起臀部前移。③双上肢支撑于床面，再一次将臀部抬起前移，完成从轮椅到床的体位转移（图2-5-4）。

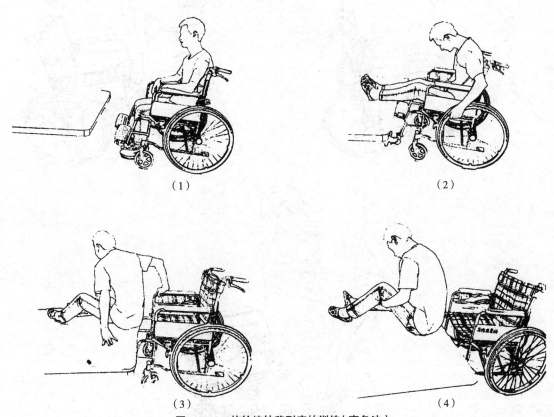

（1）　　　　　　　　　　　　　（2）

（3）　　　　　　　　　　　　　（4）

图 2-5-4　从轮椅转移到床的训练（直角法）

方法二：斜角法。嘱患者将轮椅驱动至床边并与床成20°~30°角，刹闸，竖起脚踏板，移开靠床侧的脚踏板，卸下靠床的扶手挡板。患者一只手置于床上，另一只手置于轮椅坐垫，用双手支撑身体，抬起臀部坐于床上。

方法三：平行法。嘱患者将轮椅驱动贴近床并与床沿平行，刹闸，脱鞋，卸下靠床侧的扶手。用双手将双脚抬全床面。双手支撑身体向床面移动，直至整个身体转移到床面。

方法四：利用滑板由轮椅向床的侧方转移。嘱患者将轮椅驱动至床边并与床成20°~30°角，刹闸，卸下靠床的扶手挡板。将滑板置于轮椅与床之间，滑板的一端插入患者臀下。患者利用双手支撑身体抬起臀部逐渐向床上移动。患者臀部转移到床上后，取下滑板。

2. 被动转移四肢瘫患者　①将轮椅驱动至床边并与床有一定的距离，刹闸，竖起脚踏板。②治疗师将患者双足平放于地面。③治疗师面向患者，髋膝屈曲、腰背伸直半蹲，用自己的双脚和双膝抵住患者的双脚和双膝的外侧。④治疗师（或辅助者）将患者双上肢勾住自己的颈部（或将患者头部搭在治疗师肩上）。⑤治疗师（或辅助者）用双手抱住患者的臀部，带动患者躯干向前倾，随后用双手力量将患者向上提起呈站立位后将患者背部转向床。⑥治疗师利用自己的双膝控制住患者的膝关节，使其屈膝屈髋，将其轻轻放坐到床上（图 2-5-5）。

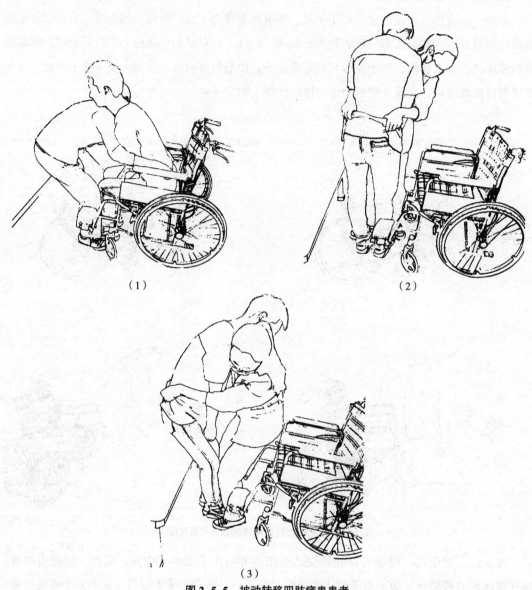

（1）

（2）

（3）

图 2-5-5 被动转移四肢瘫患者

3. 从床到轮椅的转移训练

方法一：直角法。①患者将轮椅前缘贴着床缘，刹闸。②患者背对轮椅，双上肢支撑身体抬起臀部向轮椅移动，直至臀部完全移至椅面。③患者放下手刹，缓慢向后驱动轮椅，只有双足留在床面时再次刹闸。④患者穿鞋并将双足置于脚踏板上。

方法二：斜角法。①患者坐于床边，将轮椅置于床的一侧，与床成 20°～30°角，刹闸，移开靠床侧的脚踏板及扶手挡板。②一只手置于轮椅远侧扶手，另一只手支撑于床面，支撑躯干抬起臀部移动至轮椅椅面。③装上卸下的挡板，放下脚踏板，即可完成从床到轮椅的转移。

4. 从轮椅到椅子的转移训练

方法一：由轮椅向椅子的成角转移。①患者将轮椅与椅子成 60°角摆放，刹闸，取下靠近椅子一侧的脚踏板及扶手挡板。②患者一只手置于椅子的远端，另一只手置于轮椅的扶手上，双上肢同时用力将臀部抬起坐在椅子上。

方法二：由轮椅到椅子的并列转移。除将两椅并列放置外，其余与方法一的动作相同。

方法三：利用滑板由轮椅到椅子的侧方转移。①嘱患者驱动轮椅与椅子尽可能并列靠近，两椅的前沿平齐。②患者卸下轮椅靠近椅子一侧的扶手，将滑板置于两椅上。③患者用手将双足移向椅子，一只手置于轮椅的椅座上，另一只手置于椅子的远侧，双手用力支撑身体，抬起臀部向椅子的方向移动，直至臀部完全坐于椅子上。④患者调整坐姿，撤去滑板。利用滑板从椅子到轮椅的转移以相反的顺序进行。

方法四：由轮椅到椅子的正面转移。①嘱患者驱动轮椅正对椅子，两椅前沿平行对齐，两椅之间留有一定的空间，刹闸，移开轮椅两侧的脚踏板。②一只手置于椅子远侧的椅沿，另一只手置于轮椅近侧的扶手，双手同时用力支撑身体，头及躯干前倾，患者抬起臀部并转身坐于椅子上。③调整双腿位置，摆正体位。

方法五：由轮椅到椅子的辅助转移。此方法多用于四肢瘫患者的转移，其转移步骤与轮椅转移到床一致。

5. 轮椅与坐便器之间的转移训练 轮椅与坐便器之间转移的条件：①卫生间的门足够宽，无门槛。②卫生间空间足够大，够轮椅进行一些活动。③坐便器周围的墙上应该安装安全扶手。④仅 C3 及 C3 以下脊髓损伤的患者可以独立完成轮椅与坐便器之间的独立转移。

方法一：斜角法。①嘱患者将轮椅驱动至坐便器旁并与坐便器成20°~30°角，刹闸，取下靠近坐便器一侧的脚踏板及扶手挡板。②患者一只手置于坐便器远侧的扶手，另一只手置于轮椅的扶手，双上肢用力支撑抬起臀部向坐便器移动。③患者坐在坐便器上，用一侧的手支撑身体，抬起对侧臀部将裤子脱下，以相同的方法将另一侧裤子脱下。如厕后以相反的顺序坐回轮椅。

方法二：直角法。由于有些厕所空间比较小，斜角法并不适用，因此应教会患者用直角法进行轮椅与坐便器的转移。①患者将轮椅正对坐便器驱动并贴于坐便器，刹闸，患者两腿分开，双手扶着双侧轮椅扶手将臀部向前移。②患者双手拉住坐便器两侧的扶手将臀部往坐便器上移动，调整坐姿，一侧手支撑身体，抬起对侧臀部将裤子脱下，以相同的方法将另一侧裤子脱下。如厕后以相反的顺序坐回轮椅。

方法三：由轮椅到坐便器向后方的转移。此方法适用于双下肢痉挛较重的患者。当患者伸髋及屈膝肌群联合痉挛时，斜角法转移较危险。采用这种方法时，轮椅靠背应换成中间有长拉链的靠背。操作：患者驱动轮椅背对坐便器，刹闸，拉下靠背拉链，一只手置于坐垫，另一只手置于坐便器旁的扶手上，双手同时用力支撑抬起臀部向后移动坐于坐便器上。

方法四：辅助下由轮椅到坐便器的正面转移。此方法多用于四肢瘫患者的转移。①治疗师驱动轮椅正面接近坐便器，轮椅与坐便器间留有一定的距离，制动，移开脚踏板。②将患者双上肢环住治疗师颈部。③治疗师屈髋屈膝半蹲于患者前，双足抵住患者双足外侧，双膝抵住患者双膝，双手从患者腋下穿过扶住其肩胛部。④治疗师伸髋伸膝带动患者从轮椅上站起，然后以双足为支点帮助患者转身背对坐便器。⑤治疗师一只手继续扶住患者，另一只手帮助患者脱下裤子，然后屈髋屈膝辅助患者坐于坐便器上。

6. 轮椅与浴缸之间的转移

方法一：由轮椅到浴缸的转移。①患者将轮椅驱动到浴缸的一端，轮椅正对浴缸，留有一定空间，刹闸，竖起脚踏板。②患者用手将双脚搭在浴缸边缘，放下手刹，驱动轮椅贴近浴缸，刹闸。③患者用手将双脚放入浴缸，一只手扶住轮椅扶手，另一只手扶住浴缸边缘支撑身体向前移动，将臀部移至轮椅前缘与浴缸的交接处。④患者头及躯干向前屈曲，双手扶住浴缸边缘缓慢屈曲使身体逐渐滑入浴缸（图2-5-6）。洗浴结束，将浴缸中水放空，以相反的顺序转移到轮椅上，结束洗浴活动。

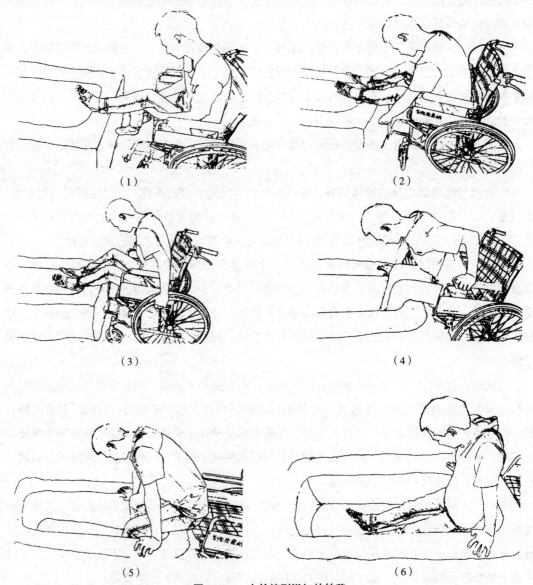

（1）　　　　　　　　（2）

（3）　　　　　　　　（4）

（5）　　　　　　　　（6）

图2-5-6　由轮椅到浴缸的转移

方法二：由轮椅到浴缸的侧方转移。①患者驱动轮椅与浴缸成30°角，刹闸，移开靠近轮椅一侧的脚踏板，卸下扶手。②患者用手将双下肢抬入浴缸中。③患者躯干前屈，一只手置于浴缸远侧边沿，另一只手置于浴缸近侧边沿，双手用力支撑身体上抬越过浴缸边沿并将身体缓慢放低进入浴缸。洗浴结束，将浴缸中的水放空，以相反的顺序转移到轮椅上。

方法三：辅助下由轮椅到浴缸的侧面转移。①患者驱动轮椅至浴缸旁侧面，刹闸，竖起脚踏板。②协助者协助患者脱掉衣裤。③协助者将患者双上肢环住自身颈部，屈髋屈膝半蹲于患者前，双足抵住患者双足外侧，双膝抵住患者双膝，双手从患者腋下穿过扶住其肩胛部。④协助者伸髋伸膝带动患者从轮椅上站起，以双足为支点帮助患者转身坐于浴板上，再将其双腿抬入浴缸中，辅助其坐入浴缸。

7. 轮椅与地板之间的转移训练

（1）由轮椅到地板的转移 ①嘱患者制动轮椅，移开两侧脚踏板，将双足放到地上。②患者取下坐垫放在两脚踏板之间。③患者头及躯干前屈，双手置于轮椅两侧扶手，支撑身体向前移动至轮椅前缘，双膝伸直。④患者头及躯干前倾，双手置于脚踏板曲柄上，双上肢屈曲，身体缓慢地从轮椅离开坐到地上，调整双下肢位置（图2-5-7）。

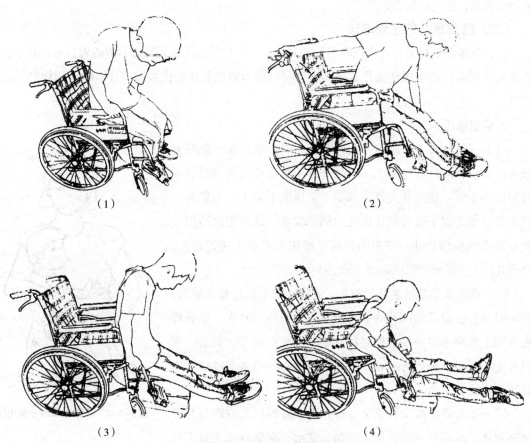

（1） （2）

（3） （4）

图2-5-7 由轮椅到地板的转移

（2）由地板到轮椅的转移 ①轮椅制动，患者取地上长坐位，背对轮椅，双手置于脚踏板的曲柄上。②患者双上肢伸直支撑身体从地上坐到轮椅上。③患者双手扶住轮椅扶手，将臀部向后移动直至抵住轮椅后背。④患者将地上的坐垫捡起放在臀下。⑤患者放下两侧脚踏板并将双足放在脚踏板上。

四、脑瘫患儿的体位转移训练

（一）翻身训练

1. 反射式翻身 患儿仰卧位，治疗师将患儿的头转向翻身一侧，一只手固定患儿下颌，另一只手手掌置于患儿胸骨中部往下压，同时双手用力给予推向胸前对侧的力，利用患儿躯干的旋转带动其骨盆诱发出反射式的翻身动作。

2. 腿部控制式翻身 患儿仰卧位，治疗师位于患儿足侧，用双手分别握住患儿双侧踝关节，将患儿一侧下肢伸展并外展，另一侧下肢屈曲、内收、内旋跨过身体中线到对侧，利用双

NOTE

下肢的旋转带动骨盆、躯干及双上肢旋转翻转到对侧。

3. 手臂控制式翻身　患儿仰卧位，治疗师位于患儿头侧，一只手握住患儿一侧腕部，带动患儿上肢伸展、外展，然后再内收、内旋跨过身体中线到对侧，同时另一侧手在其肩部予以辅助，利用患儿一侧上肢的跨中线翻转带动头、躯干、骨盆及下肢翻转到对侧。

4. 头部控制式翻身　患儿仰卧位，治疗师或家属用双手将患儿头部抬高并前屈，然后轻轻向一侧转动，患儿的肩、躯干及下肢会自然地向头转动的方向翻转。在转动患儿头部时，动作应轻柔缓慢，避免扭伤患儿颈部。

（二）脑瘫患儿的正确抱法

1. 从卧位抱起的方法　家属将患儿转向一侧，一只手扶住患儿靠床一侧的肩，另一只手将患儿双腿屈曲后用手握住患儿双腿，双手同时用力将患儿从卧位抱起。放下时以同样的方式进行。

2. 怀抱患儿

（1）一般抱法　家属将患儿抱在怀中时，取患儿一侧贴着家属的体位，具体姿势如下：家属一只手从患儿背后越过握住其对侧的手臂，使患儿头及背部靠于家属的手臂上；家属另一只手穿过患儿双下肢后托住患儿对侧的臀部。这种抱法适用于所有类型的脑瘫患儿，在抱的时候尽量使患儿躯干接近直立，使患儿的头竖直便于观察四周（图2-5-8）。

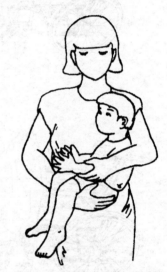

图2-5-8　脑瘫患儿的一般抱法

（2）痉挛型患儿的抱法　首先，家属一只手托住患儿臀部，另一只手扶住患儿头部并将患儿抱着靠近身体。其次，家属将患儿双上肢环于自身颈部以对抗其上肢的屈曲痉挛。最后，家属将患儿双腿分开置于家属腰部两侧从而达到牵张下肢痉挛内收肌的目的。

（3）长期僵直患儿的抱法　首先，家属将患儿双腿分开并使其屈曲，然后用手托住患儿臀部。其次，家属将患儿双手分开置于自身颈部两侧，并将患儿头部枕于自身肩部。

（4）弛缓型患儿的抱法　家属一只手托住患儿臀部，然后使患儿头部及躯干伸直，使其背部靠在家属的胸前，可预防脊柱后凸或侧弯畸形。

（5）手足徐动型患儿的抱法　家属屈曲患儿双下肢并尽量贴近患儿腹部，然后家属双手环住患儿双腿将其抱起。

（三）坐起训练

1. 从卧位坐起　患儿俯卧或仰卧位，治疗师一只手置于患儿背部，另一只手置于患儿一侧髋后部。治疗师先将患儿翻身至侧卧位，然后嘱患儿用一侧上肢支撑身体坐起，同时置于患儿背部的手给予一定的辅助。

2. 从坐位站起　患儿坐在椅子上，治疗师面向患儿，将患儿的双脚平放于地面上；一只手按住患儿膝部使患儿身体向前倾，另一只手放在患儿臀部并将患儿托起，当患儿臀部抬离椅面时，治疗师扶住患儿肘部帮助患儿伸髋伸膝站起。患儿站起后，治疗师跪坐在患儿身后，双手扶住患儿双侧膝关节，避免其向后倾倒。

3. 从跪位站起　治疗师跪坐于患儿身后，帮助患儿由双膝跪位变为单膝跪位；治疗师一只手按住患儿位于前侧的膝关节，帮助患儿将重心转移到前侧腿上；用力向下按患儿膝关节的同时，用上臂托住患儿腋窝帮助其站起。站起后，治疗师双手握住患儿双侧膝关节，避免其向后倾倒。

五、被动转移技术

（一）人工搬运

1. 标准式或椅式搬运法　患者坐直，双臂伸展。两位治疗师分别立于患者两侧，面向患者背侧，两腿分开，髋、膝微屈，头与腰背伸直，用肩抵住患者胸壁，患者上肢落在治疗师后背上。两位治疗师一只手通过患者股后部互握对方之腕，另一只手置于患者背部，保持搬运时患者的躯干正直，然后两人同时伸直腰腿将患者抬起。

2. 穿臂搬运法　患者坐直，双前臂在前面交互互握。一位治疗师站在患者椅或床的后面，身体贴近患者背部，两手穿过患者腋窝伸至患者胸前，分别握住患者两前臂；另一位治疗师站在患者的侧面，双手分别置于患者双侧大、小腿之后，两人同时将患者抬起并搬到需要到达的位置（图 2-5-9）。

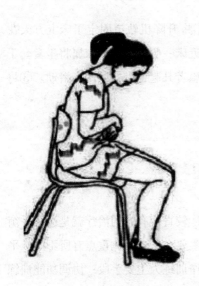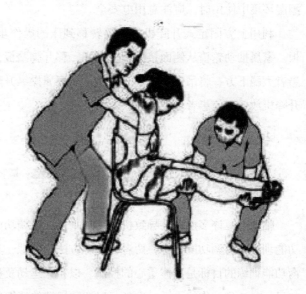

图 2-5-9　穿臂搬运法

（二）机械搬运

机械搬运是指借助器械来提举或搬运的一种方法，如借助器械帮助患者进行轮椅、椅子、床、沙发、坐便器、浴缸等的转移。机械搬运用于严重残疾而无法用人力长期转移的患者，如高位截瘫、重度颅脑损伤患者。机械搬运最常用的工具之一为升降机。常用的升降机有三种基本类型，即移动式升降机、落地式固定升降机、上方固定式升降机。

1. 移动式升降机　移动式升降机可以通过吊带或座套提起患者从一个房间转移至另一个房间。使用细则如下：

（1）移动式升降机的安全负荷较大，可以搬运体重较大的患者。

（2）用户可以根据其卧室、卫生间空间大小来选择底架大小和脚轮尺寸。

（3）可以拆卸，便于携带。

（4）由他人帮助搬运时，要求帮助者熟悉锁定、转弯、跨越障碍等技巧。

（5）严重残疾或僵硬的患者不适合使用移动式升降机。

2. 落地式固定升降机   落地式固定升降机分为两种，一种为永久性固定于地面，另一种底盘固定于地面适当位置，升降杆可以从底盘拔出。使用细则如下：

（1）适用于因空间限制而不能用移动式升降机的地方，如需要将其固定于浴缸边，方便患者进行转移。

（2）较移动式升降机占地小，成本低。

（3）患者或他人均可操纵。

3. 上方固定式升降机   上方固定式升降机是由滑轮、绳索或吊带构成的起吊系统，可以为电动或手动，或是永久固定于一个位置，或是不同长度、垂直或弯曲地吊装于天花板滑轮上。较为简单的装置由两条尼龙绳组成，一条升患者，另一条则放低。较为复杂的装置需要在此基础上加入电传装置。

安装上方固定式升降机时，必须仔细对患者房屋结构进行评估，加固天花板；滑轮运行的轨道必须牢牢固定；横梁承重、滑轮大小、滑轨与地面的距离等均需详细计划；电动升降机在潮湿环境中使用时，应注意用电安全。

利用上方固定式升降机从轮椅转移到床的操作步骤：①将升降机轨道固定于床上方天花板。家属推动轮椅从侧面接近床，刹闸，移开脚踏板，卸下近床一侧的挡板。家属将坐套套于患者大腿下方，将吊带固定于升降机。②家属操纵升降机将患者升起，沿轨道向床滑动。③将升降机放低，使患者坐于床上。

第六节   平衡与协调技术

临床上，许多疾病会导致机体出现平衡、协调功能障碍，较直接有效的治疗就是进行平衡功能训练和协调功能训练，两者在训练方法上类似，其区别主要在于训练侧重点有所不同。平衡功能训练的目标是身体重心的控制，以粗大运动及整体动作训练为主要手段；协调功能训练的目标是达到动作的灵活、准确，以四肢远端的精细动作、多关节协同运动为主要手段。

一、概述

（一）平衡

1. 概念

（1）平衡   平衡（balance）是人体所处的一种姿势或稳定状态，指在不同环境和情况下（在静止、运动或受到外力作用时），能自动调整并维持身体姿势和运动状态的能力。平衡功能正常时能够保持体位、在随意运动中调整姿势，以及安全有效地对外来干扰做出反应。

（2）平衡反应   平衡反应是指当平衡改变时，机体恢复原有平衡或建立新平衡的过程，是人体为恢复被破坏的平衡做出的保护性反应。当人体在立位、坐位或卧位时，平衡反应的存在能够使人保持稳定状态或姿势。

（3）平衡能力训练 平衡能力训练是指为提高患者维持身体平衡的能力而进行的各种训练措施及方法。平衡能力的好坏直接或间接地影响患者控制身体和生活自理的能力，因此，当各种原因引起平衡能力受损后，应该通过积极的治疗和平衡训练，使平衡功能得到改善或恢复。

2. 平衡的分类 平衡包括静态平衡和动态平衡。静态平衡是动态平衡的基础，没有静态平衡的稳定就没有动态平衡的发展。日常生活活动中大部分动作的完成都需要依赖静态平衡和动态平衡的维持能力。

（1）静态平衡 静态平衡又称一级平衡，是指在无外力作用的情况下，人体或人体某一部位维持某种静态姿势，且自身能控制及调整身体平衡的能力。如在坐位、站位等姿势时保持稳定的状态。

（2）动态平衡 动态平衡是指当原有平衡在运动中被破坏时，人体通过不断调整自身姿势来维持新平衡的能力，可分为自动态平衡和他动态平衡两种。

1）自动态平衡：自动态平衡又称二级平衡，是指人体在进行各种自主运动，如由站到坐或由坐到站等姿势间的转换时，能重新获得稳定状态的能力。

2）他动态平衡：他动态平衡又称三级平衡，是指人体对外界干扰，如推、拉等产生反应，并恢复到稳定状态的能力。

3. 影响平衡的因素 影响人体平衡的因素较多，主要包括以下几个方面。

（1）人体重心 人体重心（body's center of grivity，COG）位置与稳定度成反比。重心越高则稳定度越低，重心越低则稳定度越高。

（2）支撑面 支撑面（support surface）是指人体在各种体位下（卧、坐、站立、行走）维持平衡所依靠的接触面。支撑面面积与稳定度成正比。支撑面面积越大则稳定度越高，支撑面面积越小则稳定度越低。此外，支撑面的平整及接触的良好都有利于平衡。

（3）稳定角 稳定角（angle of stability，AOS）是指通过人体重心的重力作用线与重心到支撑面边缘相应点连线之间的夹角。稳定角大小与稳定度成正比。稳定角越大则稳定度越高，稳定角越小则稳定度越低。

（4）摆动频率 摆动频率（swing frequency）与稳定度成反比。摆动频率越高，稳定度越低，平衡越容易失去；摆动频率越低，稳定度越高，平衡越容易保持。

4. 平衡的维持机制 保持人体平衡需要感觉输入、中枢整合及运动控制这三个环节的参与。

（1）感觉输入 通过适当的感觉输入（尤其是视觉、躯体觉、前庭觉的传入），人体可以感知身体所处的位置与地球引力及周围环境的关系。因此，对平衡的维持和调节来说，感觉输入具有重要的作用。

1）视觉系统：当躯体感觉被干扰或破坏时，人体主要通过视觉系统来感受身体的平衡状态。人体能通过视觉系统准确感受周围环境中物体的运动，以及眼睛与头部的空间位置，从而获得新的平衡。如视觉输入被阻断或减弱，此时姿势的稳定性比睁眼时显著降低。这也是视觉障碍者或老年人出现平衡能力下降的主要原因。

2）躯体感觉系统：皮肤感觉（触、压觉）和本体感觉等躯体感觉与平衡的维持有关。当正常人保持站立位时，人体对支持面的感受中起主导作用的就是足底皮肤的触觉、压力觉，以及踝关节的本体感觉输入。当出现足底皮肤、下肢本体感觉输入消失的情况时，人体将失去感受支持面的能力，姿势的稳定性继而受到影响。此时常需要通过其他感觉（视觉系统）输入来确认支持面情况。此时如闭目站立，则同时失去了躯体和视觉的感觉输入，身体将会出现倾斜、摇晃，容易摔倒。

3）前庭系统：一般情况下，前庭系统在人体控制重心位置上的作用相对较小。只有当躯体感觉和视觉信息输入均不存在（被阻断）或输入不准确时，前庭系统才变得非常重要。

（2）中枢整合　当人体体位或姿势变化时，三个系统的感觉信息输入到各级平衡觉神经中枢进行整合加工，从中择取正确有效的定位输入信息，从而判断人体重心的准确位置和支持面情况，最后形成运动方案。

（3）运动控制　当平衡受到影响时，人体可通过三种调节机制来应对，即踝调节、髋调节及跨步调节机制。

1）踝调节：人体站立于较大和较坚固的支持面上，若此时受到一个较小的外界干扰（如较小的推力），身体重心会以踝关节为轴进行前后转动或摆动（类似钟摆运动）来调整重心，以保持身体的稳定性。

2）髋调节：人体站立于较小的支持面上（小于双足面积），如此时受到一个较大的外界干扰，导致身体摆动幅度增大、稳定性明显降低，人体会通过髋关节的屈伸活动来调整身体重心和保持平衡。

3）跨步调节：当外界干扰进一步加大，人体无法通过踝调节或髋调节机制应对平衡变化时，跨步调节机制启动，即自动地向用力方向快速跨出或跳跃一步，重新建立身体重心支撑点，继而为身体重新确定稳定站立的支持面，以避免摔倒。

5. 平衡功能障碍的原因

（1）肌力和肌耐力低下　一旦平衡被破坏，患者就需要通过躯干，上、下肢肌肉的肌力来调整姿势，做出及时的保护性反应，从而维持身体平衡。因此，对患者而言，肌力和肌耐力的低下，会严重影响其平衡功能。上肢肌力低下的患者，无法做出上肢的保护性反应以致患者的坐位平衡受到破坏；下肢肌力较差的患者无法完成立位平衡，不能通过跨步、跳跃等手段应对平衡改变，导致患者容易摔倒受伤。

（2）疼痛和挛缩　肢体的关节活动是否受限在平衡的维持中也是非常重要的一个方面。若患者由于软组织挛缩、疼痛等原因影响关节的正常活动范围，则会影响患者的日常生活活动。如脑卒中患者，由于踝关节周围肌肉的挛缩等造成踝关节背屈活动受限，甚至形成跖屈、内翻畸形等，这将在很大程度上影响患者日后行走及身体平衡的功能。

（3）中枢神经系统功能障碍　脑外伤、脑血管意外、帕金森病、脊髓损伤、脑瘫等患者，可能会出现明显的平衡功能障碍。这是因为中枢神经系统受损后，人体无法在其控制下通过平衡反应保持身体平衡。

（二）协调

1. 概念

（1）协调　协调是指人体在完成一项活动或运动时，产生平滑、准确且有控制的随意运动的能力，是正常运动重要的组成部分，也是体现运动控制的有力指标。

（2）协调运动　协调运动具有稳定、准确、流畅的特点。为了实现运动的协调，必须具备三个基本条件，即运动相关肌肉、肌群和关节的正确时空关系；良好的神经肌肉控制和适宜的肌张力；躯干肌肢体近端的稳定性。协调功能是在多种感受器的共同参与下完成的。

2. 影响人体协调的因素

（1）协调相关感觉的状态　视觉、本体感觉与协调有重要关系。视觉对协调具有补偿作用，本体感觉有利于协调的维持。

（2）协调相关控制系统的状态　中枢神经系统和肌肉骨骼系统功能的正常化与协调功能的正常化高度相关。

（3）动作频率　动作频率的高低与协调维持的难易程度成反比，即动作频率越低，协调越易维持；动作频率越高，协调越难维持。

（4）其他因素　精神、心理、认知、主动性等。患者有抑郁或焦虑情绪时会影响协调训练的效果，认知功能差则训练效果可能不明显，同时主动性也会影响训练效果。

3. 协调功能障碍的分类　共济失调是临床常见的协调功能障碍，会导致患者的基础性日常生活活动如穿衣、系扣、取物、进食等受到影响，进而可影响患者的生活质量。根据中枢神经系统病变部位的不同，共济失调可分为三个类型，即小脑性共济失调、大脑性共济失调和感觉性共济失调。

（1）小脑性共济失调　维持身体平衡、调节肌张力、调节随意运动是小脑的主要功能。当小脑半球病变时，将导致患者出现同侧肢体共济失调。病变影响患者的精细协调及对距离的判断能力，主要表现为辨距不良（动作的幅度太大——辨距过度，动作幅度太小——辨距不足）、运动分律（流利的动作变成许多孤立的收缩阶段）、意向性震颤（上肢较重，动作越接近目标震颤越明显）、轮替运动障碍和酩酊步态等，其症状表现与视觉无关，不受睁眼、闭眼的影响。

（2）大脑性共济失调　作为连接大脑额、颞、枕叶与小脑半球的联系纤维，额桥束和颞枕桥束的病变可引起共济失调，相对于小脑病变，症状较轻，较少伴发眼球震颤。主要包括以下三种类型。

1）额叶性共济失调：见于额叶或额脑束病变。表现类似小脑性共济失调，如平衡障碍、步态不稳，除对侧肢体共济失调之外，常伴有肌张力增高、腱反射亢进、病理征阳性、精神症状、强握反射等额叶损害的表现。

2）顶叶性共济失调：对侧肢体出现不同程度的共济失调，闭眼时更明显，深感觉障碍不明显或呈一过性。

3）颞叶性共济失调：症状较轻，表现为一过性平衡障碍，在早期不易被发现。

（3）感觉性共济失调　感觉性共济失调也称为脊髓性共济失调。当脊髓后索发生病变时，本体觉和辨别性触觉信息不能传入大脑皮质，造成深感觉障碍，从而引起感觉性共济失调，出现站立不稳（身体摇晃倾斜，易跌倒）、步态异常（行走时摇摆不定，步距不等，高抬腿，落地有声，目视地面行走）、关节位置觉缺失（不能准确摆放四肢位置）、闭目难立征（Romberg's sign）阳性等表现。

4. 协调的维持机制　同平衡功能一样，人体协调的维持也需要三个环节的参与：感觉输入、中枢整合和运动控制。视觉和本体感觉在感觉输入环节起主要作用，前庭觉所起的作用不大；中枢整合环节主要依靠大脑反射调节和小脑共济协调系统，尤其是小脑的协调系统起更为重要的作用；运动控制环节要依靠肌群的力量。若以上三个环节中的任意一个出现问题，都会导致协调功能障碍的产生。

二、平衡功能训练技术

（一）平衡的评定

1. 观察法　观察法指通过观察患者坐、站、行走等过程中的平衡状态来评定平衡功能的方法。静态平衡功能的评定可以在患者的坐位或站立位进行，包括坐位、双脚站立、单腿站立、双脚前后站立、睁眼及闭眼站立等；动态平衡功能的评定包括稳定极限和重心主动转移能力的测定。

2. 量表法　评定方法简单，应用方便，且能进行定量的评分，进行评定时也不需要专门的设备。临床上常用的量表包括 Berg 平衡量表、上田敏平衡反应试验量表、脑卒中患者姿势评定量表等。

3. 仪器评定法　平衡测试仪是近年来在国际上发展较快的定量评定平衡能力的一种测试仪。采用灵敏度很高的压力传感器和电子计算机技术相结合，主要用于：①定量评定平衡功能。②明确平衡功能损害的程度和类型，用于指导康复目标和康复措施的制定。③用于平衡训练。

（二）平衡训练的原则

1. 由静态平衡到动态平衡　训练时应从稳定、静态的姿势开始，通过训练逐步发展到动态平衡。当患者具有良好的静态平衡能力（保持独自坐、立位）之后，再进行动态平衡训练（包括自动态平衡和他动态平衡）。

2. 支撑面由大到小　训练时由最稳定的体位（如卧位、坐位等）开始，通过训练逐步进展到最不稳定的体位（如双足站立、单足站立、足尖站立等），随支撑面面积由大到小，平衡训练难度逐步增加。另外，平衡训练的难度同支撑面的软硬、平整程度也有一定关系，支撑面越硬、越平整则平衡越容易维持。

3. 身体重心由低到高　训练时可通过两种方式改变身体重心高度。①训练体位改变使身体重心逐步升高，如由初期进行的仰卧位训练，逐步过渡到坐位、手膝位、双膝跪位，直至立位等；②运动平面改变使身体重心逐步升高，如先在平地上训练，之后进展至体操凳上或更高的板条上行走。随身体重心的升高，训练难度逐步增加。

4. 由睁眼到闭眼　视觉对平衡功能有补偿作用，因此开始训练时可在睁眼状态下进行（如要求患者睁开两眼站立，注视地面所画直线行走），当平衡功能得到改善后再增加训练难度，要求患者在闭眼状态下进行训练。

5. 由注意下保持平衡到不注意下保持平衡　开始时先告知患者将被推动，推动时要求其保持平衡，然后可在患者不注意的情况下突然发力推动患者，并要求患者继续保持平衡。

6. 注意安全　在训练中，要密切关注患者以防出现跌倒等意外情况，造成继发性损伤。另外，治疗师需注意不能将患者扶得太牢，否则患者因无须做出反应而失去治疗效果。

（三）平衡训练的方法

1. 平衡训练方法分类

（1）按患者的体位　分为前臂支撑下的俯卧位训练、肘膝跪位训练、双膝跪位训练、半跪位训练、坐位训练、站立位训练等。

（2）按是否借助器械　分为徒手平衡训练和借助器械平衡训练。

（3）按患者保持平衡的能力　分为静态平衡训练、自动态平衡训练和他动态平衡训练。

（4）按患者的疾病类型　分为脊髓损伤患者的平衡训练、脑卒中或脑外伤患者的平衡训练、帕金森病患者的平衡训练等。

2. 平衡训练的具体方法　临床上进行平衡功能训练时，一般先从卧位开始，其支撑面最大、最稳定，患者比较容易掌握平衡技巧。

（1）仰卧位训练

适用范围：脑卒中偏瘫患者的平衡功能训练。

训练目的：腰背肌训练和提高骨盆的控制能力，诱发下肢分离运动，缓解躯干及下肢的痉挛，以提高躯干肌肌力和平衡能力。在患者病情稳定后应尽早进行桥式运动训练。

训练方法：桥式运动。①患者仰卧位，双臂自然放于身体两侧（或 Bobath 握手于胸前上举）。②屈髋屈膝，双脚踏于床面支撑。③嘱患者将臀部抬离床面并尽量抬高，完成伸髋、屈膝、足平踏于床面的动作。

患者如不能主动完成该动作，治疗师可给予一定的帮助。治疗师一只手放在患者的患膝上并向前下方按压膝关节，另一只手拍打患侧臀部以刺激臀肌收缩，帮助患髋完成伸展动作。训练中，根据患者控制能力的改善程度可逐渐调整桥式运动的难度，如由双桥运动（双侧下肢同时完成此动作为双桥运动）过渡到单桥运动（单侧下肢完成此动作为单桥运动）。

（2）前臂支撑下的俯卧位训练

适用范围：截瘫患者的平衡功能训练。

训练目的：上肢和肩部的强化训练及持拐步行前的准备训练。

训练方法：①静态平衡训练：患者俯卧位，前臂置于床面支撑体重并保持静态平衡。当持续时间达到 30 分钟后，开始进行动态平衡训练。②自动态平衡训练：在维持静态平衡的基础上，嘱自己向各个方向活动并保持平衡。③他动态平衡训练：自动态平衡控制达到后，治疗师将手放在患者肩部，向各个方向推动患者，推动的力度和范围随训练进程逐渐增加。

（3）手膝位平衡训练

适用范围：①立位平衡训练和平地短距离移动动作前的准备训练，适合于运动失调症、帕金森病等协调功能障碍的患者。②上肢和肩部的强化训练及持拐步行之前的准备训练，适合于截瘫患者。

训练目的：通过加大平衡反应的难度以提高患者平衡反应的水平。

训练方法：①患者手膝位，在能控制静态姿势的情况下，进行身体前、后、左、右移动的身体重心转移动作。②三点支撑训练：当患者能较好地控制姿势后，嘱患者将一侧上肢或一侧下肢抬起进行练习并保持姿势的稳定性。③两点支撑训练：随稳定性逐渐增强，进行一侧上肢及对侧下肢同时抬起并保持姿势稳定的训练以增加训练的难度。

注意事项：①可将枕头、滚桶、楔形垫等物品置于患者腹部下方，在其疲劳或动作失败时支撑身体。②练习患侧上肢支撑身体时，要注意对肘关节和肩关节的保护，防止外伤。③年长患者训练时要注意脉搏的变化。④治疗师可根据患者的完成情况，适当予以一定程度的帮助或稍加外力破坏姿势的稳定来诱发患者的调整能力。

（4）肘膝跪位训练

适用范围：截瘫、运动失调症和帕金森病等患者的平衡功能训练。

训练目的：改善头与躯干，躯干与骨盆的控制能力，提高平衡反应水平。

训练方法：①静态平衡训练：患者肘膝跪位并保持平衡。当持续时间达到30分钟后，开始进行动态平衡训练。②自动态平衡训练：患者肘膝跪位，自己向前、后、左、右各个方向活动身体并保持平衡。随着患者稳定性的增强，嘱咐患者抬起肢体（先三点支撑，后两点支撑）逐渐增加训练的难度和复杂性。③他动态平衡训练：治疗师将手放在患者肩部，向各个方向推动患者，推动力度及范围随训练进程逐渐增加。

（5）双膝跪位和半跪位训练

适用范围：截瘫患者。从双膝跪位平衡训练开始，掌握后进行半跪位平衡训练。

训练目的：加大平衡反应的难度，提高平衡反应水平。

训练方法：①静态平衡训练：患者双膝跪位或半跪位并保持平衡。当持续时间达到30分钟后，开始进行动态平衡训练。②自动态平衡训练：患者双膝跪位或半跪位，自己向前、后、左、右各个方向活动身体并保持平衡，也可由治疗师和患者进行抛接球训练。③他动态平衡训练：患者双膝跪位或半跪位跪于治疗床或平衡板上，治疗师向各个方向推动患者，推动力度及范围随训练进程逐渐增加。

（6）坐位训练　坐位平衡反应在小儿出生后10~12个月时开始出现并保持终身。临床上许多疾病会导致坐位平衡反应被破坏，患者不能保持独立坐位，因此必须进行坐位平衡训练。坐位平衡训练主要包括长坐位平衡训练和端坐位平衡训练。

1）长坐位平衡训练：适用于截瘫患者。

训练方法：①静态平衡训练：患者长坐位，治疗师用手支撑患者肩部，用下腹、大腿来支撑患者背部，使患者记住正常坐位时的感觉，之后逐渐减少帮助。当持续时间达到30分钟后，开始进行动态平衡训练。②自动态平衡训练：a.患者长坐位，自己向前、后、左、右各个方向活动身体并保持平衡，当患者能够保持一定时间平衡之后，可由治疗师和患者进行多方位抛接球训练或触物训练。通过逐渐增加抛球的力度、距离及物品摆放位置的距离来增加训练难度。b.患者长坐位，双手放在床面上向下用力支撑将臀部抬起，头及躯干尽量向前方倾斜，保持6秒后放下臀部。此动作能否完成及其稳定程度对患者在床上移动、转移身体非常重要。③他动态平衡训练：患者长坐位，坐于治疗床或平衡板上，治疗师向各个方向推动患者，推动力度及范围随训练进程逐渐增加。

2）端坐位平衡训练：适用于脑卒中偏瘫患者。患者能较好地保持端坐位平衡时，才能进行站立位平衡训练，为步行做好准备。

训练方法：①适应性训练：为预防突然体位变化造成脑卒中患者出现头晕、恶心、血压下降、面色苍白、出冷汗、心动过速、脉搏变弱等体位性低血压的症状，可在训练之前先进行起立床训练，使患者逐渐适应。②静态平衡训练：患者端坐位，开始时治疗师可在肩背部给予患者一定量的扶持帮助其保持静态平衡，之后逐渐减少帮助量。当持续时间达到30分钟后，开始进行动态平衡训练。③自动态平衡训练：患者端坐位，a.治疗师向患者指示不同方向，要求患者通过侧屈或旋转躯干，或活动上肢等向该方向活动并同时保持端坐位平衡。b.治疗师面向患者站立，手拿物体置于患者的各个方向，嘱患者伸手触碰。c.治疗师从不同的角度向患者抛球，通过逐渐增加抛球力度和距离以增加训练难度。④他动态平衡训练：患者端坐位，坐于治疗床或训练球上，治疗师向各个方向推动患者，推动力度及范围随训练进程逐渐增加。训练时要循序渐进，避免患者精神紧张和加重痉挛。

（7）站立位训练 患者的跪位平衡、坐位平衡及耐力改善后，可以开始进行站立位平衡训练。无论是偏瘫、截瘫还是其他问题引起的平衡功能障碍都要进行站立位的平衡训练，并最终达到步行的目的。站立位平衡是步行训练的前提和基础。训练时，要注意随时纠正患者的站立姿势，防止患膝过伸等异常姿势。

1）静态平衡训练：①辅助站立训练：如患者不能独立完成站立，应先进行辅助站立训练。可由治疗师扶住患者，也可由患者自己扶住肋木、平行杠、助行架、手杖或腋杖等帮助保持站立平衡。在训练过程中，根据患者站立平衡的改善程度逐步减少对患者的帮助，直至不需要辅助站立后，开始进行独立站立平衡训练。②独立站立训练：患者面对姿势镜保持独立站立位，在患者面前放置一面镜子，便于患者了解自己的姿势，进行自我矫正及保持正确姿势。独立站立并可保持平衡达到一定的时间后，进行动态站立平衡训练。

2）自动态平衡训练：①不同方向活动训练：患者双足保持站立不动，身体交替向前、后、左、右倾斜、转动并保持平衡。②交替负重训练：患者左右侧下肢交替支撑体重，每侧保持5~10秒。治疗师要注意保护好患者，避免发生跌倒，及时矫正不正确的姿势。③触物、拿物训练：治疗师手拿物体于患者的不同方向，嘱患者来触碰或拿取，通过逐渐增加距离来提高训练难度。④抛接球训练：从不同的角度向患者抛球，通过逐渐增加力度和距离来提高训练的难度。⑤平衡测试仪训练：使用平衡测试仪进行站立位自动平衡训练。

3）他动态平衡训练：依次让患者站在硬而大的支撑面、软而小的支撑面（如气垫、软床）、活动的支撑面（如平衡板）上，治疗师站于患者身旁，向不同方向推动患者，通过改变支撑面和增加推动的力度及幅度来增加训练难度。

3. 器械平衡功能训练 在平衡训练中，常可借助一些器械进行功能训练以提高训练效果。

（1）训练球平衡训练

1）俯卧位平衡训练：患者双腿放松，躯干呈伸展位，随着治疗师轻轻向下挤压球部，患者肢体肌张力也随之缓解减轻，再把球左右推动，则可激发患者头部控制及平衡反应。

2）坐位双腿负重训练：患者双髋关节屈曲、外展坐于球上，双臂紧靠于治疗师髋部。嘱咐患者轻轻左右摇动训练球并维持坐位平衡，待患者稳定性增强后，嘱咐患者向前晃动训练球直至双脚能均匀负重地平放在地上，此训练对患者准备学习移动和站起非常重要。

3）坐位单腿负重训练：患者坐于训练球上，双足平放地面，提起一侧下肢，并举起对侧上肢保持坐位的平衡，然后再换另一侧下肢和上肢重复此动作。

4）站起训练：患者坐于训练球上，治疗师将训练球向前拉动，直到患者的双足平放在地板上，嘱患者独立起立并转移到轮椅上。

（2）平行杠平衡训练 适用于截瘫、脑卒中偏瘫、截肢等患者进行立位平衡训练。

1）偏瘫患者立位平衡训练：①静态站立训练：患者先用健手扶住平行杠保持站立，之后逐渐放开健手，直至不需辅助站立。②重心转移负重训练：患者下肢左右分开站立，身体向患侧倾斜移动重心，使患肢承重，之后患者下肢前后分开站立，将身体重心前后移动，练习前后转移动作。

2）截瘫患者立位平衡训练：①静态站立训练：患者两手轻握平行杠站立，由两脚负担身体体重并保持平衡，保持一定时间后，进行重心转移负重练习。②重心转移负重练习：嘱患者先将身体右倾使重心放至右足，之后再将身体左倾使重心转至左足；嘱咐患者放开右手，利用两足和左手保持平衡，然后放开左手进行同样练习。

（3）平衡板平衡训练　患者双足分开站立于平衡板上，治疗师站于患者身后并置双手于患者骨盆处予以支撑，然后治疗师用自己的双足缓慢摇动平衡板以破坏患者的站立平衡，以此诱发患者头部、躯干的调整反应及身体重心的左右转移。

训练中治疗师要对患者进行保护，注意安全（在平行杠内进行可提高安全性）。通过改变摇动平衡板的幅度、速度可调整训练难度。

（4）平衡测试仪训练　训练时，患者双足放在测试仪的测力平台上，在仪器的显示屏上通过不同的图标来显示双足所承担的体重，正常人每侧足承受体重的50%。通过有意识地将体重转移到一侧下肢，可以进行提高自动态平衡能力的训练。还可通过反馈仪显示屏上显示设计的各种图形要求完成立位重心的调整，根据患者的年龄、平衡水平，治疗师可以设计数字、图案、彩色图标等方式，利用患者视觉进行反馈训练。还可以根据屏幕显示的情况下达调整口令，利用患者听觉进行反馈训练。

4. 特殊的平衡训练　针对由于前庭器官受损造成平衡功能障碍的患者，需要特殊的平衡功能训练方法。对于前庭功能部分损伤的患者，经训练患者的平衡功能可以得到一定程度的改善。如果患者为双侧前庭功能完全丧失或前庭功能障碍合并视觉或本体感觉障碍，则疗效不佳。

（1）患者双足尽量靠拢并保持平衡，先用双手（或单手）扶墙，然后左右转头，再放手单独站立保持平衡并左右转头。

（2）患者步行并练习在行走中转头，必要时他人给予帮助。

（3）患者直视前方目标，双足与肩同宽站立，移动双足逐渐减小双足距离（双足间距离缩短至1/2足长）。进行训练时，患者将双臂分别置于伸展位，体侧，交叉胸前，每一体位保持15秒以上，训练时间共5～15分钟。训练先在睁眼时进行，之后嘱患者断续紧闭双眼并逐渐延长闭眼时间再进行训练。

（4）患者在不同质地支撑面上（硬地板、薄地毯、薄枕头、沙发垫上逐渐过渡）站立并保持平衡。

（5）患者在行走中转圈练习，从大圈开始，逐渐变小，两个方向均应练习。

（四）临床应用

1. 适应证　主要适用于因神经系统或前庭器官病变引起的平衡功能障碍的患者。

2. 禁忌证

（1）中枢性瘫痪伴有重度痉挛者。

（2）精神紧张导致痉挛加重者。

（3）高血压、冠心病的患者要在治疗师的监督下进行。

（五）注意事项

1. 训练时，可在患者面前放置一面镜子，患者可借助其进行自我姿势矫正。

2. 患者姿势出现向一侧倾斜时，治疗师可通过语音刺激如"向左、向右"等来进行指导矫正；同时治疗师不要扶持患者，应轻轻地向倾斜方向推动患者，以诱发姿势反射而使患者直立。

3. 脑卒中偏瘫患者进行坐位训练时，患者如果易向后方或侧方倾斜难于维持平衡，可在患侧臀部下方垫上一个小枕；如果患者躯干不能直立，头渐渐低垂、前屈，这时治疗师应推其两肩给予抵抗。

4. 截瘫患者在进行长坐位训练时易向后方倾倒，这是由于屈髋运动受限或腘绳肌短缩所致，应首先进行髋、膝关节肌肉的牵伸训练，之后再进行长坐位平衡训练。

（六）传统疗法在平衡训练中的应用

太极拳作为一项古老的传统健身术，在中国有着悠久的历史。动作要求静心用意、呼吸自然，以腰作轴，上下相随，周身组成一个整体，动作连绵不断，衔接和顺。太极拳的虚领顶劲、含胸拔背、沉肩坠肘、松腰敛臀、气沉丹田及"迈步如猫行"等要求，使重心沉稳、虚实分明，迈步稳健如落地生根，下盘稳固，而上肢动作缓而不僵，轻而不浮。临床研究发现，练习者通过太极拳的练习可提高平衡能力，因各种原因导致平衡功能受损的患者也可通过太极拳的练习提高其平衡能力。

三、协调功能训练技术

（一）协调的评定

协调的评定通常通过观察患者在完成动作的过程中有无出现异常情况进行。一般从交替和交互运动、协调功能、精细运动、固定或维持肢体、维持平衡和姿势等五个方面进行评价。常用的检查方法包括指鼻试验、指指试验、轮替试验、拇指对指试验、握拳试验、跟－膝－胫试验、旋转试验、拍膝试验、反弹试验等。以上试验主要检测运动的完成是否直接、精确、容易向反方向做，完成时间是否正常，增加动作的速度是否会影响运动质量，闭眼是否影响动作完成，以及进行运动时是否有与运动无关的身体动作等。另外，进行协调评定时，还应注意共济失调的部位是单侧还是双侧，失调表现突出的部位是躯干、上肢还是下肢。

（二）协调训练的目的

通过各种方法促进患者动作方向、节奏、力量和速度的改善，从而使患者动作质量得到提高。

（三）协调训练的基本原则

1. 循序渐进 训练由易到难。先从简单的单侧动作开始进行，掌握后再逐渐过渡到复杂的动作；两侧轻重不等的患者应先从轻侧开始；两侧轻重相等的患者，原则上从右侧开始。

2. 重复训练 重复训练才能起到强化效果。当动作重复得足够多，就会被大脑掌握并存储，在不断重复的过程中，完成这种动作所花费的精力逐渐减少，进一步改善协调功能。

3. 针对训练 针对具体的协调障碍而进行针对性的训练，更具有目的性。上肢和手的协调训练应从动作的正确性、反应速度快慢、动作节律性等方面进行；下肢协调训练主要从下肢各个方向的运动和各种正确的行走步态训练进行。

4. 综合训练 协调训练不应独立进行，在进行针对性训练的同时，还需要进行相关训练，如改善关节活动度训练、增强肌力训练、平衡训练等。

（四）协调训练的基本方法

集中注意力是协调训练的本质，明确要完成的任务并不断重复这种行为，在完成的过程中及时纠正出现的错误，进行反复正确的练习，直至形成恰当的感觉印象和运动模式。在训练中，应尽量减少自发练习，给予充分的支持及采用一定的姿势和器械，以减少不理想练习的影响。

1. 上肢协调训练

（1）轮替动作训练

1）双上肢交替上举训练：双上肢交替上举，要求高度超过头顶，在上举的过程中手臂尽量保持伸直，练习速度逐渐加快。

2）双上肢交替屈肘训练：双上肢向前平举（肩关节屈曲90°），手心向上，交替屈肘拍肩、伸肘，练习速度逐渐加快。

3）双上肢交替摸肩上举训练：双上肢交替屈肘、摸同侧肩，然后向上举过头顶。

4）双前臂旋前、旋后训练：双上肢向前平举（肩关节屈曲90°），肘伸展，两侧同时进行前臂旋前、旋后的练习。

5）手掌训练：①掌心掌背互拍：双手置于胸前，掌心、掌背互拍交替进行。②左右手互敲：用左手握拳敲击右手手掌，随后用右手握拳敲击左手手掌，交替进行。

6）手指轮替接触训练：双手置于胸前，左手手指指腹与右手相应的手指相继接触，快速轮替进行。

（2）定位、方向性动作训练

1）指鼻训练：患者由肩外展90°、肘伸展开始屈肘，双侧示指指尖交替接触自己的鼻尖，以不同速度、睁眼、闭眼反复进行。

2）对指训练：患者双手相应手指互相触碰，由拇指到小指交替进行；或左手的拇指分别与其余四个手指进行对指，左右交替进行，训练速度逐渐加快。

3）指指训练：治疗师与患者相对而坐，将自己的示指置于患者面前，让患者用其示指接触治疗师的示指，可改变方向、距离进行练习。

4）其他：画画、走迷宫、下跳棋、使用木钉板、接住抛过来的软球等。

2. 下肢协调训练

（1）双下肢交替屈髋训练　患者仰卧于床上，保持髋、膝关节伸展，然后交替屈曲双侧髋关节至90°，练习时速度可逐渐加快。

（2）双下肢交替伸膝训练　患者坐于床边，保持小腿自然下垂，交替伸展双侧膝关节。

（3）坐位交替踏步训练　患者保持坐位，双侧足交替平踏地面，练习时速度可逐渐加快。

（4）拍地训练　用足跟触地、脚尖抬起做拍地动作，可双脚同时进行，也可分别进行。

（5）双下肢交替外展内收训练　患者高椅坐位，双小腿外展，然后内收，左脚在内收位时放在右脚前，再外展内收，内收位时右脚在左脚前，交替进行。

3. 整体协调动作训练

（1）原地摆臂踏步训练　患者原地踏步的同时双上肢交替摆臂，练习时速度可逐渐加快。

（2）原地高抬腿跑训练　患者原地高抬腿跑的同时双上肢交替摆臂，练习时速度可逐渐加快。

（3）跳跃击掌训练 患者站立位，两脚分开与肩同宽，双手平举并向上跳跃，并足落地，双上肢上举至头顶击掌，交替进行。

（4）其他 跳绳、踢毽子、使用功率自行车、划船、障碍步行等。

4. 水中协调性训练 患者站立于训练水池的平行杠内，水深以患者能站稳为宜。

（1）水中平衡保持训练 治疗师从不同方向向患者身体推水作浪以干扰患者平衡，嘱患者通过自身努力对抗水流冲击而保持平衡。

（2）划水训练 患者先用双上肢做蛙泳式分水或自由泳式的动作，然后扶住池边做下肢击水动作，最后做上下肢协调性划水练习。

（3）水中步行训练 在平行杠内双手抓杠练习步行。

（五）临床应用

1. 适应证

（1）大脑性、小脑性、前庭性、深感觉性协调运动障碍及帕金森病和不自主运动等疾病患者。

（2）上运动神经元疾病及损伤（如脑血管意外、脑外伤、脊髓损伤及脊髓炎等）引起的偏瘫、截瘫或四肢瘫痪患者。

（3）下运动神经元疾病及损伤（多发性神经炎、脊髓灰质炎等）引起的运动及协调运动障碍患者。

（4）运动系统伤病患者。

2. 禁忌证 疾病的急性期或亚急性期；急性炎症（白细胞计数明显增高，发热在38℃以上）者；心功能不全或失代偿者，如严重的心律失常、安静时脉搏超过100次／分钟、舒张期血压超过16kPa或收缩期血压低于13.3kPa，并伴有自觉症状、心肌损害发作后2周以内的患者；全身状况较差、功能失代偿者；外伤后有明显的急性期症状、骨折愈合尚不充分或手术后未拆线者；剧烈伤痛者等。

（六）注意事项

1. 协调功能训练不是孤立进行的，需同时进行相应的肌力训练、平衡功能训练等其他训练。

2. 训练前，要求患者尽量放松，减少紧张或恐惧心理。如患者有肌肉痉挛，要先进行处理再进行协调功能训练。

3. 密切监控，防止意外发生，尤其是下肢运动失调的患者要特别注意防止其跌倒。

4. 严格掌握运动量，过度疲劳不仅影响训练的继续，且使运动不协调加重。

第七节　步行功能训练

一、概述

行走是人的重要功能之一，是人类活动的基本保证。步行是指通过双脚的交互移动安全、有效地转移人体的一种活动，正常的步行是人体在中枢神经系统控制下，通过上肢、躯干、骨盆、下肢各关节及肌群进行规律、协调的周期性运动。步态是人体步行时的姿势，是一个人行走时的表现形式，又称行走模式。

（一）基本概念

1. 正常步态

（1）定义　人在正常自然的条件下移动身体，交替迈出脚步的固定模式和姿态称为正常步态。人的步行是一种习得性的活动，人在学会步行以后就会形成动力固定模式，这种固定模式使得复杂的步行过程变得容易、自动化且节能，改变就会变得非常困难。所以步态训练时，一旦发现错误动作，要及时纠正，防止错误的动力固定模式形成。

（2）基本要素　合理的步行周期、步频、步长、步宽、足偏角；躯干平衡稳定；充足的能量储备，降低能量消耗等。

（3）生物学因素　具有控制人体向前运动的肌力和机械能；当足触地时能缓冲对下肢各关节的撞击力；充分的廓清；合理的髋膝踝关节运动等。

2. 步行周期

步行周期是步态的基本功能单元，在行走时一侧足跟着地到该侧足跟再次着地的过程称为一个步行周期。在每个步行周期中，双下肢都要交替承担支撑相的承重（包括单支撑相和双支撑相）及拥有摆动相下肢向前移动的功能。

（1）支撑相　指步行中足始终与地面接触的阶段，即从足跟着地到足趾离地的过程，占整个步行周期的60%，其中单支撑相约占40%，双支撑相约占20%。双支撑相的时间与步行速度成反比。步行障碍时往往首先表现为双支撑相时间延长，摆动相时间缩短，以增加步行的稳定性。根据常用的步态分期划分法又可将支撑相分为首次着地、承重反应期、支撑中期、支撑末期（图2-7-1）。

（2）摆动相　指步行中足始终不与地面接触的阶段，即足趾离开地面腾空向前迈步到该足再次落地之间的时间，占整个步行周期的40%。根据常用的步态分期划分法可将摆动相分为摆动前期、摆动初期、摆动中期、摆动末期（图2-7-2）。

3. 肌肉活动

步行的动力主要来源于下肢及躯干的肌肉作用。在神经系统控制下，骨骼肌的收缩使关节产生运动。步行控制与肌肉收缩的关节运动具有复杂的关联，肌肉活动具有步行速度及环境依赖性。步行异常与肌肉活动的异常通常有密切关联。步行时下肢各肌群在不同的步行周期参与工作（表2-7-1），在站立相主要是臀大肌、腘绳肌、股四头肌向心性收缩以提供关节稳定性；支撑中期、末期髂腰肌、胫前肌离心性收缩，控制伸髋、伸膝和足平放速度；小腿三头肌的离心性收缩主要控制踝关节背屈，推动身体向上向前运动；臀中肌、臀小肌等外展肌群主要在站立相早期工作，以稳定骨盆向对侧倾斜5°；腘绳肌主要在摆动中期屈膝伸髋以减速，当足跟着地后与股四头肌协调工作控制膝屈曲在15°以内。

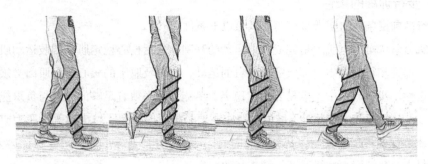

图 2-7-1　支撑相

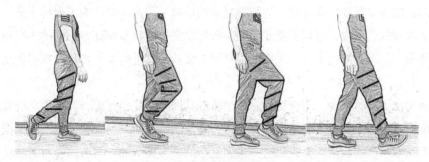

图 2-7-2　摆动相

表 2-7-1　正常步行周期中主要肌肉的作用

肌肉	步行周期
臀大肌	支撑相（向心），摆动中期、末期（离心）
腘绳肌	摆动初期、中期（向心），摆动末期（离心）
小腿三头肌	首次触地至支撑中期、摆动前期（向心），支撑末期（离心）
臀中肌、臀小肌	支撑初期、中期
髂腰肌	摆动相（向心），支撑中期、末期（离心）
股四头肌	摆动中期至末期（向心），支撑前期至初期（离心）
胫前肌	摆动中期至支撑前期（向心），支撑前期至支撑初期（离心）

（二）步态分析

步态分析是利用力学原理、人体解剖学、生理学知识对人体行走功能的状态客观地进行定性描述和（或）定量分析的过程。分析方法为临床分析和实验室分析两个方面。

1. 临床定性分析　临床定性分析是由康复医生或治疗师通过肉眼观察受试者的行走过程，根据行走的状态对步行功能进行分析的过程。

2. 实验室定量分析　实验室定量分析是通过专门的器械或设备采集步行的数据，客观地进行步态分析的过程。所用的设备可以是简单的、易获取的，如秒表、卷尺、量角器、面粉、染料等；也可以是复杂的，如肌电图、高速摄影机、足底压力感受器、步态分析仪等设备，通过

NOTE

多个设备检测获得运动学参数、动力学参数、肌电活动参数和能量参数等步态特征。

（三）步行训练的条件

1. 步行的前提条件 正常步行需要满足以下条件：

（1）肌力与肌耐力 肌力是完成关节运动的基础，包括核心稳定肌和四肢运动肌。步行过程中，为了保证步行周期中双下肢完成各自的运动，颈部及躯干的核心稳定肌肉必须保证整个脊柱的稳定性。步行周期中支撑相要保持稳定，单侧下肢必须有足够的肌力与负重能力，保证能够支撑 3/4 以上体重，或者双下肢的伸肌（主要是指股四头肌、臀大肌等）肌力应达 3 级以上，这样才能保证另一下肢能够从容完成向前摆动的动作。正常的肌力可以保证运动的启动，足够的肌耐力及心肺耐力才能保证持续步行的发生。

（2）平衡能力 步行时人的身体重心随着支撑相和摆动相的变化而变化，在上下、左右小幅度摆动；随着步行的速度变化，进行着复杂的加速与减速运动。为了保持平衡，人体重心必须落在支撑面的范围内，所以平衡能力是步行得以完成的基本保证。不同的步行环境对平衡有不同的要求，如果在室内步行，平衡能力只需 2 级；一旦进行室外步行，则平衡能力必须达到 3 级。

（3）协调能力及肌张力 均衡协调是多组肌群共同参与并相互配合，平稳、准确和控制良好的运动能力。步行中，双下肢不停地在开链运动及闭链运动之间转换，双上肢根据步行的需要协调地参与双下肢的活动。要完成这一系列复杂的、多关节的、多肌肉参与的活动，必须具备正常的协调能力及肌张力，以保证各主动肌、拮抗肌、固定肌等的正常工作。

（4）感觉功能及空间认知功能 感觉是运动的基础，任何运动都是在感觉反馈的基础上进行的。特别是本体感觉直接影响步行的完成，如踝关节的本体感觉受损，就会直接影响首次触地和承重反应期踝关节以上各关节的支撑相的调整。步行中上下肢各关节所处的位置，落步时的步幅及深浅高低等均直接影响步行完成的质量。

（5）运动控制功能 运动控制是指人体调节或者管理动作的能力，包括肢体精确完成特定功能活动的能力。任何原因导致步行调控系统损伤，都会造成步态异常，甚至造成步行障碍。

2. 影响步行的因素

（1）骨关节因素 由于运动损伤、骨关节疾病、先天畸形、截肢、手术等造成的躯干、骨盆、髋、膝、踝、足静态畸形和两下肢长度不一致。疼痛和关节松弛等也对步态产生明显影响。

（2）神经肌肉因素 中枢神经损伤包括脑卒中、颅脑外伤、脊髓损伤和疾病、脑瘫、帕金森病等，原发性原因主要是重症肌无力和肌肉痉挛；继发性因素包括关节和肌腱挛缩畸形、肌肉萎缩、代偿性步态改变等。外周神经损伤包括神经丛损伤、神经干损伤、外周神经病变等，导致特定肌无力性步态等。儿童患者可伴有继发性骨骼发育异常。

二、步行训练

步行训练是以矫治异常步态，使步行转移更安全、有效，提高患者的生活质量为目的的训练方法之一。异常步态的矫治是一个较为复杂而困难的问题，所以要在训练前进行全面的步态分析并找出步态异常的原因和机制，从而采取有针对性的措施改善步态。

（一）常用措施

主要采取的综合性措施包括基础训练、物理因子治疗、辅助具的使用、药物、手术矫治。

1. 基础训练 主要针对关节挛缩、肌肉无力、关节活动度受限、平衡协调障碍等进行训练。中枢神经系统损伤引起的偏瘫步态、共济失调步态等，应以矫治异常步行模式为主。

2. 物理因子治疗　功能性电刺激，针对各种软弱肌肉或痉挛肌的拮抗肌所进行的训练，通过刺激达到解痉和提高肌力的目的。神经肌肉电刺激，针对失用性肌无力或周围神经损伤的肌肉进行刺激，以提高肌肉的绝对力量。近年来肌电生物反馈广泛应用于临床，主要针对足下垂或患手抓、握等功能障碍的中枢神经损伤患者进行运动再学习和训练。

3. 辅助具的使用　对于结构性的长短腿，可用矫形鞋垫改善；而对于关节挛缩畸形或肌肉无力造成下肢支撑障碍的患者，可配以适当的矫形器或辅助具如 AFO、KAFO、ARGO 等及各种拐杖、助行器等。

4. 药物　主要是对症用药，针对患者存在的痉挛、疼痛、认知功能障碍，配合给予中枢性解痉药、止痛药和促进脑代谢、改善脑循环及认知类药物等；对疼痛步态、帕金森步态，应先控制基础病，再结合步态训练方可有效。

5. 手术矫治　对严重的关节挛缩、畸形的患者，可通过关节松解、肌腱延长、截骨矫形等进行手术；对某些严重的内收肌痉挛者，可行选择性脊神经根切断等手术。

（二）针对性步行训练

1. 基础训练

（1）体位适应性训练　许多患者发病或手术后，都会经历一段时间的卧床期，年老体弱者更甚。这些患者如突然从卧位站起，很容易发生体位性低血压反应，出现头晕、恶心、血压下降、面色苍白、出冷汗、心动过速、脉搏变弱，甚至休克。为预防这些异常反应，需先进行站起前适应性训练。开始先将床头摇起30°，进行半卧位训练，一般维持15～30分钟；2～3天未有明显异常反应者即可增加摇起的角度，一般每次增加20°，如此反复，逐渐将床摇至90°，并时刻观察患者的反应。对一般情况良好的患者，可直接利用直立床，循序渐进地调整起立的角度，帮助患者达到站立状态。如患者在坐起或站立时出现头晕、心率加快、面色苍白等应立即将患者放平，以防止体位性低血压。

（2）肌力训练　因病长期卧床，致使身体软弱无力。因此，在下床训练之前，首先要对上肢、躯干、下肢的肌肉力量进行评定，根据评估结果采用相应的训练方法。

1）"桥式运动"和垫上训练：目的是训练腰背肌、臀大肌和提高骨盆的控制能力，诱发下肢分离运动，提高患者卧床时的生活自理能力。大部分患者在初次完成此动作时，容易憋气，所以在做动作时要让患者自然呼吸。桥式运动是典型的闭链运动，应鼓励患者于病情稳定后尽早进行桥式运动。临床上根据患者的具体情况可选择不同的桥式运动（图2-7-3）。垫上训练包括床上移动和床上翻身及卧坐转移，应鼓励并指导患者主动变换体位和进行床上移动。

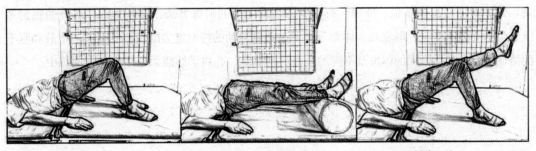

桥式运动一　　　　　　桥式运动二　　　　　　桥式运动三

图 2-7-3　桥式运动

2）上肢主要肌群力量的训练：主要用于截瘫等需用拐杖或轮椅转移的患者，重点是肩带肌群、肘伸肌、腕伸肌的肌力训练，可借助沙袋、哑铃、弹力带等训练。

3）下肢主要肌群力量的训练：为了提高下肢支撑相的稳定性，可对臀大肌、臀中肌、股四头肌及小腿三头肌进行锻炼；若为了提高摆动相的协调性，可锻炼屈髋肌、屈膝肌、踝背屈肌肉的协同收缩；若患者下肢截肢，则可指导其进行残端肌群和腹部肌肉力量的训练。

4）局部稳定肌训练：局部稳定肌紧贴骨骼，主要起控制与稳定关节的作用。在训练稳定肌时，强调使用低负荷的等长收缩（肌肉最大力量的 20%～40%），训练中应保持正确呼吸、无代偿、无疼痛的状态。对步行而言，躯干要对抗步行过程中不同方向的运动，其核心稳定尤其重要。故应对其进行多个面的稳定性训练，包括脊柱在水平面、矢状面及冠状面的稳定性，根据需求的不同，选择合适的训练方法。

5）肌力训练原则：①抗阻原则，即关节在运动过程中对抗自身重力或外来阻力，以达到增强肌力的目的。②超量恢复原则，即增强肌力需要肌肉在一定的负荷下做功，所给的负荷应略高于现有肌力的水平或至少相当于是肌肉产生最大强度收缩所需负荷的 60%，并持续训练 6 周，才可取得明显的效果。训练者要满足一定的运动强度、运动时间、运动频率、运动周期和肌肉收缩的方式 5 个基本条件，才能达到增强肌力的目的。③肌肉收缩的疲劳度原则，即训练后应使肌肉感到疲劳，但不应过度疲劳的原则，一般来说，肌力训练的运动量应以第二天不感到疲劳，无疼痛为宜。这也是控制超常负荷不至于过度的一个主观限制指标。

6）注意事项：①训练过程中患者应保持放松，避免紧张或焦虑等不良情绪。②肌力训练时应保持呼吸通畅，将呼吸与运动相结合，避免憋气等错误的呼吸模式。③训练应循序渐进，根据患者具体情况逐渐增加难度。④个体化疗法对于肌力训练的患者尤其重要。⑤训练过程中如患者出现头晕、胸闷、心悸、呼吸不畅等不适应立即停止治疗，待评估后再确定是否继续运动训练。

（3）关节活动度训练　关节活动度训练主要是预防关节挛缩和肌腱萎缩，对病情稳定、神志清醒的患者，应鼓励患者自己在床上进行各种运动。如 Bobath 握手健手带动患手进行助力上举运动、下肢屈伸活动等。对不能主动完成运动的患者，对各关节应给予适当被动运动，在无痛的前提下进行各关节全关节范围的活动，每个动作重复 10～15 次，每天 1～2 次为宜。对肢体痉挛的患者，应结合神经生理学技术抑制痉挛，重点对痉挛或挛缩的肌肉进行牵伸训练（图 2-7-4）。

（4）平衡与协调训练　平衡训练是在患者躯干控制训练的基础上进行的，平衡训练实际上就是帮助患者重新找回重心位置，并保持身体稳定的训练方法。包括坐位平衡和站位平衡。协调训练是指恢复患者平稳、准确、有控制的运动能力的锻炼方法，即利用残存部分的感觉系统，包括视觉、听觉、触觉和本体觉等来促进随意运动的控制能力的恢复。上肢、下肢和躯干的协调能力可利用不同的体位及不同的负荷进行训练，并将训练成果运用到步行训练中。

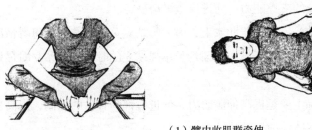

（1）髋内收肌群牵伸

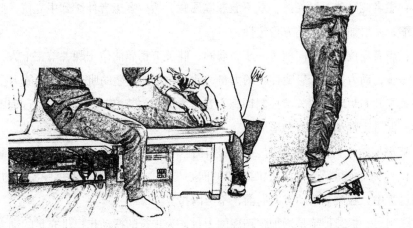

（2）跟腱牵伸

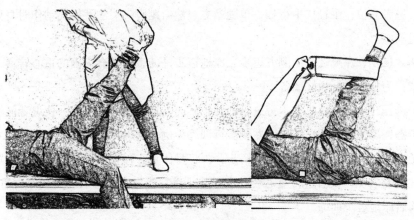

（3）腘绳肌牵伸

图 2-7-4 牵伸训练

（5）**感觉训练** 感觉功能直接影响步行功能的恢复，应重视感觉功能的训练。常用的方法有：用脚踏踩不同质地的物品，冷热水交替浸泡，冰刷擦，踏踩鹅卵石地面等；脚踩晃动的木板、泡沫塑料垫、橡胶充气垫，垂直叩击足底，脚底震动等来增加本体感觉。

（6）**疼痛的处理** 疼痛不仅影响功能，而且也影响人的情绪，因此要重视对疼痛的处理，可根据患者的具体情况给予温热疗法、冷疗法，必要时配合药物控制或手术治疗。

2. 分解训练

（1）**单腿负重** 负重是指肢体承受身体重量的状态。当患者的下肢关节、骨骼及肌肉足以承受身体的重量时，即可进行负重训练。负重程度分为：①零负重，即患肢不承受任何身体的重量。②部分负重，即患肢仅承受身体部分的重量，通常遵医嘱确定体重的百分比加于患肢。③全负重，指肢体能完全承受身体全部的重量，此为行走训练必备的功能状态。

NOTE

单腿负重主要是提高下肢的支撑能力，促进机体平衡稳定。

方法：令患者立于肋木前，一腿置于肋木上，另一腿站立负重，并根据患者情况选择负重程度。一般单腿站立可从持续1分钟开始，逐渐延长单腿站立的时间，且站立时最好不要用手扶持。

（2）伸髋训练　伸髋训练主要是提高伸髋肌力，促进髋部和骨盆的控制，提高支撑相的稳定性与摆动前期至摆动中期下肢向前摆动的动力。

方法一：患者侧卧位，肘支撑，双下肢屈髋屈膝，然后嘱患者伸髋到中立位，此动作可激活臀大肌收缩，并增加髋关节侧方稳定性。

方法二：患者立位，患腿向前迈一步，屈髋，膝关节稍屈曲位于踝关节正上方，嘱患者另一条腿向前一步，动力来源于患腿伸髋的力量，此动作增加伸髋的肌力及控制能力。

（3）膝关节控制训练　膝关节控制训练主要是增加膝关节控制，防止步行过程中出现膝塌陷或膝过伸，促进正常步行模式的形成。

方法：背靠墙站立，健侧腿向前一步放松体位，患侧腿靠墙负重站立，在负重状态下小幅度（5°~15°）屈伸膝关节，通过股四头肌的向心与离心交替收缩以锻炼膝关节的控制能力。注意在屈膝过程中，膝关节运动方向向前，不可内扣。

（4）提踵训练　提踵训练是增加踝跖屈的力量，为步行的摆动相提供充足的动力，为建立正常步行模式打下基础。

方法：患者立位，手轻扶平行杠，单腿站立，然后踮脚尖。注意做此动作时身体是向上方运动，避免前倾。

（5）侧方迈步、原地迈步　侧方迈步、原地迈步是使患者学会正确的重心转换，建立正常的步行模式，为独立步行做好准备。

方法：选择在平行杠内或肋木旁进行训练，其前方放置一面矫正镜，使患者能够看到自己的姿势、步态，以便及时矫正。现以左侧步行训练为例，令患者右侧扶平行杠或肋木，先将身体重心移至右腿，左脚提起向左侧方迈一步，再将身体重心移至左腿，右脚跟上放置于左脚内侧，如此往复左右侧向交替进行重心转移和迈步训练。当患者能够顺利完成左右重心转移后，即可进行前后原地迈步训练。

（三）减重及机器人辅助步行训练

1. 减重步行训练　减重步行训练又称部分重量支撑步行训练，是指通过器械悬吊的方式将患者身体部分向上吊起，使患者步行时下肢的负重减轻，以帮助患者进行步行训练、平衡训练，提高患者日常生活活动能力，早日回归家庭和社会。减重步行训练设备一般包括减重悬吊系统和活动平板两部分。

减重步行训练可减轻下肢负荷，从而增加下肢关节活动范围，调节肌张力，平衡重心的分布，以提高步行稳定性、安全性。减重步行训练适用于神经系统疾病（脑卒中、脑外伤、帕金森病、截瘫等）、骨关节疾病（关节置换术后、关节病变术后、肌腱韧带断裂术后等）、脊柱相关疾病（椎间盘突出、体重过重、腰腿痛恢复步行训练等）、假肢矫形器穿戴前后的下肢步行训练等。脊柱不稳定、下肢骨折未愈合、体位性低血压、严重骨质疏松、运动性肌痉挛患者及不能主动配合者禁用。

2. 机器人辅助步行训练　机器人辅助步行训练旨在利用机器人，辅助或者替代患者的功能运动，或者进行远程康复训练。可穿戴式机器人的研制和模拟生物反馈环境已进入脑卒中患者康复临床使用。可穿戴式机器人分为上肢外置装置和下肢外置装置。

三、步行能力训练

步行能力训练包括治疗性步行训练和功能性步行训练。

1. 治疗性步行训练 治疗性步行训练是指步行训练时借助矫形器和拐杖站立行走，患者只能在治疗室内站立和短距离行走，具有治疗意义，但无功能价值，可作为一种心理和生理性刺激治疗活动，帮助患者在早期康复中建立信心，同时具有促进血液循环、预防压疮及防止深静脉血栓、骨质疏松等作用。

2. 功能性步行训练 功能性步行训练是指除了治疗作用外，还具有实际价值，患者能完成部分日常生活活动（ADL），其中功能性步行训练又分为家庭性步行训练和社区性步行训练。

（1）家庭性步行训练 家庭性步行训练是指患者使用矫形器或拐杖等能在室内行走自如，能如厕、入浴等。

（2）社区性步行训练 社区性步行训练是指患者借助矫形器和拐杖等，在社区独立完成步行能力活动，包括过马路、逛超市购物（上下自动扶梯）、乘坐交通工具等。

（一）室内功能性步行训练

1. 平行杠内训练 一般患者早期行走训练自平行杠内训练开始。主要因为平行杠结构稳定，而且平行杠的宽窄度和扶手的高度可根据患者需求调整，安全性能高，可减轻患者心理紧张和恐惧感，因此很适合患者早期进行站立训练、平衡训练、重心转移训练及行走训练等。

2. 助行器步行训练 根据患者功能情况选择合适的助行器。助行器结构相对稳定、可移动和折叠，方便携带，适合在宽敞平坦地使用。适用于患者早期步行能力训练及使用拐杖和独立步行前过渡阶段；主要适用于下肢截瘫无力、下肢骨折或股骨头无菌性坏死者；对于行动迟缓的老年人或平衡功能障碍患者可作为长久性步行工具；因助行器需双手操作，不适合上肢功能障碍患者使用。

3. 腋拐步行训练 腋拐步行训练包括拖地步（蹭步）、摆至步、摆过步、四点步行、三点步行、二点步行。

（1）拖地步 患者将双腋拐放至身体前方，躯干向前倾，腋拐支撑体重，身体重心移至拐杖处，将双足同时向前拖动至拐脚附近处。

（2）摆至步 患者将双侧腋拐同时放至身体前方，躯干向前倾，身体重心移至腋拐，双足同时向前摆出一小步，落至腋拐处。此种步行方式移动速度较快，可减少腰部和臀部肌肉用力。

（3）摆过步 患者将双侧腋拐同时放至身体前方，用手支撑，使身体重心向前移，由腋拐支撑体重，双足同时向前摆出一大步，双脚超过腋拐，落于腋拐前方。此种移动方式是挂拐步行中最快的，适用于双下肢瘫痪、上肢肌力强壮的患者，由于开始训练时膝关节容易屈曲，移动弧度大，躯干向前屈易跌倒，训练过程中治疗师应随时注意患者安全。

（4）四点步行 按照一侧拐→对侧下肢→另一侧拐→另一侧下肢的顺序方式步行，如此反复进行。此种方式稳定性好、缓慢而安全，适用于骨盆上提肌肉较好的双下肢运动功能障碍患者（图2-7-5）。

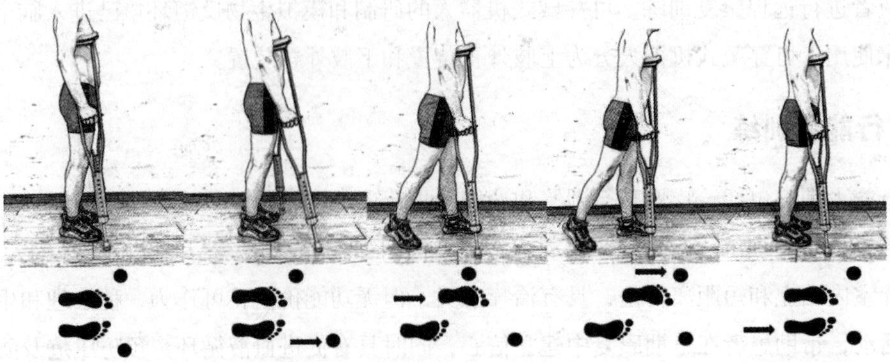

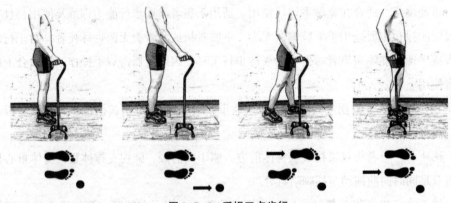

图 2-7-5 腋拐四点步行

（5）三点步行　按照双拐→患侧下肢→健侧下肢的顺序方式行走，也可按双拐→健侧下肢→患侧下肢的顺序方式行走。此种步行稳定性良好、可快速移动，适用于一侧下肢功能正常且能够负重的患者，如一侧下肢骨折、扭伤等患者。

（6）二点步行　将一侧拐和对侧下肢同时向前迈一步，再将另一侧拐和相对的另一侧下肢向前迈一步。此种步行与正常步态基本接近、速度较快，适用于一侧下肢疼痛需要借助拐杖减轻负重，减少疼痛刺激的患者。

4. 手拐步行训练　手拐步行训练包括三点步行、二点步行。

（1）三点步行　按照手拐→患侧下肢→健侧下肢或者手拐→健侧下肢→患侧下肢的顺序方式行走。此步行方式适用于偏瘫患者和下肢运动功能障碍患者，训练时根据患者健侧迈步大小而迈步，可分为并列型、前型、后型三种方式（图 2-7-6）。

图 2-7-6　手拐三点步行

（2）二点步行　手拐和患侧下肢同时向前迈出一步，然后再迈出健侧下肢。此步行方式适用于平衡功能和患侧下肢肌力较好的患者及老年患者，步行速度快，有较好实用价值。

5. 驱动轮椅训练　轮椅是步行功能丧失者的一种重要代步工具，通过借助轮椅患者仍然能够完成部分日常生活活动及参加社会活动、娱乐活动等；减少其对他人的依赖，并且减轻家庭和社会负担。轮椅可分为普通轮椅、电动轮椅、竞技轮椅三种。普通轮椅使用训练主要包括平地前进驱动训练、方向转换、小轮和大轮平衡训练、旋转训练、抬前轮向前驱动训练、上坡及下坡驱动训练等。

6. 注意事项

（1）使用拐杖行走训练时注意安全，选择合适的鞋和宽敞无障碍的环境，防止跌倒。

（2）选择适合患者步行的辅助具和行走步态。

（3）根据患者的体重、身高和手臂长度，选择轮椅、助行器、腋拐、手拐等。手拐放于距足尖 15cm 的前、外方处，肘关节屈曲 30°时手握住手柄的位置，或手柄高度与股骨大转子平行。腋拐的腋托高度是从患者的腋前壁垂直到地面距离的基础上加 5cm，把手的高度与手拐的高度相同，与股骨大转子平行。

（4）使用腋拐时，嘱咐患者腋托不要抵靠腋窝处，应抵在侧胸壁上，以防步行用力时损伤臂丛神经。使用手拐行走时，手把的开口应朝后，手杖的距离应放置在健侧下肢斜前方，不要距离足太近或太远。

（二）社区性步行训练

当患者能在室内安全行走后，为出院适应生活环境需具有更高的实际步行能力，故治疗师应积极鼓励并指导患者进行社区性步行训练活动，使患者早日回归家庭和社会，提高其生活质量。

1. 环境适应性训练　患者刚开始进入社区性步行训练时，会出现紧张和恐惧，不敢迈步，所以需要治疗师和家属的陪同保护，刚开始先带患者在医院外或小区外进行短距离步行训练，让患者适应外界环境，消除紧张和恐惧感。为防止发生意外，步行训练时治疗师或家属应站在患者患侧同行，提醒患者，预防控制危险并及时保护患者，确保安全。

2. 过马路　通过早期的康复锻炼，患者能够独立在马路两边和人行道上步行时，治疗师可指导和训练患者正确过马路的方法。训练应选择在人行横道或有交通信号灯、车流量少的地方进行，严格遵守交通法律法规，注意过往车辆。患者开始学过马路时，需由两人分别站在患者两侧陪行，保护患者安全完成过马路。

3. 超市购物　当患者具有一定的行走能力后，为了满足日常生活活动需要，患者要学会独立上街购物，所以患者需要学会独立地上下自动扶梯或上下台阶。

（1）患者使用手拐上下自动扶梯的方法　患者在上下自动扶梯前应把手拐固定好，首次上自动扶梯时，应指导患者健手扶自动扶梯扶手，健侧下肢先上扶梯，依次患侧下肢再上。刚开始患者可能会紧张害怕，治疗师可先扶患者上扶梯，如此反复训练几次，让患者适应并掌握上下自动扶梯的技巧。

（2）患者不使用手拐上下自动扶梯的方法　患者首次上下自动扶梯应在治疗师指导或者家属陪同下进行。上扶梯时陪同者在其身后扶住其腰部，患者健侧手扶住扶手，健侧腿站上扶梯并迅速稳定重心，患侧腿快速跟上。下扶梯时患侧腿先下，健侧腿再跟上。

4. 乘坐交通工具　患者想要真正实现回归社会，必须学会乘坐交通工具。

（1）上下出租车　患者进入出租车时，应先用健手拉开车门，然后身体背对车门，臀部先坐稳，再将双腿移进车内，调整坐姿。下车时，待车停稳后方可打开车门，先将双脚移出车外着地放稳，然后头、上身再移出车外，手扶车身站稳，关闭车门离开车道。

（2）乘坐公交车或巴士车　开始应该在治疗师指导或家属的陪同下完成，上车时家属应该先上，然后一只手拉住患者手，患者另一只手扶住车门把手，健侧下肢先上，健侧身体稍面向患侧，患侧下肢再上，治疗师或家属应帮助患者完成上车动作。下车时治疗师或家属也应先下，一只手拉住患者手，另一只手固定患者骨盆，帮助患者稳定重心，防止重心不稳摔倒，患者健腿应微屈，压低重心，然后患侧下肢先下，落地站稳，再健侧下肢落地站稳。

5. 注意事项

（1）注意安全，严格遵守交通法律法规。

（2）患者必须应该具备站立平衡Ⅲ级和协调能力。

（3）患者开始训练时必须有专人保护，治疗师或家属应站在患者患侧，保护患者安全，消除其紧张和恐惧感。

（4）治疗师应该指导患者循序渐进，从易到难，逐步增加步行距离和速度。

（5）首次训练应该选择较平坦路面和行人较少的环境行走，逐步过渡到较复杂的环境行走。

（6）所有实际步行能力技术的应用都应该在治疗师的指导下在治疗室内进行模拟训练评估后，再运用到实际环境中训练。

四、常见异常步态的矫治训练

1. 足下垂步态　足下垂步态指在摆动相踝关节背伸不足，常与足内翻同时存在，出现摆动相增加同侧屈髋屈膝，下肢画圈步行，同时躯干向对侧倾斜，常见病因是胫前肌无力或活动异常。单纯的足下垂主要见于外周神经损伤、脊髓损伤、小儿麻痹等。训练方法如下。

（1）胫前肌肌力训练。仰卧位、坐位、站位翘脚尖训练，训练过程中根据患者具体情况，可在患者脚背系一条弹力带以增加抗阻训练。

（2）对外周神经损伤导致严重足下垂患者，可以穿戴踝足矫形器（AFO）。

（3）由中枢神经损伤导致足下垂及合并足内翻患者，除了穿戴踝足矫形器外，还需牵拉腘绳肌、腓肠肌和比目鱼肌、胫后肌及站斜板，另外可采用痉挛肌肉电刺激、功能性电刺激、DMS等方式来抑制小腿三头肌张力，增强其胫前肌的肌力。对局部腓肠肌、比目鱼肌张力过高患者，可考虑进行局部肌肉神经阻滞肉毒素等治疗，帮助缓解痉挛。

2. 偏瘫步态　偏瘫步态又称画圈步态，其典型特征表现为患侧下肢膝关节僵硬，摆动周期变短，患侧下肢足下垂内翻，患者为了将患侧下肢向前迈步，患侧肢体会出现不自主代偿性动作，即骨盆上提、髋关节外展外旋经外侧画一个半圆弧向前迈出患腿。训练方法如下。

（1）手法牵伸腘绳肌、内收肌、外展肌群、小腿三头肌、髂腰肌、股四头肌等。

（2）单桥躯干和下肢稳定运动控制及髂腰肌、外展肌群肌力训练等。

（3）步态反复分解训练及辅助弹力带激活核心肌肉侧方行走训练。

（4）双膝跪位行走训练以改善患者步行姿势异常代偿模式。

（5）姿势步态矫正下肢机器人步行训练。

（6）中药热敷缓解痉挛和促进血液循环。

（7）根据患者情况行小针刀松解紧张肌肉和进行肌筋膜治疗等。

3. 膝过伸　由于中枢神经或外周神经损伤导致运动控制神经肌肉代偿性改变，如股四头肌肌力减弱、伸髋肌肌力不足时采用膝过伸代偿，多见于支撑相早期。趾屈肌痉挛或挛缩导致膝关节过伸；支撑相伸膝肌肉出现痉挛；重心转移过程中躯干前倾时重力线落在膝关节中心前方，出现代偿性膝关节后伸来维持身体平衡。训练方法如下。

（1）牵伸股四头肌及腘绳肌。

（2）股四头肌肌力训练，包括向心性及离心性训练。

（3）股四头肌动态运动控制训练。

（4）膝关节本体感觉训练。

4. 臀大肌步态　臀大肌的主要功能是伸髋及维持脊柱稳定肌肉。当患者足触地时身体控制重心向前，臀大肌无力时由棘旁肌代偿和周围韧带支持，导致支撑相臀部突然后缩，腰部前凸形成典型的仰胸凸腹的臀大肌步态，单纯的臀大肌肌力不足可由腘绳肌收缩代偿，接近正常步态。训练方法如下。

（1）俯卧位（伸膝或屈膝）伸髋训练。

（2）健侧卧位屈髋屈膝髋关节外旋训练。

（3）伸髋踏台阶、倒退步行等。

5. 臀中肌步态　臀中肌的主要功能是髋外展。一侧臀中肌肌无力，表现为行走中患腿支撑相时，躯干向患侧侧屈，健侧在摆动相时骨盆处于下降状态，同时患侧肩关节下沉以防止健侧骨盆下降过多，从而维持身体平衡。双侧臀中肌肌无力，典型表现为在步行时上身左右交替摆动，俗称鸭步。训练方法如下。

（1）健侧卧位，侧方抬腿或抗阻抬腿训练。

（2）侧方上下台阶训练，如果一侧臀中肌肌无力，训练时采用患侧腿上台阶，健侧腿下台阶的方法。

（3）患者侧方站立，健侧单腿站立台阶，患腿悬空提降骨盆训练。

（4）横走步行训练，开始横走步行训练时治疗师应站在患者患侧保护其安全，随患者侧方步行能力的提高，为增加其难度，可在平衡软垫上进行横走步行能力训练。

6. 剪刀步态　此步态多见于脑卒中后偏瘫、脊髓损伤截瘫、脑瘫等患者，相关肌肉包括髋内收肌群、髂腰肌、缝匠肌、内侧腘绳肌、臀大肌和耻骨肌；最主要原因是髋关节内收肌肌群痉挛或过度活动，即髋内收肌肌力和外展肌肌力不平衡，患者在摆动相髋关节内收，形成与对侧下肢交叉，出现足支撑面或步宽变小，并且影响患者在摆动相肢体向前运动，而导致平衡功能障碍。训练方法如下。

（1）手法牵伸内收肌肌群、腘绳肌、小腿三头肌等。对于顽固性痉挛患者，手法牵伸效果不佳时，在条件允许情况下可使用神经肌肉阻滞肉毒素治疗；如果患者是全身性肌张力增高，可在康复医生指导下口服中枢性缓解痉挛药物。

（2）可加强拮抗肌训练，如臀中肌、臀小肌、臀大肌上部和梨状肌等肌力训练。

（3）可采用神经生理学疗法中的关键点抑制手法抑制内收肌痉挛，促进内收肌和臀中肌及臀小肌协同运动。

（4）中药热敷或温水疗法可缓解肌张力，再进行步行训练。

（5）小针刀可松解紧张肌群或筋膜等。

（6）早期可在平衡杠中间放置一块木板，让患者两脚在木板中间步行训练。

7. 膝塌陷步态　膝塌陷步态是指在步行中小腿三头肌（最主要是比目鱼肌）肌无力，胫骨在支撑中期和支撑后期过度向前移，影响踝关节稳定或出现膝塌陷步态。膝关节过早屈曲，同时伴有对侧步长缩短，同侧足迈步启动延迟，患者会出现代偿性增加股四头肌收缩来维持膝关节稳定，最终导致伸膝肌过度用力综合征。相关肌肉包括股四头肌、腓肠肌、比目鱼肌。训练方法如下。

（1）加强腓肠肌、比目鱼肌肌力训练。

（2）对于腘绳肌痉挛导致的伸膝障碍者，可用手法在膝伸直位牵伸腘绳肌和在屈膝位牵伸比目鱼肌训练、温水疗法或中药热敷等，以抑制和缓解腘绳肌及比目鱼肌肌张力等。

（3）对严重的痉挛患者，可根据患者情况行局部肌肉阻滞神经肉毒素治疗，必要时可给患者穿戴伸膝矫形器以辅助训练治疗。

8. 股四头肌步态　股四头肌是控制膝关节稳定的主要肌肉。对于股四头肌肌无力患者，行走中患侧腿支撑相伸膝时将影响膝关节的稳定性，主要表现为支撑早期足跟着地后，臀大肌为代偿股四头肌的功能而使髋关节伸展，如果患者同时伴有伸髋肌肌无力，则患者需俯身用手按压大腿，使膝伸直。膝关节被动伸直导致躯干前屈出现膝反张，长期保持此状态步行将增加膝关节关节囊和周围韧带负荷，导致膝关节损伤和出现疼痛。训练方法如下。

（1）加强股四头肌肌力训练：靠墙后背放置一个 Bobath 球蹲马步训练、屈膝踢腿和屈膝抗阻踢腿训练、功率自行车训练、上下台阶训练等。

（2）股四头肌等速训练。

（3）悬吊技术训练（SET）。

（4）股四头肌肌力效贴技术帮助股四头肌维持稳定。

9. 减痛步态　减痛步态多见于骨关节炎、下肢骨折、肌腱炎、扭伤等患者，表现为步行时一侧下肢出现疼痛，患者为减轻其疼痛而代偿性出现减痛步态。其特点为患侧支撑相时间缩短，以尽量减少患肢负重，步行中步长变短，步行速度减慢，双上肢摆臂幅度变小。此外，根据疼痛部位不同，表现出不同差异性。腰扭伤患者，一侧上肢按住疼痛部位，肚子向前凸，对侧胸廓打开及肩抬高。髋关节疼痛者，患肢负重时同侧肩下降，躯干稍向同侧倾斜，患侧骨盆及下肢外展外旋、呈屈曲位，尽量避免足跟落地。踝关节骨折患者膝稍屈，以足趾着地行走。因造成疼痛步态的原因较多，治疗师应根据患者的评估结果进行相应的减痛步行训练，如臀大肌、臀中肌、股四头肌、小腿三头肌等肌力训练，以及超声波、水疗、中药外敷、关节松动、小针刀松解等治疗。

10. 帕金森步态　帕金森步态又称冻结步态或慌张步态，表现为双侧运动功能和运动控制障碍，步行时双上肢僵硬而缺乏伴随的运动，行走时躯干前倾，髋、膝关节轻度屈曲，关节活动范围减少，踝关节于摆动相时无跖屈，拖步，步长缩短，致使重心前移。为了保持平衡，患者小步幅快速向前行走，不能随意骤停或转向，呈现出前冲或慌张步态。冻结步态表现为步行前或步行时出现短暂性阻滞，步行启动困难，双支撑期时间延长，拖地步行。训练方法如下。

（1）手法牵伸双下肢腘绳肌等肌肉训练，加强下肢肌肉力量训练如绑沙袋踏台阶训练、踩功率自行车等。

（2）平衡与协调运动功能训练，如站位静态平衡训练、动态平衡训练、踏步训练、仰卧位悬空踩单车等。

（3）步态矫正训练。步行时嘱患者站稳后再开始行走，要求患者脚跟先着地，再脚尖着地，前方每一步放置一块障碍物训练。

（4）中药热敷和针灸推拿以缓解肌肉紧张和震颤。

11. 小脑共济失调步态 小脑蚓部病变，步态不规则、笨拙、不稳定，步行中转弯困难，不能沿着直线行走，而呈曲线或"Z"线行走，多见于脊髓小脑性共济失调和小脑中线肿瘤；小脑半球病变，患者走路左右晃荡，向病变侧倾斜。患者通过视觉可轻微改善，常伴有肢体辨距不良、轮替运动障碍等，步行中步态不稳或出现粗大的跳跃运动，通常用双上肢外展以保持身体平衡，状如醉酒，故又称酩酊或醉汉步态。临床常用 frenkel 体操对其进行训练。

12. 短腿步态 短腿可能会引起骶髂关节不适、股骨粗隆滑囊炎、阔筋膜张肌紧张、膝关节外侧退化等一系列症状。一侧下肢缩短超过 2.5cm 时，患腿支撑时同侧骨盆下降的同时伴同侧肩关节下降，摆动期对侧迈步时髋、膝关节过度屈曲，踝关节过度背屈。如果缩短超过 4cm，则缩短侧下肢以足尖着地行走，称为短腿步态。训练方法如下。

（1）手法牵伸躯干肌肉、腘绳肌、小腿三头肌。

（2）轻微者可练习矫正体操，患腿下肢短缩超过 2.5cm 者，在条件允许的情况下可制作矫形鞋垫，以减小两腿相差长度；患腿超过 4cm 结构性不等长者，可根据患者耐受度循环渐进地补偿，而不是一次性补偿到位，如为患腿定制专用矫形鞋。

第八节 牵引疗法

一、概述

（一）定义

牵引疗法是指运用作用力与反作用力的力学原理，通过手法、器械或电动装置产生的外力，作用于人体脊柱或四肢关节，使关节发生一定的分离，关节周围软组织得到适当的牵伸，从而达到治疗目的的一种方法。

（二）分类

牵引的方法较多，根据治疗部位分为：脊柱牵引（颈椎牵引、腰椎牵引）、四肢关节牵引（皮牵引、骨牵引）、关节牵引（布托牵引）；根据牵引时患者体位分为：坐位牵引、卧位牵引；根据牵引时患者身体的垂直方向分为：水平位牵引、斜位牵引、垂直牵引；根据牵引力作用的时间分为：持续牵引、连续牵引和间歇牵引；根据牵引重量分为自身重力牵引、徒手牵引、滑车 – 重锤牵引、电动牵引。

临床上常用的牵引治疗有脊柱牵引（颈椎牵引、腰椎牵引）、四肢关节牵引，以及皮牵引、骨牵引、布托牵引等。作用于脊柱（颈椎或腰椎）的力为人体轴向牵引力，而作用于四肢关节的力一般为切线牵引力。

（三）牵引装置

传统的牵引装置包括牵引床架、牵引支架（勃朗毕 – 毕洛支架、托马架）、牵引附件（三级梯、三高度床脚垫、靠背架、足蹬箱、牵引工具）、牵引工具（滑轮、牵引绳、牵引重量、绷带、扩张板、夹子、胶布、头部牵引带、牵引钳、骨盆吊带）等。现代的牵引装置由简单的人工或机械装置逐渐转变成微电脑控制的电子机械装置，而牵引的角度、重量、时间参数组合成为数码调节的多种、多维参数组合。

（四）牵引的治疗作用

1. 加大椎间隙、椎间孔，增加椎管容积，减轻对神经根的压迫。

2. 纠正椎间小关节的紊乱，恢复脊柱的正常排序。

3. 解除肌肉痉挛，缓解疼痛，促进炎症消退，有利于病损组织的修复。

4. 增加关节活动范围，调节和恢复已破坏的颈椎和腰椎平衡。

5. 牵伸挛缩的关节囊和韧带，松解粘连的软组织，改善脊柱和四肢关节的关节活动范围。

6. 脊柱外伤时的早期制动和复位作用。

二、颈椎牵引

颈椎牵引是颈椎病康复治疗的首选方法，是通过牵引带沿身体纵轴方向施加拉力，对抗躯体重力而加大椎间隙，使椎间盘产生负压，使后纵韧带紧张并起到向前推压的作用，促进突出物的回纳复位，并能调整颈椎与周围的神经、血管及肌肉的关系，有利于改善颈椎生理功能，消除颈椎病理改变，缓解神经根受压。另外颈椎牵引也适用于颈椎骨折和脱位的固定和康复。

（一）作用机理

颈椎是脊柱中最灵活的椎体，C5～C6活动度最大，其次是C4～C5、C6～C7，都是病变的好发部位，容易劳损、退化。颈椎病的病理基础是颈椎关节功能紊乱、结构改变。颈椎退变时可出现椎间隙变窄、椎体缘及钩椎关节增生变形、骨刺形成、纤维环及髓核的外突继发产生小关节功能紊乱或半脱位、滑膜嵌顿、半脱位、韧带钙化，加之椎间盘突出破裂，刺激和压迫周围血管、神经、韧带，产生炎症、水肿、粘连，引起脊神经根、脊髓、交感神经受压，出现脑血管及颈肩肌肉痉挛等神经、肌肉的一系列症状。颈椎牵引的作用机理主要是调整和恢复已破坏的椎管内外平衡，消除刺激，恢复颈椎正常功能。

1. 增大椎间隙，缓解椎间盘组织向周缘的外突压力，有利于组织复位。

2. 牵引挛缩组织，解除肌肉痉挛，改善脊柱正常生理功能。

3. 解除嵌顿的小关节囊，纠正椎间小关节紊乱，恢复小关节的正常对合关系及脊柱的正常排序。

4. 扩大椎间孔，减轻神经根压迫症状，改善局部血液循环，有利于损伤软组织的修复。

5. 牵引有固定、制动作用，可使骨折和脱位固定和复位，有助于理顺和恢复颈椎的正常排序。

6. 牵引扭曲的椎动脉，也可通过延长颈椎管纵径脉来改善血液循环。

（二）牵引方法

颈椎牵引方法有坐位重锤牵引、床上重锤持续牵引、床上斜面自重牵引、电动牵引、徒手牵引、家庭颈椎牵引等。

1. 坐位重锤牵引   坐位牵引不需要很大的空间和复杂的设备，简单易行，便于调整牵引的重量、角度，可在牵引状态下行手法或者其他物理疗法治疗。但是坐位牵引需较大的牵引重量才能克服引力而达到椎间隙分离的目的。

（1）牵引体位

1）取坐位，根据牵引的目的和要求不同，分为前屈位、中立位、后伸位。

2）固定枕颌牵引套：用枕颌套托住下颌和枕部，枕颌套两侧向上延伸分别与横弓相连，横弓顶部系绳索通过滑轮装置连接重锤，使颈部产生纵向的牵伸。横弓可以预防或减轻枕颌套对颜面及颞部皮肤、血管和神经的压迫。枕颌套的松紧度调节以患者舒适度为准。

（2）颈椎牵引参数设置及其调节　颈椎牵引参数是指牵引的角度、重量和时间。

1）颈椎牵引的角度：颈椎牵引的角度是指牵引作用力的方向，即沿身体纵轴的牵引力与重锤之间的夹角。力学研究表明，牵引角度的大小直接与牵引应力的位置有关，角度小时最大应力位置靠近颈椎上段，随着牵引角度增大，最大应力位置逐渐下移。颈椎生理曲度改变时，牵引角度与最大应力位置也随之改变。选择的关键是将牵引的最大应力更好地集中在病变部位。在临床上可选择的牵引角度为前屈位、中立位和后伸位等，也可根据患者牵引时的舒适度进行选择。

①前屈位颈椎牵引：多采用颈椎前屈 10°～30°，一般认为该角度可使颈椎间隙显著增宽。颈椎前屈 0°～5°牵引时，最大应力作用于 C4～C5；10°～15°牵引时，最大应力作用于 C5～C6；20°～25°牵引时，最大应力作用于 C6～C7；25°～30°牵引时，最大应力作用于 C7～T1；前屈位颈椎牵引更接近日常生理运动范围，临床应用最广泛。临床可根据颈椎病的分型和颈椎 X 射线片表现来决定牵引角度。神经根型颈椎病采用前屈 20°～25°效果最好；颈型颈椎病采用前屈 15°～20°；椎动脉型颈椎病采用前屈 >5°。

②中立位颈椎牵引：中立位（前屈 0°～5°）牵引可使颈部肌肉获得较好的放松，使颈椎生理弧度逐渐消失、变直，使扭曲的椎动脉舒展、伸直，血液通畅，改善脑组织血液供应。可以避免因脊柱前屈或后伸运动导致脊髓与椎管的异常摩擦。常用于椎动脉型和脊髓型颈椎病。

③后伸位颈椎牵引：后伸位（5°～10°）牵引可以防止寰椎向前滑动，加强寰枢关节的稳定性。主要应用于寰枢关节半脱位和颈椎生理曲度变直或反弓状态的颈椎病。临床上颈椎牵引一般不选择后伸位，尤其是脊髓型颈椎病，易导致椎管狭窄、增加颈椎关节不稳和椎基底动脉供血不足。

2）颈椎牵引的重量：牵引重量选择原则为以超过头颅的重量效果为佳，相当于正常成年人体重的 10%，年老体弱者为体重的 5%。首次牵引从 3～6kg 开始，牵引力达到 20kg 时椎体间隙达到最大值，牵引最大重量不得超过 20kg。由于颈部周围韧带薄弱、肌肉短小密集，牵引力量过大易造成肌肉、韧带、关节囊损伤。颈椎牵引力量受多种因素影响，临床上应根据患者个体差异和病情变化，随时调整牵引重量。

3）颈椎牵引的时间：牵引时间为 10～30 分钟，最佳的牵引时间是 15～20 分钟。用大重量者牵引时间为 5～15 分钟，一般重量者多采用 20～30 分钟。颈椎牵引时间与牵引重量之间存在密切关系，牵引重量大则牵引时间可缩短；牵引重量小则牵引时间可延长。

（3）临床应用　适合于各型颈椎病。椎动脉型、交感型颈椎病的急性发作期，以及神经根型颈椎病的急性神经根水肿期暂缓牵引；脊髓型颈椎病有硬膜囊受压时谨慎牵引，如有脊髓严重受压时则严禁牵引。治疗 1 周症状无改善者，需重新评估、调整治疗参数。疗程过长或常年在家自行牵引有可能导致颈椎关节不稳。

2. 卧位牵引　卧位牵引包括床头牵引（床上重锤持续牵引）和床上斜面自重牵引两种。床头牵引指利用枕颌套通过床头滑轮直接悬挂重量进行牵引的方法，肌肉易放松，较小的牵引重量就可克服肌肉张力，达到牵引的目的，一般在医院或病房进行。床上斜面自重牵引指利用自身体重作为对抗牵引的重量而达到治疗目的的方法，可在医院或家里进行。

NOTE

（1）床上重锤持续牵引参数设置及调节

1）牵引体位：患者仰卧位，颈椎前屈 20°～30°；固定好枕颌牵引套，枕颌牵引套两侧延长绳通过固定于床头的滑轮与牵引重锤相连，利用枕头调整牵引角度，使颈部保持在正常生理弧度或自然、舒适的前屈位下做持续或连续牵引。

2）牵引重量和时间：

①持续牵引重量为体重的 5%～10%，每次 20～30 分钟，每日 1～2 次。维持牵引一段时间后根据患者的治疗反应适当调整牵引重量。

②连续牵引重量从 2～3kg 开始，逐渐增加至 4～5kg。牵引时间为每天 6 小时以上，每 2 小时需休息 10～15 分钟。

3）临床应用：①优点：牵引角度容易调整，患者位置稳定，不容易发生异常运动。适用于年老体弱、眩晕和病情较重者，以及不习惯坐位牵引者，特别是颈椎病合并急性损伤或脊髓型颈椎病患者。②缺点：不方便，需在病房里进行。

（2）床上斜面自重牵引参数设置及调节

1）牵引体位：患者仰卧位，头部垫 10cm 高的硬枕，使颈椎前屈。固定枕颌牵引套并使两侧延长绳固定于床头，借助患者身体重量的下移趋势进行牵引。

2）牵引时间及疗程：①牵引时间在 10～30 分钟以内，初始治疗 5～10 分钟，以后根据患者的治疗反应调整牵引时间。②每天 1～2 次，10 次为 1 个疗程，可牵引 1～2 个疗程。③症状缓解后，再巩固 3～5 天（牵引治疗）。

（3）临床应用

1）睡前停止牵引，以保证患者睡眠充分。

2）可以在家中进行，但是患者必须经过治疗师指导并掌握了牵引技术，了解注意事项，方可自行牵引。

3）牵引后症状缓解不明显或出现异常情况应重新评估。

3. 电动牵引　由电动牵引装置提供颈椎牵引动力。可做持续牵引和间歇牵引，根据个体差异可进行不同重量和时间的多种组合（图 2-8-1）。

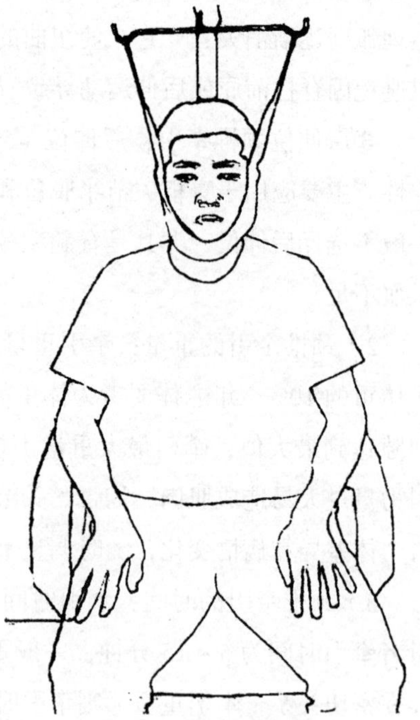

（1）牵引参数设置及调节

1）牵引体位：仰卧位，分为持续牵引和间歇牵引。

图 2-8-1　电动颈椎牵引

2）持续牵引重量和时间：①重量：约相当于患者体重的 10%。②时间：无论是持续牵引还是间歇牵引均在 10～30 分钟以内，一般是 15～20 分钟。

3）间歇牵引重量和时间：①间歇牵引重量可稍加大，可从 10kg 左右开始。如患者无不适，以后可每天以 1kg 递增，最大不能超过 20kg，当症状改善后逐渐递减。②牵引时间和间歇时间比例按 3∶1 或 4∶1 的原则设定，一般是牵引 30 秒、间歇 10 秒。牵引治疗 15～20 分钟。

（2）临床应用

1）持续牵引：适用于除脊髓型颈椎病之外的各型颈椎病患者。急性期患者最好先采用持续牵引治疗。

2）间歇牵引：适用于颈部有显著改变的退行性疾患和颈部运动明显受限者；有明确的神经根受损体征，但无神经根性水肿、炎症的患者。间歇牵引对椎动脉型和混合型颈椎病疗效较好。

3）询问患者对牵引治疗的反应，有无头晕、头痛、恶心、呕吐等不适症状，对患者进行再次评估。

4）记录牵引重量、时间、体位等相关数据，作为下一次牵引治疗调整牵引参数或终止治疗的依据。

4. 颈椎徒手牵引 治疗师用手对患者颈部进行牵伸以达到治疗目的的一种治疗方法。

（1）徒手坐位牵引 患者坐位，治疗师站于患者后侧，前方上肢屈肘托住患者下颌部，后方手固定在其后枕部，双手同时发力支持患者头部重量，将患者头沿身体纵轴方向向上拔伸，并持续 20~30 秒。

注意：操作时应向上方拔伸，避免头后仰拔伸，特别是严重的骨质增生和脊髓型颈椎病。该方法可作为颈椎牵引治疗的预试验。

（2）徒手卧位牵引

1）患者仰卧于治疗床上，头颈部稍前屈。

2）治疗师立于治疗床头或取坐位，用双手支持患者头部重量。双手在颈部放置有三种方法：①将双手的手指放于患者枕后。②上方手掌置于患者前额，下方手托住患者枕后部。③将双手的手指放于患者颈部，双手示指置于需牵拉的椎体水平以上棘突，这种手的放置可提供一种特殊的、仅作用于手指放置位置以下椎体节段的牵引。

3）持续牵引是由治疗师双臂采用等长收缩的方式施加牵引力量。①要求治疗师站立姿势和手法必须稳定，然后逐渐地、有控制地将重心向后倾倒，以此牵引患者颈椎。②牵引三要素通常受到治疗师的手臂力量和耐力的控制，主要的牵引力量可集中于特定的关节突关节。③无论哪一种手法均以患者感觉舒适为原则。

4）初次接受徒手牵引者，应用轻柔手法调整患者头部的位置，如稍微屈曲、伸展、侧屈等，在每一位置均用轻柔的牵引力量徐徐牵拉，同时观察患者的反应，以寻找牵引时最佳的牵引角度。

5）间歇牵引时治疗师可使用平稳、渐增的牵引力持续 30 秒，以同样平稳、逐渐放松的方法解除牵引力，休息 10 秒，如此反复 5 次。

（3）临床应用

1）适用于各型颈椎病在推拿过程中的配合治疗。

2）尤其是脊髓型颈椎病在治疗时牵引参数很容易控制。

3）以上两种方法可作为颈椎牵引的预试验，特别是机械牵引前的尝试性牵引。

5. 简易家庭颈椎牵引 家庭颈椎牵引是治疗慢性颈椎病的积极方法。

（1）改良枕颌牵引带的制作

1）种类：①枕颌带；②牵引横弓；③连接带；④牵引绳；⑤牵引重物可用 3~5kg 的沙

袋、砖块，以及其他可方便增减的小重量物品。

2）牵引参数设置及调节：牵引三要素等原则参照坐位重锤牵引。

3）临床应用：家庭牵引适用于一般情况较好、轻型的颈椎病患者，在症状缓解或消失时，应该继续牵引3～5天，以巩固治疗和减少复发。

（2）悬挂于门框的牵引装置

1）牵引参数设置及调节参照坐位重锤牵引。

2）该牵引装置有可移动的特点，治疗时将牵引装置悬挂于门框上，不治疗时可以取下。

（3）充气式气囊颈椎牵引装置

1）牵引方法：

①将颈围固定于颈部，调节颈围大小，固定好搭扣。拧紧气阀旋钮，将乳胶管中钢珠推回管囊气阀中，手握乳胶球反复充气至使用者感觉症状明显减轻为最佳。

②制动固定可长期使用，颈椎牵引以中小力量牵引，每次20～30分钟。每天1～2次，疗程10～20次。

③使用结束，将乳胶管中钢珠推回管囊中，再将气阀帽旋钮拧松慢慢地放气，并将颈围从颈部取出。

2）临床应用：

①适用于轻度颈椎病患者，或颈椎小关节急性损伤、功能紊乱需要固定的患者。

②治疗时应充分保持颈部放松，以增强牵引效果。

③充气时必须遵循循序渐进的原则。

④治疗前必须经过专科医生指导方可自行进行颈椎充气颈围牵引，防止出现意外。

（三）适应证

1. 颈椎牵引广泛应用于神经根型、椎动脉型、颈型颈椎病。还可用于颈椎关节功能紊乱、颈椎侧弯、后突畸形及颈椎骨折、脱位的固定。

2. 枕颌带牵引可作为急性颈椎骨折、脱位等外伤的临时应急措施。

3. 颈部肌肉痉挛、颈椎退行性疾病、肌筋膜炎等引起的严重颈肩痛，牵引可使肌肉松弛，可改善局部血液循环。

4. 儿童的自发性寰枢关节半脱位。

（四）禁忌证

1. 颈椎结构完整性受损害时，如颈椎及其邻近组织的肿瘤、结核等疾病；颈椎邻近有血管损害性疾病；颈内动脉严重狭窄有斑块形成。

2. 颈椎活动绝对禁忌的疾病，如颈椎严重失稳，颈椎椎体骨折；颈脊髓明显受压；突出的颈椎椎间盘破碎；陈旧性颈椎外伤未愈者；重要内脏器官功能不全，出血性疾病，动脉瘤。

3. 牵引治疗后症状易加重的疾病，如颈部肌肉等周围软组织急性拉伤、扭伤、急性炎症等；严重的骨质疏松，强直性脊柱炎，类风湿关节炎，先天性脊柱畸形，妇女月经期，孕妇等。

4. 相对禁忌：椎动脉硬化、畸形，心肌梗死恢复期，脑动脉硬化，高血压，心脏病。脊髓型颈椎病脊髓受压较明显者应慎用或不主张采取牵引治疗。

（五）注意事项

1. 治疗师应该熟悉牵引技术和牵引装置。根据患者病情和个体差异选择牵引方式并设置牵引参数。向患者阐明牵引治疗的目的、注意事项、可能出现的不良反应及预防方法。

2. 调整好枕颌牵引套的松紧度，两侧悬吊带要等长，作用力要相等。枕带的受力部位应集中在枕骨粗隆中下部，颌带应兜住下颌正下方。枕颌带的摆放位置要注意避开颈动脉窦和喉部，防止压迫颈动脉窦引起晕厥或发生意外。

3. 餐后 2 小时进行牵引为宜，预防空腹牵引导致的低血糖虚脱反应。

4. 牵引时患者体位应舒适，坐位牵引时，患者应注意全身放松，双上肢自然下垂于身体两侧，脊柱略前屈。患者要解开衣领，自然放松颈部肌肉，除去耳机、眼镜等影响放置牵引带的物品。

5. 牵引中或牵引后患者若头晕、心慌、四肢麻木、无力加重、出冷汗应立即停止牵引。同时寻找诱发原因和进行进一步检查。经检查如无重要器质性疾病，次日可在严密观察下调整牵引角度和重量后实行短时间牵引。

6. 少数患者牵引时可能出现颈痛或颈痛加重，应注意检查牵引体位、重量、时间是否合适，及时调整牵引参数。要注意观察和了解患者对调整后的牵引治疗的反应。对体质较差不能耐受牵引或对牵引有恐惧者不应勉强，可改用其他治疗方法。

7. 坐位牵引结束时，应逐渐地减轻重量，再取下牵引套。休息 1~2 分钟，同时缓慢、轻柔地活动颈部数次，再离开治疗室。

8. 各型颈椎病的急性期或症状较重的脊髓型颈椎病患者在颈椎牵引治疗期间，可短期配合使用围领或颈托，以巩固治疗效果，但不宜长期戴用，以免发生颈背部肌肉萎缩、关节僵硬、依赖等不良后果。

9. 同时配合应用手法按摩或物理因子治疗，以放松颈部肌肉、缓解局部肌肉痉挛，提高疗效。

10. 牵引治疗期间如出现感冒、发热或发生其他急性疾病要立即停止牵引，及时去相关专科门诊就诊。

11. 纠正不良生活习惯。

12. 在枕颌牵引套内垫衬一层纱布或棉布衬垫，以保持清洁和舒服，衬垫要定期更换和清洗。

三、腰椎牵引

（一）定义

腰椎牵引是治疗腰椎间盘突出症的有效疗法，是对腰椎施加牵拉力，使紧张和痉挛的腰部肌肉松弛，使腰椎椎体间距增大，椎间盘内压降低，缓解突出物的压迫症状，以达到缓解神经根性疼痛的治疗方法。

（二）作用机理

1. 增大椎体间隙及后纵韧带张力 沿腰椎轴向施加牵引作用力，使椎间隙加宽，降低椎间盘内压，尤其是仰卧位牵引，甚至产生负压，有利于轻度膨出的椎间盘回缩复位，减轻其对周围神经组织的压迫和刺激。还可以使后纵韧带张力明显加大，产生向前的推力，促进突出椎间盘还纳复位。

2. 扩大椎管容积，增加侧隐窝面积   腰椎牵引可使突出椎间盘相应水平的椎管横截面积增大，从而使椎管容积增加，减轻对椎管内神经根的压力。并可伸展黄韧带，改善黄韧带的血液循环，增加椎间盘与黄韧带之间的间隙及侧隐窝的面积，加宽了神经通道，避开间盘突出的挤压。

3. 纠正腰椎小关节的紊乱   轴向牵引可牵伸关节囊，关节突上下滑动，关节间隙加宽。屈曲旋转牵引时，可使对侧小关节间隙加大，有利于矫正小关节功能紊乱、半脱位或者关节滑膜嵌顿。

4. 预防、松解神经根粘连   腰椎间盘突出症急性期牵引可防止神经根与突出物长时间挤压在一起形成粘连，慢性期牵引可使已形成的粘连得到松解，使感觉和运动功能得到改善。

5. 解除肌肉痉挛   腰椎牵引能使痉挛肌肉得到缓解，使紧张的肌肉得到舒张和放松。

6. 促进炎症消退   腰椎牵引可以限制腰椎活动，减少运动刺激，有利于神经根、肌肉筋膜、韧带等软组织炎症、水肿的消退和吸收。

（三）牵引方法

1. 骨盆重锤牵引

（1）牵引体位   患者仰卧于硬板床上，小腿处垫高，屈髋、屈膝约90°。骨盆牵引带固定在髂峰的中上方，牵引带的绳索向斜上牵引，通过床足端的两支架滑轮并增加重锤。该方法适用于需要长时间持续牵引的绝对卧床患者，可以在病房、家庭或缺乏牵引设备的环境下使用。

（2）牵引重量   一般为每侧10～15kg。首次牵引从每侧5kg开始，两侧共10kg；以后根据患者的治疗反应每1～3天增加1～2kg，最后达到合适的重量。

（3）牵引时间   首先可牵引1小时，适当休息20分钟左右。待患者适应后逐渐延长牵引持续时间。夜间停止牵引，以利于睡眠。

（4）临床应用   仰卧过伸牵引角度不宜过大，适用于较轻的腰椎疾患。根据病情和个体差异，选择不同的重量和时间组合。

2. 斜位自重牵引

（1）头高脚低位牵引   患者仰卧于倾斜的床板上，用胸肋牵引带把胸腰部固定在床头，腰部及下肢不固定，利用腰部以下的自身重量进行牵引。初次牵引时从床面与水平面夹角30°开始，以后每天增加5°，一般8～10天倾角可达70°～90°。一般牵引时间比较长，每日牵引4小时。该方法仅适用于不方便去医院治疗的患者的家庭牵引。

（2）头低脚高位牵引   患者头低脚高俯卧于倾斜的床板上，双踝固定于斜板上端，利用腰部以上自身重量对腰椎进行牵引。牵引角度可从床面与水平面夹角30°开始，逐渐增加至70°～90°。每日1次，每次30～60分钟。该方法多在医院治疗室或有治疗师在场的情况下进行。老年人或伴有心、脑、血管疾患者慎用此法，避免发生意外。

（3）电动骨盆牵引   以电动牵引装置提供牵引动力替代重锤进行牵引。电动牵引装置由牵引床、牵引动力源及电动控制盘、胸背板和可滑动的臀腿板组成。患者可仰卧位或俯卧位，无论是仰卧位还是俯卧位，均要使腰椎处于伸展状态，即保持生理前凸。一般选择使髋关节与膝关节分别屈曲约60°，从而使腰大肌松弛。

1）牵引体位与角度：患者可取仰卧位或俯卧位，胸肋带和骨盆带分别固定于季肋部和骨盆髂峰上方。通过调整骨盆牵引带两侧牵引绳位置，可以调节腰椎牵引作用力的角度。

①仰卧位牵引：双下肢伸直平卧，牵引使腰椎伸展，主要作用于腰椎上段病变部位。屈髋、屈膝90°使腰椎前凸变平成处于中立位，牵引力主要作用于腰椎下段病变部位（图2-8-2）。

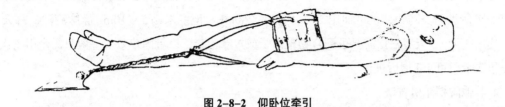

图 2-8-2 仰卧位牵引

②俯卧位牵引：腹部垫枕使腰椎前凸变平，俯卧位牵引是通过所垫枕头的高低来调节腰椎屈曲的大小。疼痛导致伸展活动受限时，可选择使腰椎生理前凸变平的体位进行牵引；而伸展运动使疼痛缓解时，可选择伸展位牵引（图2-8-3）。

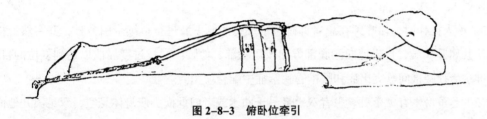

图 2-8-3 俯卧位牵引

在俯卧位牵引下可同时实施脊柱按压或踩跷等操作手法。

2）牵引参数设置及调节：

①牵引重量：为自身体重的30%~80%，可逐渐增加至100%。最大不能超过自身体重的重量。

②牵引时间：一次20~30分钟，小重量牵引时持续时间可适当延长，大重量牵引时持续时间可酌情缩短。

3）临床应用：电动骨盆牵引是临床常用的腰椎牵引方式。主要用于急性腰椎间盘突出症、腰椎关节紊乱或各种类型的急慢性腰痛。

3. 三维多功能牵引 三维多功能牵引又称屈曲旋转快速牵引，在沿脊柱轴向牵引的基础上，增加了屈曲、旋转动作，是近年来发展起来的新型牵引方法。在对抗牵引状态下，腰椎及腰部肌肉处于相对的松弛状态，腰椎间盘的压力变小，此时牵引的左右旋转等动态运动有利于腰椎间盘的复位，同时可适当改变突出髓核与神经根的关系。在对抗牵引状态下，左右侧屈即可使突出的椎间盘产生的负压明显增大，同时为髓核的回纳创造了一个良好的条件，解除神经根和突出髓核之间的粘连（图2-8-4）。

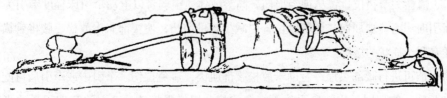

图 2-8-4 三维多功能牵引

NOTE

（1）牵引体位　患者俯卧于牵引床上，暴露腰部，使腰部病变部位与两板之间的间隙相对应，胸部和臀部分别固定于牵引床的胸背板和臀腿板。

（2）牵引参数　依据患者性别、年龄、身体状况、症状、体征及影像学检查结果设定牵引参数。患者俯卧位，一般腰椎前屈 $10° \sim 16°$，旋转 $12° \sim 15°$。

（3）牵引后处理　消除神经根水肿，牵引后患者平卧硬板床 3 天，腰部用腰围制动。同时辅以非甾体类消炎药物，也可加用 20% 甘露醇 250mL、地塞米松 $5 \sim 10$mg 静脉滴注，每天 1 次，连用 3 天。3 天后根据需要可配合物理因子或按摩治疗，以巩固疗效。一般只需牵引 1 次，若需再次牵引可于 1 周后进行。

4. 其他腰椎牵引方法

（1）徒手腰椎牵引　患者俯卧位，一般可由一位治疗师操作或两位治疗师同时操作。操作方法：

1）两位治疗师操作时，一人立于患者头侧双手握持患者腋下，另一人于患者足端握住患者双侧踝部，两人同时缓慢发力沿患者身体纵轴对抗牵引。一次牵引 $15 \sim 30$ 秒，重复 $1 \sim 2$ 次，每周 $1 \sim 2$ 次。

2）单人操作时，治疗师在患者仰卧位下握持患侧下肢进行持续牵引数秒，并突然上提膝部，使其屈膝屈髋，再迅速向胸腹部方向按压膝部，使腰段脊柱过度屈曲以达到复位的目的。多在推拿治疗腰椎间盘突出症和腰椎管狭窄症中配合使用。

（2）悬吊肋木自重牵引　患者双手悬吊于肋木或者门框横头使身体悬空，双足离开地面或者足尖点地，同时做双下肢的前后、左右、旋转摆动。每次悬吊数秒至数分，重复进行 $2 \sim 3$ 次，隔日 1 次。适用于轻度腰椎间盘突出症且体质较好的青壮年患者，也可用于牵引后期的巩固治疗，常与医疗体操同时进行。

（四）适应证

1. 适用于腰椎间盘突出症、腰椎管狭窄症、腰椎小关节紊乱、腰椎小关节滑膜嵌顿、腰椎退行性疾患、腰椎滑脱、无并发症的腰椎压缩性骨折、早期强直性脊柱炎等。

2. 可用于脊柱前凸、侧弯、后凸畸形。

3. 可用于腰扭伤、腰肌劳损、腰背肌筋膜炎。

（五）禁忌证

脊髓疾病、腰椎结核、肿瘤、有马尾神经综合征表现的腰椎管狭窄症、椎板骨折、重度骨质疏松、严重高血压、心脏病、出血倾向等。

（六）注意事项

1. 牵引前向患者做好解释工作，消除患者紧张情绪，嘱其牵引时不要屏气或用力对抗。对进行屈曲旋转快速牵引者，需详细了解患者病情，以免旋转中损伤脊髓。

2. 牵引中胸肋固定带和骨盆固定带要扎紧，两侧牵引绳索拉紧度一致。大重量牵引要防止肋骨骨折、骶髂关节错位、臂丛神经损伤。高龄或体质虚弱者以电动牵引床轻度牵引为宜。

3. 牵引时患者应取屈髋、屈膝卧位，以减少腰椎前凸，使腰部肌肉放松，腰椎管横截面扩大，这样有利于症状的缓解。

4. 牵引前可进行腰部热疗，有助于放松腰部肌肉，避免拉伤。牵引中或牵引后可配合其他治疗，如药物、物理因子或推拿手法等综合治疗，以增强疗效。牵引治疗期间需适当卧床或休息。

5.牵引后应缓慢去除牵引带，嘱患者继续平卧休息数分钟，再缓慢起身。必要时可佩带腰围以巩固疗效。

6.牵引过程中，如果患者症状、体征加重，应减轻牵引重量或停止牵引。肥胖和呼吸系统疾病患者慎牵引。孕妇、严重高血压患者、心脏病患者禁牵引。

四、四肢关节功能牵引

四肢关节功能牵引是利用杠杆力学原理将挛缩/罹患关节（支点）的近端肢体（力臂）固定于特制的支架或四肢牵引装置上，在远端肢体（阻力臂）的远端按所需的方向施加重量（作用力）进行牵引，而达到牵伸关节或增大关节生理运动范围的治疗方法。

（一）牵引作用

1.放松痉挛的肌肉，保持肌肉的休息态长度。

2.利用牵引的重力，使挛缩和粘连的纤维产生更多的塑性延长，从而使病损关节恢复到正常或接近正常的活动范围。

3.治疗和预防肌肉、韧带和关节囊挛缩及粘连形成，恢复和保持关节的正常活动范围。

（二）牵引器具及操作要点

1.牵引器具

（1）机械式关节训练器　主要用于肌力训练，当肌肉放松时即可达到关节牵引的目的。

（2）电动式关节运动器　由机械部分和微电脑控制部分组成，操作方便。参数设置有牵引力值、频率、角度、时间，有连续和间歇工作模式，还有过载保护功能（图2-8-5）。

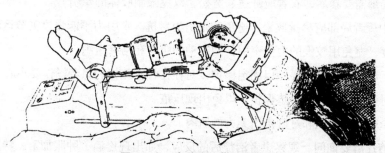

图 2-8-5　电动式关节运动器

（3）简易制作牵引架　可利用滑轮、绳索、哑铃、沙袋等材料，简易地自制各种需要的牵引装置。可在远端肢体或者患病关节上施加重力进行牵引。

2.牵引器具操作要点

（1）牵引方法　将挛缩关节的近、远端肢体固定于支架或特定牵引器具的相应位置，设置牵引参数，启动电动牵引，或在远端肢体上按需要的方向施加重力进行牵引。不同的关节及相同关节不同方向的牵引可依次进行。

（2）牵引体位　根据病变位置的不同，可取不同体位如仰卧位、俯卧位、坐位等进行关节牵引。牵引时尽量使患者处于稳定、舒适、持久的体位，能充分放松局部肌肉。

（3）牵引重量　牵引力以引起一定的紧张感或轻度疼痛感觉，但不引起反射性肌肉痉挛为度，患者能从容忍受并完成治疗。牵引力量应稳定而柔和，从小重量、间歇性牵引过渡到持续牵引。

（4）牵引时间　每次 10～20 分钟，使挛缩的肌肉和受限的关节缓缓地伸展开，每日至少 1～2 次，有条件还可增加次数。

（5）牵引疗程　根据牵引的效果，牵引后肌肉紧缩或关节活动受限再次出现，可以再行牵引。

（三）适应证

1. 四肢骨折、脱位后关节功能障碍。

2. 肌肉韧带外伤手术后软组织挛缩。

3. 关节附近烧伤后疤痕粘连。

4. 软组织损伤性骨化（骨化性肌炎）。

（四）禁忌证

1. 骨性关节强直。

2. 新鲜骨折后。

3. 关节内及其周围的炎症或感染。

4. 关节运动或肌肉拉长时疼痛剧烈。

5. 有血肿或其他组织损伤征兆时。

（五）注意事项

1. 牵引前要详细阅读牵引设备操作手册，了解设备性能、特点及注意事项。根据患者个体情况设定牵引参数。

2. 牵引前先采取局部热疗或热敷等物理疗法，使挛缩关节周围的软组织放松，以提高牵引效果。牵引局部需要暴露，衣着应舒适、宽松，以免限制肢体的牵引。

3. 牵引中患者局部应尽量放松，避免和牵引力对抗。牵引力不能强迫关节运动超过其正常的关节活动度，避免用较大的力量牵引长期制动的肌肉和结缔组织。

4. 发生运动的关节之间要加以固定保护，对存在骨质疏松的患者操作要小心。

5. 牵引时受力部位应有衬垫保护，以免出现压疮。

6. 避免牵引水肿组织和过度牵引无力的肌肉。

7. 牵引治疗后要询问、观察患者治疗后的反应，如出现疼痛、肿胀加重，特别是关节周围温度增高要及时减轻牵引重量，预防过度牵引而导致骨化性肌炎的发生。

8. 关节功能牵引亦可作为关节主动运动、被动运动等功能训练的准备。

9. 当挛缩或缩短的软组织正替代正常结构的稳定性或对关节起日益增强的稳定作用时，或当挛缩或缩短的软组织有增大功能能力作用时（尤其是瘫痪或严重肌无力患者），关节牵引必须慎重。

第九节　麦肯基疗法

麦肯基力学诊断治疗方法（简称麦肯基疗法）是由新西兰物理治疗师 Robin McKenzie 创立的一种治疗力学性疼痛的方法。麦肯基疗法的力学诊断理论和治疗技术自成体系且独具特色，得到全世界的广泛认可。

一、理论基础

（一）动态间盘模型

椎间盘由纤维环、髓核和软骨板组成，其作用主要是缓冲压力。当椎体各方向受压不均匀时，在纤维环内层某点会产生相对高的压力，髓核将向压力相对低的部位移动，使纤维环出现由内向外的放射状或环状裂缝，髓核由裂缝膨出。当纤维环外层完全断裂时，髓核可脱出。髓核突出会挤压神经根，产生疼痛等症状。神经受压越重，症状越重，且症状出现的部位越远离脊柱；当神经受压减轻时，症状减轻，其部位越靠近脊柱附近。如当腰椎长期处于前屈位时，腰椎前方压力过大，使得髓核持续向后移动，后方纤维环出现裂隙，从而出现髓核从后方突出或脱出，引发腰部疼痛。因此，如能在早期减小腰部前方受力，适当增加腰部后方的受力，将会改善髓核的向后移动。

因此，动态椎间盘模型是指脊柱进行某一方向的反复运动时，对运动节段的椎间盘产生非对称性的挤压力，使得椎间盘内容物向挤压的反方向移动，从而改变了纤维环和／或神经根的张力，使疼痛部位出现加重或减轻。

此外，只有在纤维环外层保持完整的条件下，脊柱的运动才可产生髓核运动，应用麦肯基力学治疗方法才有效。如果纤维环外层破裂，髓核已经脱出，脊柱运动对髓核无影响，此时应用麦肯基力学治疗方法无效。

（二）机械性疼痛

疼痛是指在人体组织处于损伤或潜在损伤，或被认为损伤时，人主观的一种不舒适的感觉和情绪体验。疼痛是通过伤害感受系统传导的，当损伤刺激激活伤害感受器时，会激发人体的伤害感觉系统，将伤害信号经周围神经和中枢神经传递至皮层，从而使我们感受到疼痛。伤害感受器的本质是游离的神经末梢，存在于机体的多数组织，如皮肤和皮下组织，关节突关节的纤维性关节囊，纵韧带，棘突间韧带，黄韧带，椎体和椎弓旁，筋膜，腱膜，肌腱，硬脊膜，椎间盘的纤维环等。伤害感受器可被机械刺激、化学刺激和热刺激三种方式激活。

组织在外力的作用下会产生机械性变形，当变形的程度超过机械性伤害感受器的阈值时，伤害感受器被激活，产生机械性疼痛。外力去除后，组织复形，疼痛消失。间歇性的颈肩腰腿疼痛通常是机械性疼痛。出现机械性疼痛时不一定存在组织损伤。以手指为例：你用右手将自己的左手食指向手背方向用力牵拉，当用力达一定强度和／或掌指关节伸展达到一定角度时出现局部的疼痛；松开外力，左手食指回复至中立位后，疼痛消失。此过程中左手食指出现了疼痛，但没有组织损伤，只有组织变形引起机械性伤害感受器的激活。

二、诊断方法

麦肯基疗法仅适用于治疗机械性疼痛，因此，在开始治疗之前应进行恰当的评定以确定疼痛的性质，从而决定是否应该应用麦肯基疗法进行治疗。此外，麦肯基疗法根据机械性疼痛产生的病因病理，将其分为姿势综合征、功能不良综合征和移位综合征三大类，因此还需通过麦肯基疗法的评测方法确定患者的综合征类型，才能决定治疗方案。在应用麦肯基力学诊断治疗方法时，正确的评测是治疗成功的关键。

（一）病史采集

1. 一般资料 询问患者姓名、性别、年龄、职业、日常工作姿势、日常娱乐活动项目等，以了解患者日常活动对脊柱可能产生的不利影响，推测可能的诊断。

2. 现病史 重点询问疼痛的特点：疼痛的部位（包括目前的疼痛部位、发病时的疼痛部位、发病后疼痛部位是否变化）、此次发病的病程长短、发病原因、各个部位的疼痛是持续性的还是间歇性的、症状在一天中有无变化、症状变化与时间的关系（早晚变化规律）、症状变化与体位和活动的关系（卧位、坐位、站立位与行走时症状的变化）。根据以上资料，推断患者疼痛的性质是机械性的、化学性的还是创伤性的，初步判断该患者是否适用麦肯基疗法，如果适用，应选择哪种治疗原则。

3. 既往史 了解患者既往颈肩臂或腰腿疼痛的发作情况，确定首次发病时间及原因，询问总发作次数，询问既往发病时的治疗方法及其疗效，询问此次发病是否与既往发作有不同。这些问题的了解对治疗方法的选择有一定的参考价值。

重点了解患者服用药物，尤其是止痛药的情况，询问患者近期有无手术创伤，有无不明原因的体重骤减，有无二便的明显变化，这些问题有助于排除麦肯基疗法的禁忌证。

（二）体格检查

1. 姿势 在问诊时注意观察患者的坐位姿势，不良的坐姿是颈腰疼痛的重要原因。还应检查患者的站立姿势，并观察有无脊柱畸形。

2. 运动范围 检查受累节段脊柱各个方向活动范围是否正常，在运动过程中是否有偏移。在评测时应充分考虑到正常活动范围存在着明显的个体差异，并询问患者此次发病之前的活动范围。活动范围的检查除了能够了解患者的活动情况、确定下一步运动试验是否进行及进行的程度以外，还能以此为基准，与运动试验之后和治疗后相比较，判定特定方向的运动对患者的作用。

3. 运动试验 运动试验是麦肯基评定系统中关键的部分，通过运动试验来确定患者的力学诊断（表 2-9-1）。进行运动试验时，在每一个新的运动开始前，一定要明确患者当时症状的程度和部位，以当时的症状为基准，与运动后相比较，才能准确判定每个运动方向对症状的影响（表 2-9-2）。

表 2-9-1 脊柱各节段的运动试验顺序

	颈椎	胸椎	腰椎
运动试验	坐位前凸	坐位屈曲	站立位屈曲
	坐位反复前凸	坐位反复屈曲	站立位反复屈曲
	坐位后缩	坐位伸展	站立位伸展
	坐位反复后缩	坐位反复伸展	站立位反复伸展
	坐位后缩加伸展	俯卧位伸展	卧位屈曲
	坐位反复后缩加伸展	俯卧位反复伸展	卧位反复屈曲
	卧位后缩	仰卧位伸展	卧位伸展
	卧位反复后缩	仰卧位反复伸展	卧位反复伸展
	卧位后缩加伸展	坐位旋转	站立位侧方滑动
	卧位反复后缩加伸展	坐位反复旋转	站立位反复侧方滑动
	坐位侧屈		
	坐位反复侧屈		
	坐位旋转		
	坐位反复旋转		

表 2-9-2　麦肯基疗法常用术语

	症状及表现
加重	运动中原有症状程度加重
减轻	运动中原有症状程度减轻
产生	运动前无症状，运动中出现症状
消失	运动中症状消失
向心化	运动中症状的部位向脊柱中心区变化
外周化	运动中症状的部位向肢体远端变化
无变化	运动中原有症状的程度和部位无变化
好转维持	运动中发生了减轻、消失、向心化等现象，这些变化在运动后能够持续存在
好转不维持	运动中发生了减轻、消失、向心化等现象，在运动后又恢复至运动前的基准
加重维持	运动中发生了加重、产生、外周化等现象，这些变化在运动后能够持续存在
加重不维持	运动中发生了加重、产生、外周化等现象，在运动后又恢复至运动前的基准

4. 静态试验　对于多数患者，在进行运动试验时可以发现某个运动方向对患者的症状有影响，并根据运动试验的结果进行诊断和决定治疗方案。但如果各个方向的运动都不能影响患者的症状，则需要进行静态试验（表 2-9-3）。静态试验是让患者维持在受累脊柱节段某个方向的终点位置 3 分钟，观察患者的症状有无变化。

表 2-9-3　脊柱各节段的静态试验内容

	颈椎	胸椎	腰椎
静态试验	前凸	屈曲位	弓背坐姿
	后缩	伸展位	挺直坐姿
	屈曲	旋转位	弓背站立
	伸展		挺直站立
			俯卧腰椎伸展位
			直腿坐位

5. 其他检查　为了明确诊断，必要时进行感觉、运动、反射等检查。在诊断不明确时，应对邻近关节进行检查，如髋关节、骶髂关节、肩胛、肩关节等，以明确是否存在四肢关节病变。

三、三大综合征的临床表现、分型及治疗原则

（一）姿势综合征

1. 临床表现　患者年龄通常在 30 岁以下，职业多为办公室工作，缺乏体育运动。其症状多局限，疼痛常在脊柱中线附近，不向四肢放射。疼痛为间歇性。患者可分别或同时有颈、胸和腰椎各部位的疼痛。体检无阳性体征，运动试验结果无变化，运动中无疼痛，仅于长时间的

NOTE

静态姿势后出现疼痛，活动后疼痛立即缓解。疼痛的原因是正常组织被长时间过度地牵拉。如果脊柱各节段在其活动范围的终点长时间静态承受负荷，则会引起软组织机械性变形，从而引起疼痛。长时间不良的坐姿和站姿易引起姿势综合征。

2. 治疗原则

（1）矫正姿势　使患者避免产生姿势性疼痛的应力。

（2）健康教育　使患者认识到姿势与疼痛之间的关系，自觉保持正确的姿势，出现疼痛时知道通过调整姿势来缓解症状。

（二）功能不良综合征

1. 临床表现　患者年龄通常在 30 岁以上（创伤除外），发病原因多为长年不良姿势并缺乏体育运动，使得软组织弹性降低，长度适应性缩短；也有许多患者的发病原因为创伤后组织纤维化愈合过程中形成了短缩的瘢痕。疼痛的原因是短缩的组织受到过度牵拉。当患者试图进行全关节范围活动时，机械性地牵拉短缩的软组织而引起疼痛。疼痛为间歇性，多局限于脊柱中线附近，疼痛总是在活动范围终点发生，绝不在运动过程中出现。运动试验结果为在进行受限方向全关节范围活动时产生疼痛，加重不维持。当有神经根粘连时可出现肢体症状。

2. 分型　功能不良综合征根据活动受限的方向或出现疼痛的方向进行分型。在脊柱出现的功能不良综合征多为屈曲功能不良综合征、伸展功能不良综合征，也有部分侧屈功能不良综合征。

3. 治疗原则

（1）矫正姿势　排除姿势因素引起的症状。

（2）牵伸短缩组织　对短缩的组织进行牵伸时，要求牵伸要有一定力度，但是牵伸力量去除后，疼痛在 10~20 分钟内消失。每 1~2 小时 1 组，每组 10 次，每天 10 组。通过反复牵伸使短缩组织产生塑性延长。

（三）移位综合征

1. 临床表现　患者的年龄通常在 20~55 岁之间。患者多有不良坐姿，他们经常有突发的疼痛，即在几小时或 1~2 天内，可由完全正常的情况发展至严重的功能障碍。通常发病时无明显诱因。症状可能局限于脊柱中线附近，可能放射或牵涉至远端，症状为疼痛、感觉异常或麻木等。疼痛可为持续性，也可为间歇性。进行某些运动或维持某些体位时，对症状有影响，使症状产生或消失，加重或减轻，疼痛的范围可以变化，疼痛的程度可以加重或减轻，疼痛可能跨越中线，如从腰右侧发展至腰左侧。运动或体位引起的症状变化的结果是可以持续存在的。即运动试验结果为产生、加重、外周化、加重维持；或减轻、消失、向心化、好转维持。移位综合征中，尤其是严重的病例，可能出现运动功能明显丧失。在严重病例中常可见急性脊柱后凸畸形和侧弯畸形。

2. 分型　移位综合征根据患者距离脊柱最远端的症状的部位和是否出现急性畸形分型，共分为 7 型，其中胸椎仅有前 3 型。1~6 型为后方移位，7 型为前方移位（表 2-9-4）。

表 2-9-4 移位综合征的分型及临床表现

	临床表现
移位综合征 1	颈椎：C5 ~ C7 水平中央或对称性疼痛，肩胛或肩痛少见，无畸形 胸椎：T1 ~ T12 水平中央或对称性疼痛，无畸形 腰椎：L4 ~ L5 水平中央或对称性疼痛，臀部或大腿疼痛少见，无畸形
移位综合征 2	颈椎：C5 ~ C7 水平中央或对称性疼痛，肩胛、肩或上肢疼痛可有可无，颈椎后凸畸形 胸椎：T1 ~ T12 水平中央或对称性疼痛，胸椎后凸畸形（极少见，多为创伤的结果） 腰椎：L4 ~ L5 水平中央或对称性疼痛，臀部和 / 或大腿疼痛可有可无，腰椎平坦或后凸畸形
移位综合征 3	颈椎：C5 ~ C7 水平单侧或不对称性疼痛，肩胛、肩或上肢疼痛可有可无，无畸形 胸椎：T1 ~ T12 水平单侧或不对称性疼痛，可在胸壁范围内出现疼痛 腰椎：L4 ~ L5 水平单侧或不对称性疼痛，臀部和 / 或大腿疼痛可有可无，无畸形
移位综合征 4	颈椎：C5 ~ C7 水平单侧或不对称性疼痛，肩胛、肩或上肢疼痛可有可无，急性斜颈畸形 腰椎：L4 ~ L5 水平单侧或不对称性疼痛，臀部和 / 或大腿疼痛可有可无，腰椎侧弯畸形
移位综合征 5	颈椎：C5 ~ C7 水平单侧或不对称性疼痛，肩胛和肩的疼痛可有可无，上肢症状至肘关节以下，无畸形 腰椎：L4 ~ L5 水平单侧或不对称性疼痛，臀部和 / 或大腿疼痛可有可无，症状至膝关节以下，无畸形
移位综合征 6	颈椎：C5 ~ C7 水平单侧或不对称性疼痛，肩胛和肩的疼痛可有可无，上肢症状至肘关节以下，颈椎后凸畸形或急性斜颈畸形。 腰椎：L4 ~ L5 水平单侧或不对称性疼痛，臀部和 / 或大腿疼痛可有可无，症状至膝关节以下，腰椎侧弯畸形
移位综合征 7	颈椎：C4 ~ C6 水平对称或不对称性疼痛，颈前或前侧方疼痛可有可无，无畸形 腰椎：L4 ~ L5 水平对称或不对称性疼痛，臀部和 / 或大腿疼痛可有可无，伴脊柱过度前凸畸形

3. 治疗原则

（1）复位 根据移位的方向，选择脊柱反复单一方向的运动，反复运动产生复位力，将移位的髓核复位。后方移位时需要应用伸展方向的力复位，前方移位时需要应用屈曲方向的力复位，后侧方移位时需要应用侧方的力复位。

（2）复位的维持 在短时间内，避免与复位相反的脊柱运动，使复位得以维持。如后方移位的病例，通过伸展原则使移位复位，短时间内必须避免屈曲的运动，因为屈曲可能使后方移位复发。

（3）恢复功能 在症状消失后，逐渐尝试与复位时方向相反的脊柱运动，使各方向的脊柱运动范围保持正常，且不出现任何症状，防止功能不良综合征的发生。

（4）预防复发 通过矫正姿势、适度体育锻炼、日常生活活动正确姿势指导来防止复发，教育患者重视复发先兆，在症状初起时进行恰当的自我运动治疗，防止症状加重。

（5）力的升级 为了保证治疗的安全性，在开始选择治疗方向时，需使用较小的力，一旦出现了症状减轻或向心化现象，表明该方向是适合的治疗方向，则在必要时，逐渐增加该运动方向的力。一般情况，力的升级是从静态体位、患者自我运动开始，增加到患者自我过度加压、治疗师过度加压，其后再进行松动术、手法治疗，以确保治疗的安全性和有效性。

NOTE

四、颈椎的治疗技术

(一) 坐位后缩 (治疗技术1)

1. 基本动作

起始位：患者高靠背椅坐位，腰背部有良好支撑，使腰椎前凸。

技术类型：患者自我运动。

具体方法：患者头部尽可能地向后运动，达到最大范围，在终点停留瞬间后放松回到起始位。有节律地重复，争取每次重复时运动幅度能进一步增加。注意在运动过程中头部必须保持水平，双眼平视前方，脸朝前，既不低头也不仰头（图 2-9-1）。

2. 力的升级

（1）坐位后缩自我加压

起始位：同前。

技术类型：患者自我运动。

具体方法：患者先进行后缩运动，如前所述，在运动范围终点时让患者用单手或双手在额部加压。

（2）坐位后缩治疗师加压

起始位：患者同前。治疗师站在患者身旁，一只手放在患者 T1～T2 椎体上保持躯干稳定，另一只手在患者的下颌处加压。

技术类型：治疗师治疗技术。

具体方法：患者进行后缩运动，达到运动范围终点时治疗师双手相向用力加压（图 2-9-2）。

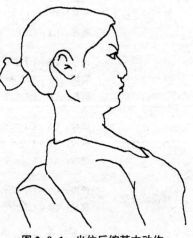

图 2-9-1　坐位后缩基本动作

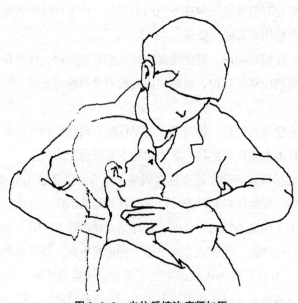

图 2-9-2　坐位后缩治疗师加压

适用范围：颈椎后方移位综合征、上颈椎屈曲功能不良综合征、下颈椎伸展功能不良综合征和颈源性头痛。后缩是基本的治疗方法，应首先应用。在判定安全有效后，如果需要，再进行加压等力的升级。进一步可进行治疗技术的升级。

（二）坐位后缩加伸展（治疗技术2）

1. 基本动作

起始位：同治疗技术1。

技术类型：患者自我运动。

具体方法：患者先进行后缩运动至最大范围，方法如治疗技术1中所述，从后缩位开始缓慢小心地进行头颈部全关节范围的伸展。在伸展终点停留1秒后，缓慢地回到起始位，有节律地重复。

2. 力的升级：坐位后缩伸展自我加压

起始位：同前。

技术类型：患者自我运动。

具体方法：在后缩加伸展至最大范围后，在伸展终点位进行小幅度的左右旋转4~5次，在旋转的过程中进一步加大头颈伸展幅度（图2-9-3）。

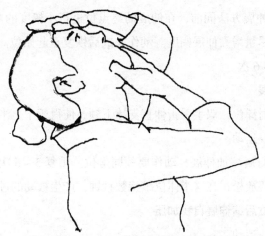

图2-9-3　坐位后缩伸展自我加压

适用范围：颈椎后方移位综合征、颈椎伸展功能不良综合征的治疗和预防。此技术是在应用治疗技术1后的治疗技术的第一个升级，可长期应用，可于坐位、站立位或行走时进行。

（三）卧位后缩加伸展（治疗技术3）

1. 仰卧位后缩

起始位：患者去枕仰卧位，急性期时可能需要1~2个枕头垫在头颈部。

技术类型：患者自我运动。

具体方法：患者用枕部和下颌部同时尽量下压，达到后缩的效果，至后缩终点位后放松，回到起始位。重复数次后如果症状没有加重或外周化，继续下述运动。

2. 仰卧位后缩加伸展

起始位：从仰卧位起，让患者将一只手放置枕后，保持仰卧姿势朝头侧移动，使得头颈和肩部移至治疗床以外悬空，治疗床的边缘在患者第3或第4胸椎处。

NOTE

技术类型：患者自我运动。

具体方法：患者先进行充分后缩运动，在最大后缩位将支撑手放开，进行头后仰，让头尽量放松地悬在床头旁。1秒后，患者用手将头被动地回复至起始位，有节律地重复5~6次（图2-9-4）。

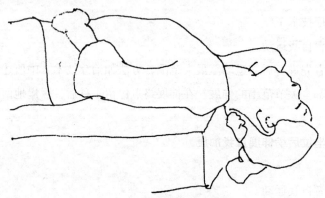

图 2-9-4　仰卧位后缩加伸展

3. 力的升级：仰卧位后缩伸展自我加压

技术类型：患者自我运动。

具体方法：后缩和伸展方法同前，在伸展的终点位进行小幅度的左右旋转4~5次，在旋转过程中，鼓励患者再尽量增大伸展幅度。动作完成后恢复至起始位。后缩、伸展并在终点位旋转的整个动作重复5~6次。

4. 俯卧位后缩加伸展

起始位：患者俯卧肘撑位，双手手指伸直支撑下颏，使得躯干上半部抬起。

技术类型：患者自我运动。

具体方法：患者进行后缩加伸展，动作要领同坐位。重复5~6次后，停在手支撑、头后仰的体位。嘱患者一定要放松，在这个体位维持数秒钟，产生被动的过度压力。

5. 力的升级：俯卧位后缩伸展自我加压

技术类型：患者自我运动。

具体方法：从俯卧肘撑头颈伸展终点位进行左右小幅度的旋转4~5次，在旋转中进一步伸展。评测后将上述过程连贯进行，后缩加伸展，伸展终点加旋转，旋转中再伸展，整个过程重复5~6次。

适用范围：颈椎后方移位综合征、颈椎伸展功能不良综合征，尤其适用于移位综合征急性期的患者和坐位治疗不能减轻症状的患者。此技术是在应用治疗技术1后的治疗技术的第二个升级。如果患者在仰卧位做后缩加伸展时出现头晕和恶心，而且数次重复后头晕和恶心不能减轻，则必须改为俯卧位进行。

（四）手法牵引下后缩加伸展和旋转（治疗技术4）

应用此治疗技术之前，一定要排除创伤或其他原因造成的骨折、韧带损伤等病理变化，一定先进行运动试验，以确保应用此治疗技术的安全性。

起始位：患者仰卧位，头颈部在治疗床之外。治疗师支托患者的头颈部，一只手托在患者的枕部，拇指和其余四指分开，另一只手置于患者下颏。

技术类型：治疗师治疗技术。

具体方法：治疗师双手在支托患者头颈部的同时，轻柔持续地施加牵引力。在维持牵引力的基础上，让患者进行后缩和伸展运动。在整个过程中患者一定要保持放松。在伸展的终点位，将牵引力缓慢地减小，但不完全松开，然后同治疗技术 2、3，增加旋转。治疗师在保持很小的牵引力的同时，小幅度地旋转患者的头部 4 ~ 5 次，以达到更大的伸展角度。治疗师的操作应该轻柔而缓慢，整个过程密切注意患者症状的变化。整个过程通常重复 5 ~ 6 次（图2-9-5）。

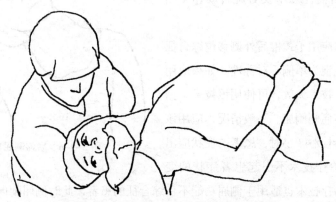

图 2-9-5　手法牵引下后缩加伸展和旋转

治疗师应用治疗技术 4 之后，应指导患者在家或工作中自我应用治疗技术 3。一般情况，治疗技术 4 只需要应用 2 ~ 3 次。

适用范围：手法牵引下后缩加伸展和旋转是后缩治疗技术的第三个治疗技术升级，应用于颈椎后方移位综合征的复位，尤其适用于后方移位综合征急性期的患者和顽固的后方移位综合征患者。部分患者只有在应用这个治疗技术之后，症状才能减轻，才有可能进行颈椎伸展运动。

（五）伸展松动术（治疗技术 5）

起始位：患者俯卧位，双上肢置于体侧。上胸部放置一个枕头，枕头尽量向头侧放。治疗师站在患者身旁。

技术类型：治疗师治疗技术。

具体方法：治疗师双拇指置于应治疗节段的棘突两旁，有节律、双侧对称地加压和放松。加压时要达到活动范围终点，在终点维持该压力瞬间后放松，但放松时治疗师的手仍保持与患者皮肤的接触，重复 5 ~ 15 次，力度可逐渐增加，最终达到全关节范围。

适用范围：顽固的颈椎后方移位综合征，多应用于颈后症状呈对称性分布的患者。与治疗技术 1、2 合用可治疗中下颈椎伸展功能不良综合征。

（六）后缩加侧屈（治疗技术 6）

1. 基本动作

起始位：患者高靠背椅坐位，腰背部有良好支撑，使腰椎前凸。

技术类型：患者自我运动。

具体方法：患者先进行后缩，方法同治疗技术 1，在后缩的基础上进行头侧屈运动。在侧屈终点停留 1 秒后回复至起始位，重复 5 ~ 15 次。

2. 力的升级：后缩侧屈自我加压

起始位：患者高靠背椅坐位，腰背部有良好支撑，使腰椎前凸，一只手抓住椅子以固定躯干，另一只手越过头顶置于对侧耳旁。

技术类型：患者自我运动。

具体方法：患者先进行后缩加侧屈，在侧屈达终点位时用头上的手加压侧屈，尽可能至最大范围并停留 1 秒后回复至起始位，重复 5 ~ 15次。进行该运动时需注意不要有旋转动作（图2-9-6）。

适用范围：多应用于颈椎后外侧移位综合征的患者，症状多表现为单侧不对称性。如果应用矢状轴方向的治疗技术无效，可使用该技术。治疗方向选择朝向疼痛侧侧屈。一般情况，应用该治疗技术后 24 小时或 48 小时，患者的症状应出现变化。如果该治疗技术不引起患者症状的变

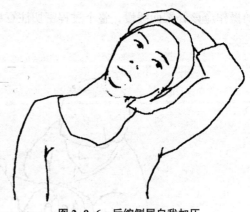

图 2-9-6　后缩侧屈自我加压

化，需停用。该治疗技术也适用于侧屈功能不良综合征的患者，此时侧屈朝向疼痛的对侧。

（七）侧屈松动术和手法（治疗技术 7）

1. 坐位侧屈松动术

（1）基本动作

起始位：患者高靠背椅坐位，腰背部有良好支撑，使腰椎前凸，双手相握放在大腿上。治疗师站在患者身后，一只手放在疼痛侧颈根部，拇指指尖位于棘突旁以固定患者的颈椎，另一只手置于疼痛对侧的耳部，用于加压。

技术类型：治疗师治疗技术。

具体方法：治疗师一只手固定患者的颈椎，另一只手用力使患者头颈向疼痛侧侧屈，终点位加压，随后回复至起始位，有节律地重复 5 ~ 15 次，根据患者情况，力度可以逐渐增加。在治疗的全过程患者应该完全放松。注意在侧屈过程中不要发生明显的旋转和头前凸。1 周左右进行 2 ~ 3 次侧屈松动术治疗（图2-9-7）。

（2）力的升级

起始位：同前。

技术类型：治疗师治疗技术。

具体方法：先进行手法治疗前的安全性测试。应

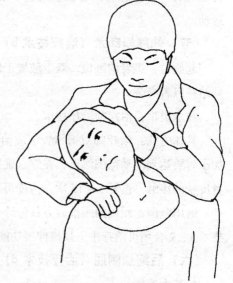

图 2-9-7　坐位侧屈松动术

用侧屈松动术时，除了判定手法治疗的安全性、必要性以外，还应确定施加手法的节段。在侧屈松动术之后，治疗师过度加压的手在患者侧屈的终点位沿侧屈方向施加 1 次瞬间、小幅度、快速的猛力。在治疗的全过程患者应该完全放松。

2. 仰卧位侧屈松动术

（1）基本动作

起始位：患者放松平卧在床上，头颈部悬在床头以外，由治疗师支托。治疗师站在患者的疼痛侧，一只手从疼痛的对侧握住患者的下颌，其前臂环绕在患者的枕部支托，另一只手置于颈椎疼痛侧，食指的掌指关节顶在应治疗节段棘突的侧方。

技术类型：治疗师治疗技术。

具体方法：治疗师用环绕患者枕部的上肢将患者头颈向疼痛侧侧屈，用位于棘突旁的手固定患者颈椎，在患者侧屈终点位治疗师双手用力加压，随后放松回复至起始位，有节律地重复5~15次。力可以逐渐地增加。在治疗的全过程患者应该完全放松。

（2）力的升级

起始位：同前。

技术类型：治疗师治疗技术。

具体方法：先进行仰卧位侧屈松动术测试，然后在患者侧屈终点位，治疗师用环绕患者枕部的上肢固定患者头颈部，用棘突旁的食指掌指关节施加1次瞬间、小幅度、快速的猛力。在治疗的全过程患者应该完全放松。

适用范围：颈椎后侧方移位综合征。侧屈松动术和手法是应用治疗技术6后治疗技术的升级，主要应用于对前述治疗技术治疗效果不好的患者。侧屈松动术和手法与后缩加侧屈、后缩加旋转配合，适用于中下颈椎侧屈功能不良综合征和旋转功能不良综合征，应用于功能不良综合征的治疗时，朝向非疼痛侧侧屈。

（八）后缩加旋转（治疗技术8）

1. 基本动作

起始位：患者高靠背椅坐位，腰背部有良好支撑，使腰椎前凸。

技术类型：患者自我运动。

具体方法：患者先做后缩动作，在后缩的基础上转向疼痛侧，旋转过程中注意保持后缩。在后缩旋转的终点位停留1秒后回复至起始位，重复10~15次。

2. 力的升级：后缩旋转自我加压

起始位：患者高靠背椅坐位，腰背部有良好支撑，使腰椎前凸，非疼痛侧手置于脑后，手指达到疼痛侧耳部，疼痛侧手置于下颏。

技术类型：患者自我运动。

具体方法：患者后缩并旋转，在后缩旋转终点位双手施加旋转力，1秒后回复至起始位，重复5~15次（图2-9-8）。

适用范围：后缩加旋转适用于颈椎后侧方移位综合征的患者，患者多表现为单侧症状，如单侧的颈肩痛或单侧的头痛，应用其他技术治疗效果不好时，可用此治疗技术。应用后缩加旋转后，在24~48小时之内，患者的症状应该发生变化，如果无变化，停用

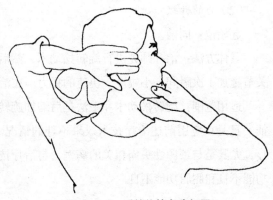

图2-9-8　后缩旋转自我加压

此技术。后缩加旋转还适用于旋转侧屈功能不良综合征，在治疗功能不良综合征时，旋转方向朝向疼痛对侧。

（九）旋转松动术和手法（治疗技术 9）

1. 坐位旋转松动术

（1）基本动作

起始位：患者高靠背椅坐位，腰背部有良好支撑，使腰椎前凸，双手握持放在大腿上。治疗师站在患者身后，一只手放在患者非疼痛侧的肩上，四指在肩前，拇指在应治疗节段棘突旁，另一上肢环绕患者头面部，手的尺侧位于患者的枕骨粗隆下。

技术类型：治疗师治疗技术。

具体方法：患者向疼痛侧旋转头部至终点位，治疗师用环绕患者头部的上肢轻轻地施加牵引力，并同时施加旋转力，用棘突旁的拇指固定并施加反作用力，然后回复至起始位，有节律地重复 5 ~ 15 次（图 2-9-9）。

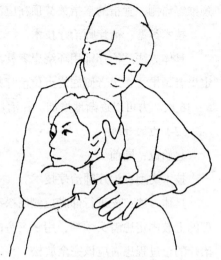

图 2-9-9　坐位旋转松动术

（2）力的升级

起始位：同前。

技术类型：治疗师治疗技术。

具体方法：在确定旋转松动术安全性和治疗节段之后应用。在患者头颈旋转终点位，治疗师用固定患者颈椎的拇指在棘突旁施加 1 次瞬间、小幅度、快速的猛力。在治疗的全过程患者应该完全放松。

2. 仰卧位旋转松动术

（1）基本动作

起始位：患者仰卧在治疗床上，头颈部在床头以外，由治疗师支托。治疗师一侧前臂支托患者的枕部，手握持患者的下颌，另一只手在患者非疼痛侧的颈部，食指的掌指关节位于疼痛侧的棘突旁。

技术类型：治疗师治疗技术。

具体方法：治疗师将患者头颈转向疼痛侧，至终点位后停留 1 秒再回复至起始位，有节律地重复。

（2）力的升级

起始位：同前。

具体方法：治疗师先进行旋转松动术，然后在患者头颈旋转终点位，用棘突旁的食指掌指关节施加 1 次瞬间、小幅度、快速的猛力。在治疗的全过程患者应该完全放松。

适用范围：旋转松动术和手法是后缩加旋转治疗技术的升级，适用于颈椎后侧方移位综合征，且是在应用前述治疗技术效果不佳的情况。此技术还适用于上颈椎功能不良综合征的治疗，尤其是与颈源性头痛相关的病例。与治疗技术 8 和治疗技术 6 合用，可治疗中下颈椎旋转功能不良和侧屈功能不良。

（十）屈曲（治疗技术 10）

1. 基本动作

起始位：患者放松坐位。

技术类型：患者自我运动。

具体方法：患者主动低头至下颌接近胸骨，然后回复至起始位，有节律地重复 5～15 次。

2. 力的升级：屈曲自我加压

起始位：患者放松坐位，双手十指交叉置于颈后。

技术类型：患者自我运动。

具体方法：患者尽量低头至屈曲终点位后，双手加压 1 秒，然后回复至起始位，重复 5～15 次。

适用范围：颈椎前方移位综合征患者的复位治疗；颈椎后方移位综合征的患者在复位稳定后，进行恢复功能治疗时的主要治疗技术。适用于治疗颈源性头痛。

（十一）屈曲松动术（治疗技术 11）

起始位：患者仰卧位，头悬于床头以外，治疗师站在患者头侧，用一只手的手掌支托患者枕部，拇指与其余四指分别在寰枢椎两侧，另一只手从支托手的下方穿过，手掌向下固定对侧的肩关节。

技术类型：治疗师治疗技术。

具体方法：治疗师用支托患者枕部的手用力屈曲患者头颈部，同时用固定肩部的手施加相反的对抗力，使得颈椎处于最大屈曲位，然后回复至起始位，有节律地重复 5～15 次（图 2-9-10）。

适用范围：屈曲功能不良综合征伴有颈源性头痛的患者。

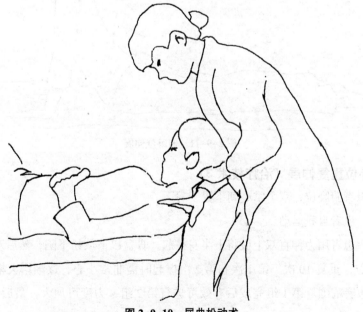

图 2-9-10　屈曲松动术

（十二）仰卧位颈椎牵引（治疗技术 12）

建议在仰卧位颈椎屈曲状态下进行牵引，应根据在牵引中患者的症状变化来决定牵引的角度，能够使患者症状减轻和向心化的角度是合适的。牵引的主要目标是缓解上肢，尤其是肘关节以下的症状。牵引的参数需根据患者情况调整，通常需要数次治疗后才能缓解症状。多用于有持续性上肢症状的颈椎移位综合征患者。

五、腰椎的治疗技术

（一）俯卧位放松（治疗技术1）

起始位：患者俯卧位，头转向一侧，双上肢置于体侧。

技术类型：持续体位。

具体方法：患者全身放松，静止5~10分钟。

适用范围：俯卧位是患者自我治疗的第一步，是应用于后方移位综合征患者治疗的第一步，与其他治疗技术相配合，可应用于伸展功能不良综合征的治疗。

（二）俯卧位伸展（治疗技术2）

起始位：同前。

技术类型：持续体位。

具体方法：患者从俯卧位开始，用双肘和前臂支撑将上半身抬起，骨盆和大腿不离开床面，维持5~10分钟。注意让腰部有意下陷（图2-9-11）。

适用范围：治疗技术2是治疗技术1的升级，应用于后方移位综合征患者。对于急性期的患者，不能耐受此体位时间太长，可间歇性地进行。

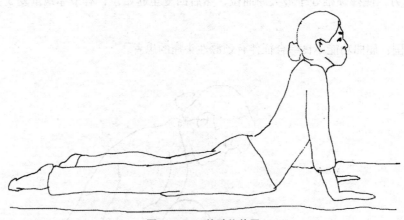

图2-9-11 俯卧位伸展

（三）俯卧位重复伸展（治疗技术3）

起始位：患者俯卧位，双手掌心朝下置于肩下。

技术类型：患者自我运动。

具体方法：患者用力伸直双上肢将上半身撑起，骨盆以下放松下陷，然后双肘屈曲，上半身降下至起始位，重复10次。第1次和第2次撑起时需非常小心，逐渐增大幅度，直至最后1次达到最大伸展范围。第1组完成后有效可进行第2组，力度可加大，最后2~3次在终点位维持数秒。

适用范围：俯卧位伸展是前2个治疗技术的升级，应用间歇的伸展应力有泵的作用和牵伸的作用，是治疗后方移位综合征和伸展功能不良综合征的重要和有效的方法。

（四）俯卧位伸展加压（治疗技术 4）

起始位：患者俯卧位，双手掌心朝下置于肩下。用一条安全带固定在需要伸展的腰椎节段之下，用于防止骨盆和腰椎离开床面。

技术类型：患者自我运动。

具体方法：患者的运动方式同治疗技术 3，但在伸展时由于安全带固定增加了外力，增大了腰椎伸展角度。也可以用其他外力达到同样的效果，如小孩的体重。

适用范围：这个治疗技术较前一个治疗技术可产生更大的伸展力，作用更局限，更适用于伸展功能不良综合征。

（五）俯卧位持续伸展（治疗技术 5）

起始位：患者俯卧位，治疗床可调节角度。

技术类型：持续体位。

具体方法：将治疗床的头侧缓慢地抬起，5～10 分钟抬起 3～5cm。一旦达到最大伸展角度，维持在该体位 2～10 分钟，持续时间根据患者的具体情况调整。治疗结束时，需要缓慢地降低床头，一般需要 2～3 分钟回复到水平位。

适用范围：这个治疗技术主要用于后方移位综合征的治疗，治疗效果与治疗技术 3 类似，但增加了时间因素。对某些病例，持续的伸展应力比反复的伸展应力效果更好。

（六）站立位伸展（治疗技术 6）

起始位：患者站立位，双足分开约 30cm，双手支撑腰部，手指朝后。

技术类型：患者自我运动。

具体方法：患者尽量向后弯曲躯干，用双手作为支点，达到最大伸展范围后回复至起始位。动作重复 10 次。

适用范围：与卧位伸展效果相似，可应用于后方移位综合征和伸展功能不良综合征的治疗，但在急性期，效果不如卧位伸展。当没有条件进行卧位伸展时，可用站立位伸展替代。

（七）伸展松动术（治疗技术 7）

起始位：患者俯卧位，头转向一侧，双上肢置于体侧，全身放松。治疗师站在患者身旁，双上肢交叉，双手掌根置于应治疗腰椎节段的两侧横突上。

技术类型：治疗师治疗技术。

具体方法：双上肢同时对称地施加柔和的压力，随后立即松开，松开时治疗师的双手仍保持与患者腰部皮肤的接触，有节律地重复 10 次，每 1 次较前 1 次力度逐渐增加，并观察患者的症状变化。同样的治疗技术可以应用于相邻的节段。

适用范围：后方移位综合征，患者的症状为对称性或双侧性。当上述患者自我治疗技术不能达到满意治疗效果时，需要增加治疗师的外力。

（八）伸展松动术加手法（治疗技术 8）

起始位：患者俯卧位，头转向一侧，双上肢置于体侧，全身放松。治疗师站在患者身旁，双上肢交叉，双手掌根置于应治疗腰椎节段的两侧横突上。

技术类型：治疗师治疗技术。

具体方法：在实施伸展手法治疗之前，必须先进行伸展松动术，并同时观察患者的反应，以确保手法实施的安全性。治疗师调整双手与患者脊柱之间的角度，上身前倾，双肘伸直，缓慢地加压直至脊柱紧张，在此终点位施加 1 次瞬间、小幅度、快速的猛力，随后立即松开。

适用范围：后方移位综合征的患者，当应用伸展松动术没有达到预期的治疗效果时，可以使用手法治疗。

（九）伸展位旋转松动术（治疗技术 9）

起始位：患者仰卧位，头转向一侧，双上肢置于体侧，全身放松。治疗师站在患者身旁，双上肢交叉，双手掌根置于应治疗腰椎节段的两侧横突上。

技术类型：治疗师治疗技术。

具体方法：治疗师双上肢交替用力加压，产生摇摆的效果，重复 10 次，必要时在邻近节段重复。

适用范围：后方移位综合征的患者，患者的症状不对称或仅有单侧症状，当患者自我治疗不能达到满意治疗效果时，可应用此治疗技术。

（十）伸展位旋转松动术加手法（治疗技术 10）

起始位：患者俯卧位，头转向一侧，双上肢置于体侧，全身放松。治疗师站在患者身旁，一只手掌根置于应治疗腰椎节段的一侧横突上，另一只手叠加于其上。

技术类型：治疗师治疗技术。

具体方法：在应用此手法之前，一定先应用旋转松动术，由此既保证了安全性，又能根据患者症状的变化决定治疗的位置。治疗师调整双手与患者脊柱之间的角度，上身前倾，双肘伸直，缓慢地加压直至脊柱紧张，在此终点位施加 1 次瞬间、小幅度、快速的猛力，随后立即松开。

适用范围：后方移位综合征的患者，当应用伸展位旋转松动术未达到满意疗效时，可以使用手法治疗。

（十一）侧屈旋转松动术（治疗技术 11）

1. 基本动作

起始位：患者仰卧位，治疗师站在患者身旁，面朝向患者头侧。

技术类型：治疗师治疗技术。

具体方法：治疗师一只手置于患者远侧的肩上固定，用另一只手屈曲患者的双侧髋膝关节至一定角度后，向治疗师方向旋转，维持在这个体位 30～50 秒，此时患者的腰部处于侧屈加旋转的位置。

适用范围：此治疗技术主要应用于移位综合征的治疗。在整个过程中必须密切观察患者的反应。任何症状的外周化都提示在此体位维持时间过久。

2. 屈曲位旋转松动术

起始位：同前。

技术类型：治疗师治疗技术。

具体方法：治疗师一只手置于患者远侧的肩上固定，用另一只手屈曲患者的双侧髋膝关节至一定角度后，向治疗师方向旋转。治疗师将患者的踝部靠在自己的大腿上，用力将患者的膝关节下压，立即放松，反复有节律地重复 10 次（图 2-9-12）。

适用范围：功能不良综合征和移位综合征。

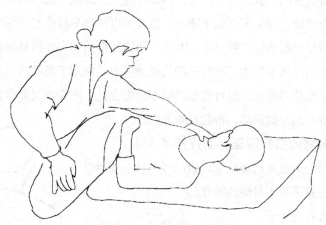

图 2-9-12 屈曲位旋转松动术

（十二）侧屈旋转手法（治疗技术 12）

起始位：同前。

技术类型：治疗师治疗技术。

具体方法：必须先应用屈曲位旋转松动术以确保手法治疗的安全性。多数移位综合征的患者选择腰椎旋转向健侧，即双下肢旋转向患侧。功能不良综合征的患者治疗时选择受限的方向。治疗师将患者下肢屈曲并旋转至最大幅度后，在终点位施加 1 次瞬间、小幅度、快速的猛力，然后立即放松。

适用范围：移位综合征的患者，应用屈曲位旋转松动术疗效未达满意时，可以使用手法治疗。

（十三）仰卧位屈曲（治疗技术 13）

起始位：患者仰卧位，双足底接触床面，双髋膝关节屈曲约 45°。

技术类型：患者自我运动。

具体方法：指导患者用双手带动双膝向胸部运动，达到运动终点时，双手用力下压，随后放松，双足回复至起始位，重复 10 次，前 2 次需小心进行，最后 2 次需达到最大屈曲范围。

适用范围：后方移位综合征的患者，在复位治疗后开始功能恢复治疗时应用；屈曲功能不良综合征的患者；移位综合征（前方移位）的患者的复位治疗。

（十四）站立位屈曲（治疗技术 14）

起始位：患者站立位，双足分开大约 30cm，双膝伸直。

技术类型：患者自我运动。

具体方法：患者向前弯腰，双手沿大腿前方下滑，以提供必要的支撑，并可作为测量的依据，达到最大屈曲范围后回复至起始位，有节律地重复 10 次，起初要轻柔小心。

适用范围：站立位屈曲可作为卧位屈曲治疗的升级，可用于神经根粘连、神经卡压的治疗，也是治疗前方移位综合征的很重要的技术。

（十五）抬腿站立位屈曲（治疗技术 15）

起始位：患者站立位，一侧下肢站在地面上主要用于负重，另一侧下肢放在凳子上，使得髋膝关节大约屈曲 90°。

技术类型：患者自我运动。

具体方法：保持负重的下肢膝关节伸直，指导患者上身前倾，使得同侧肩部尽量靠近已经抬起的膝部。如果有可能，肩部可以低于膝部。患者可以通过牵拉抬起的踝部进一步加压，达到最大屈曲范围后回复至起始位，重复6～10次。每次屈曲后一定要回复至直立位。

适用范围：这个治疗技术产生了非对称性的屈曲应力，应用于患者站立位屈曲时脊柱偏离中心的病例，可能是移位综合征，也可能是功能不良综合征。两种情况都将偏离方向对侧的下肢抬起，如屈曲时脊柱向左侧偏移，抬起右侧下肢。

（十六）侧方偏移的自我矫正（治疗技术16）

起始位：治疗师与患者面对面站立，治疗师一只手置于患者偏斜侧的肩，另一只手置于对侧的髂脊。

技术类型：患者自我运动。

具体方法：先由治疗师用力矫正侧方偏移，方法为治疗师双手相向用力挤压患者进行侧方偏移的矫正，注意保持患者双肩与地面平行、双足跟不离地，双膝关节伸直。在过度矫正位置停留1～2分钟很有必要。侧方偏移矫正后应立即进行伸展活动。在治疗师的帮助下，患者能学会应用骨盆的侧方移动来进行自我侧方偏移的矫正（图2-9-13）。

适用范围：移位综合征并有急性腰椎侧弯畸形的患者。

（十七）侧方偏移的手法矫正（治疗技术17）

起始位：患者站立位，双足分开大约30cm。

技术类型：治疗师治疗技术。

具体方法：治疗师站在患者偏移侧，将患者该侧的肘关

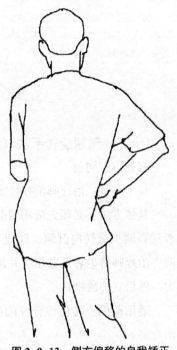

图2-9-13　侧方偏移的自我矫正

节屈曲靠在胸侧壁上。治疗师用双上肢环绕患者躯干，双手交叉置于患者骨盆边缘，用肩部抵住患者屈曲的肘关节，前推患者的胸壁，同时双手回拉患者的骨盆。作用于患者躯干上下的对抗力使得脊柱侧弯畸形减轻，如果有可能，可以轻度过度矫正。第1次用力时一定要轻柔，并且是瞬间用力。在评测患者对该治疗技术的反应后决定是否应用。整个过程有节律地重复10～15次，当过度矫正时患者的疼痛明显减轻并向心化，或对侧出现疼痛。如果没有出现症状减轻，可尝试持续用力。

适用范围：移位综合征并有急性腰椎侧弯畸形的患者。

六、麦肯基疗法的禁忌证

1. 任何方向的运动都不能有效降低疼痛者。

2. 恶性病变、严重病变、症状不典型的患者。

3. 感染性疾病。

4. 中枢神经系统受累。

5. 严重骨质疏松。

6. 骨折、脱位、韧带断裂。

7. 严重糖尿病、有周围神经病变、软组织易受损者。

8.剧烈疼痛、严重痉挛的患者。

9.椎体结构不稳、滑脱，需特殊检查诊断，可部分采用。

第十节 心肺功能训练

一、概述

（一）呼吸功能训练概述

呼吸是指机体与外界环境之间气体交换的过程。呼吸功能训练是指通过有针对性的呼吸功能训练，提高呼吸肌功能，促进痰液排出，增强肺的通气功能，同时促进肺泡与毛细血管的气体交换，改善肺的换气功能，并促进血液循环，改善组织换气功能，有助于呼吸系统疾病患者和手术后患者尽早地最大限度地恢复肺功能，提高日常生活活动能力。

1. 呼吸的生理学基础 肺呼吸类型分为外呼吸和内呼吸。外呼吸由肺通气和肺换气组成；组织间换气称为内呼吸，通过血液循环构成内外呼吸的完整过程。外呼吸将空气中的氧气带入体内，同时将肺内的二氧化碳排出体外。内呼吸将组织代谢产生的二氧化碳转移到血液循环，同时将血液中的氧气交换给机体组织细胞。

2. 影响呼吸功能的因素 影响呼吸功能的因素包括呼吸肌、肺组织、气体在血液中的运输、组织换气和精神因素等。

（1）呼吸肌 呼吸肌包括膈肌、肋间肌、辅助呼吸肌和腹肌，其运动功能对肺的呼吸功能造成直接影响。呼吸运动是肺通气的动力，通过呼吸运动改变胸腔的容积、内压，扩张与收缩肺泡，驱动肺泡内气体出入。呼吸肌的运动使肺内与外界大气压产生压差，同时产生肺通气。

膈肌为主要的呼吸肌。当膈肌收缩时，膈穹窿下降，由于负压使胸腔容积扩大，以助吸气；膈肌放松时，膈穹窿上升恢复原位，胸腔容积减少，以助呼气。慢性呼吸系统疾病，可因肺气肿和呼吸困难造成膈肌的疲劳。

肋间肌包括肋间外肌与肋间内肌。肋间外肌起于上位肋骨下缘，止于下位肋骨上缘，肌纤维走向为斜向前下方，收缩时帮助吸气。肋间内肌起自下位肋骨上缘，止于上位肋骨下缘，肌纤维走向为斜向前上方，收缩助呼气。肋间肌在平静呼吸时不起作用，只有在深呼吸时才起作用。哮喘和严重慢性肺气肿患者，肋间肌参与呼吸以补偿膈肌的功能不足。

辅助呼吸肌包括斜角肌、胸锁乳突肌、斜方肌、胸大肌等。辅助呼吸肌收缩时可抬高和固定胸廓，提高膈肌呼吸的效率。平时状态下辅助呼吸肌不收缩，在呼吸极度困难时才收缩，进一步扩大胸廓。

在进行剧烈运动或深呼吸运动时，用力呼气以增加肺活量，腹肌开始收缩增加腹压，使膈肌抬高，压缩胸腔容积，参与呼气运动。

（2）肺组织 肺组织的病理变化程度影响肺换气。肺泡壁在慢性炎症和炎症反复发作时增厚，弹性下降。如肺气肿，小的肺泡会逐渐融合为大肺泡，使肺泡面积减少，影响与血管的气体交换。

（3）气体在血液中的运输 慢性呼吸系统疾病常对造血功能产生影响，出现贫血。贫血

NOTE

时血红蛋白减少，使得气体运输功能降低，造成呼吸困难。合并心力衰竭时，血氧运输能力减弱。

（4）组织换气　慢性呼吸系统疾病的患者，由于呼吸困难，无法进行正常运动量的运动，导致肌肉萎缩，肌肉的代谢能力降低，影响内呼吸功能。

（5）精神因素　呼吸系统疾病患者常伴有紧张、焦虑、抑郁等精神心理方面的改变，进一步加重了呼吸和循环系统的负担，影响呼吸功能。

3. 呼吸功能训练的适应证与禁忌证

（1）适应证　①慢性阻塞性肺疾病（COPD），如慢性支气管炎和肺气肿。②慢性限制性肺疾病，如胸膜炎和胸部手术后。③慢性实质性肺疾病，如肺结核、尘肺等。④哮喘病、慢性呼吸系统疾病伴呼吸功能障碍。⑤因手术、外伤所造成的胸部或肺部疼痛及运动障碍。⑥支气管痉挛或分泌物滞留造成的继发性气道阻塞。⑦因中枢神经系统损伤所致肌无力，如高位脊髓损伤、进行性肌肉病变或神经病变。⑧脊柱畸形导致胸廓变形、疼痛所造成的呼吸障碍。⑨使用人工呼吸器的患者。

（2）禁忌证　①生命体征不稳定。②严重感染尚未控制。③不稳定心绞痛。④认知功能障碍。⑤癌症晚期。⑥脊柱、肋骨急性损伤及骨折。⑦严重的肺动脉高压或充血性心力衰竭、呼吸衰竭。⑧气胸、咯血等。

（二）心功能训练概述

心功能训练是指对心血管疾病患者通过进行主动积极的身体、心理、行为和社会活动的康复训练，来缓解某些临床症状，改善心血管功能，使患者在生理、心理、社会、职业和娱乐等方面得到改善，提高生活质量的康复训练过程。

1. 心血管的生理学基础　心脏和血管组成了人体的循环系统。血液循环是由体循环和肺循环两条途径构成的双循环。体循环又称大循环，血液由左心室射出经主动脉及其各级分支流到全身的毛细血管，在此与组织液进行物质交换，供给组织细胞氧和营养物质，运走二氧化碳和代谢产物，动脉血变为静脉血。肺循环又称小循环，血液由右心室射出经肺动脉干的各级分支到肺毛细血管，在此与肺泡进行气体交换，吸收氧并排出二氧化碳，静脉血变为动脉血；然后经肺静脉流回左心房。

2. 心功能训练机制　心血管疾病患者卧床时间过长时，循环功能会逐渐减退。中心血容量和右心负荷增加，同时心房压力感受器刺激增强，抑制抗利尿激素释放，肾脏滤过率增加，血浆容量降低。当心血管疾病患者立位时每搏血量减少明显，运动耐力降低，因此在急性心肌梗死患者早期康复训练时，应避免绝对卧床的负面影响。此外，卧床时间过长亦可导致血流速度减慢，血液黏滞性增高和静脉顺应性降低，容易造成血栓。

心功能训练过程中能够同时产生中心效应和外周效应。中心效应是指心功能训练对心脏的直接作用，使心脏侧支循环形成，冠状动脉供血量增加，提高心肌收缩能力。外周效应是指心功能训练过程中，使心脏之外的组织器官产生适应性改变，如肌肉毛细血管密度和数量增加，气体交换率增加，组织细胞代谢能力增加，从而最大运动能力提高，相对心脏负荷降低。外周效应是一个循序渐进的过程，需要较长时间训练才能形成，因此要坚持长期的训练。

3. 心功能训练的适应证和禁忌证

（1）适应证　①无并发症的心肌梗死恢复期、有并发症的心肌梗死稳定期、冠状动脉介入治疗术后、冠状动脉搭桥术后、慢性稳定性心绞痛等。②风湿性心脏病和先天性心脏病术后预后良好者。③安装心脏起搏器、心脏移植及心肺移植者。④有冠心病危险因素患者，如高血压、糖尿病、肥胖、吸烟等。

（2）禁忌证 ①不稳定心绞痛或心肌梗死早期、严重动脉瓣狭窄。②未控制的严重高血压。③严重心律失常。④心肌病。⑤心动过速或过缓。⑥不恰当的血压反应，直立或运动引起血压明显变化并伴有症状。⑦活动性心肌炎、心内膜炎、心包炎等。

4. 心血管疾病的心理治疗 心血管疾病患者常常伴有心理异常和心理健康水平降低的表现。因此，必须给予积极和良好的心理护理和治疗，使患者坚定康复的信心。

（三）有氧训练概述

有氧训练是指针对大肌群进行中等强度的，持续一定时间的，具有节律性、动力性、周期性的运动，从而提高机体的氧化代谢能力的训练方法。

1. 训练机制 进行有氧训练时，身体变化为收缩压增高，舒张压无明显变化，血液流动速度加快，血液中的氧和二氧化碳交换及代谢速度加快。通过有氧训练，可以使肌肉和心血管产生适应现象，提高心肺功能和运动能力，改善机体代谢。

2. 适应证与禁忌证

（1）适应证 ①心血管疾病：稳定性心绞痛，陈旧性心肌梗死，隐性冠心病，轻、中度原发性高血压，轻度慢性充血性心力衰竭，心脏移植术后，冠状动脉腔内扩张成形术后，冠状动脉分流术后。②代谢性疾病：单纯性肥胖症、糖尿病。③慢性呼吸系统疾病：慢性阻塞性肺炎和慢性支气管炎、肺气肿、胸腔手术后恢复期。④其他慢性疾病：慢性肾衰竭稳定期、慢性疼痛综合征、慢性疲劳综合征、长期缺乏运动卧床患者。⑤中老年的健身锻炼。

（2）禁忌证 ①各种疾病急性发作期或进展期。②心血管功能不稳定、未控制的心力衰竭或急性心力衰竭、严重的左心功能障碍、血流动力学不稳的严重心律失常、不稳定型心绞痛、近期心肌梗死后非稳定期、急性心包炎、心肌炎、心内膜炎、严重未控制的高血压、急性肺动脉栓塞、主动脉瘤、严重主动脉瓣狭窄、血栓性脉管等。③严重关节疾病和骨质疏松、有骨折倾向、肢体功能障碍而不能完成预定运动强度和运动量。④感知认知功能障碍、主观不合作或不能理解运动，精神疾病发作期间。

二、呼吸功能训练

（一）目标

呼吸功能训练的目标是改善肺通气功能；改善肺部、胸部的弹性；建立有效呼吸方式；增加咳嗽机制的效率；强化有效的咳嗽；改善呼吸肌的肌力、耐力和协调性；保持或改善胸廓的活动度；促进放松；缓解胸部的紧张；教育患者处理呼吸急促；增强患者的体质。

（二）训练方法

1. 重建腹式呼吸 腹式呼吸训练主要是通过膈肌呼吸训练来完成的，此呼吸法的目的是使横膈的活动度变大，胸锁乳突肌、斜角肌等呼吸辅助肌的活动减少，从而使每次通气量、呼吸效率、动脉氧分压上升，使呼吸频率、每分钟通气量减少，可改善异常呼吸模式，用于慢性支气管炎、肺气肿或阻塞性肺疾病的患者。

正常人平静呼吸时，膈肌参与的呼吸运动占主要部分，可通过扩大膈肌运动范围来增加肺的通气量，而不增加肺的呼吸频率。膈肌呈薄片状，运动中耗氧量较少，改善了腹式呼吸，减轻了呼吸中能量的消耗，减轻了肺在呼吸中的负担。深而慢的腹式呼吸可减少呼吸频率和每分钟通气量，增加潮气量和肺泡通气量，提高动脉血氧饱和度。过度缓慢呼吸可增加呼吸的能量消耗。

（1）体位　患者取较舒适的体位，卧位、坐位、站位。坐位时患者身体前倾并有依靠；站位时患者两手互握放在身体后并稍向下拉，用以固定肩带，身体稍前倾将腹肌放松，或者两手于身前支撑桌面。

（2）腹式呼吸动作练习　①让患者髋关节、膝关节轻度屈曲，全身处于舒适的体位。患者把利手放在腹部上，另一只手放在上胸部，此时治疗师的手与患者的手重叠放置，进行缩唇呼吸。让患者精神集中，感受吸气和呼气时手的变化，吸气时治疗师发出指令让患者放置于腹部的手轻轻上抬，治疗师在呼气结束时，快速地徒手震动并对横膈膜进行伸张，以促进呼吸肌的收缩。此训练是呼吸系统物理治疗的基础，要对患者进行充分的指导，训练的时间每次 5～10 分钟，训练的效果随次数增加而显现。②坐位腹式呼吸的基础是仰卧位的腹式呼吸。患者采用的体位是坐在床上或椅子上足跟着地，让患者的脊柱伸展并保持前倾坐位。患者一只手放在膝外侧支撑体重，另一只手放在腹部。治疗师一只手放在患者的颈部，触及斜角肌的收缩；另一只手放在患者的腹部，感受横膈的收缩。这样能够发现患者突然出现的意外和不应出现的胸式呼吸。正确的腹式呼吸是吸气时横膈膜开始收缩，然后斜角肌等呼吸辅助肌使收缩扩大；呼气时吸气肌放松处于弛缓状态。呼吸运动中，呼吸动作要均匀、柔和，避免过度用力，增加耗氧量。③患者站立稳定后全身放松，双手支撑桌面以放松腹部肌肉。吸气时腹部最大限度隆起，呼气时腹部最大限度凹陷，使吸气时氧气吸入充分，呼气时二氧化碳呼出彻底。在训练过程中，要适当休息，不要换气过度。

2. 呼吸肌肌力和肌耐力训练　呼吸肌肌力和肌耐力训练可以缓解呼吸困难。加强呼吸肌的训练，可以使呼吸肌（如膈肌、肋间肌等）肌力改善和增强，用于对各种急性或慢性肺疾病进行康复训练。

（1）抗阻吸气训练　患者用手握式阻力训练器做吸气练习，能够改善吸气肌的肌力和肌耐力，改善呼吸肌在呼吸运动中的疲劳。吸气阻力练习器由不同直径的导管提供吸气时气流的阻力，气道管径越细则阻力越大。患者经手握式阻力训练器吸气，每天进行阻力吸气数次，当患者的吸气肌力/肌耐力有改善时，逐渐将训练器的管子直径减小。

（2）抗阻呼气练习　抗阻呼气练习是指呼气练习时逐渐增加阻力的练习方法。①吹蜡烛训练：将点燃的蜡烛放在面前，吸气后将口唇缩小，吹动烛火。根据患者的具体情况，可逐渐增加蜡烛的距离。训练时间以不使患者感到疲劳为宜。②吹气球训练：吹气球是增加呼气阻力训练较为简便的方法。气球吹得越大，呼气阻力越大。

3. 局部呼吸训练　局部呼吸训练是在胸部的局部施加压力，增加胸部局部呼吸能力的训练方法。对特定的肺部组织，特别是对肺不张、肺炎、肺部术后疼痛及胸部肌肉过度紧张引起的部分换气能力低下肺组织进行扩张训练，扩张的部位是胸壁和有病变的肺叶部分。

（1）下部胸式呼吸法　此呼吸法主要在一侧或两侧进行。训练体位采取坐位或半卧位。治疗师的手放在患者前胸一侧下方的肋骨外侧，让患者意识集中在此。在患者吸气时治疗师的手向肋骨的外侧方移动，指导患者对抗治疗师的手产生下部胸廓扩张。在患者呼气时治疗师的手向内侧移动并轻压肋骨辅助呼气。在患者吸气前对肋骨进行快速的牵张。指导患者自行训练。

（2）后肺底区呼吸法　训练的体位采取髋关节轻度屈曲的前倾坐位。治疗师的手放在患者后部下方肋骨上。以下训练的方法与下部胸式呼吸法相同。

（3）右中叶和左舌区呼吸法　训练的体位采取坐位。治疗师的手放在 3~6 前肋之间。以下训练的方法与下部胸式呼吸法相同。

（4）肺尖部呼吸法　训练的体位采取坐位。治疗师的手放在患者锁骨下方。以下训练的方法与下部胸式呼吸法相同。

4.缩唇呼吸　缩唇呼吸指的是吸气时用鼻子，呼气时嘴呈缩唇状施加抵抗，慢慢呼气的方法。此方法气道的内压高，能防止气道的陷闭，使每次通气量上升，呼吸频率、每分通气量降低，可调节呼吸频率。方法：吸气时用鼻子。呼气时缩唇轻闭，慢慢轻轻呼出气体。吸气和呼气的比例为 1:2，慢慢地呼气达到 1:4。

5.咳嗽　有效的咳嗽可以防止呼吸道阻塞并保持肺部清洁，无效的咳嗽会增加患者痛苦，消耗患者的体力，增加耗氧量，加重呼吸困难。

咳嗽训练：有效咳嗽训练的目的是使咳嗽过程中产生高速气流，爆发性的呼气，逐步形成自主和反射性咳嗽机制，将分泌物由支气管远端推向近中央的支气管。患者取坐位或立位，双手抱膝，上身前倾或在腹部置一枕头，用双上肢夹紧。指导患者先行 5~6 次深呼吸，并于深吸气后屏气数秒，使气体在肺内得到最大分布，双手挤压腿或枕头增加腹压的同时用力咳嗽将痰咳出；或指导患者深吸气后屏气数秒，呼气时连续做 3~4 次小强度的咳嗽，将痰咳至咽部附近再用力咳嗽，通过缩唇呼吸将余气呼出。重复以上动作进行练习，可促进气道远端分泌物的排出，适用于小气道病变如慢性支气管炎。训练过程中，治疗师让患者放松，控制呼吸节奏，避免间歇性呼吸，以防止增加呼吸能耗，使患者产生疲劳。同时，在咳嗽训练过程中，呼吸节奏的混乱会使肺内产生乱流，导致支气管痉挛，不利于肺内分泌物的顺利排出，甚至分泌物移向更深处，难以排出。

6.体位引流　可以通过改变体位，借助重力，帮助痰量较多的患者在排痰困难时将肺内局部痰液排出。

（1）适应证　①痰多不能咳出：患者的痰量多、黏稠，多存在于末梢部位，如慢性支气管炎、肺气肿、哮喘伴有感染。②同时存在重度的通气障碍、气管切开、疼痛等引起的不能充分咳嗽。③老人或儿童的理解力差，意识障碍等。

（2）禁忌证　①内、外科急症，疼痛明显或明显不合作者。②明显呼吸困难、患有严重心脏病及年老体弱者。

（3）体位引流方法　根据病变部位采取不同姿势做体位引流。如病变在下叶、舌叶或中叶者，取头低足高略向健侧卧位；如病变在上叶，则采取坐位或其他适当姿势，以利于引流。引流时，嘱患者间歇做深呼吸后用力咳嗽，康复治疗师用手（手心屈曲呈凹状）轻拍患者胸或背部，自背下部向上进行，直到痰液排尽，或使用机械震动器，将聚积的分泌物松动，并使其移动，易于咳出或引流。每日 3~4 次，每次 15~30 分钟（图 2-10-1）。

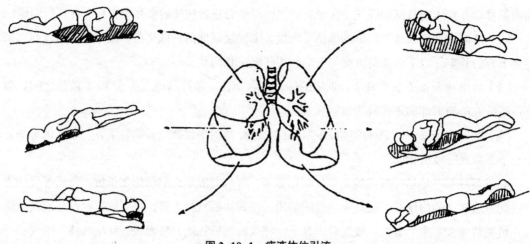

图 2-10-1　痰液体位引流

（4）终止体位引流的指征　①胸部 X 射线显示肺纹清楚。②患者在 24~48 小时内体温保持正常。③胸部听诊呼吸音正常。

（5）注意事项　排痰时间不宜长，分泌物少时体位引流以每天 2 次为宜，分泌物多时可每天体位引流 3~4 次，每个部位 5~10 分钟，如多个部位需体位引流，不得超过 45 分钟，宜在饭前进行。引流治疗结束后，应缓慢恢复体位，防止血压变化。

7. 传统康复方法　以太极拳、八段锦、五禽戏、气功、六字诀等功法进行调身、调息、调心，对患者呼吸功能训练起到帮助作用。

三、心功能训练

（一）心脏功能分级

目前，最普遍应用的心脏功能评价方法为纽约心脏学会分级（NYHA 分级），美国心脏病学会（AHA）标准委员会 1994 年修订如下：Ⅰ级：体力活动不受限制。日常活动不引起乏力、心悸、呼吸困难或心绞痛等症状。Ⅱ级：体力活动轻度受限。休息时无症状，日常活动即可引起乏力、心悸、呼吸困难或心绞痛。Ⅲ级：体力活动明显受限。休息时无症状，轻于日常的活动即可引起上述症状。Ⅳ级：不能从事任何体力活动。休息时亦有症状，体力活动后加重。

（二）运动试验

运动负荷试验是指采用定量运动负荷，逐步增加患者心血管系统应激能力，进行心血管功能评定和诊断的试验方法。运动作为一种常见的生理负荷可诱发静息状态下未表现出来的心血管系统的异常，递增负荷运动时的心率、血压、心电图变化均提供了心血管功能状态的定量指标，这些指标与运动时表现出的症状相结合可综合判断心脏的储备功能和机体对运动的实际耐受能力。

（三）运动类型

1. 有氧运动　有氧运动是心血管病患者康复的重要基础，有氧运动可以有效地提高患者全身的有氧能力及生活质量。心血管病患者的有氧耐力运动项目以中低强度的节律性运动为佳，可选择散步、慢跑、骑自行车、游泳，还可选择全身肌肉都参与活动的中等强度的有氧体操，如医疗体操、健身操、木兰拳、太极拳等。适当选择娱乐性球类活动，如门球、保龄球、羽毛球等。每周最好进行中等强度有氧运动 3 次以上。

2. 力量训练 就目前关于运动与心血管病的研究成果来看，有氧耐力训练和力量性训练是心血管病患者运动方式的良好选择，建议心血管病患者的最佳运动方案为有氧耐力训练与间歇力量性训练相结合。抗重负荷可采用哑铃、沙袋、实心球、弹簧、橡皮条、多功能肌力训练器等。对于力量性训练而言，每周最好进行 2 次肌肉运动，如举重训练，训练时阻力为轻或中度。联合进行抗阻运动和有氧运动可使运动能力得到更大程度提高。

（四）心脏康复训练方案

1. 住院患者训练方案（Ⅰ期） Ⅰ期训练方案适用于心肌梗死后、心血管手术后、周围血管疾病和其他心血管疾病。住院患者应在监测下进行运动，医务人员与患者应一对一，并应做好心电监测和抢救的准备工作。目的是消除由于卧床引起的生理和心理不良反应、提高日常生活活动能力、改善心功能、增加关节灵活性、增强肌力和肌耐力，从而提高体能。

2. 出院患者或家庭运动方案（Ⅱ期）

（1）制订出院后家庭康复计划，以实施在家中的Ⅱ期康复。内容应包括：了解患者及其家属对冠心病的认识和了解程度及回家后处理的要点；如何变更患者和家庭的生活方式，去除或减轻危险因素的影响；减轻患者的恐惧、焦虑和抑郁状态，使之树立重新恢复正常生活的信心；详细介绍Ⅱ期康复的运动处方：训练的运动量（以自我监测的心率为指标）、每日训练的运动时间、每周训练的频率，以及运动的方式、方法等。教会患者回家后如何进行一般的身体活动，如何减少能量的消耗，如何在活动中进行自我监护，万一发生紧急情况时如何处理等；教会家属掌握心肺复苏技术；强调在家中坚持Ⅱ期康复训练的重要性，向患者和家属交代注意事项。

（2）Ⅱ期心脏康复的主要措施：①最初的适应：在回家前 1~2 周内，患者保持出院前相同的运动水平。当患者确认自己没有任何不适并已习惯每日的身体活动量后，再慢慢逐步增加活动内容、延长活动时间和增加活动的频率。患者必须使用自我监测方法（包括自测心率和自我感觉用力程度）对自己每日的康复训练结果做出判断。最初的适应可能需要 2~4 周时间。②进入正规的康复训练：正规的康复训练应当按运动处方进行，在运动强度上应逐步达到最大耗氧量的 50%~80% 或年龄预期最大心率的 60%~85%；在运动时间上应逐渐达到 10~15 分钟；在运动频率上应逐步达到 3~4 次/周。在这个阶段，心脏功能容量由出院时的 3~4 METs，逐步增加到 6~7 METs。对于运动中无异常表现的低危患者，可以通过自我监护稳步提高运动量。③进行运动耐受性运动试验：Ⅱ期心脏康复结束时，应到医院进行次极限量运动试验。如果患者可以达到 6~7 METs，或预期的靶心率，则可以恢复一般的体力活动和职业活动，也可以恢复性生活。④主动地控制危险因素：对冠心病患者及其家属进行宣教和咨询，并使患者主动改变不良生活方式是康复的重要内容。如坚持用药控制血压，合理饮食控制糖尿病，戒烟，控制体重，限制脂肪、胆固醇和钠盐的摄入，适当的体力活动和文体活动，改善性格，劳逸结合等。还要再次对患者及其家属讲解回家后可能发生的疾病恶化和运动造成的严重反应的主要表现，以及处理的方法。

3. 社区运动方案（恢复期，Ⅲ期） 恢复期心脏康复的目的有三：一是制订一个强化的、高水平的、个体化的康复运动训练计划，使患者的心脏功能发挥出最大的潜力；二是进一步改善患者的心理状态和主动地控制危险因素，保持良好的生活方式；三是最大限度地提高患者生活质量。要个体化考虑。

Ⅲ期心脏康复的措施如下：

（1）患者的评估   首先，充分了解患者病前的健康情况、生活习惯，在Ⅰ期和Ⅱ期心脏康复中实施的运动类型、强度、持续时间及频率，运动爱好，职业情况，家庭的支持情况等，对患者参与Ⅲ期康复的可能性进行评估。其次，患者本人对自身疾病的认识和理解程度，特别是对危险因素的了解程度，对运动性康复训练的相信程度，都是能否坚持Ⅲ期康复训练的关键因素。

（2）制订可以坚持的高强度康复训练计划   传统的Ⅲ期康复处方要求达到最大耗氧量的80%或最大年龄预期心率的85%，持续时间较长（一般应超过30分钟），每周频率也较大（一般每周5次），是一种高强度的有氧运动训练。但目前的研究表明，低于极限量甚至次极限量的中等强度的康复训练（达到最大耗氧量的50%～80%或最大年龄预期心率的60%～85%，持续时间10～15分钟），只要长期坚持，也可以取得较好的功能恢复效果。高水平的Ⅲ期心脏康复可能需要6～12个月的时间。

（3）进行极限量运动试验   经过较长时间Ⅲ期高水平的康复，大部分患者的心脏功能有望超过病前的水平。这是因为大多数患者病前并没有系统训练过，甚至很少参加体力或运动性活动。系统的康复训练不仅改善心脏和冠状动脉本身的状态，而且提高患者整体的健康水平。

（4）健康教育   要求患者及其家属终身注意控制危险因素，改变不良生活习惯，保持良好的生活方式，积极地预防再发。宣教、咨询可以使患者和家属积极地参与到自己心脏病的管理之中，易于遵从康复计划的安排，坚持康复训练的实施。

四、有氧训练

（一）训练器械

有氧训练虽然可以不依赖任何器械设备，但是在实际临床应用中使用下列设备有助于保证和提高训练效果，并能保障训练过程中患者的安全。

1. 运动平板   运动平板能够按照训练计划调整步行的速度和坡度，从而根据患者的状况有针对性地调节运动负荷，此训练可在室内进行，便于医务人员进行心电和血压的监护。

2. 功率自行车   功率自行车能够根据患者的需要，通过调节运动阻力，改变有氧训练的负荷，同时减少下肢关节的运动负担，有利于下肢骨性关节炎患者的功能训练。下肢功能障碍的患者，还可以通过手摇功率自行车完成有氧训练，同时给予患者心电和血压的跟踪监护。

3. 心电监测和心电遥测   对于病情较重和病情不确定的患者，需进行心电监测或遥测，以充分掌握患者在运动中的症状变化和反应情况，并随时调整，保证有氧训练过程中的安全，在实际临床应用中还可以使用中央心电监护系统，同时监测多个患者的训练。

（二）运动处方的确定

运动处方包括运动目的、运动类型、运动强度、运动持续时间、运动频率和运动注意事项。

1. 运动类型   心血管病患者执行运动处方时所选择的运动方式应基于每个人的健康程度和平时运动习惯。其中最有效的有氧运动是运用大肌群完成持续或间歇的运动，主要包括走路、慢跑、快跑、骑自行车、游泳、跳绳、划船和爬楼梯。运动方式的选择还取决于是否有相关的运动设施可供使用，如体育场馆、游泳池、健身中心等。

2. 运动频率 合理的运动频率是每周 3～4 次。如果每周训练次数大于 3 次，最大摄氧量的提高会达到平台期，同时，出现运动损伤的概率会显著增加。体力不佳的患者每周训练 1～2 次可能改善心肺功能，但是会引发体重轻微降低及精力和耐力受到影响。对于条件允许的患者来说，如果每周运动次数小于 2 次，对心肺健康的改善作用可能会非常微弱。

3. 运动时间 对于提高心肺功能和最大摄氧量的耐力训练的要求与强度要求正好相反。强度越大，就越会缩短实现提高心肺功能的耐力训练的时间。低强度、长时间的运动计划可以得到与高强度、短时间一样的效果。目前推荐 20～60 分钟的有氧运动，但不包括热身和结束后的整理运动。因为频率的关系，如果耐力运动超过 45 分钟，会增加关节损伤的概率。为了避免急性损伤，应该在数周到 1 个月的周期运动后逐渐增加频率、时间和运动强度。

4. 运动强度 运动强度是一个运动处方中重要的因素，运动强度应该根据患者的目标而量身定制。对于有氧运动来说合理的强度应该是最大摄氧量的 50%～85%。身体状况欠佳的患者应从最大摄氧量的 40%～50% 开始。

训练强度可以运用几种方式来计算安排，最常用的包括目标心率（THR）、最大摄氧量、血乳酸浓度、主观体力感觉范畴的设定。多数情况下是通过心率间接推测患者摄氧量。

计算 THR 的替代方法是使用储备心率（HRR）等式。第一步，计算最大心率（MHR），女性用 220 减去年龄，男性用 205 减去年龄的一半。第二步，决定静态心率（RHR）。第三步，计算储备心率（HRR）。HRR 是 MHR 减去 RHR。THR 是训练强度（TI）（通常为 60%～80%）与 HRR 的乘积再加上 RHR。

$$THR=（MHR-RHR）\times TI+RHR$$

在运动实施过程中应遵守以下主观体力感觉（RPE）数值：

RPE < 12（轻度），40%～60% 最大心率；RPE=12～13（中度），60%～75% 最大心率；RPE=14～16（重度），75%～90% 最大心率。

（三）运动处方的实施过程

每一次训练都应包括三个部分，即准备活动部分、基本部分和整理活动部分。

1. 准备活动部分 准备活动部分的主要作用是使身体逐渐从安静状态进入到工作（运动）状态，逐渐适应运动强度较大的训练，避免出现心血管、呼吸等内脏器官系统突然承受较大运动负荷而引起的意外，避免肌肉、韧带、关节等运动器官的损伤。

在运动处方的实施中，准备活动部分常采用运动强度小的有氧运动和伸展性体操，如步行、慢跑、徒手操、太极拳等。

准备活动的时间可根据不同的锻炼阶段有所变化。在开始锻炼的早期阶段，准备活动的时间可为 10～15 分钟；在锻炼的中后期，准备活动的时间可减少为 5～10 分钟。

2. 基本部分 运动处方的基本部分是运动处方的主要内容，是达到康复或健身目的的主要途径。运动处方基本部分的运动内容、运动强度、运动时间等，应按照具体运动处方的规定实施。

3. 整理活动部分 每一次按运动处方进行锻炼时，都应安排一定内容和时间的整理活动。整理活动的主要作用是避免出现因突然停止运动而引起的心血管系统、呼吸系统、自主神经系统的症状，如头晕、恶心、重力性休克等。

NOTE

常用的整理活动有散步、放松体操、自我按摩等。整理活动的时间一般为 5 分钟左右。

(四) 合理运动的判断

在运动处方的实施过程中，应注意对运动强度的监控。一般常采用的方法有自觉疲劳分级（RPE）、靶心率等，一般以第 2 天无明显不适感为正常。

(五) 运动时注意事项

1. 选择适合患者的运动方式。

2. 做好充分的热身活动和整理活动，防止意外损伤。

3. 定期或实时进行心电监测，以保证患者安全，以免发生意外。

4. 在专业人员的指导下进行合理运动。

第三章 神经生理疗法

神经生理疗法也被称为神经发育治疗，是基于神经生理学和神经发育学的原理和规律，通过对躯干及四肢的良性刺激来实现其抑制病理反射、异常姿势及异常运动模式的目的，从而建立正常反射和正常运动模式，是一个运动的再学习和中枢神经重新获得对运动控制的过程，是主要用于中枢神经系统的损伤及周围神经的损伤所引起的运动功能障碍的康复治疗。在治疗过程当中，坚持遵守从头到尾；从近端到远端的顺序；先保持着静态的姿势，做等长练习，然后保持住一个姿势做等张练习；先做对称性的运动，再做不对称性的运动。同时使用不同的感觉刺激去诱导生理反射，使用各种方法促使反射活动正常化。在对患者进行治疗的过程中，嘱其积极配合治疗，同时进行强化训练，促使高级中枢获得对运动的控制和支配。

国外在 20 世纪五六十年代时，神经生理疗法就开始应用于中风偏瘫和儿童脑瘫等疾病。神经生理疗法中，Bobath 技术、Brunnstrom 技术、Rood 技术、本体神经肌肉促进技术及运动再学习治疗是常见的治疗方法。

第一节 Bobath 技术

一、概述

Bobath 技术是英国物理治疗师 Berta Bobath 在长期临床工作中积累的大量经验基础上创立的。它通过抑制患者异常的姿势，促进正常姿势的发育及恢复，以达到治疗中枢神经损伤的目的，所以这个方法又被称为神经发育疗法。20 世纪 40 年代，Berta Bobath 将她创立的 Bobath 技术应用于偏瘫患者的运动功能康复训练中，并且取得了良好的效果。20 世纪 70 年代，Berta Bobath 成立 Bobath 中心，推广 Bobath 技术，使 Bobath 技术成为偏瘫运动功能康复临床中最受欢迎的治疗技术之一。

二、基本理论

Bobath 技术的基本理论为在脑卒中患者中常见的运动功能障碍主要是因为大脑高级中枢失去了对低级中枢的控制，导致低级中枢原始的反射失去了抑制。临床表现为异常张力、异常姿势、异常协调、异常运动模式及异常功能行为。如痉挛模式出现，上肢表现为屈曲内收内旋，下肢表现为伸展外展外旋。运动控制障碍是脑卒中患者的主要问题。在异常运动模式的基础上无法建立正常运动模式，所以只有通过抑制住异常运动模式，才能诱导出正常运动模式。故而在治疗中的关键就是纠正患者的异常姿势及异常运动模式，基于这个原因 Bobath 制定了治疗中的两个目标：①减轻痉挛；②引入更具有分离性的运动模式，自主性或者随意性皆可，将其运用在功能训练活动中。

（一）主要观点

1. Bobath 对脑卒中后偏瘫形成机制的认识

（1）脑卒中后异常运动模式、异常姿势及肌张力　脑卒中后，身体两侧感觉不同，意味着双侧半球整合功能障碍，形成一种独特的偏瘫模式：异常的肌张力和平衡功能障碍使肌肉松弛和低张力而进入痉挛状态，引起联合反应，这通常被称为刻板运动（stereotyped movement），即非功能性和变形的运动收缩的进展过程。对此应该做早期估计和预防，以改善行走和上肢功能并增强日常生活能力。

从分析运动模式的角度来看，身体应该作为一个整体进行分析。躯干具有反重力拉伸而保持姿势的功能。上部躯干必须伴随上肢的运动，下部躯干运动并支撑上部躯干，并且需要同时收缩以发挥固定作用。同理，上肢的伸展运动不仅有从肩部到远端上肢的运动，而且也有胸段运动；下躯干通过肌肉持续性的同时收缩支撑上躯干来发挥功能作用。

将身体分为两部分进行观察和分析：躯干左右联结障碍，坐位下，抬起非麻痹侧的下肢脱下鞋子，需要抬起同侧的骨盆，这时非麻痹侧的身体重量则会向麻痹侧移动。因为瘫痪的一侧的躯干下肢张力较低，两侧躯干的联结不佳，躯干和骨盆平衡不良，患者就会下意识地轻度过伸头颈部，致使由于联合反应而使痉挛增强。

这种麻痹侧的异常运动模式是因与非麻痹侧的相互关联性而形成的，而用稳定手、脚、眼睛协调功能的动作可以防止这种异常的联系。因此，从运动模式来看，非麻痹侧不能称为健侧，并且身体的异常运动模式和偏瘫的形成与这两部分密切相关。另外，瘫痪侧胸廓下方与腹外侧之间由于低张力而导致上下联结障碍，则通过躯干弯曲代偿到非瘫痪的一侧；当行走的时候，下肢瘫痪的一侧在摆动阶段必须强制移动，由此增强了痉挛的模式，使下肢伸肌痉挛进入主导位置，但不是膝关节摆动，反而足内翻和下垂加强。

脑卒中后形成异常肌张力：脑卒中后肌肉出现僵硬、短缩和无力。增加的肌张力不是运动障碍的主因，而是运动神经元综合征的一部分。痉挛是由于上运动神经元的损伤而导致感觉运动控制障碍，表现为肌肉间歇性或持续性不随意收缩。肌张力的增加包含神经和非神经因素。神经因素包括当肌肉超出收缩范围时神经不能调节其反射活动，不能使肌肉处于静止状态；非神经因素包括发生在肌细胞和细胞外基质的肌肉本身的机械性能变化。身体动力稳定性初始降低的重要标志是出现代偿机制。在功能水平上，代偿机制可以帮助患者完成任务，如果患者加强这种代偿行为，可能会阻止其他行为的获得。在神经水平，代偿行为可能会限制备用神经的恢复。此外，脑卒中后肌肉无力，其主要原因为：负责自主运动的神经下游通路缺乏兴奋性；肌肉纤维萎缩或挛缩；肌肉激活在时间和空间模式上的改变导致无效力的产生；功能性运动单位缺损和保留部分特性的改变。这些肌肉的潜在损伤导致任务执行所必需的选择性运动模式障碍。然而，肌肉可塑性的变化更可能导致肌肉长度和使用方式的变化。在生理学上，这些变化包括肌节的数量和长度的变化、交联结构的增加、肌纤维类型和细胞外组分的变化。神经肌肉可塑性机能能够帮助治疗师理解神经恢复过程，以便制定适当的康复目标。

（2）Bobath 治疗与脑卒中后肌张力的异常　Bobath 观察到，脑卒中后肌张力障碍经常出

NOTE

现，严重干扰患者的功能性活动。Bobath 对上肢严重屈曲痉挛的患者进行被动伸展肘关节的操作时，患者出现抵抗表现，身体硬化和痉挛加重，并且患者由于局部的疼痛而拒绝治疗。Bobath 反复思考之后，改变治疗手法，不再在屈曲痉挛表现最强的肘部直接进行被动操作，而是从肩部和躯干对肘关节进行调整，这时痉挛屈曲的肘部出现了伸展。后来 Bobath 反复在肢体麻痹的患者身上使用这种经验，也实现了同样的效果。Bobath 从神经生理学的角度解释这个现象，认为这是反射抑制的结果，而肩膀和躯干是关键点。因此，治疗师必须全面分析治疗前功能障碍的原因，在关键部位使用手法治疗，以使症状改善，减少痉挛。但经过一段时间后患者的患肢又发生痉挛，Bobath 指出治疗不能只是运用抑制手法，而必须同时抑制异常姿势，促进正常姿势运动。因此，Bobath 建议脑卒中的治疗应该是反射抑制和促进相结合，如使用反射抑制（RIP）在异常运动模式中的作用减弱，则应同时促进（诱导）正常运动模式，特别是翻正反应和平衡反应。基于这种观点，到 20 世纪 80 年代，反射抑制（RIP）被影响张力性姿势（TIP）所代替。张力性姿势是指在某些特定的姿势，肌张力是可以抑制的，如当下肢腓肠肌肌张力出现异常升高时，不再主张在仰卧位进行跟腱的被动牵伸（RIP），而是鼓励患者使用足跟站姿（TIP）抑制。

（3）运动感觉对脑卒中的恢复起着重要作用　Bobath 认为，由于脑卒中后异常运动和异常的姿势反射，患者无法体验到正常的运动感觉，然而这种"正常感觉"对于正常运动来说是必需的，可以通过重复学习和训练来实现，其重要机制是神经系统的可塑性。特殊的感觉输入、重复运动和姿势模式可以增强突触链，增强其功能的连接。神经可塑性包括大脑皮层重组、轴突长芽、突触再生、增强突触传递的效率和增加脑中神经营养因子的水平。神经可塑性发生在细胞和分子水平，短期变化包括突触前效率的变化；中期变化与突触膜和脑可塑性相关蛋白相关；在较长时间后，发生基因表达变化。形式（神经肌肉系统的解剖学）和功能（使用行为策略来执行任务）之间相互作用影响着神经可塑性。神经可塑性可能会引起不良的代偿性运动，也可能导致替代途径的发展以获得更多的功能。

脑卒中后传入神经出现分流现象。在正常的情况下，神经刺激会被引入一定的神经通路当中，当高级中枢神经系统损伤，传入的阻力就会升高，神经刺激被引入阻力小的原始反射路径。输出神经的输出由传入神经的输入决定，因此当输入信息被引入原始反射的路径时，它将显示异常行为模式。因而脑卒中患者需要抑制手法使其有正常的感觉输入，并使这些输入后传出的为正确的神经路径，获得正确的动作形式。在抑制的方法中也必须包括促进诱发的应用。为了学习并掌握运动的感觉需要进行无数次各种运动感觉训练。通过反复训练促进和巩固这种正常运动的感觉，直到能够成为患者自发的技巧性活动。

（4）Bobath 治疗脑卒中的基本原则　Bobath 将脑卒中患者的恢复期分为三个不同阶段：迟缓期、痉挛期及相对恢复期，治疗技术随不同时期而有所不同。迟缓期的患者，主要的问题是肌肉松弛、肌张力低下及无自主运动。因此，训练计划包括良姿位摆放、床上转移训练和关节的主动与被动运动等。在痉挛期，主要目标是抑制痉挛，抑制异常运动模式，促进关节分离运动，完成正常作用模式的基本运动。相对恢复期患者的痉挛渐渐减轻，关节能够进行分离运动，协调能力和平衡能力慢慢靠近正常水平，这时就可以进一步完善精细运动的训练和步行训练。

NOTE

2. Bobath 对脑瘫后功能障碍形成机制的认识

Bobath 认为，与正常儿童相比，脑瘫患儿在精细运动和粗大运动等多方面存在障碍，因此会表现出各种复杂离奇的动作和异常姿势。这种异常不仅表现在运动功能上，还表现在语言、性格、视觉、听觉、智力等多方面，以上障碍常重复出现，同一患儿可出现两种甚至两种以上的功能障碍。因此，对于脑瘫患儿的治疗，应该根据儿童的生长发育规律从多方面进行。

（1）Bobath 技术的主要观点

①运动发育的未成熟性：小儿在发育的过程中，未成熟的脑组织受到损伤，从而引起儿童的运动功能发育迟缓或停止，正常的运动发育顺序性和规律性被破坏，出现了原始的运动模式与姿势反应，即为脑性瘫痪。临床上脑瘫患儿的运动发育表现为比同龄儿显著延迟或停滞。

②运动发育的异常性：儿童出现脑损伤后，高级中枢神经系统调节和抑制低级中枢神经系统的作用减弱，从而释放出一种紧张性反射群，而这种异常的姿势反射和运动模式只在低等动物中存在，在人类正常发育中只于早期存在较短时间且很快消失。如果这种异常活动持续存在，正常的运动模式将被影响。脑性瘫痪患者的这种异常可表现为原始反射亢进或残存、病理反射的出现、肌张力的异常等。

运动发育的未成熟性和异常性是 Bobath 的基本观点。虽然脑瘫的定义是非进行性的大脑损伤，但 Bobath 认为如果上述异常的姿势和运动不能被中断，随着年龄的增长，这种异常模式会逐渐加重，从而加重脑瘫症状。由于患者体会不到正常运动、姿势、肌张力的感受，相反却不断受到异常感觉信息的影响，逐渐在神经系统中形成异常的传导，长此以往异常的运动模式就会逐渐固定，肌张力亢进也是如此。

正常小儿的姿势和运动是由早期整体模式逐渐过渡到复杂的选择性模式，各种反射或反应也是由低位中枢向高位中枢支配进行转换。因此治疗脑瘫患儿时，应注意患者的未成熟性和异常性的改变，并进行相应的促进和抑制，两种方法临床多同时应用。

Bobath 认为处在发育时期的婴幼儿脑组织可塑性和顺应性非常强，具有巨大的学习潜力，因此治疗应早期进行。虽然脑性瘫痪患者脑部有损伤，但仍可通过一定的方法促使患儿学习到正常的运动模式，促进未成熟性向成熟性的发育，抑制异常性的固定和发展，来达到治疗的目的。

（2）Bobath 技术治疗脑瘫的生理学基础

①中枢神经系统的综合协调作用：随意活动是由大脑皮质运动区发出指令，通过基底神经节、视丘、小脑等一系列程序整合完成的，是通过本体感觉向小脑和大脑发出信息的反馈过程。正常儿童所进行的日常生活动作是在发育过程中自然形成的，虽然动作看起来简单，但仍旧涉及了全身各部分的协调活动。随意运动需要意识的支配来完成开始、停滞和转换方向。身体各部位在空间的位置关系是躯干、眼及四肢维持正常姿势的反射性活动。中枢神经需要不断地调节肌张力或者是相应的运动以产生反应性的动作来维持身体的空间姿势。故 Bobath 认为，自主的控制功能是姿势反射活动，如果上位神经中枢控制不良，那么下位神经中枢就会出现异常的姿势反射活动，从而表现出异常姿势和运动模式。在此过程中，如果用正常感觉运动来阻断异常运动，破坏这种异常模式，就可以阻止其进展，达到康复治疗的目的。

②姿势张力的作用：虽然古典生理学用肌张力来表示肌肉的性状，但肌张力只是说明了肌肉的弹性，并不代表着肌肉的所有性状。肌肉的性状与脊髓终末神经突触中的兴奋冲动与抑制

冲动的比率、本体感受器传导的感觉冲动的反馈、身体支持面的相对位置对本体感受器的刺激而引起的肌肉反应等有关，以上多种相关因素可以概括为姿势张力。姿势张力反映了中枢神经系统内兴奋中枢与抑制中枢动态的相互关系，因此 Bobath 提出姿势张力这一表达方式。姿势张力是指对重力保持一定的紧张度。在人体各种姿势中起着支撑身体作用的那些肌群必须保持住一定的紧张度才能维持稳定的人体姿势。人通过运动和姿势的变化，随时调整姿势张力，以保持其适应性和连续性。中枢神经系统受损的患者有时出现异常的姿势张力，如姿势张力低下、姿势张力亢进。痉挛型脑瘫患者表现为姿势张力亢进；肌张力低下型脑瘫患者表现为对姿势的变化没有抵抗，呈低张力状态；不随意运动型脑瘫患者的姿势张力变动幅度很大，时强时弱。

③相反神经支配的作用：相反神经支配是指主动肌收缩的时候，会支配其神经纤维传出兴奋冲动，同时主动肌侧支会向拮抗肌传入抑制冲动，使拮抗肌松弛。在正常情况下，相反神经支配着正常姿势反射活动，通过主动肌收缩与拮抗肌松弛来保证姿势和运动协调的顺利完成。当患者的中枢神经系统损伤后，主动肌和拮抗肌不能完成协调动作，从而不能对正常相反神经进行支配，出现异常姿势反射，而这种异常运动是因为相反神经支配过剩引起，会出现过度的同时收缩或同时抑制。痉挛型脑瘫患者出现过度的同时收缩，拮抗肌无法进行松弛，从而使运动范围十分受限。不随意运动型脑瘫患者运动时拮抗肌过度松弛而不能维持稳定正常的姿势和运动模式，造成姿势张力性的动摇。

④异常运动模式：人类只有通过全身各个肌群和关节的配合，以及协调的姿势和运动才能完成各种动作，从而产生了运动模式。正常小儿运动模式是伴随成长而逐渐发育的，这种运动模式在成长过程中会从整体逐渐脱离出来，从而发展为多种运动形式并日趋完善。脑瘫患者由于中枢神经系统受损、相反神经异常支配等原因而出现异常运动模式，患者或出现原始的整体运动模式，或因无法形成多种运动模式而固定于某原始形态等。痉挛型脑瘫患者的运动模式常为单一性，缺乏多样性。不随意运动型脑瘫患者的运动模式多为整体性，缺乏多样性，且控制能力差。

⑤联合反应：上述的各种原因相结合能够引起联合反应，即患者有轻微功能障碍的部位想要进行某种动作时，会引起身体其他部位肌张力增高，从而发生联合反应，不仅妨碍正常动作的完成，还会影响正常姿势的发育。如偏瘫患儿用力屈曲下肢，患侧上肢的肘、手、指关节会屈曲增加而发生联合反应。痉挛型脑瘫患儿在坐位使用一只手时，易发生坐位屈肌张力增高，另一侧的上肢、颈部、躯干及两髋关节屈肌痉挛性增强，最终导致屈曲变形。

⑥感觉-运动发育延迟：脑瘫患儿正常的感觉-运动发育延迟，可能会合并视听觉、感知觉等功能障碍，还可能存在异常运动模式及姿势张力等。患儿不能进行正常的生活运动，导致长期缺少正确的运动-感觉刺激，最终也会影响到正常姿势和运动发育。因此 Bobath 强调对于脑瘫患儿的治疗，给予其正常感觉-运动刺激非常重要，通过这种刺激让患儿得到更多的发育经验，甚至能促进脑的发育和正常模式的建立。

（3）Bobath 技术治疗脑瘫的原则

①遵循小儿正常的发育规律：首先要保证患儿能够掌握一些基本运动能力，然后在此基础上训练形成复杂的运动。在训练患者较难的项目前，首先要确定患者是否已经具备了完成课题的基础条件，如掌握了头及躯干的矫正，能够稳定躯干、双肩及骨盆等。治疗师还应注意把目

NOTE

标放在为患者建立大量的、自律的和随意的动作所必需的姿势基础上，而不是单纯地训练某个功能动作。当然，在遵循发育规律的同时，还应该因人而异，具体情况具体分析，不要刻板教条。

②应用动态的治疗方法：治疗过程应动态进行。重心的移动与矫正反应和平衡反应密切相关，能够对相应姿势的反应进行诱导，还能够应用于运动增强和肌肉拉伸。如在仰卧位抬起骨盆与下肢，小幅度左右移动身体时能够牵伸伸肌群。小范围的体重移动还能够防止各方向运动时异常肌张力的增加。

③阶段性地给予刺激：在治疗的过程中要尽可能地给患者正常的感觉–运动反馈，采取多种体位和方式，重复诱发适当的姿势反应，使患者不断体会和积累经验。应逐渐调整其运动模式，而不是让患者长期应用同一种运动模式，也不能采取爆发样的刺激。

④对肌肉痉挛的处理：反射性抑制模式是指治疗时采取的能够减少异常姿势反射的体位与姿势，这种模式能够诱导患者本身具有的、潜在的功能出现。训练中要注意，当患者某部位在训练时出现重度痉挛时，不要限制患者的自由，等到肌肉痉挛的程度减轻或分布范围减少时，治疗师要不断减少对患者身体的力量支持，引导患者以自我控制为目标，自主出现所希望的效果。

⑤针对患者具体情况治疗：患者的年龄、发育、智能、性格、情绪状况，以及家庭、社会环境等治疗师都应给予充分考虑。如对于婴儿期的治疗，由于患儿生长发育迅速，尚未形成自我意识，治疗时要以治疗师为中心，同时对患儿的母亲进行育儿指导；对于幼儿期的治疗，此时患者已形成自我意识和主动性，应该询问患者自我意愿，并尊重其意愿来进行训练设定；对于学龄前期的治疗，此时不应该单纯考虑功能恢复，还要结合入学后与同学的交流及家长合作等，多方位地促进患儿身心发育，提高患者的生存技能和社会适应能力。

⑥调动患者的主动性：结合患者的兴趣进行治疗，充分调动患者的积极性与主动性，在和谐轻松的治疗氛围中，更容易激发患者的康复欲望，帮助其建立成就感，树立自信心。

（二）核心技术与基本操作

1.核心技术

（1）控制关键点 患者在接受训练时，治疗师为了能够抑制患者痉挛及异常的姿势反射，促进正常的姿势反射，会在训练过程中操控患者身体的某一些部位，这种操作被 Bobath 称为控制关键点，而被操作的部位则被称为关键点。一般关键点的顺序是从身体的近端到身体的远端。近端关键点指躯干，包括脊柱及头、肩胛带和骨盆；远端关键点指肢体中的一部分，如四肢和肘关节、膝关节等。相对来说，近端的关键点要更重要一些。在对患者的治疗过程中，逐步从近端向远端移行，同时减少操作的关键点及减少控制的量，以逐步增加患者的自发性运动。依据患者的自身情况，把关键点组合，然后运用在各种体位中，如俯卧、仰卧、站立、四点跪位等。

（2）反射性抑制 通过做与痉挛模式相反的体位或者姿势来抑制痉挛，包括影响张力性姿势（tonic influenced posture，TIP）和反射性抑制模式（reflex inhibition pattern，RIP）。影响患者肢体屈肌和伸肌张力的因素包括头的位置、肢体关节的活动方式及体位。如通过头过伸促进肢体的伸肌紧张，抑制屈肌张力；通过头屈曲促进肢体的屈肌紧张，抑制伸肌张力等。

（3）促进姿势反射 通过特定的活动来建立能够引导功能活动的姿势，并学习和坚持做这些运动姿势来进行治疗。如可以利用翻正反应和平衡反应来抑制原始的运动模式，从而形成功能活动的姿势，达到运动正常化的治疗目的。

（4）感觉刺激　利用各种感觉刺激（本体和皮肤）来抑制异常运动或促进正常运动，包括兴奋性刺激和抑制性刺激、推拉技术、放置和维持技术、患肢负重、挤压关节、叩击拍打等。如挤压肘关节以降低肘关节屈肌群的张力；叩击肱三头肌来提高该肌张力；在四肢躯干上有规律地或任意地叩击后出现肌紧张来保持患者的正常姿势。

（5）整体治疗　患者作为一个有机整体，不仅仅是治疗患病的部位或者身体的某一个局部。治疗任何一部分，都是对机体整体的治疗，需要通过四肢、躯干的全身治疗和功能活动来提高患者的整体功能。

（6）功能活动训练

①从仰卧位到床边坐位，翻身，用患侧上肢做支撑或者做桥式运动等。

②在坐位或站位下，将重心有控制性地向患侧部位转移。

③不用健侧上肢推的情况下，从坐位站起。

④负重和非负重功能模式下的偏瘫侧上肢控制。

⑤步行训练和平衡训练，增强偏瘫侧下肢控制功能和减少辅助工具的使用程度。

⑥使用患侧上肢进行日常生活活动、职业活动和休闲活动，避免会增加痉挛的模式。

2. 基本操作

（1）关键点部位及其作用

1）头颈部屈伸和旋转：

①前屈：颈部屈曲，则全身屈曲模式占优势，对全身伸展模式进行抑制，从而完成促进屈曲姿势。颈前屈可以在俯卧位、坐位、立位的体位进行。但对称性紧张性颈反射者，颈前屈则会出现上肢的屈曲模式和下肢的伸展模式。

②后伸：颈部后伸，则全身伸展模式占优势，抑制全身屈曲模式，促进伸展姿势、伸展运动。但对称性紧张性颈反射者，颈后伸则会出现上肢的伸展模式和下肢的屈曲模式。

③旋转：旋转用于打破全身性伸展和屈曲模式。但痉挛性强、呈强直性或间歇性的痉挛等重症病患不能直接控制头的运动，应利用肩胛带、躯干部的关键点来控制头部的体位。重症病患可借助特殊座椅来保持良好的坐姿，以保持头的位置。

2）胸椎：通过调整胸椎的屈／伸改善躯干的平衡能力。患者保持坐位，治疗师位于患者的身后，将手放在其胸骨和相对应的胸椎上使胸椎前凸及后凸，以降低躯干肌痉挛。

3）肩胛及上肢：保持肩胛带前伸，全身屈曲占优势，能抑制头向后方过伸的全身伸展模式。如果肩胛带处于回缩位，会使全身伸展模式占优势，可以抑制因头前屈而致的全身屈曲模式，从而促进抗重力伸展活动。可直接操作，或用上肢来保持肩胛带的位置变化。

上肢和肩胛带常联合活动，前臂旋前伴肩关节完全内旋，则可有效地抑制徐动型脑瘫患儿的上肢不自主动作，若用于痉挛型脑瘫患儿，则会使躯干和下肢的屈肌痉挛增加。这时如改为前臂旋后、肘关节伸展，使肩关节完全外旋，则抑制全身屈曲模式，并促进其伸展。前臂旋后、肘关节伸展和肩关节外旋的同时，使上肢水平位外展，则屈肌的痉挛尤其是胸部肌群及颈部的屈肌群受到抑制，则可以促进手指自发的伸展，同时促进下肢的外展、外旋和伸展。肩关节外旋、屈曲，可抑制上肢屈肌痉挛、肩胛带下垂，改善脊柱、髋关节、下肢的活动。前臂旋后伴拇指外展可促进其余四指的伸展。

4）躯干：躯干屈曲，全身呈屈曲位，会抑制全身性伸展模式，促进屈曲姿势、屈曲运动。因长时间的肌紧张异常而出现手足徐动的脑瘫患者，当头和背部向后紧靠椅背时，常会出现躯干过伸现象。躯干伸展，全身伸肌占优势，可抑制全身性屈曲模式；躯干旋转，可以破坏全身性屈曲或伸展模式。

5）下肢及骨盆：屈曲下肢可促进髋关节外展、外旋和踝关节背屈。骨盆的操作主要在坐位、站位使用。坐位骨盆后仰时，上半身屈曲占优势，下肢伸展占优势；站位时呈后仰姿势及全身性伸展模式。骨盆前倾坐位时，上半身伸展占优势，下半身屈曲占优势。典型的剪刀式姿势患者，通过足前部支持体重起立时，如能骨盆后仰，使重心后移，则可促进髋关节、躯干的伸展，并可促进良好站位姿势。对于手足徐动型脑瘫患儿、偏瘫患者，如能使之骨盆后倾，能克服步行时腰椎前突过度伸展、反张的代偿，防止摔倒，使下肢获得充分可动性。足趾（尤以第2～5趾）背屈可抑制下肢伸肌痉挛，促进踝关节背屈。

（2）促进姿势反射

1）促进翻正反应：在一种稳态或姿势被打破的情况下，身体又重新建立新的稳态或者姿势的能力，被称为翻正反应。如在仰卧的时候，头部旋转到一定的极限时，身体就会跟着旋转，达到侧卧或者俯卧。

翻正反应的适用人群：新生儿或者年幼的患者。

痉挛型患者：促进正常运动模式的发育。

手足徐动型、失调型患者：肌张力波动不定，且缺乏共同的收缩，应该掌握适当的肌肉收缩调节时间，使全身的肌肉均匀收缩。

弛缓型患者：可以对患者采取强刺激，以激发其自主反应。促进仰卧位的翻正反应，可以引导至侧卧位和俯卧位，但不是使用被动操作让其翻身，而是通过头部的翻正反应，去引导肌肉主动收缩，实现目标体位。

对于痉挛型及轻度手足徐动型脑瘫，可以促进患者的手指向中间位置和侧向位置对称。对于以上臂作为身体支撑点的俯卧位的患者，可边引导上肢伸展，边旋转躯干，使其引导为长坐位；然后重复转头，用两手作为支撑点支持体重，同时旋转躯干，让骨盆抬起，成四点爬位。还可以使用身体对身体的翻正反应、头对身体的翻正反应、迷路性翻正反应、上肢伸展反应和平衡反应方法促进自主反应。

2）上肢保护性伸展反应：从出生后的8个月开始，向身体的侧方外展上肢和伸展手；10个月后向身体后方伸上肢和手，需终身治疗。

3）促进平衡反应：在仰卧位、坐位、站位等几种体位来促进平衡反应。可以配合使用辅助训练器具进行，如Bobath球、滚筒、平衡板等。在治疗过程中，先抑制痉挛，再利用促进手法来提高患者的肌张力和动作模式，以及平衡反应，并反复进行。为能够最大限度地诱发出患者潜在的能力，在不妨碍患者自身行动的前提下，给予适当的刺激。

（3）刺激固有感受器和体表感受器

1）关节负重：关节负重是利用体位让重力通过关节刺激身体感受器，诱发关节周围肌肉的收缩，提高关节稳定性的方法。治疗师利用手法进行压迫，同时配合抵抗或者是单独利用关节负重，以达到四肢和躯干能够自动进行调整运动的目的，此方法可以在各种体位进行。俯卧位时，从顶部压迫肩胛带，前臂负荷，从肩胛带到上臂的肌肉同时收缩，或者使患者移动重心来增加对抗力，促进肩部肌群收缩。

2）位置反应：位置反应是指肢体反应性能保持一段时间体位的能力，是肢体的重量刺激引发的正常姿势反应。如患者在坐位时，治疗师帮助抬高患肢，然后突然放开，使上肢悬在空中，这个时候为保持住肢体位置，上肢本身的重量刺激会使得关节周围的肌肉同时收缩力增加。

3）保持反应：保持反应指身体对所处体位的有意识的控制能力。如患者处于俯卧位时，轻轻托住其下颚，使其向上看，并帮助其保持在该位置，然后缓慢减少支撑，使患者逐步依靠自己的力量。也可以在仰卧位、俯卧位、坐位、站位等体位做四肢的各种位置变化，目的是改善肌肉收缩和固有感受器的内在易感性。

4）拍打：拍打是利用刺激固有感受器和体表感受器来促进肌肉紧张的方法。使用规则或不规则拍击手法拍击四肢及躯干，刺激固有感受器和体表感受器，以增加颈部、躯干及四肢的肌肉兴奋性。主要用于手足徐动型、失调型脑瘫儿童正常姿势的保持。

（三）注意事项

1. 治疗应避免增加患侧肌张力，避免患侧出现不正常的运动反应。如过度的用力会导致痉挛增加，姿势异常和运动模式异常加剧，因此治疗过程中应避免用力过度。

2. 治疗应直接形成正常的姿势和运动，运动模式的选择应基于对功能活动的意义，而不是基于发育序列。

3. 应该在所有的治疗活动中加入患侧的治疗，以重新建立两侧的对称性，增加患侧功能的使用，而不建议只进行健侧的功能训练来取代患侧的功能训练。

4. 治疗中必须强调患者的主动性，诱导患侧的运动和提升患侧的功能活动。

三、临床应用

（一）Bobath 在脑卒中治疗中的主要技术与临床应用

1. 主要治疗技术　Bobath 对脑卒中患者的治疗技术一般包括以下几个方面：

（1）反射抑制模式　反射抑制模式是特意为抑制异常的运动和异常的姿势反射而设计的运动模式。异常的运动主要包括痉挛模式动作和异常姿势反射活动及联合反应。通过对反射抑制进行分析可以得知，它们与偏瘫患者的痉挛模式几乎是完全相反的。偏瘫患者中常见的痉挛模式为上肢屈肌亢进，下肢伸肌亢进。

（2）躯干的抗痉挛模式　躯干背阔肌受累、肩关节的下降肌痉挛和患侧躯干的感觉丧失会致使同侧躯干短缩，牵拉患侧躯干的屈肌会使异常的肌张力得到缓解从而校正患者的姿势。因此，躯干的抗痉挛模式应该牵拉患侧的躯干使其得到伸展。方法是患者健侧卧位，治疗师在患者的身后站立，一只手扶肩部，另一只手扶髋部，双手牵拉动作方向相反，然后在最大的牵引范围之内停留几秒钟，就可以缓解同侧躯干肌的痉挛。

（3）上下肢的抗痉挛模式　依据在偏瘫患者中比较常见的异常痉挛模式，如在上肢屈肌痉挛占据优势，下肢伸肌痉挛占据优势的这种特点下，列出上下肢的抗痉挛模式：①在上肢受影响的一侧，其外展、外旋，伸肘，前臂旋后，伸出手腕或手指、拇指外展的位置，可以对抗上肢屈肌痉挛模式。②患侧下肢轻度屈髋、屈膝，内收、内旋，背屈踝、趾，可以对抗下肢伸肌痉挛模式。

（4）肩的抗痉挛模式　因为菱形肌和斜方肌，特别是背阔肌和肩胛周围肌肉的痉挛，会导致肩胛带回缩、下降等。因此，肩胛带的抗痉挛模式应该使肩膀向前及向上方伸展，以便实现减轻肩胛骨周围肌肉痉挛的目的。

（5）手的抗痉挛模式　患者的双手和上肢同时进行活动，用健手去带动患手。在治疗偏瘫患者时，手的抗痉挛模式常用方法如下：手腕、手指伸展，拇指伸出，使其处于负重位置，可以伸展手部的长屈肌群。在训练患者上肢时，为了防止由于联合反应而发生患侧上肢屈曲痉挛的现象，可以指示患者十指交叉握手，掌心相对，患侧的拇指在健侧拇指上面，这种握手的形式称为 Bobath 握手。在训练过程中，若患者用力过度，可能会发生患侧手指的屈曲痉挛，治疗师应该随时进行手指和腕关节的缓慢伸展，把腕关节置于背伸位，然后牵拉手指和拇指，等痉挛得到缓解之后，再进行训练。

（6）利用反射性机制改善异常的肌张力　①使用不对称性紧张性颈反射：不对称性紧张性颈反射是颈部的肌肉和关节的本体感觉反应。也就是说，当头部转向某一侧时，面部转向的一侧上肢伸展，即伸肌肌张力增加，同时上肢另一侧的屈肌肌张力增加。治疗师可以使用这种反射来达到改善患者上肢肌张力的目的并可诱导上肢的自主运动。②使用对称性紧张性颈反射：对称性紧张性颈反射是本体的感觉反射，由颈部肌肉和关节牵拉而引发，也就是指当头部伸展时，两个上肢伸展，此时伸肌肌张力增加，同时双下肢屈肌肌张力增加；当头部屈曲的时候，两个上肢屈曲，此时屈肌肌张力占据优势，两个下肢则出现伸肌肌张力增加。治疗师可以使用这种反射的原理来改善四肢肌张力变化。当患者被训练走路时，指示患者抬起头部，不要低头或者是盯着地面，这样可以缓解下肢伸肌肌张力的升高，从而加强患者行走的稳定性。③使用紧张性迷路反射：紧张性迷路反射是头部位置变化引起的。仰卧位的时候，身体伸肌肌张力增加，出现头部后仰、脊柱伸直、肩向后收缩，四肢以伸肌模式为主。俯卧位时，身体的屈肌肌张力增加。④利用阳性支持反射：阳性支持反射是趾腹和脚掌前部的皮肤对外部刺激的反应。如果趾腹和脚掌前部受到刺激，会引起足骨间的肌肉收缩，整个四肢伸肌的肌张力会随之而增加。偏瘫的患者在迈步的时候治疗师应该指示患者先将膝关节轻度屈曲，松弛髋关节，然后向前摆动臀部，使外侧足部和足跟首先着地，这将防止下肢伸肌痉挛的出现。⑤使用交互式伸肌反射：仰卧位，头部为中立位，双下肢膝伸展。当刺激一侧肢体足底时，对侧下肢在屈曲之后伸展。如果患侧下肢伸肌痉挛明显，治疗师可以使用这种反射来刺激健侧下肢足底，使患侧下肢屈曲，以达到缓解伸肌痉挛的目的。

（7）促进正常姿势反应　Bobath 认为中枢神经系统对一些反射和反应的控制是分层次的，如翻正反应、上肢的伸展保护反应和平衡反应都是由中脑、皮质下和皮质等部分控制。当中枢神经系统受损时，正常的姿势反应也会受到不同程度的损伤。①翻正反应：翻正反应是头部和躯干一起保持头部在空间的正常位置（面部和地面垂直位置）关系而出现的一种自主反应。②平衡反应：通过对正常人群平衡反应的观察，Bobath 鼓励患者主动使用患侧肢体，加强患肢的正常应用并促进正常运动模式。训练平衡反应，可选择在手膝位、坐位、立位、肘支撑卧位和跪立位等体位下进行，治疗师从前、后、侧方或者在对角线方向突然对患者推拉，以此来锻炼患者保持平衡的能力。因此，对于偏瘫患者，我们必须首先促进这些正常姿势反应的产生，并使他们具有正常姿势的控制能力，这样才能进行各种功能活动，从而促进患者自主运动功能的恢复。

（8）床上良姿位保持和体位的转换　为防止因为痉挛而造成关节受限和挛缩，患者在卧床期间要保持良好的体位。在急性期，重点是正确姿势的摆放，同时注意体位的变换。

（9）关键点的控制　人体的关键点能够影响人身体其他一些部位的肌张力，关键点控制主要包括了中心控制点：即胸骨柄的中下段，主要对躯干的肌张力进行控制；近端控制点：即骨盆、肩部和头部等，分别控制骨盆、肩胛带和全身部位的肌张力；远端控制点：即手指和足，分别控制上肢、手部和下肢、足等部位的肌张力。为了抑制异常姿势反射及肢体肌张力，治疗师可以利用在关键点的手法操作来实现。如可以通过对患者胸骨柄（中心关键点）的控制来达到缓解躯干肌肉痉挛的目的。患者坐位姿势，治疗师在患者的身后，两手放于胸骨柄中下段，在进行手法操作时，嘱患者放松身体，治疗师双手交替，将患者向左右和上下方向缓慢地拉动，做一种形为"8"字的弧形运动，如此反复几次，直到患者躯干的肌张力开始缓解。需要注意的是，在拉动患者的时候要缓慢进行，手法轻柔。治疗师把单手放于患者背部，另外一只手则放在患者的胸骨柄上，向下挤压，从而使患者塌胸，而此时放在患者背部的手则向前上方推动，从而使患者挺胸，如此反复几次，可以降低患者躯干部位的肌张力。

（10）推－拉技巧　推－拉技巧为牵拉、挤压关节的一种技巧，主要是通过对患侧的肢体进行轻微的推拉动作来促进患者肢体的屈曲及伸展，当屈肌紧张占据优势的时候，可使用推的技术来缓解肢体的屈肌肌张力，以加强伸肌控制能力。

（11）拍打　拍打患者痉挛肌的拮抗肌，能够促进拮抗肌的收缩，从而缓解痉挛肌的肌张力。

2. 临床应用

（1）患者姿势摆放

1）仰卧体位姿势：此体位可运用于发病的整个过程中。枕头支撑头、颈，枕头高5～10cm。患侧肩后面放置一个2～3cm的垫物，尽可能使患肩向前，上肢伸展，患侧身体旁边放置另一枕头，且略高于躯干，手伸开放于枕头上或前臂后旋靠于枕头外侧。患侧膝关节下放一枕头或沙袋，使髋关节、膝关节均处于屈曲位。此体位不仅可以抑制下肢伸肌痉挛模式，还可以抑制股四头肌肌张力增高。如果踝跖屈内翻过度，需在足底垫一块板保持踝外翻和背屈。若早期患者出现伸肌痉挛，需在髋关节下放一个小的垫枕来支撑，以保证髋关节维持中立位（图3-1-1）。

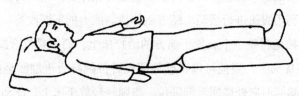

图 3-1-1　患者仰卧体位姿势

2）侧卧体位姿势：包括健侧与患侧卧位。

①健侧卧位姿势：尽量使患肩向前，身前放置枕头，用枕头支撑患侧上肢，伸展肘关节，此时双手抱住枕头；患腿屈曲向前，置于身体前面的另一垫枕上，保证既不内旋，也不外旋，同时避免足内翻（图3-1-2）。

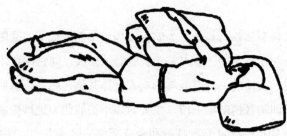

图 3-1-2　患者健侧卧位姿势

②患侧卧位姿势：患肩务必充分前伸，保持患侧上肢在肘伸展、肩外旋、前臂旋后位；患侧膝关节微屈，髋关节伸展，健腿屈曲向前置于身体前面的垫枕上（图 3-1-3）。

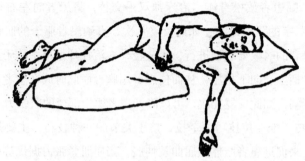

图 3-1-3　患者患侧卧位姿势

注意事项：①床应该平放，不提倡抬高床头和患者呈半坐卧位，该体位在迷路反射的影响下导致下肢伸肌肌张力升高。②为避免引发抓握反射而导致屈肌痉挛，患手内不要放置任何物品。③维持躯干长轴和床边平行，患者不应斜卧。④患者于床上卧位时，应多给予患侧刺激。如果所有人员均从患侧接触患者，应将床头柜放于患侧。

（2）床上活动

1）向患侧翻身：因为丧失了躯干屈肌的主动控制能力，所以患者朝患侧翻身一般以健侧肢体推床的伸肌模式来实现。虽然这样可以完成翻身，但忽略了锻炼躯干肌，进而影响日后的躯体功能和平衡功能。在患者康复的各阶段，应主动让患者躯干屈曲，从仰卧位翻身至侧卧位，随后再翻身回仰卧位，以此来改善患者基本的躯干控制能力。该活动可以在垫上或床上完成。患者可能担心会摔到地上而影响活动的开展，因此应避免患者在狭窄的床上完成此活动。

治疗师应跪在患侧，把患臂抱于自己腋下，利用手在下方支撑患肩来保护肩关节，保证无痛调整患者的关节活动范围。让患者向上向前抬起健侧肢体，向治疗师移动，再置于患侧，患者通过这种方式充分利用腹肌进行活动。随着躯体控制能力的不断改善，患者可缓慢移动健侧腿，放下健腿时，轻松地将整个下肢置于前方的治疗床上，而不是仅有脚踇指抵在支撑面上。刚开始患者一直躺在枕头上，当他可以正确地朝侧卧位翻身后再翻回至仰卧位时，可抬起头来。患者从床上抬起腿同时向外展回至仰卧位，将腿轻轻放于床上，此动作可提高腹肌的保持性的运动能力。

当患者掌握了该活动顺序时，可要求他从仰卧位朝患侧翻身的时候将头抬起，且维持住。抬头动作可改善患者翻身运动，当翻身至仰卧位时，患者应主动维持头部位置，直至健腿放回至支撑面上。

待患者逐渐恢复至可适当地朝另一侧翻身，再翻回至原卧位时，就不需要治疗师过多帮助，仅需指导患者的头部移至正确位置，同时拉动健手向前伸展，引导翻身活动更好地进行。当患者恢复至仰卧位时，患臂要尽量置于治疗床上，同时要抑制屈曲，直至患者可在无任何帮助下也可重复整个活动时开始促进患者朝俯卧位翻身。方法是治疗师一只手拉着患者健手向前，而另一只手帮患臂保持上举动作，动作完成后进行颈部、躯干、健髋伸展，同时空中的健腿落下（图3-1-4）。

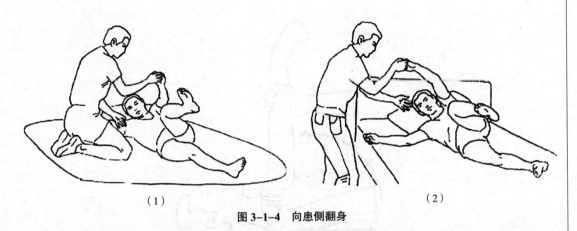

（1）　　　　　　　　　　　　　　　　　　　　　（2）

图3-1-4　向患侧翻身

2）向健侧翻身：未接受过训练的患者向健侧翻身，一般为伸展头部使之抵住支撑面和枕头，背部伸肌用力以带动患侧已伸展的下肢向前，此法不完全正确，应避免使用。治疗师以几近正常的方法帮患者通过带动患侧骨盆与下肢而向前移动，因为治疗师完成该活动需要利用双手，故患者需两手交叉握住，借助健臂的帮助带动患臂向前。在治疗师的帮助下患者在治疗床上将患腿抬起，再慢慢放下，躺回至治疗床上，转回至仰卧位（图3-1-5）。

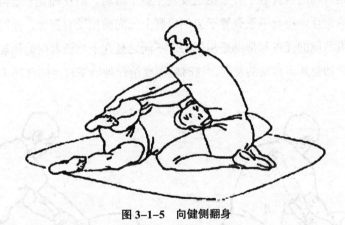

图3-1-5　向健侧翻身

当患者可在无任何帮助的情况下向前带动患腿时，治疗师可仅靠拉动患手促使患者翻身，也可通过指导患者头部屈曲与旋转，促进翻身运动，然后促进患者向俯卧位翻身。此过程要求患腿始终在空中，直到俯卧位完成后再行放下。

由仰卧位向俯卧位翻身需要躯干屈曲，同时伴有旋转、伸展和侧屈等动作，对以上各肌的控制能力可刺激头部的翻正反应，同时上肢远端的痉挛由于躯干旋转而减轻。患者进行正确的翻身活动将大大改善步行能力，适用于康复训练的全部过程，治疗师对患者的支持和帮助的量应该随着患者躯干控制能力的不断提高而相应减少。

3）被动活动：患者在早期卧床治疗期间被动活动是不可缺少的一部分，它可以帮患者保持运动感，保持软组织和肌肉的弹性，从而完整保持关节活动度，预防产生关节挛缩与粘连。在进行被动活动时，应保持患者处于舒适体位，关节可做最大活动，在仰卧位时活动仍可进行。治疗师一只手固定关节近端，另一只手固定住同一关节的远端，从近端关节处开始，依次从近至远到各个关节，全方位、全关节范围、平滑而有节律地开展被动活动，动作缓慢、轻柔，每天进行 2～3 次（图 3-1-6）。

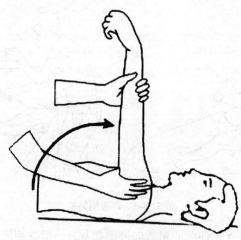

图 3-1-6　被动活动

4）上部躯干旋转和屈曲：当上部躯干被动旋转和屈曲时可抑制肢体痉挛，主动进行此动作时可刺激患者发生腹斜肌活动。为进一步做好患侧向前运动的准备，先让患者的健侧肩胛前伸，逐渐促使上部躯干进行旋转，达到抑制躯干肌张力的目的。患者仰卧，两腿依次伸展、外展、外旋。患者这种腿的位置利于骨盆稳定及发生躯干运动。治疗师立于健侧，把患侧前臂放于自己肩上，随后治疗师将双手重叠置于患侧肩胛上，向前拉动肩胛骨，同时可以旋转上部躯干。治疗师对患者两侧的促进和帮助是相似的，不同之处在于当患者向健侧旋转及屈曲时，躯干回缩肌的过度活动会妨碍运动的发生，这时就需要治疗师给予较多的帮助（图 3-1-7）。

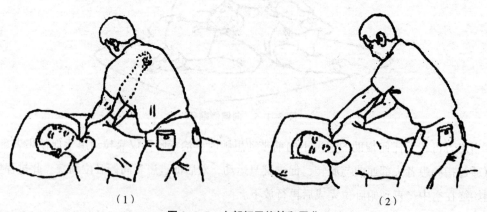

（1）　　　　　　　　　　　　　　　　　　（2）

图 3-1-7　上部躯干旋转和屈曲

5）主动旋转活动的促进：治疗师尽可能地充分旋转、屈曲患者上部躯干，要求患者抬头。治疗师要用一只手对患者头部运动进行辅助来到达适当的位置，即将患者的下颌和胸廓的中线对齐，头部尽量侧屈并主动维持此位置（图 3-1-8）。

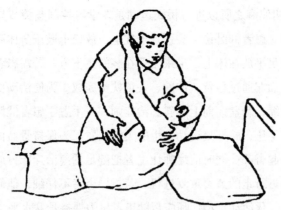

图 3-1-8　主动旋转活动的促进

当治疗师置于患者肩胛部后面的手所给予患者的支持不断减少时，应鼓励患者主动保持躯干和头的位置，若患者矫正躯干位置和增加躯干侧屈等运动有困难时，治疗师可给予一些支持，将一只手臂置于患者的患肩部和枕后，不断引导患肩朝足部方向进行运动，以使患者头部到达正确的位置，另一只手向下压患者的患侧及肋部，对此侧腹肌活动给予辅助。

当患者的躯干屈曲活动可完成时，治疗师应当开始进行患者上部躯干的旋转训练。治疗师将一只手臂放在患者的患肩部和枕后，另一只手不断引导患肩向健侧髋关节处做对角线运动，活动时治疗师应给予适当帮助。随后引导健肩朝患侧髋关节处做对角线运动，不断重复进行此运动，直至治疗师的帮助降至最小。患者在治疗师的稍微帮助下，可主动旋转和屈曲躯干上部。

6）下部躯干旋转和屈曲：先朝患侧进行，通过旋转躯干，抑制患侧肌张力，更易发生健侧运动。患者处于仰卧位，全身放松，治疗师缓慢屈曲患者双腿，使髋关节接近 90°，该活动要求患者完全放松，同时将双膝屈曲靠在治疗师身上，此过程患者无须用力，通过屈曲双膝，治疗师将患者的腰椎旋转。此运动避免在上部胸椎发生。治疗师一只手置于患者骶部，利用身体或者上臂给予患者双腿支撑，然后将身体侧移，将患者腰部屈曲，被动移动患者骨盆，治疗师的另一只手维持患者胸廓向下，利用拇指和示指表示运动发生的部位。在治疗师向前拉动患者骨盆时，不改变患者髋关节屈曲的角度，类似于治疗师于患者两腿之间往上推骶尾部。若患者的上肢影响运动，可屈肘将双手置于胸前，当该被动运动感到无任何阻力时，治疗师让患者主动将腹部肌肉轻轻收缩，配合活动。这一行为可减少下腰部伸展肌肉的过度活动，收缩腹肌，同时抑制整个下肢出现的伸肌痉挛（图 3-1-9）。

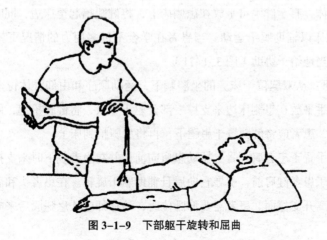

图 3-1-9　下部躯干旋转和屈曲

7）桥式运动：早期偏瘫之所以进行桥式运动是在学习控制髋关节与骨盆的运动，为以后更好的行走模式做准备。患者仰卧位，头颈置于枕上，放松上肢于身体两旁，在治疗师的帮助下患者屈膝、屈髋，双足平放在床上，足跟无须在膝的正下方。若需患者从床上抬臀，则要注意运动是发生在骨盆，而非通过弓背、伸髋、头顶枕头完成。为使活动更有选择性，治疗师应引导患者将下腹肌肉收缩，骨盆向前上倾斜。治疗师一只手置于患者健侧臀部，向前、向上拉骨盆，另一只手往脐部下压，脐部是运动发生的关键位置。为保持骨盆位置，需从前面轻轻敲击肌肉，患者从床上抬起臀部。同时治疗师让患者把健足抬离治疗床再放下，让臀部始终悬在空中，该活动应按照接近走的节奏重复进行。若指导患者不仔细，他便会直接抬起健腿，而不适当地对患侧做伸肌强化活动，治疗师应帮助患者尽力保持骨盆水平（图 3-1-10）。

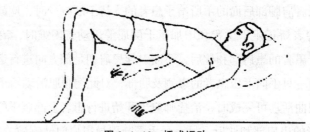

图 3-1-10　桥式运动

当患者可在一只足抬起的情况下再抬起另一只足，进行交替运动而无骨盆下降、倾斜的情况时，需做更多的协调运动，患者应以接近正常步行的节奏两足交替离开床面。

许多患者较难保持骨盆水平，尤其当健足被抬离床面时，此时治疗师应以适宜的力量仔细拍打胸部来激活相应的腹斜肌群。患者把健足抬离床面的那一刻，治疗师应该用半握成杯状的手坚定、快速地向下拍打肌肉，以提高肌张力，刺激肌肉活动。治疗师伸展手指，手半握成杯状，斜行向下，沿肌纤维方向向脐拍打。

8）坐到床边：当偏瘫发生后几天，治疗师应帮助患者在床上坐起，之后逐渐坐到轮椅或直背扶手椅上。再帮助患者将双腿垂到床边坐起，然后再躺下，这一活动非常重要。若让患者自己做，患者应努力利用健手的力量把自己拉起坐直，一般会引起上肢屈肌肌张力与下肢伸肌或者屈肌肌张力增加等联合反应。所以一开始就应教患者按照正确的运动顺序坐起（包括躯干旋转）。

从患侧坐起应该包括以下活动：将患腿抬起搭到床边，将头和健肩抬起并翻向患侧，健臂同时向前，跨过身体，直至健手可平放在患侧床上，将健腿抬起至床边，同时坐起来。若需要的话，可以用手推床以辅助躯干运动。当患者在学会不过多用力的情况下就可以正确坐起之前，治疗师需要适当地给予协助（图 3-1-11）。

9）从坐位躺下：从双腿位于床旁的坐姿躺下，运动顺序和由仰卧体位坐起的顺序恰好相反。患者应先将健手平放在患侧床边来支撑一部分躯干重量，将健腿抬起，同时向前带动患肩并转身躺下。这时，患者应将健腿置于患腿下，再将患腿抬到床上。

治疗师将一只手置于患者肩胛骨上拉动患肩向前，并在患者躺下时来支持体重和促进躯干运动；另一只手置于患者健肩前，引导它向后且辅助躯干旋转。在患者头和肩可完全躺到床上之前，健手可短暂离开支撑面。患者需要仰卧位时，治疗师应从患腿股后来支撑其重量，以保

NOTE

持患者足处于中间位，帮助他带动患腿到床上，此时治疗师的另一只手伸展患者足趾。活动完成后患者不再需要健手支撑躺下，对坐起、躺下活动中各个不同阶段的活动进行反复练习是非常有益的。

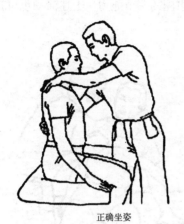

正确坐姿   不正确坐姿

图 3-1-11 床边坐姿

（3）坐位活动训练

1）保持坐位姿势正确：在练习坐位活动之前，患者应先矫正异常姿势，学会正确坐姿。胸椎的稳定与上肢选择的技巧活动均为正常步行的前提。若让患者自己坐，其坐姿可能是胸椎前屈、双髋伸展，这会妨碍许多功能性活动。因此矫正姿势应从基础开始，即调整患者骨盆与髋的体位，在患者可坐直之前，应先对患者骨盆的位置予以矫正（图 3-1-12）。

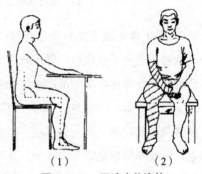

（1）   （2）

图 3-1-12 正确坐位姿势

2）双腿下垂坐于椅子上、床边：许多活动可在患者坐在椅子上、床边时进行。正常人坐位时通常是将双足平放在地板上的，但患者刚开始这个活动时，使双足无支撑，即足不着地，这样从事各项活动更容易些。若患者双脚置于地板上，则会下意识地利用健足活动，导致肌肉代偿活动。同时双足着地不利于促进患者正确运动的训练。一旦患者学会了某项活动，就应该让他在正常的坐位下反复练习。

3）躯干屈伸运动：患者坐于治疗床上，治疗师站于患者面前，一只手置于患肩上阻止其后缩，另一只手于腰部帮患者屈髋并伸直脊背，患者的身体重心均分于两侧坐骨上，维持躯干与骨盆垂直。治疗师保持患肩上的手不动，引导患者进行整个脊柱的伸展和屈曲，另一只手可辅助患者收腹。当患者做到脊柱屈曲、伸展交替活动时，便可练习更加精细的选择性活动。让患者肩部和头保持中立位，仅屈、伸下部躯干。当患者在稳定胸椎的同时，腰椎屈伸的能力提高后，可自主活动而不需治疗师的帮助。该动作也可坐在椅上或凳上，双足平放在地上进行。

4）重心向患侧倾斜：患者坐姿正确，治疗师立于患者面前，一只手扶托患者颈后部增加患者安全感；另一只手辅助患肢往患侧伸展，直到肘关节支撑至床上。

作为防止肩关节半脱位的主要作用肌，冈上肌在早期就应加强训练，让患者练习耸肩可增加冈上肌的力量。若耸肩时出现肩胛回缩现象，可回至卧位练习上肢的上举和前伸。该锻炼方

NOTE

法对由于中线结构障碍而总是发生身体倒向患侧者非常重要（图 3-1-13）。

5）重心向健侧倾斜：采用重心向健侧倾斜的方法让健侧肘关节处接触床，当由健侧回至直立坐位时，应避免健侧肘关节处支撑。让治疗师将患者健侧的手背轻轻握住并慢慢抬起来，避免因健手向下推的力量而促使身体坐直，以此调动患侧的调节能力。上述活动也可让患者在凳子上坐着进行（图 3-1-14）。

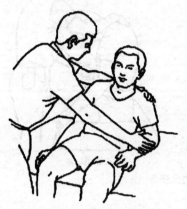
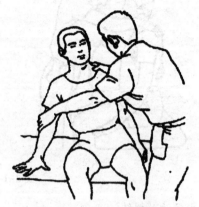

图 3-1-13　重心向患侧倾斜　　　　　图 3-1-14　重心向健侧倾斜

6）不伴上肢支撑的重心转移：治疗师于患者患侧坐下，一只手置于患者腋下促使患肩向上且将患侧躯干肌拉长；另一只手置于健侧躯干侧屈肌上来指示侧屈肌收缩，不断重复进行该活动，治疗师逐渐减少帮助并鼓励患者主动保持这一体位。

当患者重心向健侧转移时，应避免使用健侧手进行支撑，治疗师的一只手加压患侧躯干侧屈肌刺激其收缩，另一只手往下压患肩以缩短患侧躯干，重心在向两侧转移时应当保持头部直立。治疗师的帮助应逐渐减少，直至只站在患者面前引导上肢活动方向（图 3-1-15）。

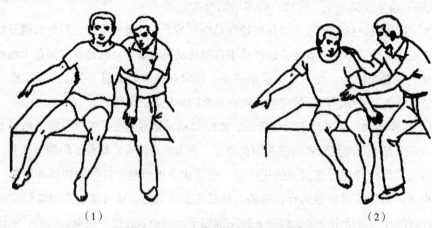

（1）　　　　　　　　　　　　　　　　　（2）

图 3-1-15　不伴上肢支撑的重心转移

7）双腿交叉且重心往两侧转移：患者坐姿正确时双腿交叉，进一步减小支撑面积，此体位下重心不断向两侧转移，给以后的功能活动做好铺垫。治疗师立于患者面前，将一侧上肢从患者肩后环绕，另一只手置于患者对侧大转子处来协助该侧臀部自床上抬起来。当重复该动作时，应注意患者的头不能抵抗治疗师的上肢。该重心转换需向两侧进行。患者的上述能力提高后，患者可坐于长凳上，根据"臀步"练习进行重心转换（图 3-1-16）。

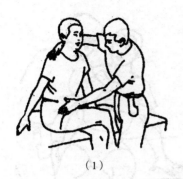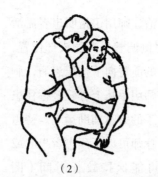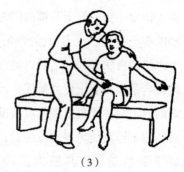

（1）　　　　　　　　　　（2）　　　　　　　　　　（3）

图 3-1-16　双腿交叉且重心往两侧转移

8）躯干旋转并伴躯干屈曲：患者坐姿正确，其健手扶托患侧上肢并协助保持患侧上肢的位置，使患侧肩胛骨向前。治疗师立于患者面前，帮患者将患手置于对侧肩上，患肘屈曲于胸前。治疗师的一只手从患者颈后绕过，压住患手手指以保持其位置，同时利用上肢向前、向下压住患肩。治疗师的另一只手则引导患者向下、向内做肋部活动，并指导患者的脐下部位活动，向健侧髋关节方向移动患侧肘关节，指导患者向健侧方向旋转躯干，同时腰椎前屈。

9）向健侧旋转：患者坐姿正确，脊柱保持直立，躯干与骨盆垂直。健手置于治疗床上，躯干向健侧旋转。同时治疗师协助患者将患手置于治疗床上，与健手平行。治疗师于患者身旁坐下，手握患肢上臂，不断引导患侧肩胛骨往前、往身体中线方向活动，治疗师同时用手腕背部向后压患者胸骨，来帮助患侧肩胛骨前伸与胸部屈曲。治疗师的一只手帮助患者保持手的位置，另一只手放在健侧肩部，帮助和引导健肩运动。患者髋关节通常表现为患髋向前内收以代偿躯干旋转不充分，治疗师应首先纠正躯干与患肩的位置，之后再调整患腿和骨盆的位置。当患者达到治疗要求的位置后，治疗师即鼓励并要求患者在治疗床上保持端坐姿势数秒。

10）向患侧旋转：待患者调整坐姿至正确位置后，在治疗师的引导下，使患者的患手放置于身旁的治疗床上，将患侧手臂保持与股骨大转子水平，支撑患侧的肘关节达到伸展位，将健侧的手臂保持与患侧手臂平行，并放在床上，两手之间的距离与肩等宽。治疗师在患者的身后，用一只手将患者的肩胛骨向前向外推出，到达正确位置。患者在用力伸肘时，患处会因共同的运动致手臂内旋、内收，并努力伸展手臂以阻止躯干旋转，此时需要治疗师给予帮助。在治疗师的指导下，患者将头部尽量向治疗床靠近，而治疗师也应注意在患者改变姿势时，健侧肘的运动方向是否按预想中进行，并保证健侧与患侧平行，以及两臂移动方向的一致性。患者常由于躯干旋转困难，使健肘向患肘代偿性移动。治疗师用手指出最佳的运动方向，如果患者了解他的目标，治疗师就需要用手再一次支撑患侧肩部和肩胛骨。若在此过程中患侧肘关节逐渐向远离治疗师的方向活动，则说明活动的方向是正确的。重心在肘关节屈曲时保持在手掌桡侧缘，在肘关节伸展时则保持在手掌尺侧缘。

11）躯干侧屈：患者正确坐姿，身体向健侧方向躺下，健肘屈曲90°支撑体重，同时头部向患侧侧屈。健肘保持90°屈曲，不推动治疗床而使躯干恢复直立坐位，如此可激活位于患者躯干上方的肌肉。

治疗师于患者前方站立，引导患者健肘向下并抵住治疗床。必要时用治疗师的另一上肢来支撑患者。当健肘屈曲90°时，多数患者会表现为健侧的躯干缩短，患侧拉长。恢复直立坐位后，由于患者躯干的肌肉活动改变，需要治疗师对患者开始的体位进行矫正。告知患者下降靠

NOTE

近支撑面一侧的躯干肋部的同时，治疗师用手指明患者需活动的躯干部位。或者由治疗师向患侧调整患者的头部位置，要求患者再次坐起。之后以治疗师的前臂向下按压患肩，刺激患者颈部和躯干使之侧屈。治疗师用手从上方轻轻握住患者的健手，并提醒患者不可借助健手的力量辅助运动。待患者的躯干控制能力得到改善后，治疗师可以干预患者坐起或躺下的活动，使其肌肉活动尽可能保持较长时间（图3-1-17）。

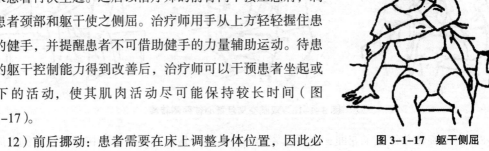

图3-1-17　躯干侧屈

12）前后挪动：患者需要在床上调整身体位置，因此必须掌握前后挪动臀部。若不仔细教给患者相应的方法，患者仅会利用健手的辅助进行此类活动，最终导致臀部的活动仅发生在健侧，而患侧腿部因训练的不足形成严重的痉挛性伸展模式。患者正确坐姿，双手在身前正中交叉相握。先挪动一侧臀部，然后向患者预期移动的方向挪动另一侧的臀部。若患者不能主动完成，治疗师应及时给予指导及帮助。

治疗师立于患者前面，一只手放置于患者先要移动的臀部下方，引导患者进行正确运动，另一只手则放置于患者目标方向的对侧肩后，帮助患者将重心成功移向对侧，保持躯干的直立位。治疗师帮助患者将臀部抬离床面，进行前、后移动。以同样的方法辅助患者对侧臀部的前后运动，双侧交替进行。

待患者可以自主进行臀部的挪动后，逐渐减少治疗师的辅助。若患者能够在挪动过程中自主保持直立位，治疗师可对患者的骨盆旋转进行辅助，并促进患者躯干的前后运动。在活动中，患者的双手应始终保持在身体前方交叉相握。最终患者在坐位时，可以借助臀部的挪动进行自如的前后移动。

13）交叉双手向前够脚尖：患者在凳子上保持正确坐姿，双膝关节屈曲，双脚平放于地面上，双手以Bobath握法相交握，在治疗师的引导下患者躯干尽量向前屈曲，并用交叉的双手去够两侧脚尖。运动的幅度保持先小后大，开始时以患者躯干前倾后能回到直立位为宜，注意患者躯干前倾时足跟不可以离开地面（图3-1-18）。

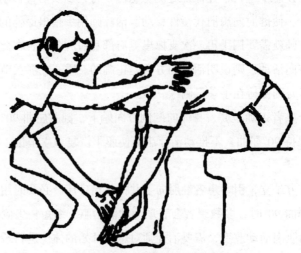

图3-1-18　交叉双手向前够脚尖

14）躯干前倾：患者正确坐姿，两脚平放于地面。治疗师将凳子放置于患者的正前方，同时在患侧保持站立位，患者的双手以 Bobath 抓握法相握，肘部伸直与肩及上臂保持为直线的姿势。患者髋关节屈曲使躯干前屈，将交握的双手放在正前方的凳子上，头部向前伸超过脚尖。治疗师一只手推患者的脊柱帮助患者完成躯干前屈、伸展的运动，另一只手则反推患者的胸部，或者支持患者的肩部。这样治疗师可以在辅助患者躯干进一步前倾的同时使患者脊柱仍保持伸展状态。这项活动训练的目的是使患者在上肢抗痉挛模式下进行重心的前移，而非将重心向下移动。

当患者完成上肢伸展和躯干前屈的准备工作后，患者双手放在躯干两侧，并且主动前倾躯干。治疗师用腿辅助患者的膝关节使其保持前屈超过双足，同时保持躯干的伸展。以相同的方法鼓励患者不断前倾，然后再回到原来的位置，每一次均加大向前的倾斜度，在脊柱保持伸展的情况下，患者尽量前倾。

当患者完成躯干前倾再坐直之后腿部不再内收，则治疗师可以减少腿的支撑量，并要求患者的腿不向后拉，而是有意识地平放于地面，尽量不向前下方蹬。治疗师将腿置于患者腿上，示意其腰部挺直，切忌突然坐直，之后治疗师一只手顶住患者胸部，帮助其伸展胸椎，另一只手给予患者腰椎相反的推力，防止患者后仰。患者应保持头与脊柱成直线，并在背伸直时颈过伸。

15）患者由坐位到站立位：治疗师在患者前方取坐位，使用两侧膝关节夹住患者的患侧膝部，在治疗师的控制下进行向前的运动，初期可不站起来，仅是向前方倾斜。为了保护患者的肩部，将其患手放置于治疗师相应一侧腋下，并轻轻地握住，治疗师的另一只手支撑患者背部的后凸部位，通常位于 T8～T10 之间，达到帮助患者伸展胸椎的目的。患者伸展脊柱后，在治疗师的指导下患者抬起支撑面的臀部，不可向后顶治疗师的手。治疗师用膝关节指引患者的膝关节向前移动，同时叮嘱患者的足跟不可离地，放置于患者后胸处的治疗师的手推动患者向前移动。患者由坐位变为站立位后，治疗师可松开患者上肢并帮助患者髋关节伸展，同时用膝部帮助患者重心向患侧转移，避免膝关节过伸。即使患者抬起健侧脚，也不可使膝关节过伸。

治疗师帮助患者坐下时，采用辅助患者站立时同样的方法。治疗师将患者的上肢举起后靠在自己身上，使患者缓慢地向下坐，并保持重心向前，治疗师的另一只手应扶住患者的后背。抗上肢痉挛性躯干运动可以抑制上肢屈肌的过度活动，使上肢参与更多的主动运动。

（4）站立位训练　站立位训练是脑卒中偏瘫患者康复治疗中重要的部分。偏瘫患者无不希望恢复健康状态下的行走能力，而站位的平衡是患者正常行走的前提。Bobath 曾经提到："正常行走所需的各种活动能力都应在站位训练时做好准备。尚未恢复站位平衡却开始行走训练的患者痉挛模式必将加重，使行走的过程既费力又不安全。"

1）骨盆前、后倾的练习：骨盆的灵活性是站位平衡能力的组成部分。患者站立位，双足分开，治疗师坐于患者面前的凳子上，双膝分开患者的双膝，使其为轻微外展位。治疗师一只手置于患者的骶尾部，另一只手置于患者下腹部。在患者髋关节伸展时刺激收腹，使骨盆产生前、后倾的动作。为了增强患侧的负重，能力强的患者可将健腿抬起进行上述运动训练（图 3-1-19）。

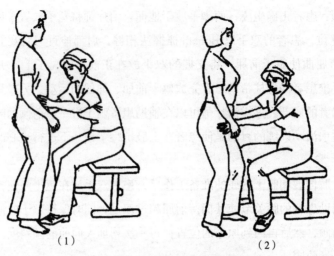

图 3-1-19　骨盆前倾与后倾的练习

2）患腿站立，健腿内收、外展：患者双腿站立时，健腿往往承受大部分体重。即使是治疗师强调重心尽量向患侧移动，患者也很难做到。尤其是下肢本体感觉障碍的患者，基本无法理解并感受重心的转移。因此，在患者站稳后，其健腿应抬起并做相应的活动，以便患腿较好地完成持重练习。治疗师坐于患者面前，略偏患侧，用自己的腿保护患者的患腿，使其持重，治疗师一只手协助患侧髋关节伸展，在患腿持重状态下，嘱患者健腿完成内收、外展动作（图3-1-20）。

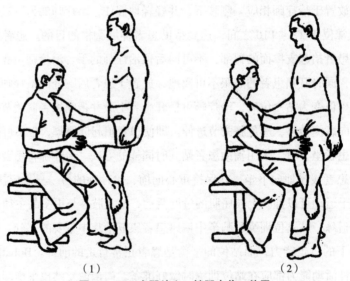

图 3-1-20　患腿站立，健腿内收、外展

3）患腿站立，健腿踏台阶：此法适用于恢复较好的患者，此类患者的膝关节无明显过伸。患者面向台阶站立，治疗师在患者身后靠患侧边站立，一只手拇指用力按压患者的臀大肌并刺激患侧髋伸展。此动作有助于患者膝过伸的矫正。在患侧的下肢关节控制正确之后，治疗师引导患者健足迈向面前的台阶。在健腿活动中尽量保持患腿稳定，如果在此过程中患侧膝关节出现过伸或者足内翻，就须重新回至前一项练习。根据患者的能力逐渐增加患腿的持重程度，也可在患者的侧面和后面放置台阶，高度在 5～20cm 内调整。

4）站位下练习躯干的屈曲和伸展：部分患者站立时身体后仰，不能保持中立位，或者患者的躯干前倾使下肢不能充分承重而导致站立不稳，此时可进行躯干的屈伸练习。患者在与大转子同高的治疗床或桌子前站立，治疗师位于患侧身后，一只手置于患者骶尾部，另一只手则抵在患者胸前。患者在治疗师的引导下缓缓将前臂放到桌子上，稍停歇，再将前臂从桌面抬离并挺直躯干。治疗师也可利用手部的力量给予患者协助使其躯干伸直，但不允许患者借助上肢支撑使自己直立。注意：躯干前屈时患侧足跟不可离开地面。

（5）行走能力训练　行走是一种由大脑控制，将髋、膝、踝的运动高度协调在一起最终完成定向移动的运动，整个过程由连续的行走周期构成。行走具有节律性、省力性、协调性、方向性、周期性等多种特点。根据患者的下肢在行走过程中需要达到的运动目标不同，行走周期可以分为摆动相、站立相与双足支撑相。正常人行走时，与地面的接触面积最小，重心也是不断移动的，所以行走要求有复杂的平衡反应能力、下肢进行分离运动的能力、患腿足够的承重能力和双下肢重心转换能力。完成站立位训练后，患侧下肢承重能力显著改善，当达到可承受1/2体重时，便可进行行走能力的训练。

1）髋关节伸展训练与重心转移：患腿站立相时常出现典型代偿性髋后凸，是由于髋关节伸肌控制能力不够。对髋关节进行伸展训练时，治疗师应在患者身后保持站立位，将两手掌分别放在患者两侧的臀大肌处，促进髋关节伸展，用健侧手向患侧推，辅助患者将重心移向患腿。若患者并未出现膝关节过伸，则可将健腿向前方迈一小步。在患腿摆动之前辅助患者将重心转移至健腿，患侧的髋、膝关节放松，患侧足跟在离地后向内侧倾斜，即在摆动过程中髋关节要外旋。

治疗师在患侧下肢屈曲向前摆动时，应顺着股骨长轴的方向向前、向下压患者的骨盆，防止患者无意识地进行提髋运动并帮助患者重心前移。每一个行走周期都需要缓慢且准确地练习。待患者的行走能力提高后，可逐渐减少治疗师的手法帮助，多用语言的指导并加快行走周期的练习节奏（图3-1-21）。

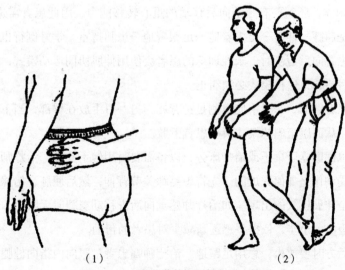

（1）　　　　　　　　（2）

图3-1-21　髋关节伸展训练与重心转移

2）帮助躯干旋转，促进行走：因患者肌张力高，在行走时，几乎没有躯干旋转的运动发生，多是躯干向患侧侧弯，使患侧躯干肌再次挛缩，加重下肢的伸肌模式，使患者的行走既不美观又消耗体力。此时治疗师应位于患者的身后，将双手放置于患者的两侧肩部，手放置的姿

NOTE

势应保持四指在肩前方，拇指在肩后方。患者行走时，治疗师及时将一侧肩前伸，使其与对侧腿的迈步相一致，即患腿向前时，治疗师推健侧肩向前，使每一步都有躯干旋转的参与。通过这种方式行走既能增加协调性和行走的平衡能力，又能通过肩的前伸促进对侧髋关节的前伸，克服伸肌模式（图3-1-22）。

3）帮助屈膝，促进行走：治疗师在每一行走周期中协助患腿屈膝，当健腿向前迈出一步后，治疗师将手放在患腿腘窝处，用拇指刺激膝关节屈肌收缩。治疗师的手感觉到屈肌收缩后协助患腿以屈膝的模式向前摆动，这样可以避免伸肌的过度活动，克服下肢伸肌模式，逐渐培养趋向正常的行走模式（图3-1-23）。

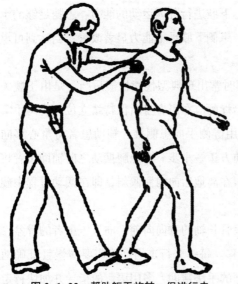

图3-1-22　帮助躯干旋转，促进行走

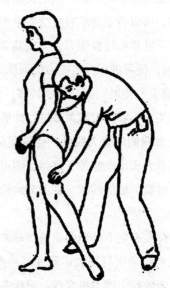

图3-1-23　帮助屈膝，促进行走

4）促进倒行：患者站立、行走或向后倾倒时，必须有能力重新获得平衡。在坐下之前或为了躲开旁人及物体，还需要有主动向后移动的重心转移能力，因此患者需进行倒行的训练。倒行的运动顺序是屈膝→伸髋→足尖着地→足跟着地→患腿持重，学好倒行也会改善前行所需的运动成分。当患者向后迈步时，未经训练的患者会使用伸肌协同运动模式，靠患侧骨盆上提以代替髋伸展向后抬腿，这种模式必须纠正。

治疗师跪在患者侧面，一只手使患侧足趾背屈，另一只手放在臀部，当下肢移动时阻止其骨盆上提和后缩，从而以正确的模式活动患者下肢。

患者也可先以健侧立于桌子或治疗床旁，以备需要时用健手支撑。治疗师帮助患者进行下肢运动，让他感受动作是如何完成的。先将患足踝关节背伸，然后屈膝、抬腿并伸髋向后迈出一小步，避免完全伸展模式的出现。如治疗师感觉向后方移动患腿时无阻力、骨盆无移动，可指引患者向后方迈出一小步，依据手感逐渐减少对患者的帮助。

当患腿位于后方时要放松，忌用足蹬地。治疗师嘱患者足跟向内指向健腿，避免伸肌痉挛模式中的足内翻的产生。练习这个动作时，患者需避免用健手扶住治疗床。反复进行健侧单腿站立时患者会感觉疲劳，治疗师可将此活动与患腿负重交替进行。当患腿支撑时，健腿向后做膝关节的屈伸活动。

如果患者能用患腿向后迈步，治疗师应在健腿迈步时帮助患侧足跟着地，用另一只手协助他保持膝向前。患者完成各个运动成分练习后，可在治疗师稍加帮助下进行主动活动。治疗师站在患者后面帮助其倒行，一只手放在患者腹部协助躯干前倾，另一只手放在患侧骨盆后面使它保持水平。倒行的速度可逐渐加快，直到治疗师突然向后推患者时，患者能自发地快速向后迈步（图3-1-24）。

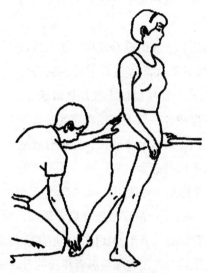

图3-1-24 促进倒行

5）促进侧行：在保证患者行走安全、不失去平衡的前提下，让患者一只脚从另一只脚的前方跨过，快速向侧方迈步。在行走过程中设置障碍，使患者需要向侧方迈步以躲开障碍物。这种训练方法也可帮助患者改善步态模式。

①向健侧行走：一种方法是患者站立，治疗师站于侧面，一只手置于患侧髋部，另一只手放在健侧肩部，患者向健侧迈一步，将患腿跨过健腿置于健腿前面，保持患足放平并平行于健足。然后健腿再向前迈一步，向一个方向连续行走。

另一种方法是治疗师将一只手放于健侧髋部，另一只手在患者的胸部，当患者患腿迈步时使过度活动的健侧躯干放松。

②向患侧行走：治疗师紧挨着患者患侧站立，将一只手放在患者髂嵴上，拉长患侧躯干，另一只手放在对侧骨盆上，两足平行而立，并持续直线行走。将重心移至患侧，患者健腿从患腿的前面迈过。患者骨盆充分前移超过患腿以阻止膝过伸。

许多患者不能把位于后方的患腿向侧方迈步，这是因为这一活动需要相当大的分离运动，即髋伸展的同时要屈膝。治疗开始时，可以先帮助患者躯干后旋，随着患者控制能力的改善再逐渐减少帮助，最后患者自主完成此动作。

当患者能够控制骨盆和下肢的运动时，治疗师把手放在其肩部帮他向侧方移动，先向一侧然后再向另一侧。整个过程缓慢仔细进行。

6）促进向前行走：促进向前行走包括稳定胸部使躯干向前、防止向前行走时躯干侧屈和上肢的联合反应、治疗师支撑患侧上肢向前行走、治疗师握住患手和患者一起行走、帮助屈膝行走等。

①稳定胸部使躯干向前：许多患者在行走时不能保持胸椎伸展或防止躯干侧屈，可能还会使重心过度向后，以致阻止正常的反应性摆动相的产生，从而使下肢有意识地抬高迈步。

NOTE

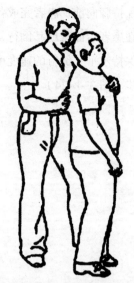

治疗师走在患者的侧面，一只手置于患者剑突，另一只手置于患者同等高度的背部，拇指朝上，使患者的胸部稳定于伸展位。双手扶住胸部沿行走平面使患者同步向前移动，患者相应地移动其下肢。在患者移动时，治疗师可以承担患者部分体重。行走的速度要适当，治疗师可以用手引导患者的躯干进行旋转（图3-1-25）。

②防止向前行走时躯干侧屈和上肢的联合反应：患者难以保持双肩水平状态，患侧肩部下垂时常常伴有上肢的联合反应，把上肢拉向痉挛性屈曲模式。即使患侧上肢是软瘫状态，也可发生肩下垂。治疗师立于患侧，一只手握住患肢的肱骨下端，将肱骨向上方推动，即可纠正肩关节半脱位，还能有效地防止患者的躯干侧屈；另一只手保持患者的肘、腕、手关节处于伸展位，同时用食指保持患手拇指于外展位。

图3-1-25　稳定胸部使躯干向前

③治疗师支撑患侧上肢向前行走：治疗师走在患者侧面，协助患侧上肢前伸至肩屈90°。治疗师的手紧靠患者，支撑患者的肘关节于伸展位，并抬高肩关节至正常水平。治疗师的一只手握在患者肱骨髁处，上臂抵住其肋骨，施加与患者相反的力以矫正其胸部姿势，即治疗师外展上肢，同时外推患者的胸部；另一只手保持患侧腕、手伸展，用食指保持拇指外展位。治疗师一只手的拇指置于患者手背侧，另一只手扶住肱骨髁，与患者一起行走，引导其重心向前。

④治疗师握住患手和患者一起行走：治疗师握住患者的患侧手，通过语言交谈鼓励患者的健腿先向前摆动，同时帮助患手向前摆动。患者依照自身能力在原地先用健腿向前迈一步，治疗师同时帮助患手向前方摆动。或治疗师在患手向前摆动时鼓励健腿同时摆动，然后患手向后，健腿同时向后迈步。如此练习可避免上肢屈肌痉挛，增加行走的协调性（图3-1-26）。

⑤帮助屈膝行走：治疗师在患者身后取站立位，患者的每一个行走周期中，治疗师均应协助患者的屈膝运动。当患者的健侧腿向前迈出后，治疗师可将一只手放在患者的患侧腘窝处，并借助拇指的刺激作用使患者进行膝关节屈肌收缩，以此保持患者屈膝的模式，不断向前摆动（图3-1-27）。

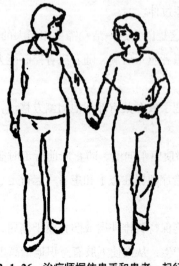

图3-1-26　治疗师握住患手和患者一起行走

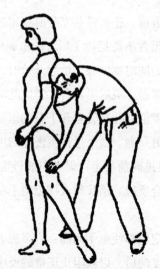

图3-1-27　帮助屈膝行走

⑥站立相开始时刺激髋伸肌：有些患者的腿向前摆动，足跟着地时髋关节会出现后凸。此时治疗师刺激髋关节伸肌，可使其克服髋后凸，以避免形成下肢伸肌模式。治疗师在患侧用单手先将患侧上肢向前伸，直到肩关节屈曲80°，此时另一只手放在患侧的髋伸肌处，当患者的患脚着地时，用手快速地拍打患侧臀大肌直到髋关节伸展（图3-1-28）。

⑦摆动相开始时刺激髋屈肌：当患腿向前摆动时，由于患侧髋关节屈肌没有被及时激活，患者试图通过提髋或者髋关节外展，使下肢直线距离缩短以达到向前摆动的目的，如此就形成了比较典型的偏瘫步态。治疗师站在患侧，单手握住患侧上肢使其往前伸到肩关节屈曲80°，在患腿启动摆动相时，治疗师用另一只手较快速地拍打患侧髋关节屈肌，直到患者足跟着地（图3-1-29）。

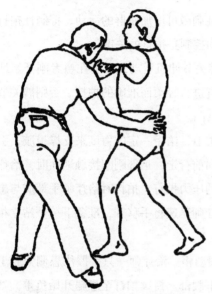

图3-1-28 站立相开始时刺激髋伸肌

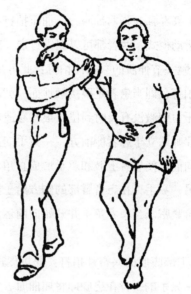

图3-1-29 摆动相开始时刺激髋屈肌

⑧抱球走：患者双臂抱球，治疗师协助患者重心向前，加大步幅的同时预防上肢的联合反应。治疗师面向患者，帮助患者抱住球。患者双手抱球与肩齐平，向前行走。此时治疗师节律性地轻拉患者向前。当患者步行有节奏时，治疗师可以利用向两侧缓缓移动球来引导其躯干旋转（图3-1-30）。

⑨控制胸部关键点：在步行的周期中，难以摆动患腿向前的患者，会用一些不同的代偿性运动向前迈步。有的靠健侧髋伸展和躯干向后的晃动来达到摆动患腿向前的目的；有的依靠患侧提髋来实现摆动患腿向前的目的；还有患者依靠健足趾屈，为患腿向前摆动提供更多的空间，即使患者穿戴了足跟背屈的支具或者脚托也是如此。治疗师立于患者前，手指伸展的同时掌指关节屈

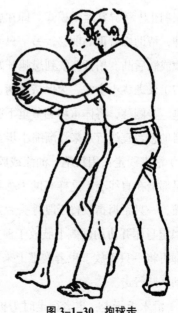

图3-1-30 抱球走

曲，用手背的一侧抵住患者胸骨，腕关节中间位，肘关节伸展，然后让患者向前倾以抵抗治疗师的手，同时保持住躯干伸展，使患者运动杠杆的支点在踝关节。由于患者重心向前，同时腹肌活动，通常患腿不需要费力向前摆动，且不再需要向后仰、健足趾屈和提髋。

⑩直线行走：部分患者行走时摆动相髋关节内旋，伴随膝关节伸展、踝关节趾屈和内翻。某些患者在静态下甚至能控制单关节活动，但行走时仍然会出现共同运动模式。此时可以使用单一标记来进行患肢活动的引导，如将胶带粘在地上形成一条直线或者用油漆画出直线。当患者行走时，要求每一步行走脚心都要横跨在所画直线上。如此行走时髋关节向前摆动的形式为外旋，可以打破共同运动的模式。治疗师也可以用手固定患者胸部带动其行走，同时带来安全感。对一些躯干旋转不良的患者，治疗师可双手扶住其肩部，结合下肢的摆动帮助患者进行躯干旋转。

（6）兴奋性和抑制性拍打　加压拍打作为兴奋性刺激可增加肌群的活动，抑制性拍打可抑制异常运动模式，两者都可以促进行走。准确的时间控制是拍打的关键。

1）髋关节伸肌的兴奋性拍打：此可帮助患者髋关节伸肌运动，需要在患者刚开始站立时就进行拍打，即当患者足跟接触地面，就对髋伸肌群进行轻柔而准确的拍打。否则髋关节开始负重，压力刺激没有及时到位，很容易造成髋关节后凸。

治疗师站立于患者侧前方，一只手向前托住肘关节，给予一定的力度来支撑患肢，引导患者重心向前，使患者上肢和躯干形成直角。当患者向前行走，足部刚刚接触地面时，治疗师稍微弯曲另一只手，在患者臀部的侧方给予向下向前的压力拍打，拍打时治疗师手部应与患者的臀部贴合紧密。当患者负重并开始向前运动时，治疗师迅速将手移开，准备下一个站立相的压力刺激。

2）下部腹肌的兴奋性拍打：此可促进和启动摆动相。治疗师一只手握住患侧上肢于前伸位，另一只手的手背在患膝即将屈曲时，快速拍打下腹部。持续拍打至患腿开始负重。站立相时把手移开，准备下一个摆动相。

3）抑制性拍打：摆动相启动时，如果患者试图提髋或出现髋后凸，治疗师可通过抑制性拍打来制止上述异常运动模式。即在患者开始行走时，治疗师一只手托住患侧肘关节并保持上肢前伸，帮助患者重心前移，另一只手在摆动相开始时用手掌在患者臀部向下向前拍打，以抑制提髋或髋后凸。拍打持续到患腿开始负重，然后准备下一步。

（7）促进减小步宽　为保持平衡、代偿躯干控制不良，患者会增大步宽。步宽的增大需要骨盆进一步侧移，将体重移到负重下肢，以致躯干肌群使用不当，能量耗费过多。治疗师可以通过帮助患者直线行走来逐渐缩小步宽。

1）沿直线走：用粉笔、油漆或胶带在地上标出一条直线，患者练习行走时沿这条直线进行，足部踏在直线上，这样有助于练习髋部的旋转及足部的放置。患者行走时，治疗师站在患者侧面，一只手拇指放置于股骨头后方，帮助患侧髋部旋转，另一只手放于对侧骨盆处，帮助患者稳定身体并协助健侧下肢放于前方。当患者反复练习至可以将足部准确地放于直线上时，治疗师再将一只手放于患者胸椎上来稳定其胸部，另一只手放于剑突，帮助纠正双肩的摆动，以协助下肢行走。

2）沿木板行走：患者行走时为扩大足部支撑面，会在摆动相终末时将足部落于外侧，进而形成习惯性步行模式。通过沿木板行走练习，患者可以体验正常步宽，因为木板可以提示足部着地的正确位置。同时木板练习还能够对躯干肌的活动产生刺激作用。开始时治疗师帮助患者支撑患侧臀部，然后随着下肢活动自由度的增加逐步减少支撑，只在肩部给予辅助。

当患者适应木板行走时，还可以进行双臂抱球行走。抱球时患者只能看到前方的木板，看不到脚，必须靠感觉来找到足部位置，这样就排除了肩部及健侧上肢的代偿运动，单纯依赖下肢和髋关节的运动使足踏于地板上。如果患者不能自行完成抱球，治疗师可以帮助患者将患侧上肢放于球上。

（8）重建行走节律　患者多意识不到自己的步行失去或改变了节律。行走有助于改善节律，帮助患者重心前移，使行走具有自发性，而不需要患者思考如何迈步。影响患者步行节律的因素很多，常见的为膝过伸。主要原因是膝过伸导致患者由站立转向患侧下肢负荷时出现延迟。

重建患者行走节律的主要方法如下：

1）踩锣点行走：简单来说就是让患者边行走边敲锣，按照敲锣的节奏来行走，敲一次迈一步。刚开始练习时，治疗师应在患者前方帮助其患手拿稳锣，并引导健侧手握住锣锤，在患者前行足部触地时，指导其敲锣。敲锣的节奏可以有快有慢，根据需要来变化，患者则按照锣点来练习迈步。患者恢复步行节律后可自行敲锣行走。如果有失误，治疗师可再次进行敲锣引导，帮助其找回正常节律。也可加大难度，比如迈一步敲锣两次或三次，最后一次落在摆动相终末足落地之时，如：咚咚锵，咚咚锵。

2）健手拍球：患者健手向地上拍球然后接住。让其掌握球弹跳的时间，正好摆动相终末患足着地时球也落地；球弹起来时，健肢向前迈步，足着地时再接住球。此活动不仅强调节律，还可使健手与对侧足协同活动而不是保持固定位置，如外展和伸展位。

3）双手拍大球：患者双手抱球，按固定节律向前行走，边走边拍球。开始练习时先让患者站稳进行拍球、接球，治疗师在患者侧面指导。否则患者可能会不使用健手而从下方抓球。患者向前走，治疗师在患者走两步后指导其用手拍球，再走两步接住球，即按照"迈－迈－拍－迈－迈－接"的节律来进行，而不干扰行走。拍球着地正好与一足摆动终末同步，接球与另一足摆动终末同步。当患者练习到拍球和接球可以同步时，治疗师可以放开患者健手。如果患手有足够的主动运动，治疗师可逐渐减少对患手的辅助。

4）模仿治疗师的步伐：患者步幅一般不一致，健侧的步幅比患侧的步幅小，患侧上肢的屈肌张力增高，由于联合反应上肢会呈僵硬屈曲状态。此时可以让患者模仿治疗师的步伐来改善。

治疗师走在患者患侧，并与患手交叉相握。行走过程中患者需准确地模仿，无论时间还是步幅都要求与治疗师一致。患者向前迈出健侧下肢时，治疗师带动患者患侧上肢向前摆动，然后患者迈出患侧下肢，治疗师带动患侧上肢向后摆动。

5）脚尖行走：患者要恢复正常步态，主动的踝关节屈曲很重要。许多治疗师回避此训练，以免增加痉挛、引发踝阵挛。实际上，主动的跖屈可以抑制踝关节跖屈肌和足趾屈肌的肌张力增高。当患者学习足趾步行时，要特别注意膝关节的方向，膝应与踝在一条直线上，而不应有向内或向外侧的偏移，不能以伸肌共同运动模式造成膝过伸。治疗师可在患者侧面帮助控制膝关节的位置，防止其在练习足趾步行时出现趾屈曲。随后治疗师在患者的侧方一起步行，通过稳定患者胸椎来矫正患者的活动，同时支撑部分体重。随着主动跖屈控制能力的改善，患者可以进行交替的踝关节背屈和跖屈的步行,这种运动有一定难度。在摆动相后期,患者足跟着地,随后抬高脚趾,对侧下肢摆动向前,重复此序列动作。患者以站立相夸张的跖屈步态行走,但步伐轻松。

6)扔球与接球:患者向前行走的同时用健手将球扔给平行向前的人。扔球过程中要求患者注视对方眼睛,并将对方扔过来的球接住,如此反复传球。传球时头部可以旋转,但躯干和足部须沿直线前进。治疗师略靠后紧贴患者患侧行走,以防触球;也可将手轻放于患者髋部两侧,必要时提供帮助。扔球既可健侧进行,也可从患侧开始,注意保持步行节律恒定。

7)敲锣:患者在行进中不断敲打治疗师从不同方向伸出的锣,注意保持步行的方向、节律和速度的一致性。

(9)与日常活动结合 1965年Bobath曾指出,治疗师的操作手法是治疗的第一步,非常重要,但患者的主动性更重要,否则一切将徒劳无功。1980年Bobath又指出,须让患者意识到这一系列的锻炼和治疗是其日常生活的一部分。Bobath方法重点在于运动感觉,其获得来自于反复的学习和训练。掌握运动感觉需患者反复训练,有限的治疗时间难以达到。锻炼和治疗的最终目的是提高患者的日常生活能力,患者只有将在治疗中学到的技能应用到生活中去,才能将其巩固、提高及永久保持。现任英国伦敦Bobath中心主任Margaret Mayston(2000)指出,Bobath的理念不仅仅是通过手法对患者活动进行引导,其核心是设计患者能够进行的最佳活动。活动中既不能让患者过度用力,从而导致肌张力增高,又不能因为害怕肌张力的增高而限制患者的活动。已有研究证实,合理的主动性活动不会引起肌张力增高。Bobath理念应用于日常生活的例子有:患者在痉挛初期或者弛缓期坐位吃饭时,注意以胸骨为关键点保持坐位平衡;在相对恢复期,鼓励患者用患手从高处取物,如在书架上放书或拿书时停留在空中数秒时间,通过本体的感受器来增强患肢的活动能力;患者在桌子上固定住肘关节(关键点控制)吃饭,以稳定前臂活动。根据Bobath理念,治疗师在了解并掌握该理念的核心后,可以为患者设计出有功能意义的多元化活动来进行治疗。

(二)Bobath技术在儿童脑瘫中的应用

1. 痉挛型双瘫

(1)临床特点 痉挛型双瘫在痉挛型脑瘫患儿中的比例较大,是最具代表性的脑瘫类型之一。此型患儿的主要损伤部位是锥体系,表现为运动发育较同龄儿明显落后,异常的姿势及运动模式,锥体束征阳性,矫正反射及平衡反应延迟建立,肌张力增高等。痉挛型双瘫的患儿全身受累,但上半身障碍明显轻于下半身,因此多表现为上肢屈曲模式和下肢伸展模式,异常姿势随年龄的增长而越发明显。痉挛型双瘫的患儿多胆小、畏缩、内向,有轻微的语言障碍,少数患儿伴有斜视、感知及认知障碍等。

(2)主要问题

1)躯干及下半身的障碍重,表现为下肢内收、内旋,髋关节、膝关节屈曲,踝关节跖屈等,从而使下肢分离运动受限。

2)手部的功能往往发育较下肢好,可以完成一定程度的日常活动,但使用频率不能过多,否则会出现联合反应。

3)患者步行时躯干伸展不良,上半身重心转换能力受限,可能是由于幼儿期髋关节和骨盆周围肌群痉挛导致肌肉紧张，影响了上述能力的发育。

4）足部触地时，下肢负重困难。

（3）基本的治疗方法

1）仰卧位

①促进髋关节伸展和腰腹部肌群的收缩：患儿仰卧位，治疗师跪坐在患者双下肢之间，指导患者双上肢上举过头，双膝屈曲，足底着床，踝背屈。同时治疗师用手固定患者骨盆，两腋窝向下压迫患儿的两膝，嘱患儿抬起臀部，做搭桥样动作。当患儿抬臀时，易发生代偿性腰椎前凸，从而导致骨盆前倾，此时治疗师应增加腋窝对膝部的压迫，以抑制这一代偿动作。在治疗过程中逐渐延长臀部抬起的持续时间，促进臀部和腹部肌群的同时收缩，必要时对臀部和腹部加以叩击（图 3-1-31）。

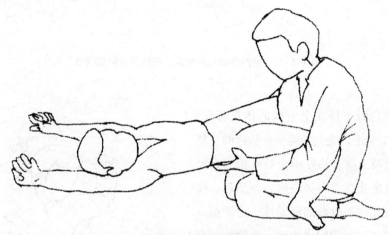

图 3-1-31　促进髋关节伸展和腰腹部肌群的收缩

②诱发髋关节的伸展、外展外旋：将患儿仰卧位舒适摆置，治疗师在其脚下方跪坐，双膝夹住患儿一侧下肢，如夹住患儿的左下肢，治疗师用右手握持患儿的右大腿，左手在患儿的右侧骨盆处扶持，向左侧推动患儿骨盆使其向左侧翻身，完成后换另一侧，诱发髋关节的伸展、外展外旋，使骨盆获得运动性和对称性（图 3-1-32）。

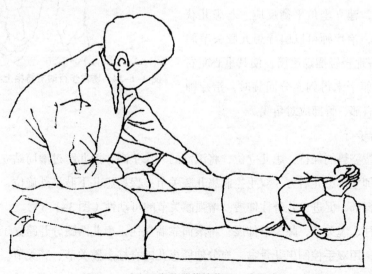

图 3-1-32　诱发髋关节的伸展、外展外旋

NOTE

③缓解腘绳肌的痉挛，获得骨盆的运动性：将患儿仰卧位舒适摆置。治疗师握持患儿双足，使患儿双下肢呈外展、外旋位，随后诱发患儿进行双下肢屈伸运动，反复交替。此运动可以缓解腘绳肌痉挛，获得骨盆的运动性，为步行提供下肢支持（图3-1-33）。

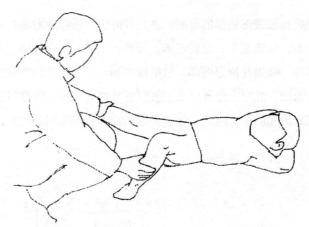

图3-1-33 缓解腘绳肌的痉挛，获得骨盆的运动性

2）坐位

①诱发步行时支持相上半身的体重移动：治疗师坐于PT凳上，患儿骑跨坐在治疗师双膝上，患儿两上肢上举。治疗师交替地抬起自己一侧膝部，使患儿骨盆向另一侧方向活动。这不仅能帮助患儿增加骨盆的活动性，还能提高腹部肌肉和臀部肌肉的同步收缩。此操作的目的是诱发患儿在支持相正确移动上半身的体重，双上肢上举促进躯干伸展的同时增强腰腹部肌肉同步收缩（图3-1-34）。

②促进坐位平衡的建立：治疗师与患儿都骑坐于滚筒上，治疗师控制患儿肩部以加强患儿的头部控制，建立坐位平衡反应。若患儿获得了坐位平衡，治疗师可以引导患儿膝关节屈曲90°，全足着地轻轻摆动滚筒，使其重心左右转移。当患儿躯干未得到充分回旋时，治疗师要帮助患儿的肩部、臀部成对角线。

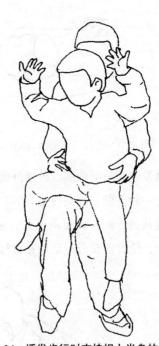

图3-1-34 诱发步行时支持相上半身的体重移动

3）立位与步行

①被动立位姿势的保持：患儿立位，将滚筒的一头垫高，患儿跨过滚筒站立，双足位于滚筒两侧。治疗师立于患儿后方，双手控制患儿膝关节，保持患儿下肢呈外旋位，同时用一侧肩部支持患儿的臀部，促进患儿脊柱伸展，增强髋关节的可动性（图3-1-35）。

②促进脊柱、髋关节、膝关节伸展：将滚筒靠墙立住，患儿两腿分开跨立于滚筒上。治疗师在患儿前方，用双手控制患儿骨盆，充分伸展患儿的脊柱、髋关节、膝关节。诱导患儿学习向上方的伸展活动，避免患儿进行向后方的伸展活动（图3-1-36）。

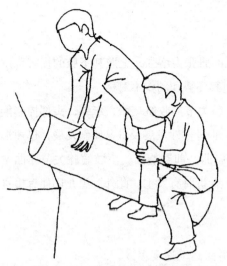

图 3-1-35　被动立位姿势的保持

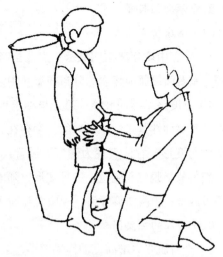

图 3-1-36　促进脊柱、髋关节、膝关节伸展

③桌前站立：患儿立位，在其身后放一张高度适中的桌子，患儿伸展双上肢，双手前臂旋后支撑于桌面上，治疗师从患儿后方控制其双肩部。此过程要注意使患儿的脊柱、髋关节和膝关节充分伸展，将体重下压至双足跟部，逐渐提高立位姿势的保持能力。

④球前站立：对于没有安全感的小龄患儿，可使他们两手前伸支撑于 Bobath 球上，治疗师跪于患儿身后，双手扶持其肩部，保持患儿立位状态。这种体位也可以进行体重移动练习。患儿俯卧于大球上，治疗师缓慢移动大球，使患儿慢慢着地以练习从球上下来站立。

⑤促进立位平衡的建立：患儿立位，治疗师站立于患儿身后，控制住患儿上肢，促使患儿尽量站直，保持骨盆中立位，诱导患儿身体重心前、后移动，保持双脚不离地面。此法能促进患儿髋关节控制能力和下肢负重能力提高，为其步行做准备（图 3-1-37）。

⑥步行训练：迈步练习，治疗师位于患儿前方，当患儿向前方迈出一侧下肢时，治疗师牵拉患儿双手向上，抬高举起患儿双上肢，在持续伸展全身活动的同时，使一侧下肢负重，另一侧下肢松弛向前迈（图 3-1-38）。

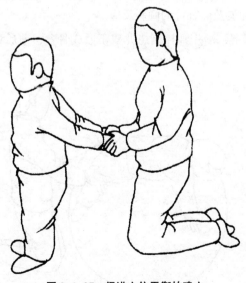

图 3-1-37　促进立位平衡的建立

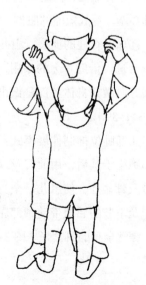

图 3-1-38　步行训练

NOTE

2. 痉挛型四肢瘫

（1）临床特点

1）轻、中度痉挛型四肢瘫：患儿全身受累，各肌肉肌张力增强，上肢和下肢的损害程度相同。左右两侧肌肉痉挛的分布在患儿中常有差异，使其姿势和动作不对称。

2）重度痉挛型四肢瘫：患儿早期出现角弓反张，髋关节内收肌痉挛、挛缩，头部控制能力差。非对称性紧张性颈反射的长期存在，使患儿躯干非对称性发展及骨盆倾斜发展，迅速形成挛缩与变形，脊柱表现为侧弯、拱背，上肢肘关节屈曲、前臂旋前，下肢髋膝关节屈曲挛缩、髋关节半脱位或脱位、尖足变形，随着年龄增长，骨折时有发生。此外，患儿还伴有摄食与呼吸困难，手眼协调障碍，视听觉障碍等。

（2）存在的主要问题

1）全身肌张力增高，动作幅度小，运动方向固定并且运动速度缓慢。

2）左右两侧姿势和动作缺乏对称性。

3）肩关节内收内旋，肘关节屈曲，腕关节掌屈，手握拳状，拇指内收，两只手不能在正中位上进行活动。

4）髋关节屈曲、内收、内旋，膝关节过伸或屈曲，足内翻或外翻，尖足。

5）日常生活能力差。

（3）基本的治疗方法

1）仰卧位：痉挛型四肢瘫的患儿呈现屈曲、内收的痉挛状态，且患儿的躯干常处于病态的、僵直的状态。

①增加躯干的可动性：患儿仰卧位，双下肢尽量外展，治疗师跪坐于患儿双下肢之间，两手放于患儿骨盆处，将患儿臀部放于自己双膝，小范围进行患儿躯干下部体轴回旋运动，以促进躯干的可动性。先由被动的控制开始，当患儿躯干部稍稍出现可动性后，再引导患儿在可动域内自发、反复地进行练习。

②促进躯干的抗重力伸展：患儿沿滚筒的长轴仰卧于滚筒上，治疗师跪坐在患儿脚下方，扶持患儿骨盆处，固定患儿下肢。治疗师侧方移动滚筒，促进患儿承重侧躯干伸展，以缓解躯干部痉挛，释放短缩的肌群，促进患儿全身性伸展及仰卧位的倾斜反应。

③球上脊柱的伸展：患儿仰卧于 Bobath 球上，治疗师控制患儿双下肢或骨盆，前后移动 Bobath 球。借助重力的作用，促进患儿脊柱的伸展并刺激其身体各部分做出相应的调节反应（图 3-1-39）。

④仰卧位抑制伸展模式：患儿仰卧位，治疗师跪坐于其后，用前臂及双手控制患儿的肩胛带及骨盆处，使患儿呈全身的屈曲模式，以躯干及下肢的屈曲带动颈部屈曲，抑制伸展模式，缓解全身的肌紧张（图 3-1-40）。

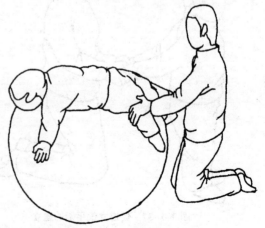

图 3-1-39　球上脊柱的伸展

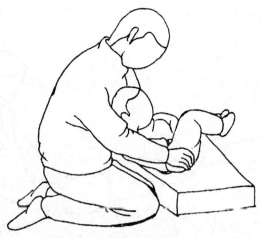

图 3-1-40　仰卧位抑制伸展模式

2）俯卧位：

①俯卧位抑制屈曲模式：患儿在 Bobath 球上呈俯卧体位，治疗师扶持患儿骨盆处，对于控制能力差的患儿，治疗师需扶持患儿肩胛带，训练患儿抬头及躯干抗重力伸展，提高躯干和上肢功能，诱发建立患儿的保护性伸展反应。

②肘支撑：患儿俯卧位，治疗师在患儿前面跪坐，双手控制患儿两侧的肘关节或肩关节，指导患儿双肘支撑，提高患儿双上肢的负重能力。

③手支撑：患儿俯卧于三角垫上，伸展其脊柱与下肢，训练双手支撑，治疗师向患儿肩关节处施加压力，小范围移动患儿的躯干使其向左右方向运动，提高双上肢的负重能力（图3-1-41）。

④俯卧位抗重力伸展：患儿沿滚筒横轴俯卧后，治疗师握住患儿两足，转动滚筒使其沿患儿的头足方向来回转动，尽可能使患儿的脊柱和髋关节得以伸展，背屈踝关节，促进全身的抗重力伸展活动（图3-1-42）。也可让患儿抬起双上肢，外展或拍手以增强上半身的活动性。

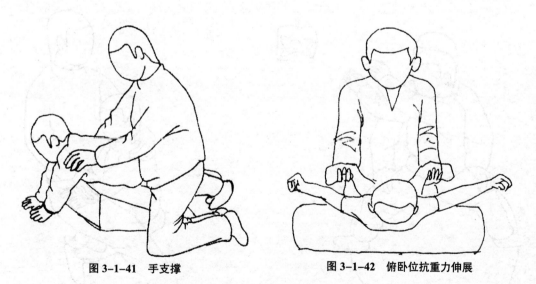

图 3-1-41　手支撑　　　　　　　　　**图 3-1-42　俯卧位抗重力伸展**

⑤促进体轴回旋：患儿俯卧于滚筒横轴，一名治疗师握持患儿的骨盆或患儿大腿内侧，外展、外旋患儿下肢。另一名治疗师握持患儿的肩部或上肢，向前上方牵拉患儿上肢，上肢伸展、上举，肩胛带内收，肩关节外展、外旋（图3-1-43）。鼓励患儿一侧上肢上举，另一侧上

NOTE

肢及胸部支持体重，两侧肢体交替进行。

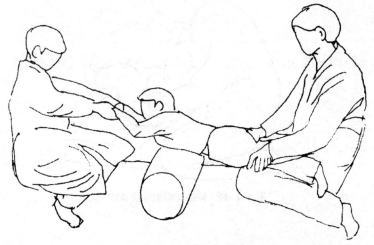

图 3-1-43 促进体轴回旋

3）坐位：

①仰卧位至长坐位的姿势转换：患儿取仰卧位舒适体位，治疗师将患儿的一只手拉起，将患儿的身体重心向侧前方移动，然后将患儿慢慢拉起，完成患儿由仰卧位→单肘支撑→单手支撑→侧坐位→长坐位的规律转换过程，左右两侧交替进行。

②球上坐位重心转移：指示患儿坐于 Bobath 球上，治疗师扶持住患儿双侧大腿，引导患儿抓取左右两侧上方的玩具（图 3-1-44）。

③坐位缓解伸肌肌张力：使患儿坐在治疗师腿上，治疗师一只手控制患儿肩胛带，保持肩胛向前方凸出，另一只手控制住患儿双上肢。治疗师通过小幅运动自己的下肢，使患儿骨盆做前倾、后倾运动及转移体重的训练（图 3-1-45）。

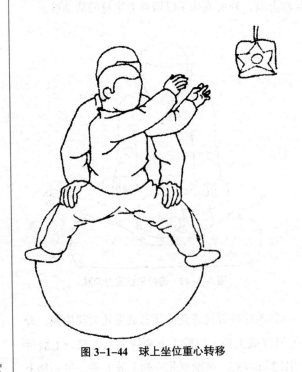

图 3-1-44 球上坐位重心转移

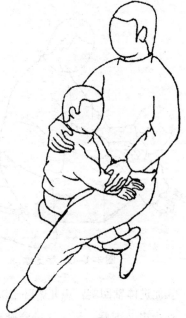

图 3-1-45 坐位缓解伸肌肌张力

④提高躯干的控制及回旋能力：患儿坐位，治疗师从身后控制患儿的双肩，患儿躯干保持对称状态，双手掌及双侧坐骨结节负重，反复进行骨盆前倾、后倾运动。在此体位基础上，治疗师握持患儿一侧上肢前臂向侧方牵拉，保持该侧上肢伸展，同时向后方牵拉另一侧上肢，两侧上肢交替进行，以诱导躯干的回旋活动。借此患儿可以体验并学习到将体重移动到一侧坐骨结节上的方法，并学习控制躯干的感觉 – 运动经验（图3-1-46）。

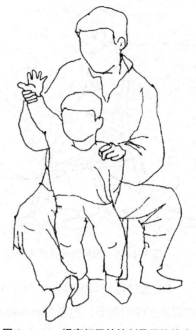

图 3-1-46 提高躯干的控制及回旋能力

4）立位及步行：

①促进躯干的抗重力伸展和上、下肢的伸展、外展、外旋：患儿立位，水平伸展双上肢，两手扶持左右两侧的椅子把手保持平衡，外展、外旋双下肢，伸展脊柱，以促进骨盆的运动及下肢的分离运动。

②促进体轴回旋和上肢的伸展、外展：患儿立位，治疗师扶持患儿肩部，伸展患儿一侧上肢，前臂旋后，手掌支撑于一把椅子上保持平衡，将玩具放在另一侧椅子上，诱使患儿用另一只手玩耍。此训练用以诱发患儿体轴的回旋和上肢的伸展、外展自由运动（图3-1-47）。

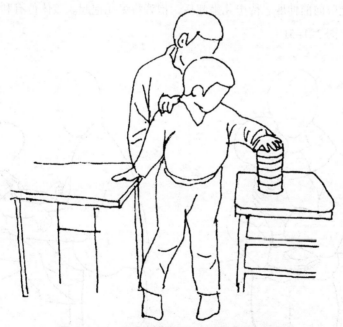

图 3-1-47 促进体轴回旋和上肢的伸展、外展

③应用助行架（杖）进行步行训练：将患儿的两肘固定在助行架（杖）的扶手上，训练步行（图3-1-48）。或者借助大椅子保持平衡进行步行训练（图3-1-49）。治疗师要抑制患儿出现的髋关节屈曲等异常姿势，也可扶持患儿帮助其练习步行。

NOTE

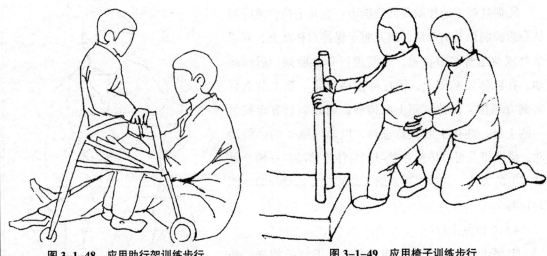

图 3-1-48　应用助行架训练步行　　　　图 3-1-49　应用椅子训练步行

5）通过抱姿抑制痉挛：对于不能单独坐或者行走的患儿，其大部分时间由家长抱着，此时需要正确的抱姿，抱姿正确不仅有利于纠正患儿的异常姿势，还可以增强患儿身体各部位控制能力。

①基本的抱位体位：如痉挛型患儿处于仰卧位，其双臂弯曲、两腿伸直，此时应如下抱起患儿：使患儿屈髋屈膝，双腿分开，双腿环在抱者的腰部，使其伸展上肢，用双臂环绕抱者的颈部，抱者一只手扶持患儿肩部，另一只手固定患儿的身体（图 3-1-50）。

②全身伸展占优势患儿的抱法：令患儿仰卧位，面对患儿，抱者双手伸于患儿腋下，保持患儿头前屈、双上肢向前伸展。待患儿坐起后，抱者将患儿抱起。该体位有利于使患儿的髋关节及膝关节屈曲（图 3-1-51）。

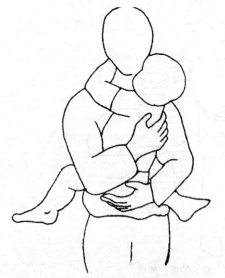

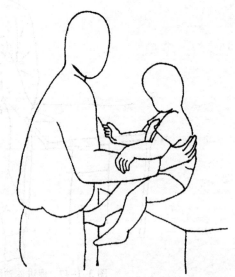

图 3-1-50　基本的抱位体位　　　　图 3-1-51　全身伸展占优势患儿的抱法

③全身屈曲占优势患儿的抱法：患儿侧卧于抱者的胸前，抱者一只手绕过患儿下侧腋下扶持其上侧的上臂，用肘部控制患儿的下侧肩部，并用前臂压住患儿上胸部，使其双上肢伸展，抱者的另一只手臂分开其双下肢，用手压制骨盆，使其髋关节外展（图 3-1-52）。

④角弓反张患儿的抱法：患儿屈髋屈膝侧卧于抱者胸前，使患儿头靠抱者一侧上臂来控制

患儿肩胛带，向前方凸出肩胛带，抱者另一只手臂将患儿双下肢分开，肘部置于其上侧腘窝处，手压制患儿前胸，然后抱起（图3-1-53）。

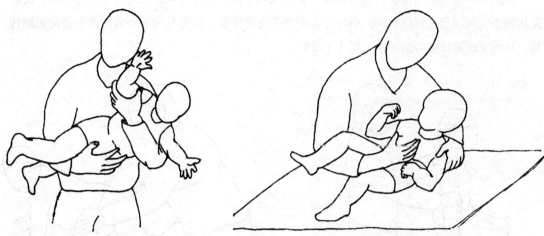

图3-1-52 全身屈曲占优势患儿的抱法　　　　图3-1-53 角弓反张患儿的抱法

3. 痉挛型偏瘫

（1）临床特点　痉挛型偏瘫患儿一般在6个月后患侧出现症状，临床症状较轻，1岁以后随着运动量增加，患儿的发育出现明显的左右肢体差别。目前临床发病率占8%～15%。主要表现为瘫痪肢体的自发运动减少，感觉异常，上肢更易受到损害。婴儿期患儿患侧手多呈握拳状态，难以主动抓物，正中位指向发育障碍，即不能在正中位使用两只手活动，12个月前可能出现利手现象。痉挛型偏瘫患儿健侧的活动过剩或代偿活动增加，易引起联合反应，延缓步行的发育。另外，这类患儿同时存在情绪方面的问题，不能集中注意力，伴随多动症状。

（2）存在的主要问题

①左右两侧姿势与运动发育不对称，患侧肩胛带及骨盆带呈现出向后方回旋，患侧躯干部短缩。

②患侧肢体感觉异常，运动迟缓。

③健侧的过剩活动或代偿活动导致患侧出现联合反应。

（3）基本的治疗方法

1）仰卧位及侧卧位：

①仰卧位下促进上肢对称性发育：患儿仰卧位，治疗师保持患儿的两肩胛带向前方凸出及头部的正中位，患儿双上肢与手同时放在胸前或脸上，要特别注意患侧手。

②仰卧位下促进下肢对称性发育：患儿仰卧位，治疗师诱导患儿下肢对称性地做出踢蹬动作，使骨盆扭转得以修正，诱导患儿双手触摸两下肢，使患儿获得仰卧位下正常的感觉-运动经验。

③缓解患侧躯干的痉挛：患儿侧卧于滚筒上，患侧朝上，治疗师一只手控制患侧肩关节，另一只手控制患侧髂前上棘，前后移动滚筒使躯干伸展，缓解患侧躯干的痉挛，促进姿势对称。

2）坐位：

①刺激本体感受器，加强运动感觉：患儿坐位，治疗师给予肩部或腰部关节压缩或压迫性

NOTE

叩击，从健侧开始，增加患儿腹部本体感受器的刺激，促进腹内斜肌、腹外斜肌的协同收缩并诱导患儿用患侧坐骨结节支撑体重（图3-1-54）。

②侧坐位到四点支持位的姿势转换：患儿取侧坐位，治疗师对患儿的骨盆进行把控，使患儿从侧坐位向四点支持位转换，引导患儿用患手支撑体重，使患儿的重心从健侧慢慢向患侧转移，从而完成体位姿势的转换（图3-1-55）。

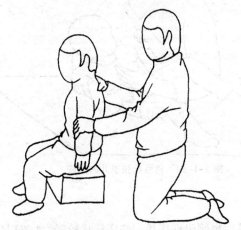 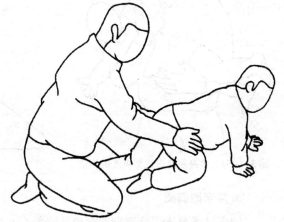

图3-1-54　刺激本体感受器，加强运动感觉　　　　图3-1-55　侧坐位到四点支持位的姿势转换

3）立位和步行：

①增大患侧下肢的可动性：患儿取立位，面向墙壁，治疗师位于患儿的后面，一只手抬起患儿健侧下肢并使其离开地面，另一只手轻轻向前回旋患侧骨盆，以增加患侧下肢的可动性，练习患侧下肢负重（图3-1-56）。

②诱导对称步行：治疗师立于患儿患侧，保持患侧上肢的伸展、外旋位，抑制肩胛带后退，注意避免患侧整体向后方回旋。借此修正因上肢联合反应引起的屈曲模式，以及由于骨盆后退而引起的膝关节过伸、尖足等异常模式，促进对称性步行能力的提高（图3-1-57）。

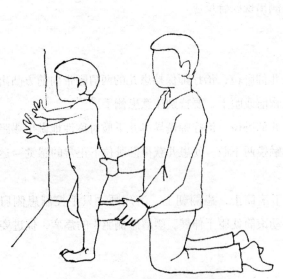 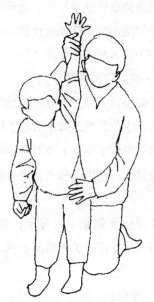

图3-1-56　增大患侧下肢的可动性　　　　　　　图3-1-57　诱导对称步行

4. 不随意运动型

（1）临床特点 这种类型的脑瘫约占脑瘫患儿的20%，主要病变部位为锥体外系。症状的特征是广义的不随意运动。患儿肌肉紧张的强度和性质是不断变化的，在姿势发生变化或者主动运动时患儿的肌张力可突然增高，在患儿安静时肌张力没有明显的变化。原始反射残存，不对称性紧张性颈部反射长期存在，由于其影响，年龄较大的患儿在用力的时候，头部容易转向负重侧，常常导致脊柱侧弯及后头侧的髋关节出现脱臼。婴儿更多表现为低肌张力，竖颈发育延迟，年龄较大的患儿下肢有间歇性的伸展痉挛，平衡功能差。患儿可伴有手－口－眼的协调障碍，语言障碍和进食困难等。这种类型的患儿开朗、聪明，一般智商比痉挛型的患儿高，有良好的理解力。

（2）存在的主要问题 ①肌张力不断变化。②不随意运动。③原始反射残存。④不对称性的姿势与运动模式。⑤临床症状易变化，同一患儿在生长发育各期所表现出来的临床症状也不尽相同。

（3）基本的治疗方法

1）重症紧张性不随意运动型的基本操作方法：这类脑瘫患儿由于间歇性痉挛和紧张性迷路反射影响，导致肩胛带后缩，两手很难抬举到上胸部及触摸到口，同时导致背部肌肉短缩，阻碍其俯卧位的发育。受非对称性颈紧张反射的影响，肢体到中线的动作及正中位指向发育困难，阻碍其翻身和仰卧位到坐位的发育。重症紧张性不随意运动型患儿的身体可短缩，且身体两侧短缩程度有一定差异。患儿短缩更为严重的一侧骨盆被向上牵拉，出现继发性的髋关节弯曲、内收和内旋（图3-1-58）。针对以上的情况，首先要破坏异常的姿势模式，抑制残存的原始反射，使其姿势对称，同时促进上肢功能提高及体位转换。具体方法如下：

①患儿仰卧位，治疗师在患儿的两脚旁边跪坐。首先牵拉患儿短缩严重的躯干，令患儿骨盆转向后方，抑制腰椎的过伸状态。治疗师单手把控患儿扭转的一侧骨盆，另一只手把握住对侧呈屈曲状态的膝部，从而达到使患儿身体呈现对称姿势的训练目的（图3-1-59）。

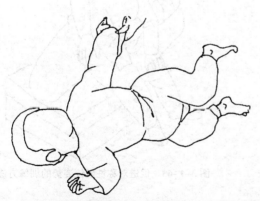 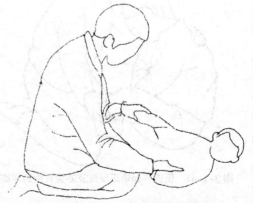

图3-1-58 紧张性不随意运动型脑性瘫痪患儿的临床表现　图3-1-59 破坏病态模式的训练方法

②患儿仰卧位，治疗师双手固定患儿下肢，使其下半身呈对称姿势。再将患儿双侧足底固定于胸前，使其臀部抬起，头部和胸椎部位则向前屈曲，使患儿的下半身朝着两侧侧方转动，并使肩胛带也跟随着一起转动，以提高骨盆带及肩胛带的活动度（图3-1-60）。

③患儿仰卧位，治疗师跪坐，双膝将患儿固定，使患儿的头部始终处于中立位，同时将

患儿的下肢和臀部或者腰部抬起，使患儿呈现头部和足部均朝向治疗师的抱球姿势（图 3-1-61）。治疗师用双手扶持住患儿骨盆，有节奏地左右摇晃，如此可抑制头部后伸，促进肩胛带周围肌群及颈部肌肉的协同收缩。

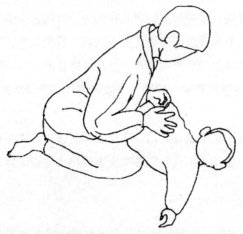

图 3-1-60　提高骨盆带及肩胛带的活动度的训练方法

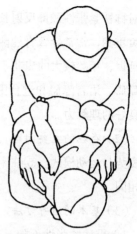

图 3-1-61　抱球姿势

④在抱球体位上，治疗师一只手扶持住患儿双肩，另一只手扶持住患儿下肢，一边诱发患儿的头部矫正反应，一边帮助患儿移行至坐位姿势，以抑制患儿的过伸模式（图 3-1-62）。

⑤患儿取坐位，治疗师跪坐于患儿身后，用双手扶持患儿骨盆，用前胸控制患儿的前屈姿势，使患儿的双手呈现对称性的伸展，促进对称性的坐姿（图 3-1-63）。

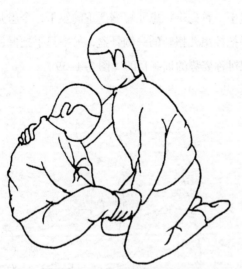

图 3-1-62　促进头部矫正反应及姿势转换的训练方法

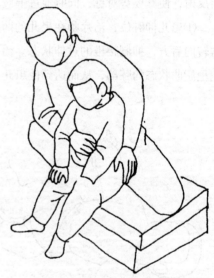

图 3-1-63　促进对称性坐位姿势的训练方法

前述操作完成后，可以开展坐位姿势保持训练，上肢功能和手功能训练，咀嚼、摄食、发声、吞咽训练等。

2）轻度及中度不随意运动型的操作方法：此型脑瘫患儿大多数可以获得坐位能力，部分可获得步行能力，这部分患儿的治疗要按照正常的运动发育促进，以使其最大可能地获得正常的姿势及运动能力。应保持姿势对称，提高头部的控制能力，同时对自律反应进行促进。

①头部控制：治疗师将患儿从仰卧位拉至坐位的同时对其双上肢和双下肢进行控制，可以让患儿双手握住自己的双脚，并强化头部的前屈，上肢屈曲内收，下肢屈曲外展，促进头的矫正反应，增加腰腹部肌群的协同收缩。

②躯干控制：治疗师取坐位，一侧下肢伸展，另一侧膝关节屈曲，患儿坐在其伸展侧的下肢上。患儿的双膝屈曲，双脚放于治疗师屈曲的下肢上，保持臀低脚高位。治疗师两手扶住患儿双肩，从肩部开始，向下有节奏地进行按压动作，以增强患儿躯干的控制能力（图3-1-64）。

③身体正中位指向运动：治疗师与患儿在椅子上相对而坐，患儿双手与治疗师共同握持一根木棒，然后进行对抗性动作，促进患儿的肘关节伸展和坐位姿势重心的前后移动，同时保持患儿上肢及肩胛带的对称性。

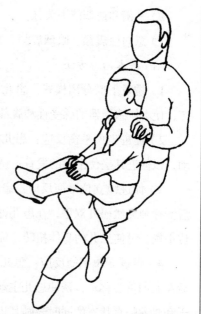

图3-1-64 躯干控制的训练方法

④促进患儿骨盆带屈肌及伸肌、躯干、肩胛带的协同收缩，对肌张力不均衡进行抑制：对年龄较大的不随意运动型四肢瘫的患儿，可以采取压迫叩击和体重负荷等办法，来促使患儿获得头部、躯干、肩胛带的对称性及维持抗重力姿势的能力，同时帮助患儿提高骨盆带屈肌及伸肌、躯干、肩胛带的协同收缩和肌张力，使其产生"骨盆感觉"。

⑤促进躯干回旋和重心转移：患儿取立位，治疗师对患儿的骨盆进行控制，让患儿把放置在桌子上的玩具拿到另一张桌子上。训练中患儿尽可能地保持两脚原地不动，练习重心的左右移动，同时促进躯干的回旋。

⑥促进立位保持能力的提高：患儿取立位，双手同时握持一根木棒，治疗师位于患儿身后，双手控制住患儿的肘关节处，令患儿上肢向后方伸展，以促进躯干与肩胛带的对称性，同时为步行训练中抓握助行器做准备。

⑦提高步行能力：患儿取立位，双手扶住助行器把手，治疗师立于患儿后方，对患儿躯干进行控制，左手扶住患儿的左肩，右手扶住患儿右侧胸腹部，使患儿保持对称性姿势，令患儿缓慢地步行。

⑧不随意运动型抱位体位：抱起患儿前，让患儿双手合于身体的正中位置，双腿靠拢，髋关节和膝关节呈屈曲状，并最大限度地向抱者的胸部靠拢，将患儿抱于抱者的胸前或者是一侧位置。

5. 共济失调型

（1）临床特点 这种类型的患儿约占脑瘫患儿的5%，其主要的受累部位是小脑。临床表现为低肌张力，无不自主运动，平衡障碍，本体与平衡感觉丧失。患儿行走时，步态不稳，身体摇晃，步幅宽，行走方向不准，呈现醉酒步态，行走重心在足跟部，易摔倒。此型患儿在5岁左右才能独立行走。可伴有眼球震颤，头部与手部亦可出现轻微震颤。患儿智力大多正常，可有语言障碍等。

（2）存在的主要问题

1）低肌张力、肌力弱，姿势稳定性差。

2）平衡和协调能力欠佳。

3）意向性震颤、眼球震颤、共济失调等。

（3）基本治疗方法

1）诱发下肢分离模式：患儿仰卧位，双手抓握一根木棒并将其高举，通过下肢的位置反应，使本体感受器的感受性和腹部肌群的收缩得以提高，从而诱发下肢交替性的分离模式。

2）促进坐位平衡反应：患儿坐于平衡板上，治疗师控制平衡板，使患儿身体左右来回移动，以促进其坐位平衡的发育，诱发各个方向上肢保护性伸展反应。

3）促进跪立位平衡反应：患儿跪立位，治疗师在患儿前方予以保护。患儿姿势保持稳定后治疗师突然松开双手，在患儿即将摔倒时马上帮助其恢复稳定，以此反复促进患儿建立跪立位平衡，可使患儿的身体扭转，促进躯干回旋。

4）促进立位平衡反应：患儿立位，治疗师扶住其骨盆，以促进其正确站立，然后进行前后左右的重心移动，诱使患儿主动保持平衡。治疗师也可在患儿的前方取跪立位，保持患儿躯干和骨盆竖直状态的同时鼓励其迈出下肢。

5）提高患儿步行能力：患儿站立于平行杠内，训练其控制抬腿姿势、迈步的步幅，以及保持两腿之间合适的距离，学习正常的行走步态。或者让患儿通过跨越高低不同的木块进行跨步训练，以提高其步行能力。

第二节 Brunnstrom 技术

一、概述

Brunnstrom 技术是由评定方法和治疗技术两部分组成，是 Signe Brunnstrom 经过长时间的临床观察和分析于 20 世纪 50 年代提出的，主要用于脑损伤后肢体瘫痪的治疗，该技术对脑损伤后肢体瘫痪的临床康复产生了深远的影响。

Brunnstrom 认为中枢神经损伤后即失去了正常运动的控制能力，出现了发育初期才具备的运动模式，并提出了中枢神经损伤后"恢复六阶段"的理论，即肌张力由低逐渐升高，痉挛状态逐渐显著，随着共同运动的完成，出现分离运动、精细运动等，直至完全恢复正常。Brunnstrom 治疗技术的要点就是利用这些运动模式来控制肢体的共同运动，促进运动功能的恢复。

二、基本理论

（一）中枢神经系统损伤后的原始反射与运动模式

正常人的脊髓与脑干反射在大脑皮质高级中枢调控下得到修整，使其重新组合成有目的的整体运动功能。中枢神经系统损伤后，因高级中枢的调控失常，使肢体的共同运动、原始姿势反射和联合反应等重新出现。

1. 原始反射 新生儿出生后具有许多运动反射，随着婴儿神经的发育及不断完善，大部分的原始反射在1岁以后就逐渐消失。当中枢神经系统损伤后，这些反射又会再次出现，成为病理反射。

（1）紧张性颈反射　紧张性颈反射是由于颈部关节和肌肉受到牵拉所引起的一种本体反射，其产生取决于颈的运动和颈的位置。紧张性颈反射包括对称性和非对称性两种。

①对称性紧张性颈反射是婴儿学会爬行的基础，而在成人则有助于维持身体平衡和保持头部正常位置。表现为颈前屈时，使上肢屈肌肌张力和握力增加，伸肌肌张力降低，并且降低骶脊肌的活动，同时使下肢伸肌活动增加，屈肌活动降低；相反，颈后伸时，增加上肢和躯干伸肌的活动，降低上肢屈肌肌张力和握力，同时能增加下肢屈肌肌张力，降低下肢伸肌肌张力。对脑损伤所致的偏瘫患者来说，由于对称性紧张性颈反射的影响，当从卧位转为坐位时，因为抬头导致下肢伸肌肌张力增高而影响该动作的完成。

②非对称性紧张性颈反射是婴儿学会翻身的必要条件，也是伸手抓物时视觉固定的基础。当身体不动头部左右转动时，头面侧的肢体伸肌肌张力增高，肢体伸展；头枕侧的肢体屈肌肌张力增高，肢体屈曲，如同拉弓射箭姿势，故又称为拉弓反射。脑损伤所致的偏瘫患者的头部在卧位和坐位时多转向健侧，由于非对称性紧张性颈反射的影响，使偏瘫侧上肢屈曲，如果此时患者想伸直患侧上肢，就必须将头转向患侧。

（2）紧张性迷路反射　迷路反射又称前庭反射，由头部在空间位置的变化所引起。当头处在中间位时，俯卧位全身的屈曲肌张力增加，四肢屈曲，双下肢屈于腹下，保持臀高头低的特殊姿势；仰卧位全身的伸展肌张力增加，四肢容易伸展。

（3）紧张性腰反射　紧张性腰反射是随着躯干位置的改变而引起的四肢肌肉紧张性变化。如腰向左侧旋转时，左上肢屈曲、左下肢伸展；腰向右侧旋转时，右上肢屈曲、右下肢伸展。投球、打网球时，两侧肢体呈现出相反动作姿势即属于此类。

（4）同侧伸屈反射　同侧伸屈反射是同侧肢体的单侧性反应。刺激上肢近端伸肌产生的冲动能引起同侧下肢伸肌收缩，同样刺激上肢近端屈肌可以引起同侧下肢屈曲反射。

（5）交叉伸屈反射　当一侧肢体近端伸肌受刺激时，会产生该肢体伸肌和对侧肢体伸肌同时收缩，同样刺激屈肌时会引起同侧和对侧肢体的屈肌收缩。

（6）屈曲回缩反射　屈曲回缩反射是远端屈肌的协同收缩。表现为刺激伸跖肌可以引起伸跖肌、踝背伸肌、屈膝肌，以及髋的屈肌、外展肌和外旋肌出现协同收缩以逃避刺激。上肢也有这种回缩反射，如刺激屈指肌、屈腕肌时不仅引起屈指肌和屈腕肌的收缩，也可以使屈肘肌和肩后伸肌反射性收缩。

（7）伤害性屈曲反射　当肢体远端受到伤害性刺激时，肢体出现屈肌收缩和伸肌抑制。其反应的强度与刺激的强度成正比。轻微刺激只引起局部反应，在仰卧位下肢伸直时如果轻触足底前部，会出现足趾屈曲和轻微的踝跖屈。随着刺激强度增大，反应逐渐向近端关节肌肉扩展，除了足趾和踝屈曲外，可以出现屈膝、屈髋，屈曲的速度也加快，甚至会出现对侧肢体的伸展。

2. 运动模式

（1）联合反应　联合反应即是当健侧肢体过度用力时，可以诱发患侧肢体出现相应的动作。联合反应是脊髓水平的异常运动反应模式，伴随着痉挛的出现而呈现，是肌张力改变的一种姿势反应，是脑损伤患者出现的一种非随意运动或反射性肌张力增高的表现。联合反应的出现与健侧运动强度有关，健侧运动强度越大，患肢联合反应往往越明显，所形成的肌张力增高的程度越强，持续时间也越长。联合反应导致的患肢运动多与健侧运动模式相似，但不同于健侧，而是原始的运动模式。根据两侧的运动是否相同又分为对称性和不对称性两种。上肢联合反应一般为对称性运动。

下肢联合反应的检查方法：患者取仰卧位，在健侧下肢抗阻力外展或内收时，患侧髋关节可出现相同动作。这种联合反应又称为 Raimiste 现象，是一种特定的髋关节联合反应。Brunnstrom 技术中常利用这一现象进行诱发随意收缩与随意运动（图 3-2-1）。

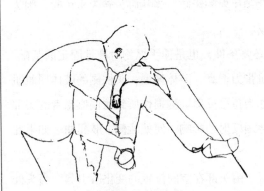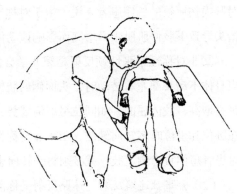

（1）下肢联合反应现象1　　　　　　　　　　　（2）下肢联合反应现象2

图 3-2-1　下肢联合反应

联合反应是病理性的，是刻板的不随意的运动，一旦诱发，患者很难主动抑制它，只有在刺激停止后，才能逐渐恢复。联合运动见于健康人，是伴随随意运动的正常的无意识的姿势调整，以增强身体其他部分运动的精确性，通常在一个活动需要很大力量或注意力时出现。如打羽毛球、网球或乒乓球等非握拍手的运动。

（2）共同运动　当患者活动患侧上肢或下肢的某一个关节，不能做单关节运动，邻近的关节甚至整个肢体都可以出现一种不可控制的共同运动，并形成特有的活动模式，这种模式称为共同运动。共同运动是脑损伤常见的一种肢体异常活动表现，用力时表现特别明显。

共同运动在上肢和下肢均可表现为屈曲模式或伸展模式。脑损伤后，一般上肢屈肌占优势，主要为屈曲的共同运动模式；下肢伸肌占优势，主要为伸展的共同运动模式。

1）上肢屈肌共同运动：肘屈曲是上肢屈肌共同运动中最强的成分，也是脑损伤后最早出现的动作。其他表现为肩关节轻微外旋，前臂旋后，腕关节和手指呈部分屈曲。

2）上肢伸肌共同运动：胸大肌是上肢伸肌共同运动中最强的成分，因此肩关节内旋、内收是最先出现的动作。还有肘关节伸展，前臂旋前，腕和手常为伸腕、屈指。

3）下肢屈肌共同运动：髋关节屈曲是下肢屈肌共同运动中最强的成分，还有髋关节外展、外旋，膝关节屈曲，踝背伸内翻，趾背伸。

4）下肢伸肌共同运动：髋关节内收，膝关节伸展，踝关节跖屈、内翻均属较强的成分，还有髋关节伸展、内旋。

（二）评定方法

1. 脑卒中后的恢复阶段　Brunnstrom 认为，脑损伤后肢体运动功能的恢复遵循一个大致相同的过程及规律，提出了脑损伤后偏瘫恢复的六阶段理论（图 3-2-2），并成为对这类患者功能评定的理论基础。

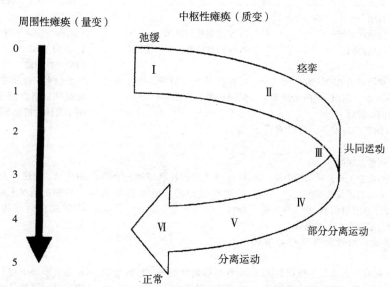

图 3-2-2　Brunnstrom 偏瘫恢复的六阶段示意图

第一阶段：弛缓阶段。此阶段是脑损伤发病急性期，患侧上、下肢呈弛缓性瘫痪，运动功能完全丧失。

第二阶段：痉挛阶段。随着疾病的控制，偏瘫肢体开始出现运动，但运动伴随痉挛、联合反应。

第三阶段：共同运动阶段。痉挛加重达到高峰，患肢可以完成一些随意运动，但始终伴有共同运动的特点。

第四阶段：部分分离运动阶段。共同运动模式逐渐减弱，痉挛程度减轻，出现了部分分离运动的组合。

第五阶段：分离运动阶段。进一步脱离共同运动模式，痉挛继续减轻，分离运动更充分，可较好地完成难度更大的运动组合。

第六阶段：正常阶段。痉挛消失，可完成每个关节随意运动，肢体运动主要表现为协调性运动，几乎恢复正常。

脑损伤后中枢神经系统失去了对正常运动的控制能力，重新出现了在发育初期才具有的运动模式。如肢体的共同运动、姿势反射、联合反应及一些原始反射和病理反射等。偏瘫患者的运动功能恢复过程首先从完全瘫痪开始，然后出现异常运动模式，继之异常运动模式达到顶点，之后共同运动模式即异常运动模式减弱，开始出现分离运动，最后几乎恢复正常。但并非所有患者都按这个过程恢复到最后，这个恢复过程因人而异，恢复进程也有快有慢，也可能有些患者停留在某一个阶段不再进展。

2. 脑卒中后偏瘫运动功能评定方法　偏瘫的运动功能评定是确定康复治疗目标、制订康复治疗计划、评估康复疗效所不可缺少的理论依据，Brunnstrom 以脑损伤后肢体运动功能恢复的过程及规律为基础，把患侧上肢、手、下肢功能各分为 1~6 期，各期的判断标准见表 3-2-1。

NOTE

表 3-2-1　Brunnstrom 偏瘫功能恢复过程六阶段及功能评定标准表

	上肢	手	下肢
I	无任何运动	无任何运动	无任何运动
II	仅出现协同运动模式	仅有极细微的屈曲	只有极少随意运动
III	可随意发出协同运动	可有钩状抓握，但不能伸指	在坐和站位上，有髋、膝、踝的协同性屈曲
IV	出现脱离协同运动的活动： 1. 肩伸展 0°，屈肘 90°的情况下，前臂旋前、旋后 2. 在肘伸直的情况下，肩可前屈 90° 3. 手背可触及腰骶	能侧捏及松开拇指，手指有伴随随意的小范围伸展	在坐位上，可屈膝 90°以上，可使足向后滑向椅子后方，在足跟不离地的情况下能背屈踝
V	出现相对独立于协同运动的活动： 1. 肘伸直时肩可外展 90° 2. 在肘伸直时肩前屈 30°～90°的情况下，前臂可旋前和旋后 3. 肘伸直，前臂中立位可上举过头	可做球状和圆柱状抓握，手指可做集团伸展，但不能单独伸展	健腿站，病腿可先屈膝后伸髋，在伸膝的情况下可背伸踝，可将踵放在向前迈一小步的位置上
VI	运动协调近于正常，手指指鼻无明显辨距不良，但速度比健侧慢（≤5秒）	所有抓握均能完成，但速度和准确性比健侧差	在站立姿势上可使髋部外展到超出站起该侧骨盆所能达到的范围；在坐位上可在伸直膝的情况下，内、外旋下肢，并发足的内、外翻

三、临床应用

（一）治疗原则

Brunnstrom 技术最基本的治疗原则是要求任何治疗性的活动都必须依据患者的不同恢复阶段而异，早期要充分利用一切方法引出肢体的运动反应，并利用各种运动模式（不论这种运动是正常的还是异常的），如联合反应、共同运动，从异常模式中引导、分离出正常的运动成分，最终脱离异常模式，逐渐向正常、功能性模式过渡。

应用 Brunnstrom 技术治疗中风偏瘫的患者时，应遵循以下原则：

1. Brunnstrom Ⅰ～Ⅲ期　应利用健侧活动，诱发联合反应出现，将其作为随意性运动的基础，再逐渐利用联合反应进行训练，使患者体会伴有随意性的肌肉收缩。共同运动出现后，可以利用共同运动的模式鼓励患者做随意运动，并尽早应用到功能活动中。

2. Brunnstrom Ⅳ期　从基本的共同运动中脱离出来，训练不伴有共同运动的关节活动，诱发和促进分离运动。

3. Brunnstrom Ⅴ期　进一步促进分离运动，加强随意性，实现运动与日常生活动作相结合。

4. Brunnstrom Ⅵ期　加强协调性、灵活性和耐力的练习及精细动作练习，按照正常的活动方式完成各种日常生活活动及患肢的独立运动。

（二）治疗方法

1. Brunnstrom Ⅰ～Ⅱ阶段　这一时期主要是利用躯干肌的活动，通过对健侧肢体的活动施加阻力引起患侧肢体的联合反应或共同运动，以及姿势反射等，提高患侧肢体的肌张力和肌力，促使肩胛带和骨盆带功能的部分恢复，让患者体会肢体运动的感觉，增强康复的信心。

（1）上肢屈肌运动训练 在疾病的早期上肢还没有随意运动，可采用诱发联合反应的方法引出患肢的随意运动。患者仰卧位，治疗师在患者健侧上肢施加一定的阻力，嘱患者用力做屈肘动作，由于联合反应患侧上肢也可以出现屈曲动作。还可以利用非对称性紧张性颈反射进一步诱发屈肘的动作，如让患者头面转向健侧，诱发患侧上肢的屈曲运动。

（2）上肢伸肌运动训练 诱发上肢的伸展运动是非常重要的训练项目，并非力量性训练。患者仰卧位，治疗师在患者健侧上肢施加一定的阻力，嘱患者用力做伸肘动作，通过联合反应引起患侧上肢的伸肌协同运动。此时最先诱发的动作往往是胸大肌的收缩，可通过轻叩胸大肌、肱二头肌引起上肢伸肌的协同运动。还可以利用非对称性紧张性颈反射进一步加强上肢的伸展运动，如让患者头面转向患侧，诱发患侧上肢的伸展运动。

（3）下肢屈肌协同运动的诱发训练 患者取仰卧位健侧下肢伸直，令患者用力跖屈健足，治疗师从足底施加阻力，通过联合反应诱发患侧下肢屈肌的协同运动。可同时让患者头面部转向健侧，利用非对称性紧张性颈反射，进一步加强这种屈曲运动（图3-2-3）。

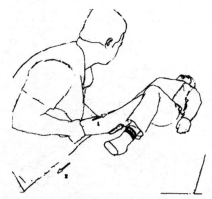

图 3-2-3 下肢屈肌协同运动的诱发训练

（4）下肢伸肌协同运动的诱发训练 患者取仰卧位下肢伸直，令患者健侧做足背伸运动，治疗师对其背伸的健足施加阻力，通过联合反应引起患侧下肢伸肌的协同运动。同时还可以让患者头面部转向患侧，利用非对称性紧张性颈反射，进一步加强这种伸展运动（图3-2-4）。

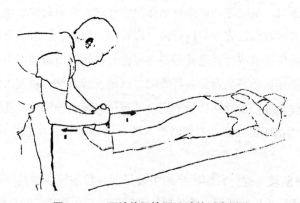

图 3-2-4 下肢伸肌协同运动的诱发训练

（5）髋关节外展的诱发训练 患者取仰卧位下肢伸直，治疗师令其健侧下肢进行外展运动并对其施加阻力，当患者用力完成健侧下肢外展的动作时，通过联合反应诱发患侧下肢出现反射性外展运动（图3-2-5）。

（6）髋关节内收的诱发训练 患者取仰卧位双下肢分开处于外展位，治疗师令患者用力内收健侧下肢，并在下肢内侧施加阻力，当患者用力完成健侧下肢内收的动作时，患侧下肢通过联合反应现象产生内收动作（图3-2-6）。

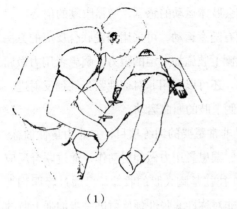

（1）　　　　　　　　　　　　　　　　　　（2）

图 3-2-5　髋关节外展的诱发训练

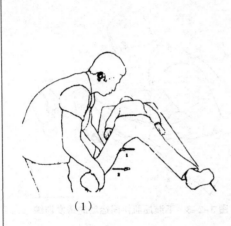

（1）

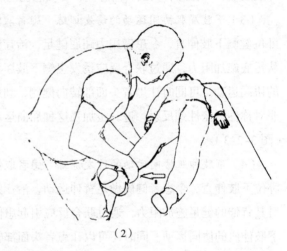

（2）

图 3-2-6　髋关节内收的诱发训练

（7）踝背伸诱发训练　①Bechterev 反射法，又称屈曲反射，是远端屈肌的协同收缩。患者仰卧位，治疗师手握患足足趾被动屈曲以牵张足背伸肌，可引起伸趾肌、踝背伸肌、屈膝肌及屈髋肌等肌群出现共同收缩，表现为趾背伸、踝背屈、屈膝、屈髋的反应。②屈肌协同运动诱发踝背伸。患者仰卧位或坐位，让患者做髋膝屈曲时在膝关节施加阻力以增加等长收缩，通过诱发下肢全部屈肌协同运动使足背屈肌群收缩，以诱发踝背伸。诱发出踝背伸运动后，再逐渐减少髋、膝关节屈曲角度，最后在膝关节完全伸展位做踝背伸训练。③利用各种刺激诱发踝背伸。用冰、毛刷、手指叩击或振动器刺激等方法刺激足趾背侧及足背外侧、胫前肌肌腹等，以诱发踝背伸。

2. Brunnstrom Ⅲ阶段　这一时期治疗的主要目的是控制屈、伸共同运动，促进伸肘和屈膝，伸腕和踝背伸，诱发手指的抓握，并将屈伸共同运动与功能活动和日常生活活动结合起来。

（1）肩胛带运动训练　患者不能主动上提肩胛带时，治疗师可辅助抬起患侧肘部，并对斜方肌的上部进行轻叩引起肌肉反应，再进行等长收缩，保持肩关节不下降，可以反复进行直至引出肩胛带足够的主动运动。还可令患者颈部向患侧屈曲，当头肩接近时，治疗师对患者的头肩施加分开的阻力，加强屈颈肌群和斜方肌、肩胛肌的收缩。这些手法可促进肩胛带的上提、下降、内收、前屈的运动，并改善肩关节的活动情况。

（2）双侧抗阻划船动作训练　这是利用健侧肢体和躯干的本体冲动，诱发脑卒中患者的

NOTE

推、拉和往复运动。患者与治疗师对面而坐，相互交叉前臂再握手，做划船时推拉双桨把手的动作。推时前臂要旋前，推是利用联合反应诱发患者伸肌协同运动模式；拉时前臂要旋后，拉是诱发屈肌协同运动模式。做推拉动作时，治疗师可对患者健侧上肢施加阻力，待患肢也有运动功能后，适当地给予阻力。

（3）手指屈曲运动的诱发　当患手无随意抓握时，利用上肢屈肌协同运动，诱发手指关节的屈曲运动。让患者用力屈曲上肢，治疗师适当地给予抵抗可引起手指屈曲肌群的反射性收缩。但应注意的是这往往也会引起我们不希望有的腕关节的屈曲。这种反应是近端性牵拉反应，在痉挛出现后很容易引出。

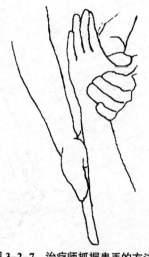

（4）手指伸展运动的诱发　治疗师与患者相对而坐，握住患者拇指根部与大鱼际（治疗师四指紧压大鱼际），将拇指从屈曲痉挛的手掌中拉出，将前臂旋转至外展位，然后轻柔、交替地做旋内、旋外训练（图3-2-7）。可在外展位时轻拍刺激手腕、手指背侧皮肤，即通过伸肌反射进一步促进伸展动作（图3-2-8）；还可以蜷曲患指以牵张伸肌（图3-2-9）。对于其他四指的屈曲，治疗师一只手握住患者拇指根部，另一只手打开屈曲的手指（图3-2-10）。

图 3-2-7　治疗师抓握患手的方法

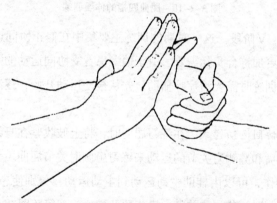

图 3-2-8　轻拍患侧手腕、手指背侧皮肤

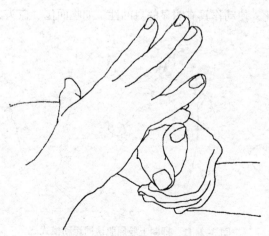

图 3-2-9　蜷曲患指以牵张伸肌

NOTE

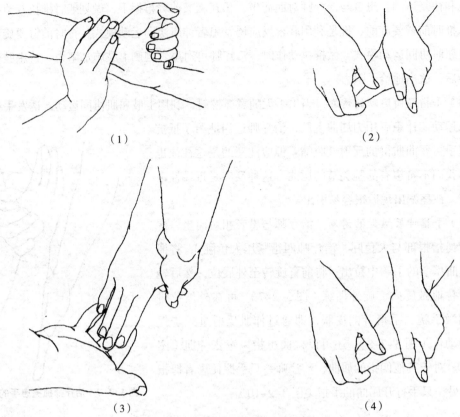

图 3-2-10　屈曲四指的伸展训练

3. Brunnstrom Ⅳ ~ Ⅴ阶段　这一时期的训练主要集中在修正协同运动，使运动从协同运动的模式中脱离出来，更加符合实际需要。由于偏瘫患者受协同运动的限制，训练的初期难以完成分离运动。因此，训练时需要治疗师辅助，先从被动运动开始，逐渐诱导，直至患者能独立完成随意运动。

（1）抑制上肢屈肌协同运动模式　在练习屈肘时，将上肢收紧在身体的侧方来抑制肩关节外展、外旋。用手触摸嘴和健侧肩关节的运动来练习患侧肘关节屈曲。为了诱发出各种脱离协同运动束缚的功能性动作，可以由辅助主动运动到主动运动，分别使患者完成摸嘴、摸耳朵，先患侧后健侧，再摸健侧肘关节、摸前额、摸头顶及摸后头部等（图 3-2-11）。

此训练的主要内容是抑制肘关节屈曲时肩关节的外展、外旋，当以上运动可以完成后，要尽早地向功能性运动转化，使动作具有明显的目的性，如吃面包、梳头、用毛巾擦健侧上肢等。

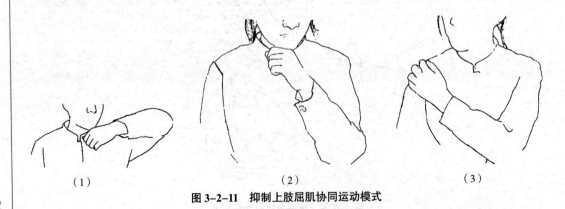

图 3-2-11　抑制上肢屈肌协同运动模式

（2）抑制上肢伸肌协同运动模式

①将患手手背接触后腰部，以此来抑制伸肌协同运动模式，使胸大肌的作用从伸肌协同运动模式中摆脱出来。

②训练肩前屈90°使伸直的上肢前平举。训练中若患者不能摆脱屈肌协同运动模式，会出现肘不能伸直、肩前屈时合并肩外展；若不能摆脱伸肌协同运动模式，因胸大肌的牵制会使肩前屈不能达到90°。

③训练伸肘位前臂旋前、旋后。因为旋前是伸肌协同运动模式的要素，旋后是屈肌协同运动模式的要素，所以伸肘旋前是抑制屈肌协同运动，伸肘旋后是抑制伸肌协同运动。应该注意的是，当具有一定的分离运动后才能够进行伸肘位前臂旋前、旋后的训练。

④训练伸肘位肩关节外展。这一运动包含有伸肘和前臂旋前的伸肌协同运动成分，以及肩胛骨内收和肩外展的屈肌协同运动成分，故只有在协同运动模式影响较弱时才能较好完成。

⑤肩外展90°肘伸直、掌心向上下旋转。这是此阶段最难的动作，掌心向上需要前臂旋后和上臂旋外，而掌心向下需要前臂旋前和上臂旋内。若能完成这一动作，说明分离运动已较充分，如仍有伸肌协同运动，是不能完成此动作的。

（3）腕手分离运动的诱发　固定患者的肘和腕在伸展位，叩击腕伸肌诱发腕伸展反射的同时进行手指抓握训练，一边叩击一边令患者反复进行"手指抓握""手指释放"的训练。

（4）手指侧捏运动的训练　侧捏是训练手能力的重点内容，因为侧捏动作只要拇指能按压和离开示指桡侧就可以实现，而且侧捏时所捏的物品不与手掌接触，放开也比较容易。练习时重点是练习拇指的分离运动，先从比较小的物品开始，用拇指指间关节与示指桡侧面对合。如抓大小不等的螺丝、豆子等，使拇指从半随意运动过渡到随意运动。当手的功能还未达到较好的水平以前，没有必要练习理想模式的抓握动作，当患手能较随意控制屈伸协同运动时，就应及时与日常功能性活动结合起来，使手功能在应用中得到充实和发展。对需要双手配合动作时，可以用健手做复杂动作，患手做辅助动作。如健手书写时患手稳住纸及有关物品；将瓶子等固定在患手和前腹壁之间，让健手开启瓶盖；洗碗时用患手固定碗，用健手刷洗等。

（5）手功能理想模式　一般理想模式的抓握必须具备三个条件：①握拳的手指可随意伸展；②拇指能和其他手指对指；③即使被拿物品与手掌接触，手指也能自如分开。也就是说能够具备以上条件的患者，在日常生活中配合一定的自助具，通过反复练习可以完成系鞋带、系纽扣、用加粗的毛衣针编织等许多精细动作。

4. Brunnstrom Ⅵ阶段　这时期治疗的目的是恢复肢体的独立运动。主要方法是按照正常的活动方式来完成各种日常生活活动，加强上肢协调性、灵活性及耐力练习和手的精细动作练习。如加强坐、站平衡及起立训练，以及进行步态训练。

第三节　Rood 技术

一、概述

Rood 技术又称为多种感觉刺激治疗法或皮肤感觉输入促进技术，由美国人 Margaret Rood

提出。其主要方法是按照个体的发育顺序，在皮肤的某些特殊区域利用不同的感觉刺激促进或抑制运动性反应，诱发较高级的运动模式的出现。Rood 技术把神经生理学和运动发育学的研究成果运用到运动障碍患者的康复治疗中，如用于小儿脑瘫、脑卒中、脑外伤后的偏瘫及其他有运动控制障碍等患者的治疗。

Rood 认为适当的感觉刺激可以保持正常的肌张力，并能诱发所需要的肌肉反应。正确的感觉输入是产生正确运动反应的必要条件，有控制的感觉输入可以反射性地诱发肌肉活动，如对各种有运动控制障碍的患者，采取快速的擦刷、快速的冰敷或震动等较强的刺激诱发弛缓性瘫痪肌肉的运动；采用轻擦刷、缓慢牵拉等较轻的刺激抑制痉挛性瘫痪肌肉的异常运动。

Rood 技术通过有目的的感觉运动反应建立神经 – 肌肉系统的运动模式，诱导出皮质下中枢的运动模式，使主动肌、拮抗肌和协同肌相互协调。如当大脑发出指令"拿起这个杯子"，大脑皮质并不控制单一肌肉，患者的注意力集中在最终的目的"拿起杯子"，而不是躯体及肌肉、关节的动作本身。Rood 认为人体运动控制能力的发育一般是由反射运动开始过渡到随意运动；先近端活动后远端活动；先利用外感受器后利用本体感受器；先两侧活动后一侧活动；颈部和躯干先进行难度较高的活动，后进行难度较低的活动；而肢体要先进行难度较低的活动，后进行难度较高的活动；两侧运动之后进行旋转运动。

二、基本理论

（一）与神经传导有关的运动神经元

脊髓前角中存在着大量的运动神经元，包括 β 神经元和 γ 神经元，其纤维离开脊髓后直达所支配的肌肉。神经纤维分为 A、B、C 三类。①A 类包括有髓鞘的躯体传入和传出纤维，分为 α、β、γ、δ 4 类。其中 α 纤维为初级肌梭传入纤维和支配梭外肌的传出纤维，它接收来自皮肤、肌肉和关节等外周传入的信息，也接收从脑干到大脑皮质等中枢传入的信息，产生一定的反射传出冲动；β 纤维为皮肤的触、压觉传入纤维；γ 纤维为支配梭内肌的传出纤维，当其活动加强时，梭内肌纤维收缩，可提高肌梭内感受装置的敏感性，因此，对调节牵张反射具有重要作用；δ 纤维为皮肤痛 / 温觉传入纤维。②B 类是有髓鞘的自主神经的节前纤维。③C 类包括无髓鞘的躯体传入纤维和自主神经的节后纤维。刺激覆盖于肌腱、肌腹附着点上的皮肤，冲动传入脊髓，通过 γ 纤维传出到肌梭，可根据刺激的性质和方式的不同，对肌肉产生促进或抑制作用。另外，有些皮肤 – 肌肉反射却与 γ 纤维无关。与 γ 纤维无关的皮肤 – 肌梭反射，刺激皮肤上的毛发，通过毛发或传入神经，经脊髓 – 丘脑通路将冲动投射到运动皮层，引起锥体束始端的丘脑兴奋，再经皮质脊髓束传出至脊髓，经 α 纤维传出到肌肉，对肌肉产生促进或抑制性的反应。

（二）感觉刺激输入的基本形式

正确的感觉输入是产生正确运动反应的必要条件，有控制的感觉输入可以反射性地诱发肌肉活动。只有适当的感觉刺激，才能引起有目的性的运动反应，通过有目的的感觉运动反应建立神经肌肉系统的运动模式，使肌群间的相互作用更加协调。因此，治疗时在多种感觉刺激方法中选择适当的刺激方式作用于治疗部位。Rood 阐述感觉输入的基本形式如下：

1. 简短的刺激引起同步的运动输出，该刺激用于反射弧完整的患者。

2. 快速的、重复性的感觉输入产生持续的反应，刺激并激活非特异性的感受器，将冲动沿

C 纤维和 γ 纤维传递给支配肌肉的 α 运动神经元的肌梭运动神经。

3. 持续的感觉输入可以产生持续的反应，如肢体的重力对感觉系统就有持续的刺激作用，对稳定姿势有积极的影响。

4. 缓慢、有节律的重复性感觉刺激可降低肌肉和精神的兴奋程度。任何持续的低频率刺激都可以激活副交感神经引起全身放松。如缓慢晃动，听轻音乐，对手心、足底及腹部的按压等。

（三）个体发育规律的运动控制形式

按照个体发育规律，运动控制由低级到高级分 4 个阶段，也就是交互支配、共同收缩、粗大运动和精细运动四种控制形式。

1. 交互支配 交互支配是基本的运动控制形式，是出生后早期的具有保护作用的运动模式，即主动肌收缩时拮抗肌舒张。这种基本运动模式是受脊髓和脊髓下中枢控制的。屈曲逃避反射、翻身动作均为此发育水平的运动。

2. 共同收缩 共同收缩又称拮抗收缩，是一种张力性主动肌和拮抗肌同时收缩的模式，能够提高关节稳定性，具有维持姿势和维持持物状态的作用。

3. 粗大运动 粗大运动为重负荷性工作，是在稳定性基础上进行的运动。这种运动模式是近端肌肉活动而远端固定。如膝手位晃动时，就是腕关节和踝关节固定，肩关节和髋关节活动。

4. 精细运动 精细运动为技巧性运动，是最高水平的运动控制，是运动性和稳定性的结合。进行精细活动时要求远端活动而近端固定。如画家创作时需要肩及身体有很高的稳定性而手和腕关节有准确的灵活性。

（四）个体发育规律的运动模式

Rood 根据个体发育规律总结出 8 个运动模式。

1. 仰卧屈曲模式 屈曲是一种保护性的姿势，该模式表现为仰卧位肢体屈曲、双侧对称。当头和肢体向前屈曲时，身体的前面处于被保护状态，它是一种活动性的姿势，需要交互支配。Rood 运用该模式治疗屈曲模式缺乏、躯体伸肌张力高的患者 [图 3-3-1（1）]。

2. 转体或滚动模式 该模式表现为转动或滚动躯体时同侧上、下肢屈曲。该模式可以激活躯干侧屈肌，可以用于仰卧时张力性反射占主导的患者 [图 3-3-1（2）]。

3. 俯卧伸展模式 该模式是俯卧位头、颈、肩、髋、膝及躯干的完全伸展模式，既是可动性模式又是稳定性模式。在临床上采取和保持这种姿势多比较困难，如果具有保持这种姿势的能力，说明紧张性颈反射和紧张性迷路反射等原始反射都已被抑制。该模式可用于屈肌张力高的患者，避免用于伸肌张力高的患者 [图 3-3-1（3）]。

4. 颈肌共同收缩模式 该模式是俯卧位能抗重力抬头，促进头部控制，是一种稳定性的模式。根据颈 - 尾的发育原则，颈肌的同时收缩是先于躯干和四肢的同时收缩出现的模式。当俯卧时为了抗重力作用，颈部的屈肌和伸肌必须具备良好的同时收缩能力才能保持头后仰。可用于弛缓型脑瘫患儿，以训练头部的控制 [图 3-3-1（4）]。

5. 俯卧屈肘模式 该模式是俯卧位肩前屈，屈肘负重，是脊柱伸展的模式。通过肘关节持重刺激了上部躯干肌，使肩部和上部躯干稳定；这种姿势还可以开阔患者视野，获得左右转移的机会 [图 3-3-1（5）]。

6. 手膝位支撑模式　该模式是由双手和双膝支撑躯体的姿势，是爬行的基本姿势，可促进下肢和躯干的共同收缩。当颈和上肢保持稳定时，可利用这一体位刺激下肢与躯干的共同收缩，支撑点会由多变少，支撑面会由大变小；静态支撑会发展为动态支撑，即由手膝位支撑姿势发展为爬行。该体位下的重心转移还可以激活平衡反应［图 3-3-1（6）］。

7. 站立模式　该模式首先是双下肢站立不动，然后会发展重心转移，体重在双下肢之间转换，最后发展为单腿站立。能够保持该体位需要神经系统较高水平整合下的翻正反应和平衡反应的支持［图 3-3-1（7）］。

8. 行走模式　行走是活动性、稳定性和技巧性能力的综合体现。正常步行必须具备支持体重、保持平衡和迈步的能力，它是一个极其复杂的过程，需要全身各个部分的协调［图 3-3-1（8）］。

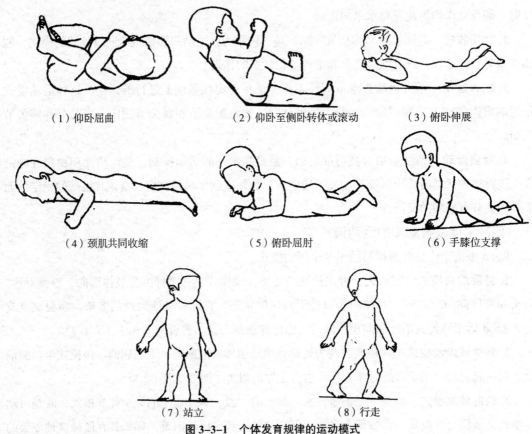

（1）仰卧屈曲　　　　（2）仰卧至侧卧转体或滚动　　　（3）俯卧伸展

（4）颈肌共同收缩　　　　（5）俯卧屈肘　　　　（6）手膝位支撑

（7）站立　　　　（8）行走

图 3-3-1　个体发育规律的运动模式

三、临床应用

（一）刺激皮肤、本体感受器激发肌肉反应

1. 触觉刺激　包括快速擦刷和轻触觉。

（1）**快速擦刷**　利用软毛刷刺激 C 感觉纤维，活化 γ 运动神经元，诱发主动肌收缩，抑制拮抗肌收缩。刺激后 15～30 秒显效，30～40 分钟疗效可达高峰，可采用一次擦刷或连续擦刷。①一次擦刷是指在相应肌群的脊髓节段皮节区给予擦刷刺激，如 30 秒后无反应，可以重复 3～5 次，这种方法适用于意识水平较低而需要运动的患者。②连续擦刷是指在治疗部位的皮肤上做 3~5 秒的来回刷动。诱发小的肌肉运动时每次要小于 3 秒，休息 2~3 秒后再进行下一次，每块肌肉刺激 1 分钟；诱发大的肌肉运动时不必间隔，可持续擦刷。擦刷一般由远端向近端进行。

（2）轻触觉　轻触觉是指用手轻触摸患侧手指或脚趾间的背侧皮肤、手掌或足底部，以引起受刺激肢体的回缩反应，对这些部位的反复刺激则可引起反射性伸肌反应。如用手轻触摸患侧前臂外侧皮肤，可诱发腕关节背伸。

2. 温度刺激　温度刺激常用冰刺激，因为冰具有强烈的温度易化作用，瞬间的寒冷刺激能够使组织的兴奋性增高，诱发肌肉收缩。冰只能在局部短时间放置，一般是每次 3~5 秒，30~40 分钟疗效达到高峰。用冰快速刺激手掌与足底或手指与足趾的背侧皮肤时，可以引起反射性回缩，与轻触摸的效果相同。

因为冷刺激能引起交感神经的保护性反应而使血管收缩，故不能用于背部脊神经分布区。

3. 牵伸　快速、轻微地牵伸肌肉可以使肌肉立即出现收缩反应。牵拉内收肌群或屈肌群，可以促进该群肌肉收缩而抑制其拮抗肌群；牵拉手或足的内部肌肉，可引起邻近固定肌的协同收缩。

4. 叩打　用指尖对皮肤进行轻轻叩打，可刺激低阈值的 A 纤维，引起皮肤表层运动肌的交替收缩。轻叩手背指间或足背趾间皮肤及轻叩掌心、足底均可引起相应肢体的回缩反应。快速地叩击或拍打肌腱、肌腹，会引起与快速牵拉相同的效果。

5. 挤压　用力挤压关节可使关节间隙变窄，可刺激高阈值感受器，引起关节周围的肌肉收缩。当患者处于仰卧位屈髋、屈膝的桥式体位，屈肘俯卧位，手膝四点位，站立位时抬起健侧肢体而使患侧肢体负重等支撑体位时，均可产生类似的反应。对骨凸处加压具有促进、抑制的双向作用，如在跟骨内侧加压，可促使小腿三头肌收缩，产生足跖屈动作；相反，在跟骨外侧加压，可促使足背伸肌收缩，抑制小腿三头肌收缩，产生足背伸动作。

6. 特殊感觉刺激　采用一些特殊的感觉（视觉、听觉等）刺激来促进或抑制肌肉的活动。欢快激昂的音乐、洪亮有趣的语言及明亮鲜艳的环境等刺激可对中枢神经产生一定的兴奋作用；光线暗淡、色彩单调的环境、催眠曲等则具有抑制作用。治疗师说话的音调和语气也可以影响患者的运动和行为。

（二）刺激本体感受器抑制肌肉反应

1. 挤压关节　轻度挤压关节可以降低关节周围的肌肉张力，缓解肌肉痉挛。对偏瘫肩痛的患者可以采用挤压肩部来缓解因肩周肌肉痉挛引起的肩痛。治疗时，治疗师站在患者的患侧，一只手托住其肘部并使其肘伸直、肩外展，另一只手抵住其手部使其腕背伸，并沿着上肢的纵轴轻轻挤压肩关节，使肱骨头进入关节窝，保持片刻使肩周肌肉放松。通过挤压脊柱两侧肌肉，可反射性地抑制全身肌肉紧张，达到全身放松的目的。

2. 挤压肌腱　在肌腱附着点持续加压，可使痉挛的肌肉放松。如在手背屈肌腱上加压，可以缓解手部肌肉的痉挛。

3. 持续牵拉　持续牵拉肌肉可延伸肌肉长度（塑性延长）、缓解痉挛。常采用较小力度、较长时间的牵拉方法。如对屈肌痉挛明显的患者，可用石膏或夹板固定于肌肉延长位置进行持续牵拉。

4. 远端固定，躯干运动　此法适用于手足徐动症等患者。具体方法是让患者取手膝位，手部和膝部位置不动，躯干做前、后、左、右和对角线式的活动。如果痉挛范围较局限，可缓慢地抚摩或擦拭皮肤表面也同样能达到放松的效果。

5. 其他技术 将患者从仰卧位或俯卧位缓慢翻转到侧卧位，以旋转体位的方法缓解痉挛；还可以通过摆动患者肢体的方法缓解痉挛；还可采用温水浴、湿热敷等温热刺激来舒缓肌肉、缓解痉挛。

（三）常见疾病的处理

1. 弛缓性瘫痪 弛缓性瘫痪的治疗应采用有促进作用的感觉刺激手法诱发肌肉反应，常用方法有以下几种。

（1）快速擦刷、叩击和轻触摸 可以在患侧小腿前外侧远端皮肤进行快速擦刷、叩击和轻触摸，诱发其踝背伸；在患侧上肢的前臂伸侧皮肤进行上述手法，可诱发腕背伸。

（2）远端固定，近端活动 在固定远端肢体的同时，对近端肢体施加压力或增加阻力以诱发肌肉收缩，提高肌肉的活动能力和关节稳定性。

（3）整体运动 当某一肌群瘫痪时，可以通过正常肌群带动肢体的整体运动来促进瘫痪肌群的运动；当一侧肢体完全瘫痪时，可以通过健侧肢体的运动带动瘫痪肢体从而实现整体的运动功能。

2. 痉挛性瘫痪 对痉挛性瘫痪要根据其特点，采用有抑制作用的感觉刺激手法来抑制肌肉的紧张状态，常用方法有以下几种。

（1）缓慢持续的牵拉、轻挤压 对腰背肌和四肢肌肉进行缓慢持续的牵拉，可以降低痉挛肌肉的张力；利用外力或自身体重挤压肩部，有利于缓解肩关节周围肌肉的痉挛；从上向下轻轻挤压脑瘫患儿脊柱两侧，有利于缓解躯干痉挛等。

（2）轻擦刷 通过轻擦刷痉挛肌群的拮抗肌，诱发相关肌肉的反应以抵抗肌肉的痉挛状态。

（3）抗痉挛的运动模式 根据个体运动发育规律，对屈肌张力高的患者宜采用伸展运动模式；对伸肌张力高的患者宜采用屈曲运动模式。对脑卒中痉挛期患者的异常运动模式采用手膝位这一肢体负重位的抗痉挛模式，以降低上肢的屈肌张力和下肢的伸肌张力。

（4）反复运动 反复运动就是利用肌肉的非抗阻性重复收缩缓解肌肉痉挛。如卧位时反复旋转身体，可以缓解躯干肌的痉挛；坐位时双手支撑床面，做肩部或臀部的反复上下运动，可以缓解肩部或髋部的肌痉挛。

3. 吞咽困难和发音障碍 对于脑损伤引起的吞咽困难和发音障碍，可通过适当的刺激方法诱发或增强肌肉活动以达到治疗的目的，常用的方法有以下几种。

（1）擦刷法 可用毛刷轻刷患者的上唇、面部、软腭和咽后壁，避免刺激下颌和口腔下部。反复擦刷甲状软骨至下颌下方的皮肤，可引起下颌的上下运动和舌部的前后运动，继而引发吞咽。

（2）冰刺激 用冰刺激嘴唇、面部、软腭、咽后壁及下颌部的前面，可诱发或强化吞咽反射。

（3）吸吮训练 通过用力吸吮奶嘴、棒棒糖等物品，增加口部周围肌肉的运动。当患者口周肌肉能主动收缩时，再让其适当增加阻力来加强口周肌肉运动。

4. 膈肌运动功能减弱 当膈肌运动功能减弱时，可以通过促进的方法刺激膈肌收缩，扩张胸廓下部以改善呼吸功能，常用的方法有以下几种。

（1）擦刷法、冰刺激　按一定方向连续擦刷胸锁乳突肌、肋间肌、腹外斜肌、腹内斜肌、腹横肌，可以使胸部和躯干获得稳定性；也可以采用冰刺激。注意避免刺激腹直肌，因为腹直肌收缩后可以引起膈肌下降而限制胸廓的扩张。

（2）挤压法　治疗师通过挤压两侧的胸锁乳突肌起始部或把手指放在肋间，在吸气之前压迫肋间肌，呼气时抬起，诱发膈肌和肋间肌收缩。呼气初挤压腹肌，以诱发腹的收缩。

（3）叩击法　叩击第1、2腰椎内缘可诱发膈肌收缩。

5. 整体伸展模式障碍

（1）诱发体位　俯卧位时将头及部分胸廓伸出床外并保持，利用紧张性迷路反射使俯卧位上肢屈曲，必要时通过颈部肌肉的共同收缩维持俯卧位肘支撑。

（2）擦刷方法　连续擦刷三角肌后部可诱发上肢伸展；连续擦刷前臂背侧，可诱发腕伸肌和拇长伸肌的收缩；连续擦刷手背侧皮肤可诱发手指伸展；连续擦刷颈项背部可诱发伸颈；连续擦刷背部皮肤可诱发背部伸展；连续擦刷臀部的基部可诱发臀大肌的收缩；连续擦刷足底诱发腓肠肌的收缩。

（3）叩击　叩击肘后侧上部，诱发肱三头肌收缩有利于伸肘；叩击臀大肌部位，可诱发臀大肌收缩有利于伸髋。

第四节　本体感觉神经肌肉促进技术

一、概述

本体感觉神经肌肉促进技术（proprioceptive neuromuscular facilitation，PNF）是以人体发育学和神经生理学原理为基础，通过刺激本体感受器来改善和促进肌肉功能的一种运动治疗方法。被广泛应用于治疗中枢和外周神经损伤，以及骨科疾病。

该技术于20世纪40年代由美国内科医生和神经生理学家Herman kabat医生创立，以各种运动模式及姿势为载体，通过治疗师的口令、手法接触、阻力、视觉刺激等各种感觉输入来强化本体感觉刺激所产生的肌肉反应，促进患者学习和掌握正确的运动功能。螺旋对角线的运动模式是PNF技术的基本特征。PNF技术能够提高人体肌肉的力量、耐力及运动控制能力，提高人体协调性和平衡性，改善患者日常生活活动能力。

二、治疗原则

（一）人发育过程中存在着相当大的潜能

所有个体都具有尚未开发的潜能，这是PNF技术的基本原则。PNF技术重在利用现有的正常能力易化较弱部位的功能，以提高患者能力水平。因此该技术能最大限度地调动患者的潜能。这一思想也是PNF技术中利用患者较强的模式加强较弱运动的理论基础。

（二）正常人体运动发育遵循一定的规律

正常人体运动发育遵循从头到尾，从近端到远端的规律。正常的人体运动首先是头颈部的运动，其次为躯干，最后是四肢。肢体运动及稳定性的发育按照从近端到远端的方向进行。因此，理论上只有改善了头、颈、躯干的运动之后，才可能改善四肢的功能；只有控制了肩胛带的稳定性之后，才有可能发展上肢的精细动作技巧。因此在偏瘫上肢功能康复治疗过程中，首先应建立肩胛带的正常功能和稳定性，它是手出现精细运动及功能的前提。

运动协调的发育正好与其相反，是由远端向近端方向进行的。肢体远端的协调运动是完成各种功能活动的基础。在正常功能活动中，远端部分首先运动，其次为肘膝部，再次为近端。因此要使患者获得正常的功能活动，肢体远端必须首先具有协调、有序、平滑的运动。

人体运动方向也按照一定的顺序发育，依次为无规则运动，垂直方向运动，水平方向运动，圆周运动，对角线运动。对角线方向的运动是人体正常发育过程中最高形式的运动，它存在于日常功能活动中。传统的治疗锻炼是线性的、在一个平面内的运动，这种锻炼方式对建立关节周围肌群正常、协调的对角线运动并无实际意义。因此治疗师在治疗过程中，要不断地审视患者正在进行的治疗活动是否具有功能性的对角线运动。

（三）姿势和运动控制的发育遵循固有规律

姿势和运动控制的发育顺序为：双侧对称模式→双侧不对称模式或双侧交互性模式→单侧模式。可以通过观察和评价患者功能活动水平来设计各种治疗性活动。如双侧对称性站立可易化头颈及躯干的屈曲和伸展。采用双侧非对称性姿势挥动球拍的动作有利于促进头、颈及躯干的旋转。而采用双侧肢体交互模式如扔铅球或高处取物等活动则有益于患者保持头、颈及躯干的稳定。

（四）运动行为的发育具有周期性循环的倾向

运动行为的发育具有周期性循环的倾向，如坐位姿势的发育以屈、伸肌优势交替发育为特征。从不能独立保持坐位、以屈肌优势为主的坐姿，到以伸肌优势为主、能够保持独立坐姿，再到以屈肌优势为主。伸、屈肌优势交替发展是建立姿势稳定性和保持平衡的基础。在对患者进行治疗前，应观察患者的运动状况，如果为屈肌优势，应采取以伸肌优势为主的活动或加强伸肌活动的治疗方法，反之亦然。保持正常的运动和姿势取决于主动肌和拮抗肌之间的协同作用。因此采用各种手法技术预防和纠正拮抗肌之间的不平衡是PNF疗法的目标。

（五）有目的的活动包含逆向运动

有目的的活动包含逆向运动，逆向运动也有助于重建拮抗肌之间的平衡与相互作用。一个人如果不能进行逆向运动，其能力将受到限制和影响。

（六）运动能力通过运动学习获得

运动学习涉及从条件反射到复杂的随意运动控制，本体感觉性反馈在条件反射中起到重要的作用。施以适当的压力和感觉及环境刺激是促进运动学习的重要手段。治疗师应选择确切的感觉（视、听、触觉及本体感觉）刺激，并通过易化手法作用于完成某种运动所要求的特定部位，以辅助患者获得和提高运动能力。输入本体感觉性刺激，有助于患者学习正常运动。PNF技术中，主要通过治疗师徒手接触患者关节周围组织，使其产生本体感觉性刺激。此外，利用牵张反射和施加阻力也可以刺激本体感受器。

（七）PNF技术强调手法与功能活动相结合

PNF易化技术与有目的的活动结合，可以促进步行及自理活动等整体模式和精细动作的学习。采用任何单一的方法，如易化技术或有目的的功能活动都不能达到最佳治疗效果。因此，在治疗过程中，治疗师需要将 PNF 手法与功能活动有机结合起来。

三、PNF 基本技术要点

（一）手法接触

治疗师的手抓握患者的皮肤或其他压力感受器称为手法接触。通过手法接触可给予患者正确的运动方向刺激。在手法接触中治疗师应注意采用蚓状抓握，即治疗师的手指放于治疗部位侧方给予压力刺激。

（二）口令

口令是指在运动过程中，治疗师给予患者的某些运动指令，是增加感觉刺激和运动的有效方法。

口令的音调可以影响患者对运动指令的反应质量。大而尖锐的音调可以募集较多的运动单位参与运动，使患者进入紧迫状态，做出快速反应，一般应用于较强的抗阻运动训练。轻而柔和的音调则可避免患者产生紧张，患者通过适当努力便可达到运动要求，减少了异常运动的出现，一般应用于并发疼痛时的治疗。

此外治疗师还应掌握好下达口令的时机。下达过早，治疗师手法与患者不同步，易造成患者动作不协调。下达过晚，不能对患者运动模式形成有效刺激。

（三）牵拉

牵拉不仅使被牵拉肌肉产生兴奋，而且还可以使所有参与该运动的肌群均出现反应。通过快速牵拉肌肉可以提高肌梭中本体感受器的兴奋性，使其达到兴奋阈，诱发出牵张反射，引起肌肉收缩。利用牵张反射时要使牵张刺激与患者的运动在同一瞬间发生。牵拉不仅可以增强肌力，促进弱肌肉的反应，而且可以诱发出肢体随意运动。对伴有疼痛和骨关节及软组织疾病而不宜做快速运动的患者，不得利用牵张反射进行增强肌力训练。

（四）牵引和挤压

关节的牵引与挤压都是对本体感受器的刺激。牵引指通过牵拉关节两端，使关节面分离，促进关节的屈曲运动。挤压是指通过手法挤压关节两端，使关节面聚合，促进伸肌运动，对保持与提高姿势稳定具有较好的效果。在 PNF 治疗中，上肢的运动模式主要采取牵引手法，下肢伸展模式则主要采用挤压手法。但在同一运动模式中，根据患者不同情况，可两者混合使用。如在上肢伸展模式中，在关节活动度前三分之二予以牵引，在后三分之一采用挤压手法。

（五）阻力

PNF 阻力是指在保证患者平滑地完成对角线运动模式或维持等长收缩的前提下，给予患者的最大外力。阻力可以由治疗师手法提供，也可以采用滑轮、沙袋等器械提供。阻力的目的是促使运动模式中的强肌群产生最大反应，并使兴奋向该模式中较弱的肌群扩散，从而达到易化弱肌群的目的。

阻力应在正常运动程序和正确阶段的基础上实施。阻力的大小要与患者的能力和反应程度相适应。施加阻力应从小到大逐渐递增，使运动模式保持平滑的轨迹，在关节活动度的中段时达到最大，并维持到运动结束。如在运动过程中出现肌肉震颤，则应减小阻力。

（六）强调时间顺序

任何一种正常、协调的运动模式或功能活动均需要多组肌群协同参与，它们以一定的时间顺序进行收缩。正常运动控制的发育是由近端向远端进行的。当获得协调的、有目的的运动后，肌群从远端向近端一次性连续收缩。远端部位的手脚是诱发运动的刺激部位，近端部分躯干的运动是在颈和上、下肢运动之后发生的。在 PNF 治疗过程中，要遵循正常的时间顺序，即要求肢体远端部分首先完成运动，在此基础上整个肢体按顺序依次完成该运动模式。

（七）强化

强化分为强化正常的肌肉收缩顺序和强化组合模式两种。

1. 强化正常的肌肉收缩顺序　强化正常的肌肉是在正常肌肉收缩顺序下，将最大阻力施加在运动模式中较强的部位，以期兴奋向弱的部位扩散，易化模式中较弱的部分。利用徒手施加最大阻力时，不要出现运动模式中强肌支配的运动。当最大阻力达到运动范围内的最强点时，维持等长收缩。然后再令患者完成预期设计的动作。

2. 强化组合模式　正常的动作是由若干个运动组合而成的。为了成功地完成一个动作，身体各部分要保持统一、协调的运动状态，这种状态可以由若干个运动模式任意组合并相互加强而与周围环境相适应。

（八）视觉刺激

视觉对增强运动有重要作用。目光跟随一个目标时，身体也会随之移动。在上肢对角线运动中，眼跟随手运动时，头颈部也跟着运动，随之又带动肢体和躯干较大范围的活动。视觉跟随手的移动有利于强化运动和功能活动。治疗师在指导患者对角线运动模式时必须遵循患者眼随手动的原则。

四、PNF 特殊治疗技术

（一）节律性起始

治疗师首先在患者关节活动度范围内被动活动患肢数次后，要求患者在该方向进行主动运动，并帮助患者做返回运动。待该运动模式连贯后，要求患者在治疗师的指令下抗阻进行节律运动。该方法常用于治疗帕金森病患者运动起始困难。

（二）等张组合

等张组合要求患者肌群的向心性收缩、离心性收缩相组合而不出现放松。患者按治疗师要求抗阻运动到关节活动度末端位（向心性收缩）后保持不放松，待稳定后慢慢向起始位运动（离心性收缩）。

（三）拮抗肌反转

1. 动态反转　患者肢体抗阻运动到关节活动度末端后不放松，同时向相反的运动方向上进行抗阻运动。整个运动模式连贯不出现停顿放松，如日常生活中下肢蹬自行车运动。

2. 稳定性反转　肌肉交替的等张抗阻收缩而不出现运动。治疗师在某一运动方向上给予患者最大阻力要求患者抗阻等张收缩，治疗师保持患者肢体不出现运动，当阻力达到最大时逐渐变换阻力方向，要求患者向相反的方向抗阻等张收缩。整个过程均不出现肢体运动。

（四）节律稳定性

交替抗阻等长收缩而不出现运动。治疗师在某一运动方向上给予患者最大阻力要求患者抗阻等长收缩，当阻力达到最大时逐渐变换阻力方向，要求患者向相反的方向抗阻等长收缩。节律稳定性与稳定性反转动作相近，主要区别在于是否有主动运动意识，即等张收缩和等长收缩模式的区别（表 3-4-1）。

表 3-4-1　稳定性反转和节律稳定性的区别

稳定性反转	节律稳定性
等张收缩	等长收缩
有活动意识	无活动意识
动态指令	静态指令
允许从身体一处转到另一处	只治疗身体一部分
主动肌到拮抗肌再到主动肌	主动肌到拮抗肌

（五）反复牵拉

1. 起始范围反复牵拉　通过牵拉肌肉引出牵张反射。治疗师在患者某一运动模式上对肌肉进行最大范围的牵拉、快速拍打等促进牵张反射的出现。待牵张反射出现后结合牵张反射要求患者主动运动，并且治疗师对该运动施加阻力。

2. 全关节范围的反复牵拉　治疗师首先在某一运动模式起始范围反复牵拉，随着患者关节活动范围的扩大，不断重复起始范围反复牵拉操作，至全关节活动范围。

（六）收缩－放松

对拮抗肌等张收缩施加阻力，然后放松并运动到患肢增加的活动范围。患者在肢体关节活动度末端抗阻进行拮抗肌等张收缩数秒后放松，之后肢体移动到新的关节活动度末端进行上述运动。

（七）保持－放松

1. 直接治疗　拮抗肌放松后进行抗阻等长收缩。患者在关节活动度末端抗阻进行拮抗肌等长收缩数秒后放松，之后肢体移动到新的关节活动度末端进行上述运动。该技术与收缩－放松技术的区别在于有意识的等张和等长收缩的不同。

2. 间接治疗　治疗师施加阻力于疼痛肌的协同肌，而不是引起该疼痛的主动肌。

治疗师在无痛范围内进行疼痛协同肌的抗阻等长收缩，最大阻力不引起疼痛，然后缓慢放松，重复上述操作。

不同功能障碍 PNF 特殊治疗技术的选择见表 3-4-2。

表 3-4-2　不同功能障碍 PNF 特殊治疗技术的选择

功能障碍	可供选择的治疗技术
起始运动困难	节律性起始、关节活动度开始端反复牵拉
学习一个运动	节律性起始、等张组合、反复牵拉
改变运动速率	节律性起始、动态反转、反复牵拉
增强肌力	等张组合、节律稳定性、稳定性反转
增加稳定性	等张组合、稳定性反转、节律稳定性
增加协调和控制	等张组合、节律性起始、动态反转
增强耐力	动态反转、稳定性反转、节律稳定性
增加关节活动度	动态反转、稳定性反转、节律稳定性
放松	节律性起始、节律稳定性、保持－放松
减轻疼痛	节律稳定性、保持－放松

五、PNF 治疗模式

正常人体完成随意运动需要具备一定的肌力、速度和正确的运动模式等几项基本条件才能实现。以上各项必须有诸肌群的高度协调活动，才能充分地发挥正常功能。为此，PNF 技术设计了 34 种基本运动模式和 52 种应用模式。治疗师可以根据患者存在的具体问题选择应用不同的治疗模式。本教材内容只介绍上肢、下肢、肩胛带和骨盆的常见基本运动模式，并进行示例。

人体的功能活动是对角线运动，而非简单的直线运动。日常生活中的正常动作大部分通过螺旋、对角线运动模式来完成。对角线运动模式是由屈伸、内收外展、内旋和外旋三种运动成分组成的。上肢屈伸是指肩关节活动，下肢屈伸是指髋关节活动。中间关节即肘膝关节既可以屈曲也可以伸展。

（一）上肢模式

PNF 上肢模式中主要包括两个对角线模式，即屈曲–外展–外旋和伸展–内收–内旋，以及屈曲–内收–外旋和伸展–外展–内旋。

本教材所示例患者体位均摆放靠近治疗台左侧。患者平卧，头颈部处于中立位，上肢处于两个对角线交叉的中间位，上臂和前臂处于旋转中立位。治疗师体位均以治疗师站在患者左侧示例。在运动过程中远端部分（手和腕关节）首先活动，远端运动完成后肩关节、肘关节开始共同活动。整个运动过程中伴随前臂的旋转。上肢运动模式主要应用于因神经、肌肉及关节活动受限引起的上肢功能障碍，也可应用于增强躯干功能的训练。

1. 屈曲 – 外展 – 外旋（表 3-4-3，图 3-4-1）

表 3-4-3　屈曲 – 外展 – 外旋运动的相关肌肉及关节

关节	运动	涉及肌肉
肩胛	后上提	斜方肌、肩胛提肌、前锯肌
肩关节	屈曲 – 外展 – 外旋	三角肌、冈上下肌、小圆肌
肘关节	伸展	肱三头肌、肘肌
前臂	旋后	肱二头肌、旋后肌、肱桡肌
腕关节	桡侧伸	桡侧腕伸肌
手指	伸展、桡偏	指长伸肌
大拇指	伸展、外展	拇长伸肌

操作要求：患者肩关节伸展内收，前臂旋前，腕关节尺侧屈，四指屈曲，拇指屈曲内收，上肢越过中线至对侧。治疗师面向患者下肢，左脚在前呈弓步站立。治疗师右手拇指放于患手尺侧，四指于桡侧蚓状抓握患者手背，不得接触患者手掌。左手从前臂下方放于患肢腕关节上方（图 3-4-1）。随后治疗师给予患者"请抬起你的上肢"的口令，同时要求患者首先做手指伸直，腕关节桡侧伸，待远端动作完成后上肢做屈曲 – 外展 – 外旋动作。患者视觉一直追踪肢体运动。在运动时治疗师对患者腕关节及肩关节做快速牵拉，同时对上肢屈曲 – 外展 – 外旋运动轨迹施加弧形阻力。阻力大小以患者能够平滑地完成该弧形运动模式为度。当运动结束时患者肩关节屈曲，肩胛骨后上提，伸腕手掌与冠状面成 45°角，手指桡侧伸。治疗师对上肢进行

挤压以促进关节稳定，增加本体感觉输入。

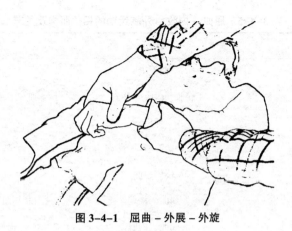

图 3-4-1 屈曲 - 外展 - 外旋

2. 伸展 - 内收 - 内旋（表 3-4-4，图 3-4-2）

表 3-4-4 伸展 - 内收 - 内旋运动的相关肌肉及关节

关节	运动	涉及肌肉
肩胛	前下压	前锯肌、胸小肌、菱形肌
肩关节	伸展 - 内收 - 内旋	胸大肌、大圆肌、肩胛下肌
肘关节	伸展	肱三头肌、肘肌
前臂	旋前	肱桡肌、旋前圆肌 / 方肌
腕关节	尺侧屈曲	尺侧腕屈肌
手指	屈曲、尺偏	指屈肌、骨间肌
大拇指	屈曲、内收对掌	拇屈肌、拇内收肌、拇对掌肌

操作要求：患者平卧于治疗床左侧，患者肩关节屈曲，前臂旋后，腕关节桡侧伸，四指伸直，拇指外展，前臂外展外旋位。治疗师面向患者面部，右脚在前弓步站立于左侧。治疗师左手拇指放于患手尺侧，四指放于桡侧蚓状抓握手掌，禁止接触手背，治疗师右手放于近腕关节处（图 3-4-2）。治疗师给予患者"请推我的手"的口令同时，对患者肩关节及远端腕手部进行牵拉。要求患者四指屈曲，拇指内收，腕关节尺侧屈，随后上肢行伸展 - 内收 - 内旋运动。患者视觉一直跟随上肢运动，治疗师对上肢弧形运动模式给予最大阻力，保证该运动轨迹平滑完成。当运动结束时，肩胛前下压，肩关节伸展 - 内收 - 内旋伴随肱骨越过中线至右侧。前臂旋前，腕关节和手指屈曲，手掌朝向髂骨。治疗师对上肢进行挤压以促进关节稳定，增加本体感觉输入。

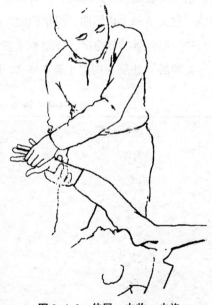

图 3-4-2 伸展 - 内收 - 内旋

3. 屈曲 – 内收 – 外旋（表 3-4-5，图 3-4-3）

表 3-4-5　屈曲 – 内收 – 外旋运动的相关肌肉及关节

关节	运动	涉及肌肉
肩胛	前上提	前锯肌、斜方肌
肩关节	屈曲 – 内收 – 外旋	胸大肌、三角肌、肱二头肌、喙肱肌
肘关节	伸展	肱三头肌、肘肌
前臂	旋后	肱桡肌、旋后肌
腕关节	桡侧屈曲	桡侧腕屈肌
手指	屈曲、桡偏	指屈肌、骨间肌、蚓状肌
大拇指	屈曲、内收	拇屈肌、拇内收肌

操作要求：患者平卧于治疗床左侧。肩关节伸展，前臂旋前，腕关节尺侧伸，四指伸开，拇指外展，上肢外展。治疗师面向患者足部，双脚分开弓步站立于患者左侧。右手四指放于患者手掌尺侧，拇指放于桡侧，禁止触碰手背。治疗师左手放于近腕关节处前臂下（图 3-4-3）。治疗师给予患者"上提你的手，越过你的鼻子"等口令同时，对患者肩关节及腕手部进行牵拉。要求患者四指屈曲，拇指内收，腕关节桡侧屈，肩关节屈曲 – 内收 – 外旋，肩胛骨上提。治疗师对该运动弧形模式施加最大阻力，并保证该运动轨迹的平滑完成。当运动结束时，患者肩胛前上提，肩关节屈曲内收伴外旋，肱骨在患者面上方越过中线，腕关节和手指屈曲，拇指内收。治疗师对上肢进行挤压以促进关节稳定，增加本体感觉输入。

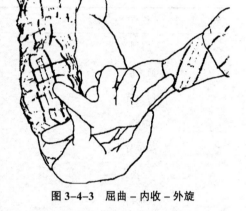

图 3-4-3　屈曲 – 内收 – 外旋

4. 伸展 – 外展 – 内旋（表 3-4-6，图 3-4-4）

表 3-4-6　伸展 – 外展 – 内旋运动的相关肌肉及关节

关节	运动	涉及肌肉
肩胛	后下压	菱形肌
肩关节	伸展 – 外展 – 内旋	背阔肌、三角肌、肱三头肌
肘关节	伸展	肱三头肌、肘肌
前臂	旋前	肱桡肌、旋前肌
腕关节	尺侧伸	尺侧腕伸肌
手指	伸展、尺偏	指长伸肌、骨间肌、蚓状肌
大拇指	外展、伸展	拇外展肌

　　操作要求：患者平卧于治疗床左侧，患者肩关节屈曲内收，肩胛骨前上提，腕关节桡偏，四指屈曲，拇指屈曲内收，前臂旋后，肱骨越过中线至对侧，掌面朝向对侧耳朵。治疗师面向患者头部弓步站立于患侧，左手拇指放于患者手背桡侧，四指于尺侧，禁止接触患者手掌。治疗师右手放于患者前臂近腕关节处（图 3-4-4）。治疗师给予患者"手向后推我的手，越过中线"等指令同时，对患者肩关节及腕手部进行旋转牵拉。要求患者远端首先做四指伸开，拇指外展，腕关节尺侧偏动作后，整个上肢进行伸展－外展－内旋运动模式。同时治疗师对该运动模式施加最大阻力，保证该运动模

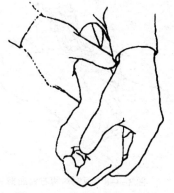

图 3-4-4　伸展－外展－内旋

式的平滑完成。当运动结束时，患侧上肢肩胛骨后下压，前臂旋前越过中线，腕关节尺偏，四指伸展，拇指外展，手掌与冠状面成 45°角。治疗师对上肢进行挤压以促进关节稳定，增加本体感觉输入。

　　5. 上肢双侧模式　　上肢双侧模式训练的原理主要是利用强壮侧上肢运动扩散到软弱侧上肢的肌肉，以促进软弱侧上肢的活动。治疗师可以将上肢单侧模式中的任意两个模式随意组合对患者进行训练，从而促进患者肢体的力量及运动控制的恢复。与单侧模式相比，上肢双侧模式需要调动肢体更多的肌肉参与运动，是强壮侧对软弱侧最有效的促进方式。常用卧位时双侧模式列举如下：

　　（1）双侧对称性屈曲－外展－外旋（图 3-4-5）。

　　（2）双侧不对称性右臂屈曲－外展－外旋，左臂屈曲－内收－外旋（图 3-4-6，图 3-4-7）。

　　（3）双侧对称交互性右臂屈曲－外展－外旋，左臂伸展－内收－内旋（图 3-4-8，图 3-4-9）。

　　（4）双侧不对称交互性右臂伸展－内收－内旋，左臂屈曲－内收－外旋（图 3-4-10，图 3-4-11）。

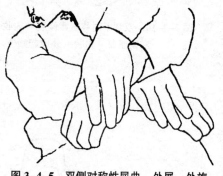

图 3-4-5　双侧对称性屈曲－外展－外旋

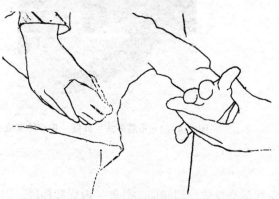

图 3-4-6　双侧不对称性右臂屈曲－外展－外旋，
左臂屈曲－内收－外旋起始位

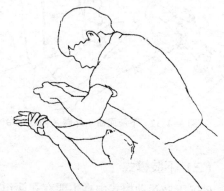

图 3-4-7　双侧不对称性右臂屈曲－外展－外旋，
左臂屈曲－内收－外旋终末位

NOTE

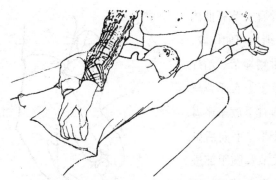

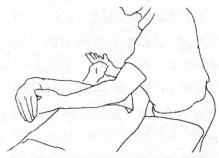

图 3-4-8　双侧对称右臂屈曲 – 外展 – 外旋，左臂伸展 – 内收 – 内旋起始位

图 3-4-9　双侧对称右臂屈曲 – 外展 – 外旋，左臂伸展 – 内收 – 内旋终末位

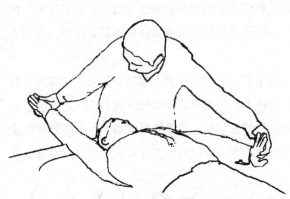

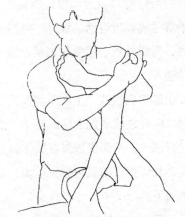

图 3-4-10　双侧不对称右臂伸展 – 内收 – 内旋，左臂屈曲 – 内收 – 外旋起始位

图 3-4-11　双侧不对称右臂伸展 – 内收 – 内旋，左臂屈曲 – 内收 – 外旋终末位

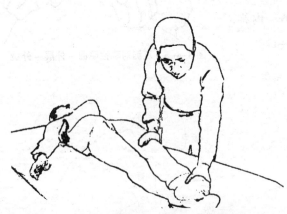

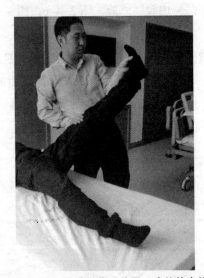

图 3-4-12　下肢屈曲 – 外展 – 内旋起始位

图 3-4-13　下肢屈曲 – 外展 – 内旋终末位

（二）下肢模式

PNF 下肢运动模式中也主要存在两组对角线运动模式，即屈曲 – 外展 – 内旋和伸展 – 内收 – 外旋，以及屈曲 – 内收 – 外旋和伸展 – 外展 – 内旋。

在运动过程中肢体远端部分足趾和踝关节首先活动，远端运动完成后髋关节和膝关节开始

NOTE

共同活动。整个运动过程中伴随下肢的旋转。下肢模式主要用于因肌无力、下肢运动不协调、关节活动受限，以及骨盆和足的功能障碍等引起的下肢功能障碍。也可以用于步行、站起与坐下和上下楼梯等功能训练。

1. 屈曲 – 外展 – 内旋（表 3-4-7，图 3-4-12，图 3-4-13）

表 3-4-7　屈曲 – 外展 – 内旋运动的相关肌肉及关节

部位	运动	涉及肌肉
髋关节	屈曲 – 外展 – 内旋	阔筋膜张肌、股直肌等
膝关节	伸展	股四头肌
踝关节 / 足	背曲，外翻	第三腓骨肌
足趾	伸展	蹈伸肌、趾伸肌

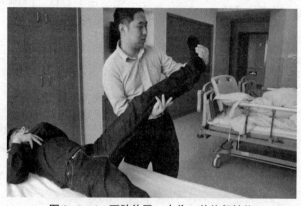

图 3-4-14　下肢伸展 – 内收 – 外旋起始位

操作要求：患者平卧于治疗床左侧，髋关节伸展内收，下肢越过中线至对侧，膝关节伸直，足跖屈内翻。治疗师面向患者足部，左脚在前，弓步站立于患侧，治疗时重心位于前脚。左手拇指放于患侧足背外侧，四指于内侧蚓状抓握患者足背，禁止接触患者足底。治疗师右手放于患肢前外侧近膝关节处。治疗师给予患者"足向上，抬腿向上、向外"等口令同时，对患侧髋踝足进行旋转牵拉。要求患者足趾伸展，足背屈外翻，随后髋关节屈曲伴外展内旋。在运动过程中治疗师对该运动模式施加最大阻力，并保证该运动轨迹平滑完成。患者视觉一直跟随该运动模式。当运动结束时，患者髋关节屈曲伴外展内旋，膝关节伸直，足背屈外翻，足趾伸展。治疗师对该肢体进行挤压以促进关节稳定，增加本体感觉输入。

2. 伸展 – 内收 – 外旋（表 3-4-8，图 3-4-14，图 3-4-15）

表 3-4-8　伸展 – 内收 – 外旋运动的相关肌肉及关节

部位	运动	涉及肌肉
髋关节	伸展 – 内收 – 外旋	内收肌、臀大肌等
膝关节	伸展	股四头肌
踝关节 / 足	跖屈，内翻	腓肠肌、比目鱼肌等
足趾	屈曲	蹈屈肌、趾屈肌

NOTE

操作要求：患者平卧于治疗床左侧，患侧髋关节屈曲外展内旋，足背屈外翻。治疗师面向患者足部，左脚前弓步站立于患侧旁，身体重心位于身后。左手拇指放于患足跖面外侧，四指放于内侧，蚓状抓握患足跖面，禁止接触患者足背。右手放于大腿下部近膝关节处。治疗师给予患者"足趾用力，足向下、向内"等指令同时，对患侧髋关节及远端踝关节进行旋转牵拉。同时要求患者首先进行足趾屈曲，踝关节跖屈内翻，随后进行整个下肢伸展–内收–外旋运动。在运动过程中治疗师对该运动模式施加最大阻力，并保证该运动轨迹平滑完成。当运动结束时患者髋关节伸展外旋，大腿内收跨过中线至对侧，膝关节完全伸展，踝跖屈内翻，足趾屈曲。治疗师对该肢体进行挤压以促进关节稳定，增加本体感觉输入。

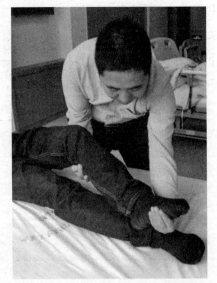

图 3-4-15   下肢伸展 – 内收 – 外旋终末位

3. 屈曲 – 内收 – 外旋（表 3-4-9，图 3-4-16）

表 3-4-9   屈曲 – 内收 – 外旋运动的相关肌肉及关节

部位	运动	涉及肌肉
髋关节	屈曲 – 内收 – 外旋	髂腰肌、内收肌等
膝关节	伸展	股四头肌
踝关节 / 足	背曲，内翻	胫骨前肌
足趾	伸展	姆伸肌、趾伸肌

操作要求：患者平卧于治疗床左侧，患侧髋关节伸展外展，足跖屈外翻，足趾伸展。治疗师面向患者头部，右脚前弓步站立于患侧。左手拇指于患足外侧，四指于患足内侧，蚓状抓握足背，禁止接触患者足底。右手放于大腿前内侧面近膝关节处。治疗师给予患者"足向上，抬腿向上、向内"等口令同时，对患侧髋关节、踝关节及足部进行旋转牵拉。同时要求患者首先进行足趾伸展，踝关节背屈内翻，随后进行整个下肢屈曲 – 内收 – 外旋运动。在运动过程中治疗师对该运动模式施加最大阻力，并保证该运动轨迹平滑完成。当运

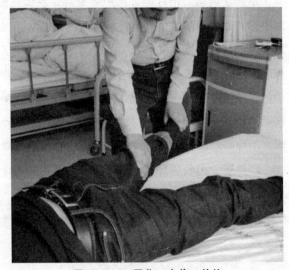

图 3-4-16   屈曲 – 内收 – 外旋

动结束时，患者髋关节屈曲内收外旋，膝关节伸直，足背屈内翻。治疗师对该肢体进行挤压以促进关节稳定，增加本体感觉输入。

4. 伸展 – 外展 – 内旋（表 3-4-10，图 3-4-17）

表 3-4-10　伸展 – 外展 – 内旋运动的相关肌肉及关节

部位	运动	涉及肌肉
髋关节	伸展 – 外展 – 内旋	臀大肌、臀中肌、腘绳肌等
膝关节	伸展	股四头肌
踝关节 / 足	跖屈，外翻	小腿三头肌、腓骨长短肌
足趾	屈曲	踇屈肌、趾屈肌

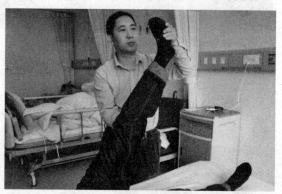

图 3-4-17　伸展 – 外展 – 内旋

　　操作要求：患者平卧于治疗床左侧，患侧髋关节屈曲内收外旋，足背屈内翻。治疗师面向患者头部，右脚前弓步站立于患侧。左手拇指于足底外侧，四指位于足内侧，蚓状抓握患足跖面，禁止与患者足背接触。右手握住患肢大腿后外侧。治疗师给予患者"脚趾用力，足向下、向外踢"等口令同时，快速对股骨、胫骨进行旋转牵拉。同时要求患者首先进行足趾屈曲，踝跖屈外翻等动作，待远端动作完成后整个下肢进行伸展 – 外展 – 内旋运动。在运动过程中治疗师对该运动模式施加最大阻力，并保证该运动轨迹平滑完成。当运动结束时，患者髋膝关节伸展，同时髋关节外展内旋，足跖屈内翻，足趾屈曲。治疗师对该肢体进行挤压以促进关节稳定，增加本体感觉输入。

　　5. 下肢双腿模式　下肢双腿运动模式对患者躯干肌肉有更高的要求。双腿模式训练时常用的体位有仰卧位、俯卧位和坐位。其主要模式有以下几种：双侧对称性模式，屈曲 – 外展 – 膝关节伸展（图 3-4-18）；双侧交互不对称模式，右腿屈曲 – 外展伴膝关节伸展和左腿伸展 – 外展伴膝关节屈曲（图 3-4-19，图 3-4-20）；仰卧位下屈曲 – 外展（图 3-4-21）和伸展 – 内收（图 3-4-22）的对称直腿运动模式，以及双侧交互不对称组合右腿伸展 – 外展伴左腿屈曲 – 外展（图 3-4-23）。

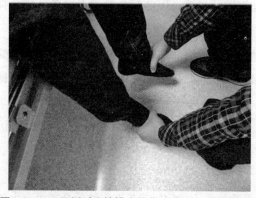

图 3-4-18　双侧对称性模式屈曲 – 外展 – 膝关节伸展

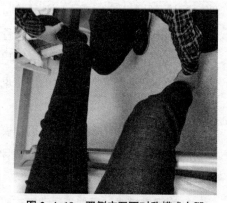

图 3-4-19　双侧交互不对称模式右腿屈曲 – 外展伴膝关节伸展

NOTE

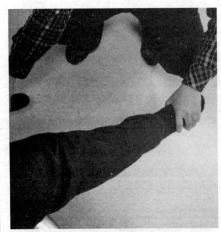

图 3-4-20　双侧交互不对称模式左腿
伸展 – 外展伴膝关节屈曲

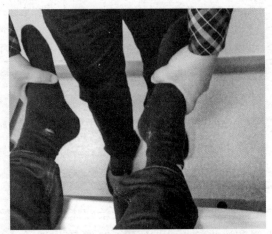

图 3-4-21　仰卧位下屈曲 – 外展

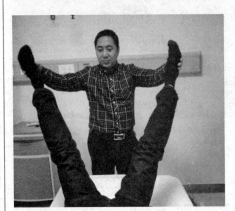

图 3-4-22　仰卧位下伸展 – 内收

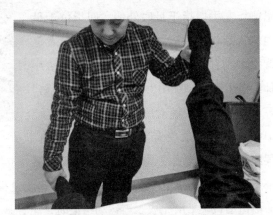

图 3-4-23　双侧交互不对称组合右腿伸展 – 外展伴左
腿屈曲 – 外展

（三）肩胛骨和骨盆模式

肩胛带和骨盆对肢体运动和稳定的作用至关重要。肩胛骨的基本支持是肌肉，肩胛带是由肩胛骨和锁骨作为一个整体来发挥作用的，其功能与骨盆不同，主要不是负重。所有上肢模式都与肩胛骨运动相关。

骨盆附着于脊柱上，有赖于椎骨的支持，是负重结构。其模式功能不完全与下肢模式相一致。骶骨是腰椎的延伸，功能与脊柱一致，作为髋骨功能延伸参与下肢功能。髋骨是下肢的延伸，参与下肢的运动。骶髂关节是轴心骨骼与下肢的过渡。因此骨盆模式直接通过骶骨到腰椎，下肢模式是髋骨延伸到骨盆带。骨盆运动支持并顺畅了下肢运动。

肩胛骨和骨盆模式对颈、躯干和下肢的运动非常重要。肩胛肌控制影响颈椎和胸椎的功能。上肢的功能既需要肩胛骨的稳定也需要其运动。骨盆的运动和稳定对保持下肢和躯干良好功能有重要作用。

肩胛骨和骨盆有两种对角线运动模式：前上提 – 后下压，后上提 – 前下压。运动轨迹沿着躯干的曲线形成弧形运动曲线。肩胛骨和骨盆在对角线运动过程中时，患者不能前后摇摆，脊柱不能旋转。

1. 肩胛骨模式　肩胛骨运动模式时，患者可躺或坐于治疗床或垫上，肱骨必须可自由随肩胛骨活动。肩胛骨模式主要参与肌肉见表 3-4-11。

表 3-4-11　肩胛骨模式涉及的相关肌肉及运动

运动	主要参与肌肉
前上提	肩胛提肌、菱形肌、前锯肌
后下压	前锯肌下部、菱形肌、背阔肌
后上提	斜方肌、肩胛提肌
前下压	菱形肌、前锯肌、胸小肌、胸大肌

（1）肩胛骨前上提（图 3-4-24）

操作要求：患者侧卧于治疗床上，患侧在上健侧在下，肩胛骨向后下即下胸椎方向牵拉，盂肱关节位于腋中线后方。此时治疗师可感觉到患者颈部肌肉紧张。治疗师面向患者头部弓步站立，重心于后脚，垂肩放松手臂。一只手呈杯状抓握于盂肱关节上方的肩峰处，另一只手放于其上予以支持。抓握时以手指接触患者肩部而不用手掌。治疗师向患者发出"向你的鼻子方向耸肩"等口令同时，对肩胛骨前上提运动弧形模式施加最大阻力，阻力方向沿弧形运动轨迹并与运动轨迹相反。当运动结束时，患者肩关节向前上提，肩峰靠近患者鼻子方向。

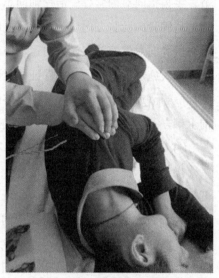

图 3-4-24　肩胛骨前上提

（2）肩胛骨后下压（图 3-4-25）

操作要求：患者侧卧于治疗床上，患侧在上健侧在下，患者肩胛骨推向前上，肩胛骨脊柱面的后部肌肉紧张，但脊柱不出现旋转，身体不能向前翻。治疗师面向患者头部弓步站立于患者身后，屈肘肩部放松。一只手掌根部放于肩胛骨内侧缘，另一只手放于其上给予支持，手指指向肩峰。治疗师向患者发出"肩胛骨向下压我的手"等指令同时，要求患者肩胛向下部胸椎方向移动，治疗师肘部向后下移动。治疗师沿患者肩胛骨运动曲线给予最大弧形阻力，并保证该运动轨迹平滑完成。当运动结束时，患者肩胛骨向下后缩，盂肱关节位于腋中线后。

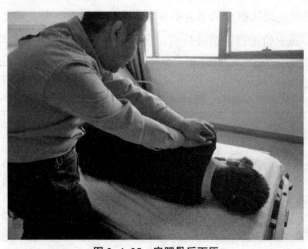

图 3-4-25　肩胛骨后下压

NOTE

（3）肩胛骨前下压（图3-4-26）

操作要求：患者侧卧于治疗床上，患侧在上健侧在下，患侧肩胛向头后中线方向，盂肱关节位于腋中线后，此时同侧肋弓到骨盆的对侧腹壁肌肉紧张。治疗师面向患者足部弓步站立于患者头顶位置。一只手放于肩后肩胛骨外侧缘，另一只手放于肩前胸大肌与喙突间。双手掌夹持肩关节，手指指向对侧髂骨。治疗师向患者发出"将你的肩胛骨向肚脐方向压"等指令同时，要求患者肩胛骨向对侧髂前上棘方向运动。治疗师对该运动模式施加最大阻力，并保证该运动轨迹平滑完成。当治疗结束时，患者肩胛骨移向前下方髂前上棘方向，盂肱关节位于腋中线之前。

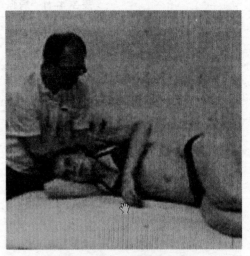

图3-4-26　肩胛骨前下压

（4）肩胛骨后上提（图3-4-27）

操作要求：患者侧卧于治疗床上，患侧在上健侧在下，肩胛骨位于前下对侧髂前上棘方向上，此时上部斜方肌紧张，但患者不应向前翻或脊柱旋转。治疗师面向患者足部弓步站立于患者头顶方向，重心在前。一只手放于斜方肌上，另一只手放于其上给予支持。治疗师向患者发出"耸肩、推"等口令同时，要求患者肩胛向上、向后即朝向患者头顶中央方向运动，此时盂肱关节向后运动并向上旋。在运动过程中治疗师对该运动模式施加最大阻力，并保证该运动轨迹平滑完成。当治疗结束时，患者盂肱关节位于腋中线后方，肩胛骨抬高并内收。

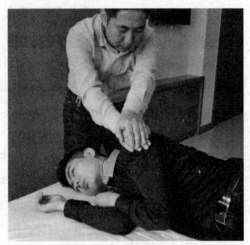

图3-4-27　肩胛骨后上提

2. 骨盆模式　骨盆是躯干的一部分，骨盆关节活动度依赖于下部脊柱活动度。只要不增加腰椎屈伸，可以把骨盆运动从躯干的活动中分离出来进行治疗。骨盆模式的治疗可以在卧位、站立位、四点跪位、跪立位进行。侧卧位可以使骨盆自由活动，且容易增强躯干和下肢的活动，因此本教材所述治疗以侧卧位为标准。骨盆模式主要参与肌肉见表3-4-12。

表3-4-12　骨盆模式涉及的相关肌肉及运动

运动	主要参与肌肉
前上提	腹内外斜肌
后下压	对侧腹内外斜肌
后上提	腰方肌、背阔肌、胸长肌
前下压	对侧腰方肌、背阔肌、胸长肌

（1）骨盆前上提（图3-4-28）

操作要求：患者侧卧于治疗床上，患侧在上健侧在
下，患者骨盆髂嵴向后下拉，但患者不能后翻或脊柱旋
转。此时从髂嵴到对侧肋弓的组织肌肉拉紧。治疗师面
向患者头部弓步站立，重心于后，沉肩屈肘，放松上
肢。一只手抓握髂嵴前半部，另一只手重叠于其上予以
支持。治疗师向患者发出"向上提骨盆，向上"等口令
同时，要求患者髋关节向前上即对侧肩部方向移动。在
运动过程中治疗师对该运动模式施加最大阻力，并保证
该运动轨迹平滑完成。阻力线与该运动轨迹相反。当治
疗结束时，患者骨盆移动向上向前朝向肩下部方向。

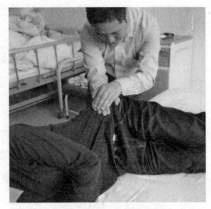

图3-4-28　骨盆前上提

（2）骨盆后下压（图3-4-29）

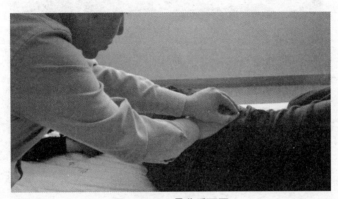

图3-4-29　骨盆后下压

操作要求：患者侧卧于治疗床上，患侧在上健侧在下，患者骨盆朝向对侧肩关节下部方
向，躯干保持中立位，不能向前翻转。治疗师面向患者头部弓步站立于患者身后，重心位于后
脚。一只手掌根放在坐骨结节上，另一只手重叠于其上予以支持，沉肩伸肘，上肢放松。治疗
师向患者发出"向下推我的手掌"等口令同时，要求患者骨盆向后下部床面方向移动。在运动
过程中治疗师对该运动模式施加最大阻力，并保证该运动轨迹平滑完成。阻力线与该运动轨迹
相反。当治疗结束时，患者骨盆移动至后下方床面方向，此时躯干上部被拉长并不伴有躯干旋
转。

（3）骨盆前下压（图3-4-30）

操作要求：患者侧卧于治疗床上，患侧
在上健侧在下，患侧骨盆移动至上胸椎下端
方向。治疗师面向患者足部弓步站立于患者
身后。一只手五指放于股骨大转子上，另一
只手放于其上予以支持，沉肩屈肘对该侧骨
盆进行牵拉。治疗师向患者发出"向前向下
用力"等口令同时，要求患者向前下方向移
动，此过程中不能伴有躯干旋转运动出现。

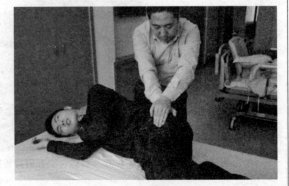

图3-4-30　骨盆前下压

NOTE

在运动过程中治疗师对该运动模式施加最大阻力，并保证该运动轨迹平滑完成。阻力线与该运动轨迹相反。当治疗结束时，患者骨盆移动至前下方向，并不伴有躯干旋转。

（4）骨盆后上提（图 3-4-31）

操作要求：患者侧卧于治疗床上，患侧在上健侧在下，患侧骨盆移动至前下方。此时身体侧后方组织紧张。治疗师面向患者足部弓步站立于患者身后，重心位于后脚。肩部放松，肘部伸直。一只手掌根部放于髂嵴，位于中线后，另一只手重叠于其上予以支持。治疗师向患者发出"向上向后提你的骨盆"等口令同时，要求患者骨盆向上向后运动，并不出现躯干的旋转。在运动过程中治疗师对该运动模式施加最大阻力，并保证该运动轨迹平滑完成。阻力线与该运动轨迹相反。当治疗结束时，患侧躯干上侧短缩屈曲并不伴有腰椎前凸，骨盆向后上移动。

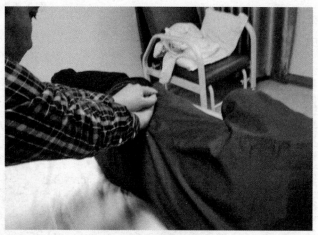

图 3-4-31　骨盆后上提

3. 肩胛骨和骨盆对称、交互和不对称模式

（1）对称 - 交互模式　肩胛骨和骨盆在相同的对角线上做相反方向的运动。该模式组合使躯干一侧完全伸长或短缩。该运动是行走时肩胛、骨盆和躯干运动的夸张模式（图 3-4-32 ~ 图 3-4-34）。

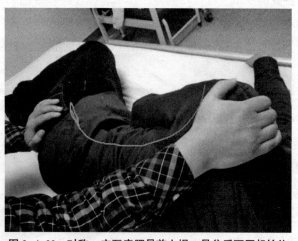

图 3-4-32　对称 - 交互肩胛骨前上提，骨盆后下压起始位

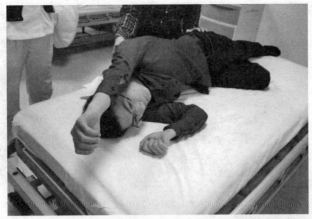

图 3-4-33　躯干伸展伴旋转时肩胛骨、骨盆与肢体运动的对称性交互组合

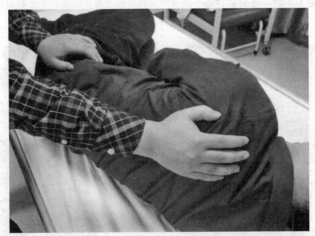

图 3-4-34　对称 - 交互肩胛骨后下压，骨盆前上提起始位

（2）不对称模式　骨盆和肩胛带在相反的对角线模式上同时运动（图 3-4-35 ~ 图 3-4-37）。

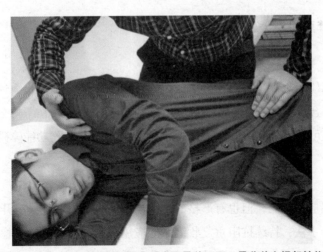

图 3-4-35　不对称性躯干屈曲时肩胛骨前下压，骨盆前上提起始位

NOTE

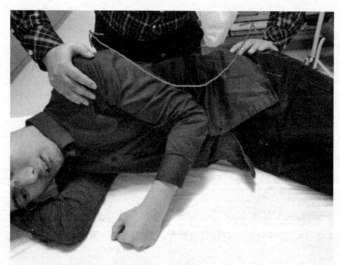

图 3-4-36　不对称性躯干伸展时肩胛骨后上提，骨盆后下压起始位

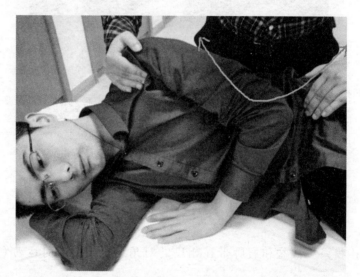

图 3-4-37　躯干屈曲时肩胛骨、骨盆与肢体运动的不对称组合

六、适应证和禁忌证

（一）适应证

PNF 技术临床应用比较广泛，可适用于多种神经疾患，如缺血或出血性脑血管病变引起的偏瘫、格林巴利综合征、多发性硬化、小儿脑瘫、脑外伤、脊髓损伤、帕金森病、脊髓灰质炎运动功能障碍。还可适用于骨科及运动医学疾患，如骨折、手外伤功能障碍，以及运动员体能训练等。

（二）禁忌证

PNF 技术虽然应用广泛，但也有严格的禁忌证。如骨折未愈合或有开放性损伤部位的患者，不能应用牵伸手法；持续抗阻重复收缩不能应用于脑血管病急性不稳定期患者；如果存在以下情况的患者也不适宜使用 PNF 技术：伤口和手术刚缝合的部位，皮肤感觉缺乏的部位，听力障碍的患者，对口令不能准确反应的婴幼儿患者，无意识的患者，骨质疏松患者，血压非常不稳定的患者，不稳定的关节处，本体感觉障碍的患者等。

第四章　物理因子疗法

第一节　直流电疗法

一、概述

直流电是指电流方向和电流强度不随时间变化的电流，具有低电压（30~80V）、小强度（<50mA）的特点。直流电疗法是应用平稳的直流电作用于人体，使人体产生一系列物理化学反应，并产生相应的生理作用和治疗作用，以达到治疗疾病的目的。直流电疗法是应用最早的电疗法之一。目前已确定对于静脉血栓、慢性炎症、溃疡和骨折具有较好的疗效。

（一）物理特性

1. 理化特点　人体体内含有50多种元素，元素之间相互化合构成水分、蛋白质、糖、脂肪、无机盐等物质，很多元素以离子状态存在。另外，大量水分存在于各类组织细胞中，占自身体重的60%~70%，构成人体导电的基础。人体是复杂的导体，不同组织导电性不同，含水分越多，导电性越好。含水分比较多的组织导电率比较高，如脑脊液、淋巴液、血液等都属于优良导体；肝脏、肌肉、脑、肾等属于良导体；结缔组织、脂肪、干燥的皮肤、骨组织属于不良导体；头发、指甲等属绝缘体。皮肤能导电，主要依靠汗腺管及其分泌物，汗腺管所占皮肤的面积较小，因此皮肤电阻较大。

2. 电解反应　电解质溶液导电时，溶液中离子发生迁移和电极表面发生化学反应的过程，称为电解。电解产生的阳离子、阴离子被一层水分子包围，称为离子的水化。直流电通过电解溶液时，阴离子移向阳极并放出电子，氧化成原子或原子团，电子离开溶液进入外电路；阳离子移向阴极并获得电子还原成原子或原子团，电子从外电路进入溶液。所以在阴极处产生碱性电解产物，阳极下产生酸性电解产物。图4-1-1演示了NaCl溶液的电解过程。

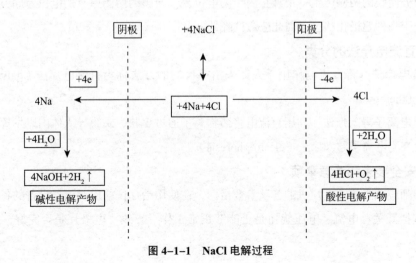

图4-1-1　NaCl电解过程

3. 电泳与电渗 蛋白质为两性电解质。在碱性溶液中，它的羧基（—COOH）解离出氢离子而带负电荷，呈酸性；在酸性溶液中，它的氨基（—NH₂）结合氢离子而带正电荷，呈碱性。人体的血液、淋巴液和脑脊液等液体，在正常情况下呈弱碱性，因而蛋白质表面带负电荷。蛋白质表面负电荷和这些负电荷所吸引的少数正电荷构成吸附层，吸附层四周的正电荷构成扩散层。

直流电通过人体时，带负电荷的蛋白质粒子及其吸附层向阳极移动，称为电泳。扩散层正离子连同其水化膜向阴极移动称为电渗。电泳作用下蛋白质离子向阳极移动，阳极下蛋白质密度增高、组织致密，阴极下蛋白质密度降低。电渗作用下，水分子向阴极移动，阴极下水分相对增多，阳极下水分减少、组织疏松。这些将对机体生理功能产生影响，从而达到治疗疾病的目的。

4. 酸碱度变化 在直流电作用下，金属离子 Na^+、K^+、Ca^{2+}、Mg^{2+} 等向阴极移动，产生碱性电解产物，碱性增高。而许多酸根和有机酸向阳极移动，产生酸性电解产物，酸性增高。两极下酸碱电解产物蓄积到很高浓度时，可以破坏组织而引起化学性烧伤，治疗时必须注意避免。但可以利用直流电的电解特性来进行脱毛及破坏皮肤上的疣、痣等。

5. 细胞膜通透性改变 在直流电作用下，阳极组织脱水、偏酸性、蛋白质聚集，Ca^{2+} 浓度相对增高，细胞膜变致密，因此，阳极下细胞膜通透性降低，物质经膜交换变慢。阴极下组织含水量增加、偏碱性、蛋白质偏离分散，K^+ 浓度相对增高，细胞膜变疏松，通透性增高，物质经膜交换加速。

6. 组织兴奋性变化 神经肌肉的兴奋性需要体液中各种电解质维持一定比例。其关系如下：

神经肌肉兴奋性 $= ([k^+] + [Na^+]) / ([Ca^{2+}] + [Mg^{2+}] + [H^+])$

在直流电作用下，体液中 K^+、Na^+、Ca^{2+}、Mg^{2+} 都向阴极方向移动，由于 K^+ 和 Na^+ 水化膜较薄，移动速度较快，使阴极下 K^+ 和 Na^+ 浓度相对较高，导致阴极下碱性升高，H^+ 浓度较低，所以阴极有提高组织兴奋性的作用。而 Ca^{2+} 和 Mg^{2+} 的移动速度相对较慢，使阳极下其浓度相对增加，H^+ 浓度较高，所以阳极有降低组织兴奋性的作用。

另外，直流电还改变细胞膜两侧原有的膜电位水平。阴极使细胞膜两侧产生一个外负内正的电位差，这个电位差使细胞原有的外正内负的电位差减少，使膜处于低极化状态，因而应激性增高。阳极使膜的两侧产生一个外正内负的电位差，与膜的两侧原有的电位差同方向，膜电位增高，处于一种超极化状态，因此应激性降低。

（二）直流电疗法的分类

1. 直流电疗法 将直流电作用于人体来治疗疾病的方法称为直流电疗法（galvanization, direct current therapy）。

2. 直流电离子导入疗法 利用直流电将药物离子通过皮肤、黏膜导入体内以发挥治疗效应的方法称为直流电离子导入疗法（electrophoresis）。

（三）安全要求和注意事项

1. 治疗师应熟悉直流电疗机的各项参数指标，在使用治疗仪前应对仪器设备的各项输出进行检查，包括开关、电流、电压旋钮是否能够正常工作，导线、电极片是否完好，是否存在漏电。

2. 使用铅板电极时，应视治疗部位大小而选用合适面积的铅板，并依据体表部位塑形，使电流能够均匀地作用于皮肤上，再将铅板套上用水浸湿的绒布袋。绒布袋湿度以不拧出水为度。

3. 治疗前应提前去除患者身上治疗部位附近的电子设备及金属饰品，以防损坏或灼伤皮肤。如遇皮肤破损，可局部贴敷胶布、垫上绝缘衬垫或避开伤口部位。

4. 治疗过程中，应检查仪器各项指示是否平稳，直流电是否有波动，并随时观察患者反应。如患者出现疼痛或烧灼感，应立即中断治疗，检查仪器是否存在漏电，局部皮肤是否烧伤。

5. 治疗结束后应先关闭电流输出，再关闭电源开关，最后将电极和衬垫从患者身上取下。

二、直流电疗法

（一）治疗原理及作用

1. 治疗原理

（1）对血管的影响　直流电有明显使血管舒张的作用。在直流电作用下，神经末梢和血管壁上感受器受到刺激，可反射性扩张末梢血管。另外，直流电使微量蛋白分解，释放组胺和血管活性物质，直接扩张血管。组胺可直接刺激轴突反射，扩张末梢小动脉，并作用于毛细血管，使内皮细胞间隙增宽，血管通透性增加。实验证明，血管扩张效应在阴极下更为明显，皮肤显著充血，局部血流增加，温度升高 $0.3 \sim 0.5℃$。

（2）对神经系统的影响

①对中枢神经的作用：直流电作用于中枢神经系统，可使机体内某些器官和组织功能发生改变，并因电流方向不同而不同。上行直流电（阳极置于腰骶部，阴极置于颈部）可刺激脊髓反射性增高。电流方向改变后的下行直流电，则表现出对脊髓反射的抑制。上行直流电还可引起软脑膜血管舒张。改变电流方向后，血管收缩，兴奋性降低。

②对自主神经的作用：直流电刺激皮肤感受器后，可通过自主神经反射性地引起内脏器官和血管的舒缩。直流电刺激颈部交感神经节后，可调节颅内、头颈部及上肢的血流量。

③对运动神经的作用：运动神经和肌肉组织的反应因直流电的极性、电流强弱、通断电等变化而异。应用稳恒直流电刺激运动神经并无明显反应，但在短暂的通断电时，可引起骨骼肌收缩。因为神经兴奋的基础是受刺激部分离子浓度的变化，离子浓度变化越大，神经反应越显著。通断电的即时和快速的直流电强度变化可引起离子的大量聚集，则神经越易兴奋。

④对感觉神经的作用：不同部位由于皮肤电阻不同，神经分布不同，对直流电刺激的感觉反应并不相同。当电流强度很弱时，可有蚁行样感觉。随着电流强度的增加，可有针刺、刺痛、灼痛等感觉。电流强度越大，引起的疼痛感会越强烈，如果缓慢地增加电流强度，疼痛感不会太明显。随着通电时间的延长，直流电的刺激感会逐渐减弱，而出现轻微的温热感。

（3）对腺体的作用　唾液腺在直流电作用下，唾液分泌量增加，而且在阳极下，唾液增多更为明显。胃腺在直流电作用下，胃腺分泌功能加强，阳极作用效果比阴极更明显。胃酸过多情况下，通电后胃腺分泌功能会受抑制，则阳极又表现出对胃腺的抑制作用。

（4）对骨骼的影响　正常骨干骺端带负电荷，骨折后负电荷的分布发生改变，动物实验表明 $10 \sim 20\mu A$ 的直流电阴极具有促进骨折愈合的作用。

NOTE

2. 治疗作用

（1）消炎镇痛，愈合伤口，软化瘢痕　直流电阳极具有消除水肿、减少渗出、消炎、镇痛的作用。阴极下具有改善局部组织营养，促进伤口、溃疡愈合，软化瘢痕，松解粘连等作用。

（2）镇静和兴奋作用　全身治疗时，上行直流电起兴奋作用，下行直流电起镇静作用。局部治疗时，阳极降低组织兴奋性，阴极升高组织兴奋性。

（3）促进血栓溶解　较大的直流电对静脉血栓有促进溶解作用。

（4）促进骨折愈合　直流电阴极可促进骨痂生长、骨折愈合。

（5）增加心肌供血　接近生物电电流强度的直流电，刺激心血管反射区皮肤感受器，可反射性地对异常的冠状动脉舒缩功能进行调节。

（6）对癌症的治疗　利用直流电不同电极下产生的强酸、强碱电解产物来破坏肿瘤细胞和组织。

（二）临床应用

1. 适应证　三叉神经痛、坐骨神经痛、神经衰弱、癔症、自主神经失调、末梢神经炎、面神经麻痹、慢性胃炎、胃肠痉挛、高血压、关节炎、关节痛、淋巴结炎、淋巴管炎、慢性乳腺炎、术后粘连、妇产科疾病闭经、功能性子宫出血、慢性附件炎、角膜炎、结膜炎、鼻炎、慢性扁桃体炎、牙周炎、卡他性中耳炎、皮肤溃疡、硬皮病、皮肤瘢痕等。

2. 禁忌证　恶性血液系统的疾病、恶性肿瘤、急性湿疹，以及对直流电不能耐受者。

（三）治疗技术与方法

1. 设备　直流电疗机一般使用通过电子管或晶体管进行整流后输出的平稳直流电。电压一般在 100V 以下，电流输出 0 ~ 100mA 可调。治疗输出有正负极性，有些仪器有极性转换开关和电流量程分流器。一般有两条输出线路，用不同的颜色区分正负极性，通常情况下红色导线为正极。电极片可用 0.10 ~ 0.15cm 厚的铅板，或 0.3cm 厚的方形、圆形或长方形电橡胶板，也有用于不同部位的特殊形状电极。衬垫厚度在 1cm 左右，可垫在铅板电极之下，避免酸碱产物直接刺激皮肤。衬垫的大小要与电极片相适应，各边应超出电极片周边 1cm。

2. 治疗方法

（1）主、副电极的放置　直流电治疗时，选用大小不同的两个电极。小电极电流密度大，治疗作用较明显，称为主电极或作用电极。大电极电流密度较小，引起的反应较弱，称为副电极或无用电极。不同的电极放置方法，是为了让电流更好地通过病变部位或集中在需要治疗的部位。

①对置法：两个电极分别放置在身体某部位的内、外两侧或前、后两侧，如肘关节的内侧和外侧相对放置，腹部和腰部的前后对置。对置法多用于部位较深疾病的治疗。②并置法：两个电极并列放置在治疗部位上，可上下并置或左右并置，如腰背部的左右并列放置，可扩大治疗范围，适用于身体浅表神经和血管疾病等。③斜对置法：两个电极分别放置在身体某部位的内、外两侧斜对位置。

（2）剂量与疗程　直流电疗法以电流密度作为电流刺激强度的指标。电流密度是指单位面积内的电流强度，一般为 0.05 ~ 0.10mA/cm^2，最大不超过 0.50mA/cm^2，小儿为 0.05 ~ 0.20mA/cm^2。每次治疗时间为 15 ~ 20 分钟，治疗频次每天 1 次，10 ~ 20 次为 1 个疗程。

3. 常用治疗方案

（1）眼－枕疗法　将直径为 3～4cm 的圆形电极片置于闭合的双眼上，再用分叉线连另一极，选用极片大小为 6cm×10cm 电极片置于枕项部位。两极片的阴极、阳极根据治疗需要调换。电流量为 2～5mA，每次 15～30 分钟，每日或隔日 1 次，15～20 次为 1 个疗程。

（2）额－枕疗法　将两个大小为 6cm×10cm 的电极片分别置于额部和枕部。电流量为 3～6mA，每次 15～30 分钟，每日或隔日 1 次，15～20 次为 1 个疗程。

（3）颞侧对置法　取大小为 5cm×6cm 的两个电极片分别对置于两侧颞部。电流量为 2～3mA，每次 15～30 分钟，每日或隔日 1 次，15～20 次为 1 个疗程。

（4）面部治疗法　应用大小合适的面具型电极置于患侧脸部，选择 10cm×15cm 的副电极置于对侧上臂，或用面积为 300cm² 的电极置于肩胛部。电流量为 8～15mA，每次 15～20 分钟，每日或隔日 1 次，15 次为 1 个疗程。

（5）耳部治疗法　先将湿棉条一端放入耳内，另一端置于耳前区，其上再放置 5cm×6cm 的电极，副电极约 8cm×10cm 放置在对侧耳廓前方。电流量为 1～3mA，每次 15～25 分钟，15 次为 1 个疗程。如两侧患病，可交替治疗。

（6）咽部治疗法　取两个大小约为 5cm×6cm 的电极斜对置于侧颈部。电流量为 3～6mA，每次 15～25 分钟，每日或隔日 1 次，12 次为 1 个疗程。

（7）下颌关节治疗法　取两个约 5cm×10cm 的电极对置于下颌关节处。电流量为 3～5mA，每次 15～25 分钟，每日或隔日 1 次，12 次为 1 个疗程。

（8）颈交感神经节治疗法　取两个 3cm×5cm 的电极分别置于两侧胸锁乳突肌前缘，将 6cm×8cm 的副电极置于颈枕部。电流量为 1～3mA，每次 15～30 分钟，每日或隔日 1 次，15 次为 1 个疗程。

（9）肩关节疗法　取两个 6cm×8cm 的电极对置于肩关节前后面。电流量为 5～8mA，每次 15～30 分钟，每日或隔日 1 次，15 次为 1 个疗程。

（10）肘关节疗法　①并置法：取两个约 6cm×10cm 的电极片分别置于两侧肩胛上部，另外两个电极分别置于左右前臂内侧的下 1/3 处。②对置法：将四个 6cm×10cm 的电极分别置于两侧肘关节的内侧和外侧。以上两法的电流量为 8～12mA，每次 15～30 分钟，每日或隔日 1 次，15 次为 1 个疗程。

（11）膝关节治疗法　①并置法：将两个宽 6cm～8cm 的袖口电极分别置于大腿上 1/3 和小腿上 1/3 处。电流量为 12～18mA，每次 15～30 分钟，每日或隔日 1 次，15～20 次为 1 个疗程。②对置法：将两个 5cm×10cm 的电极分别置于膝关节内侧面和外侧面。电流量为 6～10mA，每次 15～30 分钟，每日或隔日 1 次，15～20 次为 1 个疗程。

4. 操作方法

（1）选择合适的衬垫和电极片。先将电极片装在衬垫内，或放在衬垫之上，使衬垫各边超出电极片约 1cm，再连接导线和治疗仪输出孔。

（2）患者应选择舒适体位，充分暴露治疗部位，治疗时检查患者治疗部位的皮肤有无破损、出血。如局部感觉障碍，则不可在此部位进行治疗。如遇治疗部位毛发过多，可剃去。

（3）在治疗部位放置金属极板，利用绷带固定电极。

NOTE

（4）检查仪器各参数是否归零，导线是否正确连接，区别衬垫、电极极性是否正确、一致，然后打开电源，使治疗机短暂预热。

（5）向患者做好治疗前的解释工作，提前交代治疗过程中正常的感觉：均匀的针刺感，轻微的紧束感、蚁行感，眼部治疗时可出现闪光感，头部治疗时口腔内可出现金属味。

（6）打开电源开关，然后逐渐调大电流，使电流表指针平稳上升，一般先达到治疗电流强度的1/2，并询问患者的感觉，待患者适应后再增加至所需电流强度，一般不应超过患者的自主耐受度。

（7）治疗结束后，先缓慢关闭电流输出，将电流旋钮调至零输出位，然后先取下衬垫和电极，再关闭电源开关，检查治疗部位的皮肤是否有异常。

5. 注意事项

（1）使用仪器前检查导线、导线夹、电极是否完整，各部件是否工作正常，电流输出是否平稳、正常。

（2）治疗前应去除治疗部位的金属物，皮肤有小破损时，应垫上胶布或绝缘布，防止烧伤。

（3）衬垫湿度以不拧出水为度，衬垫应垫在皮肤与电极片之间，严防放反。铅板电极应展平使用，并保证充分与皮肤接触。

（4）电极插头需紧紧插入电极片，导线夹必须垫以绝缘布，不可露出金属部分与皮肤直接接触。

（5）患者在治疗过程中，应留意电流表指针是否平稳，电流强度是否有波动，并注意观察患者反应，如患者感觉电极片下有烧灼、疼痛感，应立即中断治疗，检查局部皮肤情况，并给予对症治疗。

（6）患者在治疗过程中不得随意变换体位或随意挪动身体，以免衬垫或电极片脱落。不得触摸治疗仪或金属物品，避免发生短路或触电。

（7）治疗结束后，先将电流输出旋钮调至零位，再关闭电源，取下患者身上的电极片。

（8）患者在治疗结束后，如发生治疗部位充血、刺痒或起小丘疹时，可在局部涂抹甘油乙醇。

（9）使用过的电极片应予以清洁、消毒，电极板可用肥皂水冲洗，去除表面的污垢与电解产物。

三、直流电离子导入疗法

（一）直流电离子导入的原理

药物溶液中，一部分药物解离成离子，在直流电作用下，阴阳离子会定向移动。直流电离子导入的机理主要是同性电荷相斥，异性电荷相吸的原理。阴极下如果有带负电荷的药物离子，阳极下有带正电荷的离子，就会向人体方向移动而进入体内。具有以下特点：①直流电能将药物离子经完整皮肤导入体内。②由直流电导入体内的药物保持原有的药理性质。③阳离子只能从阳极导入，阴离子只能从阴极导入。

（二）药物导入人体的途径、分布、深度、数量和极性

1. 药物导入人体的途径、分布和深度 药物离子主要通过皮肤汗腺管口和毛孔进入皮内，或经过黏膜上皮细胞间隙进入黏膜组织。蛋白质（1～100μm）等大分子物质的离子也能经过汗孔导入体内。电场中离子移动速度很慢。直流电离子导入只能达到皮内，形成"离子堆"。通过渗透作用，逐渐进入淋巴和血液。进入血液循环后，离子会选择性地停留在某器官的组织内，碘主要停留在甲状腺，磷主要蓄积在中枢神经系统和骨骼中。

2. 药物离子的导入数量与很多因素有关 只有溶解的药物才能导入体内，在一定范围内，药物浓度越高，导入量越多。不溶解的药物不能导入体内。离子的导入数量与所使用的电流量成比例，一般情况下，通电时间越长，电流强度越大，药物导入量越多。另外，身体不同部位药物离子导入数量也有差距，一般以躯干导入量最多，上肢次之，下肢和小腿最少。一般导入体内的药物剂量为衬垫药物总量的2%～10%，所以，总体来看导入的药物剂量是有限的（图4-1-2）。

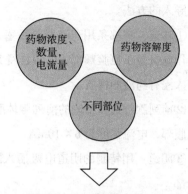

一般可导入衬垫药物总量的2%～10%

图4-1-2 影响药物离子导入量的因素

3. 药物离子导入的极性 可根据其化学式判断药物离子导入的极性，一般金属、生物碱带正电荷从阳极导入，非金属、酸根带负电荷从阴极导入。

（三）直流电离子导入的治疗作用

1. 直流电和药物的综合性作用 直流电作用于人体的生理作用和治疗作用是直流电药物离子导入的基础。因此，既有直流电的作用，又有药物的治疗作用，两者疗效相加，其疗效比单纯一种疗法的效果好。

2. 神经反射作用 由于直流电引起组织内理化性质变化和药物在表层组织的堆积，可刺激机体的内外感受器，通过局部作用和反射作用引起机体的一系列反应。当电极片放置在末梢神经分布比较丰富的部位时，可通过感觉 - 自主神经节段反射机制而影响相应节段的内脏器官和血管的功能。

（四）治疗技术与方法

1. 仪器设备 直流电治疗仪及辅助配件的规格与直流电疗法基本相同。将药物配置成不同浓度的导入液备用，药液必须新鲜、无污染。另外，所用滤纸、纱布、衬垫要注明阳极和阴极。

2. 治疗方法

（1）衬垫法

①选择与作用电极大小、面积相同的滤纸或纱布用药液浸湿后，放在治疗部位皮肤上，其上放置衬垫或铅片。非作用电极下滤纸或纱布用普通清水浸湿即可，导入极性要正确。

②尽量减少作用电极上的寄生离子。药物溶剂一般用蒸馏水、乙醇、葡萄糖溶液，每个衬垫最好只供1种药物使用。

③有些药物需防止被电解产物破坏，需采用非极化电极，即在用药液浸湿的纱布上面依次

NOTE

放置衬垫、缓冲液滤纸、衬垫、铝片。对于可引起过敏反应的药物，在进行导入前，需要做过敏试验。

（2）电水浴法　先将需要导入的药液放入水槽内，电极选用碳质电极，治疗部位浸入槽内，非作用电极的衬垫电极置于身体的相应部位。也可将四肢远端分别浸入四个水槽内，根据导入药液性质分别连接阴极或阳极，称为四槽浴直流电药物导入法。

（3）体腔法　体腔法是指选择特制体腔电极针对耳道、鼻腔、直肠、阴道等体腔进行药物离子导入的方法。

①耳道：将棉条用药液浸湿后塞入外耳道，棉条另一端留在外耳道口，同金属电极连接，非作用电极置于侧脸颊部，电流强度为 1 ~ 2mA。对于鼓膜有穿孔者，可先滴入 3 ~ 4 滴药液，再塞入浸有药液的棉条。

②前列腺：选择特制的前列腺体腔电极，插入直肠内约 10cm，非作用电极选择 150cm^2 置于下腹部，电流强度为 6 ~ 10mA。

③阴道：用特制的阴道电极插入阴道内注入药液，非作用电极选择 200cm^2 置于下腹部或腰骶部。

（4）创面离子导入法　治疗时先将创面分泌物除去，然后用抗生素或其他药物浸湿的无菌纱布敷于创面或填入窦道内，再放置电极。非作用电极置于创口对侧。此法可使药物在伤口内的浓度增高，并到达较深层的组织，且有直流电的协同作用。

（五）临床应用

1. 适应证

（1）神经科疾病　偏头痛、三叉神经痛、坐骨神经痛、神经衰弱、癔症、自主神经功能失调、末梢神经炎、面神经麻痹等。

（2）内科疾病　慢性胃炎、胃肠痉挛、高血压、风湿性关节炎、类风湿关节炎、关节痛等。

（3）外科疾病　颈椎病、肩关节周围炎、腰椎间盘突出症、淋巴结炎、淋巴管炎、慢性乳腺炎、术后粘连等。

（4）妇产科疾病　闭经、功能性子宫出血、慢性附件炎等。

（5）五官科疾病　玻璃体浑浊、视神经炎、角膜炎、结膜炎、鼻炎、慢性咽炎、扁桃体炎、牙周炎、卡他性中耳炎、颞颌关节功能紊乱症等。

（6）皮肤科疾病　皮肤慢性溃疡、硬皮病、皮肤瘢痕等。

直流电离子导入疗法的常用离子导入药物及主要作用、适应证见表 4-1-1。

表 4-1-1　直流电离子导入疗法的常用离子导入药物及主要作用、适应证

导入药物	极性	药物名称	浓度 /%	主要作用	主要适应证
钙	+	氯化钙	3～5	保持神经、肌肉的正常反应性，降低细胞膜通透性，消炎收敛	神经炎，神经根炎，局限性血管神经性水肿，神经官能症，功能性子宫出血，过敏性结肠炎
镁	+	硫酸镁	3～5	降低平滑肌痉挛，舒张血管以降低血压，利胆	高血压病，冠心病，肝炎，胆囊炎
锌	+	硫酸锌	0.25～2	降低交感神经兴奋性，收敛杀菌，改善组织营养，促进肉芽生长	溃疡病，慢性胃炎，创面，过敏性鼻炎
钾	+	氯化钾	3～5	提高神经、肌肉组织兴奋性	周围神经炎，周期性麻痹
碘	-	碘化钾	1～5	软化瘢痕，松解粘连，促进慢性炎症吸收	瘢痕增生，术后粘连，神经根炎，蛛网膜炎，角膜浑浊，视网膜炎
阿司匹林	-	阿司匹林	2～10	解热，镇痛，抗风湿	风湿性关节炎，神经炎，神经痛，肌炎，肌痛
苯海拉明	+	盐酸苯海拉明	1～2	抗组胺，抗过敏	过敏性鼻炎，局限性血管神经性水肿，皮肤瘙痒症
麻黄碱	+	盐酸麻黄碱	1～2	使皮肤、腹腔内脏血管收缩，支气管平滑肌松弛	支气管哮喘，过敏性鼻炎
氯霉素	+	氯霉素	0.5～1	抑制革兰阳性和阴性菌，尤其对阴性菌作用较强	眼、耳、浅部组织感染
庆大霉素	+	硫酸庆大霉素	2000～4000U/mL	对绿脓杆菌、大肠杆菌、金黄色葡萄球菌有抗菌作用	浅部组织感染
维生素 B_1	+	盐酸硫胺	1～2	参加体内糖代谢过程，维持神经、消化系统正常功能	多发神经炎，周围神经损伤，溃疡病
维生素 C	-	抗坏血酸	2～5	与结缔组织形成有关，促进伤口愈合，增强抵抗力	角膜炎，冠心病，伤口
胰蛋白酶	-	胰蛋白酶	0.05～0.1	加速伤口净化，促进肉芽生长	感染伤口，肉芽生长不良，血栓性静脉炎，痛经
透明质酸酶	+	透明质酸酶	50～100U	提高组织通透性，促进渗出液吸收	局部外伤肿胀，血肿，注射后吸收不良，瘢痕，硬皮症
氢化可的松	+	氢化可的松	每次 10～20mg	抗炎，脱敏	类风湿关节炎，变态反应性疾患
黄连素	+	硫酸黄连素	0.5～1	对革兰阳性菌及某些阴性杆菌有抑制作用	浅部组织感染
大蒜	+	大蒜原液	1～5	对革兰阳性及阴性菌有抑制作用	痢疾，前列腺炎

NOTE

续表

导入药物	极性	药物名称	浓度 /%	主要作用	主要适应证
延胡索	+	延胡索乙素硫酸盐	每次 30～40mg	镇痛，镇静	胃肠道及肝胆系统疾病的疼痛，脑外伤后遗症
五味子	–	五味子煎剂	50	兴奋中枢神经系统及调节血管、心功能	神经衰弱，盗汗
杜仲	+	杜仲煎剂	50	降血压	高血压病
川芎	–	川芎煎剂	30	扩张血管	高血压病，冠心病，脑动脉供血不足

2. 禁忌证　对拟导入药物过敏者禁用，其余与直流电疗法相同。

3. 注意事项

（1）禁止用可能发生过敏反应的药物做过敏试验。

（2）配置导入液的溶剂一般为蒸馏水、乙醇、无离子水、葡萄糖等。

（3）配置的药液应放在玻璃瓶内保存，需要避光药液应放在棕色瓶内，旋紧瓶盖，保存时间一般不得超过 1 周。

（4）遵循直流电疗法的注意事项。

第二节　低频电疗法

一、概述

医学上将频率在 1000Hz 以下的脉冲电流称作低频电流或低频脉冲电流。应用低频脉冲电流作用于人体来治疗疾病的方法称为低频电疗法（low frequency electrotherapy）。

低频电疗之所以定在 1000Hz 以下，是根据电流的生理学特性来决定的。相关研究表明：1Hz ~ 10Hz 的电流频率可引起肌肉的单个收缩；20Hz ~ 30Hz 可以引起肌肉的不完全强直收缩；50Hz 可以引起肌肉的完全强直收缩；对于感觉神经，50Hz 可以引起明显的震颤感；10Hz ~ 200Hz 的电流频率，尤其是 100Hz 左右频率可以产生镇痛和中枢神经的镇静作用；对于自主神经而言，1Hz ~ 10Hz 频率可以兴奋交感神经，10Hz ~ 50Hz 频率可以兴奋迷走神经。哺乳动物运动神经绝对不应期多在 1ms 左右，为了引起肌肉收缩运动，只能每隔 1ms 给予一次刺激，也就是频率不能大于 1000Hz。基于上述原因，把 1000Hz 以下定为低频电流。

（一）物理特性

1. 低频电流的特点　①频率低、小电流、电解作用较直流电弱，有些电流无明显的电解作用。②电流强度或电压可有增减、升降的变化。③对感觉神经和运动神经有较强的刺激作用。④无明显热作用。

2. 兴奋神经肌肉组织　细胞兴奋性指细胞或组织具有对外界刺激产生反应的能力。细胞兴奋性与许多因素有关，常见的刺激因子有化学、机械、温度、电、光、磁等。要引起组织兴奋，必须达到一定的刺激强度、刺激持续时间和刺激强度变化率。引起组织兴奋的最小刺激强度（阈值）与刺激持续时间成反比。即当刺激强度较大时，仅需要较短的刺激时间，即可引起组织的兴奋；相反，当刺激强度较小时，需要更长的刺激时间才能引起组织的兴奋。刺激强度和刺激时间都有基值。当刺激强度低于基强度时，无论怎么加强刺激时间，也不会引起组织的兴奋。同样，当刺激时间短于某基值时，无论怎样加强刺激强度，也不能引起组织的兴奋。另外，不同组织基强度、最小刺激持续时间也是不同的。

肌肉的收缩、腺体的分泌等都是由细胞受刺激后产生动作电位引起的。细胞接收刺激兴奋后的一个短时间内，其兴奋性会产生明显的变化，即出现绝对不应期和相对不应期。在绝对不应期，无论刺激强度多大，细胞都不能再兴奋。不同组织的不应期有很大的差异，如神经纤维的绝对不应期为 0.5ms，骨骼肌细胞为 2ms，心肌细胞更是高达 200～400ms。理论上神经纤维每秒内能产生和传导的动作电位数可达到 2000 次（最大值），也就是说频率低于 2000Hz 以下的每个脉冲刺激均能使神经纤维产生一次兴奋。但实际上神经纤维传导的频率一般认为是每秒 1000 次左右，因此低频脉冲电流的主要治疗作用之一就是刺激神经肌肉兴奋，恒定的直流电是不能引起肌肉收缩的。而不同类型的低频电流的波形、强度、持续时间的变化对神经肌肉刺激的反应各有不同，达到不同的治疗作用。

3. 镇痛　低频电流镇痛机制主要是低频电流通过脊髓和大脑的中枢神经系统对痛觉的调制，以及神经 – 体液对痛觉的调节作用，从而产生镇痛效应。其作用机制归纳如下：

（1）即时镇痛作用　指电疗中和电疗后数分钟至数小时内产生的镇痛作用。

①低频电流→兴奋粗纤维→脊髓背角胶质区（SG）细胞兴奋→闸门关闭→痛觉传入减弱→镇痛。②低频电流→ SG 细胞兴奋→ γ – 氨基丁酸（GABA）能神经元→释放 GABA → C 纤维末梢 Ca^{2+} 通道受阻→抑制痛觉传入→镇痛。③低频电流→脑高级中枢内源性痛觉调制系统→释放 5–HT、阿片肽、GABA、NA 等递质→脊髓背外侧束→抑制脊髓背角神经元→镇痛。④低频电流→神经冲动→脊髓→皮层感觉区→干扰痛觉→镇痛。⑤低频电流→产生震颤感和肌肉颤动→兴奋粗纤维→疼痛的传导受干扰和受阻→镇痛。

（2）积累性镇痛作用　指多次治疗后的累积镇痛作用。其镇痛机制与局部血液循环改善密切相关。局部血运的改善可减轻局部缺血、缺氧，加速致痛物质和酸性代谢产物的清除，减轻组织和神经纤维间水肿，改善局部营养代谢，从而消除或减弱了疼痛的刺激因素，达到镇痛效应。

4. 改善局部血液循环　低频电流有改善局部血液循环的作用，其作用可能是通过以下途径产生的：

（1）轴突反射：低频电流刺激皮肤，使神经兴奋传入冲动的同时沿小动脉壁相连的同一神经元之轴突传导，使小动脉壁松弛扩张。可见皮下浅层轻度潮红。

（2）低频电流刺激神经，感觉神经接收刺激后，释放出少量的 P 物质和乙酰胆碱等，引起血管扩张反应。

（3）皮肤受刺激释放出组胺，使毛细血管扩张，出现治疗后稍长时间的皮肤充血反应。

（4）电刺激使肌肉产生节律性收缩，产生乳酸、ADP、ATP 等代谢产物，具有强烈的扩血管作用。

（5）抑制交感神经而引起血管扩张：如间动电流作用于颈交感神经节，可使前臂血管扩张；调制干扰电可使高血压患者血压下降。

5. 其他治疗作用 低频电流可改善局部血液循环，增加局部营养，促进伤口愈合。小电流具有促进骨折愈合的作用，以及消炎、镇静、催眠等作用。

（二）低频电疗的分类和参数

1. 分类

（1）按波形有三角波、方波、梯形波、正弦波、阶梯波、指数曲线波等。

（2）按有无调制分为调制型和非调制型两种。应用一种低频电流去调制另一种频率较高的电流（载波电流），使后者的频率或波幅随着前者的频率和波幅发生相应的变化，无线电学上称为调制型低频电流，它兼有低、中频的优点。

（3）按电流方向分为单相和双相。双相脉冲波又根据其两侧波形、大小分为对称双相波、平衡不对称双相波和不平衡不对称双相波。

2. 参数

（1）**频率** 指每秒内出现的次数，单位为赫兹（Hz）。由于哺乳类动物神经绝对不应期在1ms 以内，所以相隔 1ms 以上的电刺激都能引起一次兴奋，因此低频电流的每一次刺激都能引起运动神经的一次兴奋。在临床治疗中，低频电流多用于镇痛和兴奋神经肌肉组织，常用100Hz 以下频率。

（2）**周期** 指一个脉冲波的起点到下一个脉冲波的起点相距的时间，单位为 ms 或 s。

（3）**波宽** 指每个脉冲出现的时间，包括上升时间、下降时间，单位为 ms 或 s。要引起神经肌肉的兴奋，波宽必须达到一定的宽度。引起神经组织和肌肉组织所需要的最小脉冲宽度不一样，神经组织可以对 0.03ms 宽度的电流刺激有反应，肌肉组织兴奋必须要更长的脉冲宽度和更大的电流强度。

（4）**波幅** 波幅是由一种状态变到另一种状态的变化量，最大波幅（峰值）是从基线起点到波的最高点之间的变化量。

（5）**脉冲间歇时间** 即脉冲停止的时间，等于脉冲周期减去脉冲宽度的时间，单位为 ms。

（6）**通断比** 指脉冲电流持续时间与脉冲间歇时间的比值。

（7）**占空因数** 指脉冲电流的持续时间与脉冲周期的比值，通常用百分比表示。

二、感应电疗法

应用感应电流作用于人体治疗疾病的方法，称为感应电疗法（faradization）。该疗法是比较古老的一种低频电疗法，一直沿用至今，一般国产的电疗机都具有感应电输出的形式。

（一）物理特性

感应电流是用电磁感应原理产生一种双相、不对称的低频脉冲电流。双相是指在一个周期内有两个方向（一个负波、一个正波）。不对称指其负波是低平的，正波是高尖的。其低平部分由于电压过低而无明显的生理与治疗作用。20 世纪 70 年代开始应用电子管或晶体管仪器产生出类似感应电流的有高尖部分而无低平部分的尖波电流，称为新感应电流。感应电流的周期在 12.5～15.7ms 之间，其尖峰部分类似一种狭窄的三角形电流，t 有效（正向脉冲持续时间）为 1～2ms。峰值电压为 40～60V。该电流的频率一般设置在 60Hz～80Hz 之间。

（二）治疗原理及作用

1. 治疗原理

（1）电解作用不明显。因感应电流是双相电流，通电时，电解质、离子会呈现双相流动，因此无电解作用。

（2）兴奋正常的神经和肌肉，感应电流需达到有效电流强度和一定通电时间。如对运动神经和肌肉，t 有效分别达到 0.03ms 和 1ms。感应电流的高尖部分，除有足够的电压外，其 t 有效在 1ms 以上。因此当电压（或电流）达到组织的兴奋值时，就可以兴奋正常的运动神经和肌肉。

对于人体而言，当电流频率大于 20Hz，会引起肌肉发生不完全强制性收缩；频率达到 50Hz ~ 60Hz，肌肉即发生完全强制性收缩；频率在 60Hz ~ 80Hz 之间，连续作用于人体时，可引起完全性收缩。由于强直收缩的力量可以达到单收缩的 4 倍，故可以达到训练正常肌肉，增强肌力的目的。

对完全失神经支配的肌肉，由于其时值较长，甚至高达正常值（1ms）的 50 ~ 200 倍，而感应电流的持续脉冲时间仅为 1ms 左右，故感应电流对完全失神经支配的肌肉无明显的刺激作用，对部分失神经支配的肌肉作用减弱。

2. 治疗作用

（1）**防治肌萎缩**　适用于神经和肌肉本身均无明显病变，当神经损伤或受压迫时，神经冲动的传导速度减弱或受阻，结果随意运动减弱或消失。或因长时间制动治疗，出现失用性肌萎缩、肌无力等。此时可应用感应电流，刺激这种暂时丧失运动的肌肉，使之发生被动收缩，从而防治肌萎缩。

（2）**训练肌肉做新的动作**　神经肌肉吻合修复或肌肉组织术后锻炼肌肉时结合感应电刺激，可促进神经肌肉功能的恢复，有助于建立新的运动。

（3）**防治粘连和促进肢体血液和淋巴循环**　感应电刺激可加强肌肉纤维的收缩活动，增加组织间的相对运动，可使轻度的粘连松解。同时，当肌肉强烈收缩时，静脉和淋巴管受到挤压，当肌肉松弛时，静脉和淋巴管随之扩张。这样，产生有节律的收缩，可改善血液和淋巴循环。

（4）**镇静止痛**　感应电刺激穴位或病变部位，可降低感觉神经兴奋性，产生镇痛效果。可用于治疗神经炎、神经痛及针刺麻醉。

（5）**用于电兴奋治疗**　感应电流和直流电交替综合强刺激，引起高度兴奋后发生继发性抑制，以此来治疗兴奋型神经衰弱的患者，改善睡眠。腰肌扭伤后产生的反射性肌紧张，可用感应电流强烈刺激，使腰肌变松弛，从而达到解痉止痛的目的。

（三）临床应用

1. 适应证　神经失用、术后制动、疼痛而引起的反射抑制肌肉收缩运动导致的失用性肌萎缩、肌张力低下、软组织粘连、四肢血液循环功能障碍、声嘶、便秘、尿潴留、癔症等。

2. 禁忌证　有出血倾向、急性化脓性炎症、痉挛性麻痹、皮肤破损、感觉过敏者、有植入心脏起搏器者、严重心功能衰竭、孕妇的腰骶部。

（四）治疗技术与方法

1. 设备　一般应用国产的直流 – 感应电流电疗机。导线、金属电极、衬垫及固定电极连接方法与直流电疗法相同。

2. 治疗方法   感应电疗机的操作方式与直流电疗机基本相同，因感应电疗的电解作用不明显，故电极衬垫厚度可以在 1cm 以下。电极种类有片状电极、手柄电极、碾式电极。

感应电流的剂量一般分为强、中、弱三种。弱量则无肌肉收缩，但有轻微的刺激感；中量可见肌肉出现微弱收缩；强量可见肌肉出现强直收缩。

3. 操作方法

（1）固定法

①并置法：选取两个等大的电极片（点状、小片状或大片状电极）并置于病变的一侧或两端。

②对置法：将两个等大的电极于治疗部位对置。

③主副电极配合法：主电极置于神经肌肉的运动点，副电极置于支配有关肌肉的区域。

（2）移动法   利用手柄电极或滚动电极在运动点、治疗部位、穴区上移动刺激。另一片状电极放置于相应的部位固定，如颈背部或腰骶部。

（3）电兴奋法   两个圆形电极（直径 3cm）在穴位、运动点或病变区来回移动，或暂时固定于某点做断续的中量到强量的刺激。

4. 注意事项

（1）对于感觉异常、感觉减退的患者应避免电流强度过大导致电灼伤。

（2）电极应避免放置于伤口及瘢痕处，避免电流集中引起灼伤。

（3）电极放置在颈部时，可能引起咽喉肌、膈肌痉挛，引起呼吸、血压、心率的改变。

（4）治疗癔症时，需采用肌肉明显收缩的电流强度为宜，并配合暗示治疗。

三、经皮电神经刺激疗法

经皮电神经刺激疗法（transcutaneous electrical nerve stimulation，TENS）也称为周围神经粗纤维电刺激疗法，是根据疼痛闸门控制学说，以治疗疼痛为主的无损伤治疗方法。"经皮"是为了和植入电极相区分。TENS 在欧美国家非常普及，在临床主要用于疼痛性疾病。

（一）物理特性

TENS 与传统神经刺激疗法的差异在于：传统电刺激主要刺激运动纤维，而 TENS 主要刺激感觉纤维。TENS 的波宽和电流强度主要是刺激 A 类纤维，而不是 C 类纤维，有助于激活粗纤维，关闭疼痛闸门和释放内源性镇痛物质。常见 TENS 物理参数如下：

1. 波形   为持续、不对称的平衡双相波，形状一般为变形方波，没有直流成分，故没有极性。一个时相的作用可能比另一个时相强一些。少数 TENS 仪器使用单相方波、调制波形等。

2. 频率   TENS 频率一般为 1Hz ~ 150Hz 可调。常用的是 70Hz ~ 110Hz，还有 1Hz ~ 5Hz（类针刺样 TENS），中频率（20Hz ~ 60Hz）和 120Hz 以上的频率较少选用。

3. 脉冲宽度   一般为 100 ~ 300ms 可调。

（二）治疗原理及作用

1. 镇痛   其镇痛机理是根据闸门控制学说，具有镇痛效果的 TENS 强度只兴奋 A 类纤维，对伤害性信息的 C 波没有影响，但明显减弱甚至完全抑制 A 和 C 传入引起的背角神经元反应，

TENS 治疗过程中和治疗后背角神经元自发性动作电位活动亦明显减少。

另外，阿片肽在不同 TENS 频率下镇痛作用有所不同。高强度针刺样 TENS（2Hz）引起的镇痛可以被纳洛酮逆转，腰段脑脊液中脑啡肽明显升高，而强啡肽无明显变化，说明内源性阿片肽起重要作用。常规 TENS（弱强度、100Hz）使强啡肽有所升高，脑啡肽不受影响。高强度、高频率（100Hz）TENS 的作用能被印防己毒素逆转，说明 GABA 能神经元参与了镇痛机制。

用 TENS 治疗心绞痛研究始于 1985 年，TENS 能减少心绞痛的发作次数和对硝酸甘油的依赖。临床证明，TENS 是抑制各种不同性质疼痛的简单而有效的方法。多数患者在治疗开始 1~2 分钟疼痛消失。局部压痛明显减轻，疼痛区缩小。TENS 的主要优点是镇痛效果持续时间长，可持续几分钟或 8~10 小时。有些急性疼痛病例，经 1~2 次治疗后疼痛完全消失，急性躯体疼痛或根性疼痛加剧时疗效最好。对截肢残端神经痛治疗 2~3 天后可完全止痛，对早期出现的幻肢痛可止痛数小时。

2. 改善周围血液循环 正常人用 TENS 刺激前臂后手指皮温轻微升高，可能是作用于交感神经系统，使周围血管扩张（颅内血管）。

3. 促进骨折、伤口愈合 应用直流电以植入电极治疗骨不连接有公认的效果，但有侵入性感染和损伤的可能性。20 世纪 80 年代用 TENS 治疗骨折后骨不连接获得成功。为了取得近似直流电成骨效应，脉冲宽度应尽量大些，频率则偏低些，电流强度为保持患者稍有电感的最低水平。

（三）临床应用

1. 适应证 用于各种急慢性疼痛：神经痛、头痛、关节痛、肌痛、术后伤口痛、分娩宫缩痛、牙痛、癌痛、肢端疼痛、幻肢痛，也可用于骨折后预后不良。

2. 禁忌证 植入心脏起搏器者，孕妇腹部、腰骶部，眼部，有脑血管病史者，认知障碍者。

（四）治疗技术与方法

1. 设备 分袖珍型和大型的 TENS 仪器。袖珍型 TENS 仪器有单通道和双通道输出两种，两种通道电流强度、脉冲宽度、频率都可定制。大型 TENS 仪器有 4~8 个或 8 个以上输出通道，供医院患者集中使用。电极大多数采用碳–硅材料电极，可裁剪成不同大小和形状。还有橡胶电极、黏胶电极、棉布衬垫等。

2. 治疗方法

（1）电极的放置 一般置于痛区、神经点、运动点、穴位、病灶同节段的脊柱旁、沿着周围神经走向、病灶上方节段、病灶对侧同节段。

（2）参数的选择 常用 TENS 三种治疗方式：常规方式（conventional TENS）、针刺样方式（acupuncture like TENS）、短暂强刺激方式（brief intense TENS）（表 4-2-1）。

表 4-2-1   TENS 三种治疗方式的参数

方式	强度	脉冲频率 /Hz	脉冲宽度 /ms	适应证
常规 TENS	舒适的麻颤感	75～100	＜ 0.2	急性疼痛、短期止痛
针刺样 TENS	运动阈上，一般为感觉阈的 2～3 倍	1～4	0.2～0.3	急慢性疼痛、周围循环障碍、长期止痛
短暂强刺激 TENS	肌肉强直或痉挛样收缩	150	＞ 0.3	用于小手术、致痛性操作过程中加强镇痛效果

最常用的是常规 TENS，治疗时间可从每天 30 ~ 60 分钟至持续 36 ~ 48 小时不等。针刺样 TENS 能同时兴奋感觉神经和运动神经，治疗时间一般为 45 分钟，根据受刺激肌肉的疲劳情况而定。短暂强刺激 TENS 电流强度大，肌肉易疲劳，一般每刺激 15 分钟，休息几分钟。

3. 操作方法

（1）患者取舒适体位，治疗师向患者解释说明治疗中可能出现的麻颤感、震颤感或肌肉抽动感等感觉，将电极固定于相应的部位上。

（2）打开电源，设定治疗频率、脉宽、治疗时间，最后缓慢增加电流强度。

（3）治疗结束后，将输出旋钮复位，关闭电源，取下电极。

4. 注意事项

（1）治疗部位   避开皮肤破损、瘢痕、溃疡、皮疹等部位；电极与皮肤应充分接触，使电流均匀作用于皮肤，以免电流过度集中造成灼伤；电极应保持清洁，便于通电。

（2）儿童治疗时   缓慢开始，先以弱电流消除儿童恐惧，再逐步调增至治疗量。

（3）综合治疗时   先采用温热治疗法，再进行 TENS 镇痛，这样可增加局部的血流量，降低皮肤电阻，增强治疗作用。

四、功能性电刺激疗法

功能性电刺激疗法（functional electrical sitmulation，FES）是使用低频脉冲电流刺激失去神经控制的肌肉，使其收缩，以替代或矫正器官及肢体丧失的功能。也可归属于神经肌肉电刺激的范畴。

该疗法是 Liberson 等在 1961 年发明的，通过刺激腓神经支配的肌肉，产生踝关节的背屈运动，以帮助患者行走。至今，FES 不仅研究与应用肢体运动功能的替代与纠正，还广泛涉及临床各个领域，如心脏起搏器、膈肌起搏器、膀胱刺激排尿、触 – 视觉转换系统、触 – 听觉转换系统。

（一）物理特性

1. 频率   理论上 FES 的频率为 1Hz ~ 100Hz。较低频率（<20Hz）的刺激所产生的效应虽然相应较小，但肌肉不易疲劳；较高频率（＞50Hz）的刺激容易产生肌肉强直收缩，但肌肉易疲劳。理想的频率是根据各种肌肉类型及功能而定，常用的频率多在 15Hz ~ 50Hz。

2. 脉冲宽度   常在 100 ~ 1000μs 之间，多使用 200 ~ 300μs。一般脉冲波宽在治疗中保持固定。

3. 通电／断电比   肌肉在通电时收缩，断电时放松，通电时间越长，断电时间越短，肌肉越易疲劳。常用（1∶1）~（1∶3）之间。

4. 波升/波降 波升是指达到最大电流所需要的时间；波降是指从最大电流回落到断电时所需要的时间。波升、波降常取 1~2s。

5. 电流强度 治疗时根据刺激目的及患者的耐受程度来调节电流强度。一般 FES 使用表面电极，电流强度应在 0~100mA 之间。使用肌肉内电极时，其电流强度在 0~20mA 之间。

（二）治疗原理及作用

1. 治疗原理 FES 作用原理是利用神经细胞的电兴奋性，通过刺激支配肌肉的神经，使肌肉收缩，要求被刺激的肌肉必须有完整的神经支配。低频电流作用于神经细胞膜，能在神经元上产生动作电位，电刺激产生的动作电位与自然生理状态所产生的动作电位是一样的。适当宽度和强度的刺激脉冲输出足够的电荷，刺激神经元就能产生一个动作电位。当增加电刺激的脉冲宽度或电流强度时，刺激会沿着电极片向远处扩散，进而引起更多肌纤维收缩，这就是刺激的空间总和。FES 正是利用上述原理，刺激肌纤维收缩，获得运动效果。

2. 治疗作用 FES 主要侧重于肢体功能重建，多用于上运动神经元引起的肢体功能障碍。在兴奋神经，引起肌肉收缩时，电刺激信号和肌肉功能收缩信号可沿神经传入脊髓、大脑，促进功能重建，代替或矫正肢体和器官已丧失的功能，建立再学习过程。加上不断重复的运动模式信息传入中枢神经系统，在皮层形成兴奋痕迹，使运动功能代偿性"恢复"或功能重建。

FES 的作用特点：可产生即刻的功能性活动。如上肢瘫痪可即刻获得抓握的动作；下肢瘫痪可产生行走的动作；吞咽障碍可产生吞咽动作；尿失禁可产生膀胱收缩。

（三）临床应用

1. 适应证

（1）上运动神经元瘫痪 包括脑血管意外、脑外伤、脊髓损伤、脑性瘫痪、多发性硬化等。

（2）下肢功能重建 主要对象是 T4~T12 胸椎损伤的截瘫和偏瘫患者。辅助站立和步行最早应用单侧单通道刺激，用以纠正足下垂。

（3）上肢功能重建 主要对象是 C4~C6 颈椎损伤的高位截瘫患者，包括手功能重建的应用。

（4）呼吸功能障碍 主要用于脑血管意外、脑外伤、高位脊髓损伤所致的呼吸肌麻痹。

（5）其他 尿潴留、尿失禁、特发性脊柱侧弯、肩关节半脱位。

2. 禁忌证

（1）植入心脏起搏器者。

（2）意识不清的患者。

（3）肢体骨关节挛缩畸形者。

（4）下运动神经元受损，局部对功能性电刺激无反应者。

（四）治疗技术与方法

1. 设备 可分为大型精密多通道仪器和便携式仪器。医疗机构一般使用大型精密多通道仪器，电极放置和仪器操作较复杂。患者家中可使用便携式仪器。

刺激电极可分为三大类：表面电极、肌肉内电极和植入电极。各种电极技术要求不同，各有优缺点。

（1）表面电极　表面电极是目前应用最广泛的电极。优点是简便、易于更换，不会造成任何创伤。缺点是对单个肌肉刺激的选择性差，不能刺激较深部的肌肉，刺激反应变化较大。

（2）肌肉内电极　由不锈钢丝盘绕成线圈，并在一端设计一个倒钩，以便牢牢地固定在肌肉上。优点是选择性好，稳定性好。缺点是需要切开皮肤，有感染和断裂的风险。电极的寿命有限，一般最长为 2 年。

（3）植入电极　一般和机器一起埋在体内，与体外控制系统通过高频无线电感应进行通讯，不存在感染和断裂的问题。缺点是需要较高的手术技巧来放入电极，在某些情况下还会造成局部神经永久性损伤。常用于心脏起搏器、膈肌起搏器。

2. 治疗方法

（1）刺激下肢运动　此机器放在腰骶部，刺激电极放置于腓神经处，触发开关置于足底部。患者足跟离地，开关接通，刺激器发出低频脉冲电流，刺激腓神经，使足背伸。患者足跟着地时，开关断开，刺激停止，如此反复。

（2）纠正脊柱侧弯　使用表面电极置于竖脊肌表面或置于一侧胸、腰部侧弯的上下方。

（3）辅助呼吸运动　将接收器植入皮下，环式电极经手术置于膈神经上，或将表面电极放置在颈部膈神经的运动点上，进行功能性刺激，产生膈肌和胸廓的运动。

3. 注意事项

（1）此疗法必须与其他疗法，如运动训练、心理治疗相结合，才能取得很好的效果。

（2）操作者应准确掌握刺激点的解剖、生理等，这也是治疗成功的重要因素。

第三节　中频电疗法

一、概述

应用频率为 1kHz ~ 100kHz 的脉冲电流以治疗疾病的方法称为中频电疗法（medium frequency electrotherapy）。中频电疗法的历史较短。20 世纪 40 年代 Gleid meister 首先提出中频电流的概念；20 世纪 50 年代初期奥地利的 Hans Nemec 发明了干扰电疗法；20 世纪 60 年代中期前苏联研制成功正弦调制中频电疗法，我国引进了干扰电，并开展音频电疗法；20 世纪 70 年代后期我国应用脉冲调制中频电疗法；20 世纪 80 年代我国开始引进了立体动态干扰电疗法，并开展了音乐电疗法。中频电疗法特别是微计算机技术在我国的应用已相当普遍，即使在基层医疗单位，也广泛应用于治疗各种疾病。目前，常用的中频电疗法有等幅中频电疗法、干扰电疗法、调制中频电疗法和音乐电疗法。

（一）物理特性

中频电流的频率（1kHz ~ 100kHz）高于低频电流，属交流电。临床常用的中频电流不仅在频率、波形等物理方面与低频电流存在着显著的差别，作用于人体时，人体所表现的电学特性及所产生的理化效应明显不同于低频电流。

1. 阻抗明显下降　人体组织对不同频率电流的电阻率有明显差异，电流频率越低电阻率越高。随着电流频率的增高，人体的电阻逐渐下降，因此中频电流较低频电流的阻抗低。此外由于人体组织还具有电容的特性，频率较高的电流较容易通过电容，故中频电流更容易通过组织。

2. 无电解作用 中频电流是一种等幅正弦交流电，是正向与负向交替变化较快的电流，作用于机体时无正负极之分，因此治疗时电极下不会产生电解反应，没有酸碱产物产生，不会像直流电疗时那样受到酸碱产物的化学刺激而损伤皮肤。

3. 对神经肌肉的作用 中频电流的频率大于1kHz，脉冲周期小于1ms，因此一个周期的电流不能引起神经兴奋和肌肉收缩。中频电流能够产生兴奋作用是综合多个周期的连续刺激，达到足够强度时才能引起一次强烈的肌肉收缩。

4. 低频调制的中频电流特点 等幅中频电流的幅度无变化，易为人体所适应。为了克服中频电流的这一缺点，可以采用由低频调制的中频电流，即用0Hz～150Hz的低频电流调制中频电流，使中频电流的幅度产生低频的变化。由于其波形、波幅、频率不断变化，人体不易产生习惯性。这样的中频电流没有低频电流的缺点，却兼具了低、中频电流的优点和作用。

（二）中频电疗法的分类

中频电疗法所采用的电流频率多在2kHz～8kHz之间。根据中频电流波形与频率的不同，中频电疗法一般分为四种。

1. 等幅正弦中频电疗法 音频电疗法、音频电磁场疗法、超音频电疗法。

2. 低频调制的中频电疗法 传统干扰电疗法、动态干扰电疗法、立体动态干扰电疗法。

3. 由不同波形调制的中频电疗法 正弦调制中频电疗法、脉冲调制中频电疗法。

4. 低中频电混合电疗法 音乐电疗法、波动电疗法。

（三）安全要求和注意事项

1. 治疗设备的安全要求

（1）中频电疗机特别是微机控制的治疗机应与高频电疗机分开，分设于两室或至少将两者的电路分开，以免中频电疗机的工作受高频电磁波的干扰而影响治疗效果。

（2）治疗床、治疗椅及附件最好是木质或非金属材料，使其远离暖气片和上下水管，暖气片应有木板遮盖。

（3）治疗机外壳应接地线。

（4）进行中频电疗时，使用前应检查治疗仪器是否正常工作，电极、导线等是否完好，导线插头、导线夹等是否牢固。

2. 注意事项

（1）治疗前应告诉患者在治疗中该电流强度下可能出现的感觉，消除患者的顾虑，以便配合治疗，并询问或检查治疗部位皮肤有无感觉减退、瘢痕或破损等情况。

（2）治疗时应除去治疗部位的金属物品，如手表、发夹、首饰等。体内有金属异物（如骨科金属固定物、气管金属插管、金属碎片、金属节育环等）的部位，应严格掌握电流强度，< $0.3mA/cm^2$ 方可避免组织损伤。

（3）电极不能在心前区及其附近并置或对置治疗；心脏病患者电流不宜过强，并注意观察患者的反应，如有不良反应要立即停止治疗；植入心脏起搏器者、孕妇的腰骶部及下腹部禁用中频电疗法。

（4）使用金属电极板（铅板、铜片）时，必须用电极衬垫（制成套状），但不必很厚。治疗前用温水浸透衬垫，将电极板插入衬垫套内，电极和夹子不可接触皮肤，以免电击灼伤。使用橡胶电极时，在电极上涂导电乳胶即可，如果电极老化应及时更换。

（5）选择适合治疗部位的电极、衬垫放置在治疗部位上，尽量使病灶位于两电极中间；电极质地应柔软可塑，其弯度应与治疗部位的轮廓相一致，务必使电极、衬垫与皮肤均匀接触。

（6）治疗剂量的确定可参考治疗要求和患者的感觉，一般以感觉和运动阈为准，电流密度通常为 0.1 ~ 0.3mA/cm²，最大不宜超过 0.5mA/cm²。瘢痕部位、浅感觉或血液循环不佳的部位在治疗时，电流强度的调节不应以患者的感觉为准，以免引起治疗部位皮肤的损伤。

（7）治疗中出现异常反应，如电极下出现疼痛，应告诉患者及时报告治疗师。中止治疗时，应先调小输出至"0"位，不可直接取下电极板，否则可导致瞬间的电流刺激反应而使患者受伤或发生意外。

二、等幅正弦中频电疗法

应用频率为 1kHz ~ 20kHz 的等幅正弦交流电治疗疾病的方法，称为等幅正弦中频电疗法，通常称为等幅中频电疗法（undamped medium frequency electrotherapy），习惯称为音频电疗法。

（一）物理特性

等幅正弦中频电流（音频电流）的频率在 1kHz ~ 5kHz 之间，目前我国生产的音频电疗机多用 2kHz，有些机器的频率可调。等幅正弦中频电流是一种幅度、频率恒定不变，其波形呈正弦波形的中频电流，具有典型的中频电流的物理特征（图 4-3-1）。

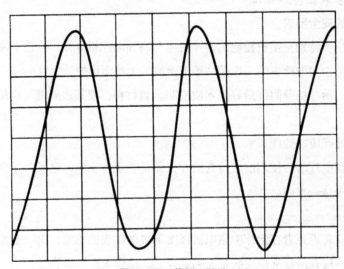

图 4-3-1　等幅正弦波

（二）治疗原理及作用

1. 治疗原理

（1）音频电流可改善微循环，增大血管管径，使血流明显加快。由于血液循环和局部营养得到改善，从而起到了镇痛、消炎、消肿、促进组织再生及神经功能恢复的作用。

（2）音频电流可提高活性生物膜的通透性，这一作用可用于使药物分子由于浓度梯度而扩散透过生物膜。人体实验亦证明了中频交流电可使药物分子透入体内，在 2kHz、4kHz 的等幅正弦电流作用下，药物的 pH 值及性质均无变化。因此，有人主张开展中频电药物透入疗法，尤其适用于不能电离或极性不明的中草药。

（3）音频电流的频率大于 1kHz，并不是每次脉冲都可以引起神经兴奋，但通过综合刺激，音频电疗法依然可以有效地刺激神经，引起肌肉收缩，调节神经功能。

（4）音频电流作用于神经节段或反射区可以促进汗腺、乳腺的分泌，增进食欲，降低血压，增强全身状况，对自主神经及高级神经活动均具有调节作用。

2. 治疗作用

（1）镇痛、止痒　音频电流可使皮肤痛阈上升，故有明显的镇痛作用。其机制可能与治疗后肌肉痉挛缓解、局部血液循环改善所产生的间接效应有关。音频电流还对烧伤后和术后瘢痕有显著的止痒作用。

（2）消炎、消肿　音频电流有镇痛、消炎、消肿、促进组织再生及神经功能恢复的作用。对外伤后血肿、瘢痕引起的肢端水肿均有良好的效果。

（3）软化瘢痕、松解粘连　音频电流刺激瘢痕或粘连组织后，使粘连松解和软化，可使瘢痕颜色变浅、质地变软、面积逐渐缩小与变平，并使粘连松动解离。音频电疗法在松解粘连方面既有治疗作用又有预防作用。

（4）兴奋神经肌肉　音频电流可兴奋神经和肌肉，引起肌肉的收缩，达到锻炼肌肉的目的。

（5）调节神经系统功能　音频电流对自主神经及高级神经活动均具有调节作用。

（6）音频电流叠加直流电药物离子导入的治疗作用　临床上采用经过整流的音频电流与直流电药物离子导入叠加联合应用时，可以提高人体对直流电的耐受量，加大直流电强度，有利于药物离子导入人体，还可以提高药物离子迁移的速度，增加疗效。

（三）临床应用

1. 适应证　术后粘连、瘢痕、术后肠麻痹、肠粘连、注射后硬结、血肿机化、关节纤维性挛缩、狭窄性腱鞘炎、腰椎间盘突出症、肩关节周围炎、肱骨外上髁炎、术后尿潴留、类风湿关节炎、肌炎、周围神经病（神经炎、神经痛）、神经损伤、盆腔炎性疾病、附件炎、绝育术后并发症、慢性咽喉炎、声带结节、术后声带麻痹、带状疱疹、局限性硬皮病、局限性脂膜炎等。

2. 禁忌证　恶性肿瘤、出血性疾病、活动性结核、发热、急性化脓性炎症、严重心肺肾脏疾病、植入心脏起搏器者、孕妇下腹部和腰骶部、局部金属异物、对电流不能耐受者等。

（四）治疗技术与方法

1. 设备　目前常用的有输出电流频率 2000Hz，或 2000Hz、4000Hz 两种频率的音频电疗仪。电极由电极板（铅板、铜片和导电硅橡胶电极）及吸水衬垫组成，吸水衬垫要吸水性好的一层绒布制成套状，周边超出电极板 1cm。

2. 治疗方法

（1）治疗方法　有单纯音频电疗法和音频－直流电药物离子导入疗法。

（2）剂量、时间与疗程　治疗中电流一般以感觉阈或运动阈为准，电流密度为 $0.1 \sim 0.3mA/cm^2$，最大不超过 $0.5mA/cm^2$。患者有明显震颤感、轻度的紧缩感为宜。每次治疗 20～30 分钟，每日 1 次，15～20 次为 1 个疗程。治疗粘连、瘢痕时疗程可延长至 30～50 次。

3. 操作方法

（1）检查仪器各旋钮是否在"0"位，将电流开关打开，根据病变部位选择治疗需要的电极和衬垫。

（2）衬垫用温水浸湿后将电极板装入衬垫套内，对置或并置于治疗部位，用沙袋或尼龙搭扣固定。调节输出电量，并告诉患者治疗时正常电极下产生的感觉，以患者能耐受为准。

（3）治疗完毕，将旋钮缓慢转到"0"位，关闭电源，取下电极及衬垫，检查皮肤反应。

（4）音频－直流电药物离子导入时，尽量采取对置法。先接通直流电，再调节直流电量，然后接通音频电，治疗结束时关闭机器的顺序正好相反。

4. 注意事项

（1）等幅正弦中频电疗仪不应与高频电疗仪同放一室或同时工作，以免高频电疗仪对其干扰，患者可能会出现"电击"样的感觉。

（2）避免将电极或导线夹和导线裸露部分直接接触皮肤，否则易引起电灼伤。

（3）电极衬垫必须均匀地紧贴皮肤，湿度要适中，太干、太湿均影响电流强度。电极不能在心前区并置或对置。

（4）治疗前应告知患者治疗中应有的感觉，治疗过程中患者不得任意变动体位，如电极下出现异常感觉要及时报告，减少电流强度或停止治疗，查明原因并给予及时处理。

（5）对于治疗部位有感觉障碍者不应以患者感觉为准，要注意掌握电流强度。如治疗前检查治疗部位皮肤有无破损，如有应避开或贴小胶布予以保护，治疗结束时还需再次检查治疗部位的皮肤情况。

三、干扰电疗法

将两组频率分别为 4000Hz 与（4000±100）Hz 的正弦交流电通过两组（4 个）电极交叉输入人体，电流在体内相互干扰，形成干扰场，产生差频为 0Hz～100Hz 的低频调制的中频电流，应用这种具有内生性质的干扰电流治疗疾病的方法称为干扰电疗法（interferential electrotherapy），又称静态干扰电或交叉电疗法。人们在传统静态干扰电疗法的基础上又发展了动态干扰电疗法和立体动态干扰电疗法，所以干扰电疗法又分为传统干扰电疗法（静态干扰电疗法）、动态干扰电疗法和立体动态干扰电疗法三种。

（一）物理特性

1. 干扰电流既有中频电流的成分又有低频电流的成分，所以可同时发挥低频电和中频电的治疗作用。

2. 治疗通过 4 个电极将两组相差 100Hz 的中频电流交叉输入人体，形成干扰电流（图 4-3-2）。

3. 在电极下起作用的是等幅中频电流，在深部治疗部位和电流交叉处起主要治疗作用的是干扰电流，即 0Hz～100Hz 的低频调制中频电流。这种电流不是体外输入的，而是体内产生的，这种"内生"的电流是干扰电疗法最突出的特点。

4. 皮肤电阻明显下降，增加了作用深度，而且可以采用较大的电流强度。

5. 差频在一定范围内变动可避免机体产生适应性。

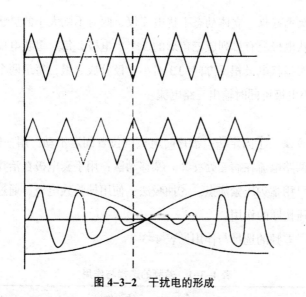

图 4-3-2 干扰电的形成

（二）治疗原理及作用

1. 治疗原理 干扰电流兼有低频电流与中频电流的特点，最大的电场强度发生于体内电流交叉处，作用深、范围大。不同差频的干扰电流的治疗作用有所不同。

2. 治疗作用

（1）镇痛作用 干扰电流可以抑制感觉神经，90Hz～100Hz差频电流作用后可抑制感觉神经，使皮肤痛阈明显升高，具有良好的镇痛作用。

（2）促进局部血液循环 干扰电流有明显促进局部血液循环的作用，50Hz～100Hz差频电流可使毛细血管与小动脉持续扩张，改善血液循环，有促进渗出、水肿、血肿吸收的作用。

（3）锻炼骨骼肌、提高平滑肌张力 10Hz～50Hz差频电流可引起骨骼肌强直收缩，改善肌肉血液循环，锻炼骨骼肌；也可以提高平滑肌张力，增强血液循环，改善内脏功能。

（4）调节自主神经功能 干扰电流作用于颈或腰的交感神经节，可调节上肢或下肢的神经血管功能。干扰电流作用于交感神经对自主神经有一定的调整作用，使舒张压、收缩压均降低。

（5）促进骨折愈合 国内有人在动物实验中观察到干扰电能促进骨痂形成，加快骨折愈合。

（三）临床应用

1. 适应证 各种神经痛、骨关节炎、慢性颈肩腰腿痛、软组织扭挫伤、肌筋膜炎、肌肉劳损、狭窄性腱鞘炎、注射后硬结、手术或外伤后软组织粘连、骨折延迟愈合、失用性肌肉萎缩、术后肠粘连、术后肠麻痹、胃下垂、胃肠功能紊乱、习惯性便秘、尿潴留、二便失禁、雷诺病、闭塞性动脉内膜炎、盆腔慢性炎症、附件炎等。

2. 禁忌证 同等幅正弦中频电疗法。

（四）治疗技术与方法

1. 设备

（1）静态干扰电疗仪与动态干扰电疗仪 目前常用的有可输出两组差频为0Hz～100Hz等幅正弦中频交流电的干扰电疗仪、两对输出导线、4个铅板电极或导电橡胶电极、衬垫、固定带等。有的治疗仪配有一种四联电极、手套电极、产生负压的装置和专门的抽吸电极。

（2）立体动态干扰电疗仪　立体动态干扰电疗仪、两对不同大小的星状电极，每次治疗采用 1 对电极。每个星状电极上有排列成三角形的 3 个小电极，每对星状电极的左右两对小电极的方向是相反的。每对星状电极相反方向的 3 对小电极分成 3 组，每组两个小电极，连接治疗仪的一路输出，3 对小电极可同时输出三路电流。

2. 治疗方法

（1）电极的放置方法　①固定法：治疗时电极的位置固定不动。用一般电极或四联电极，电极放置时应尽量使两路电流在病变处交叉。②移动法：用手套电极在治疗部位移动或固定治疗，做痛点治疗时，可用指尖压紧痛点。③抽吸法：使用抽吸式电极，通过负压将电极固定于身体上，因此兼有负压按摩的作用。

（2）差频的选择　差频的选择与作用见表 4-3-1。

表 4-3-1　差频的选择与作用

差频 /Hz	治疗作用
100	抑制交感神经（作用于交感神经节时）
90 ~ 100	镇痛
50 ~ 100	镇痛；促进局部血液循环；促进渗出物吸收；缓解肌紧张
25 ~ 50	引起正常骨骼肌强直收缩；促进局部血液循环
20 ~ 40	兴奋迷走神经；扩张局部动脉血管；引起骨骼肌不完全性强直收缩
1 ~ 10	兴奋交感神经；引起正常骨骼肌收缩；引起失神经肌肉收缩；引起平滑肌收缩
0 ~ 100	兼具上述各种作用，但因各种频率出现时间过短，针对性不强

（3）剂量、时间和疗程　治疗电流的强度一般在 50mA 以内，可根据患者的感觉或肌肉收缩的强度将治疗剂量分为：①感觉阈下：刚有电刺激感时再稍调小至感觉消失，但电流表有指示。②感觉阈：刚有电刺激感或麻颤感。③感觉阈上：有明显电刺激感或麻颤感。④运动阈下：电流表有指示，但无肌肉收缩反应。⑤运动阈：刚引起肌肉收缩反应。⑥运动阈上：有明显肌肉收缩反应。⑦耐受阈：患者所能耐受的最大限度的电流强度。可选用 1 ~ 2 种或更多的差频，每种差频治疗 5 ~ 10 分钟不等，总治疗时间为 15 ~ 30 分钟。每日或隔日 1 次，20 次为 1 个疗程。

3. 操作方法

（1）患者取舒适体位，暴露治疗部位。遵医嘱将选择好的两组电极固定于治疗部位，务使两路电流电力线交叉于病灶处。

（2）检查两组输出机钮是否在"0"位，将差频范围调节至所需位置，差频数值显示开关是否在显示位置处。

（3）然后接通电源，指示灯亮。先开电源开关，后放电极，这与一般电疗仪操作步骤不同。

（4）操作时不要将同电路电极互相接触，4 个电极之间距离根据部位大小决定，一般不能小于 5cm。

（5）按医嘱选择差频范围（±5Hz），随后缓慢调节电流输出钮，电流强度以患者感觉阈、运动阈、运动阈上或耐受阈为准。使用负压抽吸装置时，吸盘下有抽吸按摩感。

（6）每次治疗先后选用 1～3 组差频，治疗时如要改变差频范围，可以直接调整差频范围，不必将电流输出调回"0"位。

（7）动态干扰电、立体动态干扰电的操作与静态干扰电基本相同。

4. 注意事项

（1）电极放置的原则是两组电流一定要在病变部位交叉。同组电极不得互相接触。

（2）电流不可穿过心脏、脑、孕妇下腹部及体内有金属物的部位。

（3）在调节电流强度时必须两组电流同时调，速度一致，强度相同。

（4）治疗时注意星状电极的各个小电极应与皮肤接触良好，以使二路电流都能充分进入人体。

（5）使用抽吸电极时，要注意时间不宜太长，一般每组频率不超过 10 分钟，以免发生局部瘀血而影响治疗。有出血倾向者不得采用此法。

（6）其他注意事项与等幅正弦中频电疗法相同。

四、调制中频电疗法

由低频正弦电流调制的中频电流，称为调制中频电流，应用这种电流治疗疾病的方法称为调制中频电疗法（modulated medium frequency electrotherapy），又称脉冲中频电疗法。以低频正弦波调制的中频电流，称为正弦调制中频电流；以低频脉冲电流调制的中频电流，称为脉冲调制中频电流（图 4-3-3）。

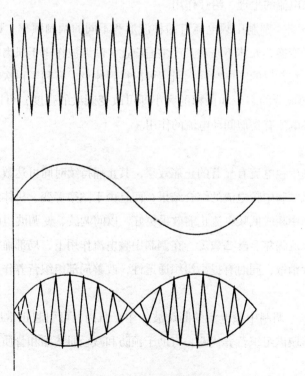

图 4-3-3　低频调制中频电流

（一）物理特性

1. 调制方式　不同的调制方式所产生的调幅波的形式也不同。在调制中频电疗法中通常采

NOTE

用四种不同调制方式的调制波（调幅波）。①连续调制波：简称连调波，在这种调制方式中，调幅波连续出现。②间歇调制波：简称间调波，在这种调制方式中，调幅波与等幅波交替出现。③断续调制波：简称断调波，在这种调制方式中，调幅波与断电交替出现。断调波兴奋神经、肌肉作用最显著。④变频调制波：简称变调波，在这种调制方式中，两种不同频率的调幅波交替出现，有抑制作用。这四种波形可分别以全波、正半波或负半波输出，半波输出有极性。

2. 电流特点

（1）用 10Hz～150Hz 的低频电流调制的"外生"中频电流，使含有低频成分的中频电流能较顺利地进入机体深部组织，兼有低、中频两种电流的特点。

（2）不同波形的频率交替出现，可以克服机体对电流刺激产生的适应性；波幅可改变，在电流强度不变的情况下，对组织的刺激强度可以改变；断调波组的脉冲、间隙时间是分别可调的，可在 1～5 秒范围随意调节。对神经损伤的治疗优于其他低、中频电疗。

（3）半波的正弦调制中频电流有类似间动电流的作用，但优于间动电流，具有增加作用深度和显著改善组织营养的作用，还可广泛用于药物离子导入治疗，兼有正弦调制中频电流和药物的综合治疗作用。

（二）治疗原理及作用

1. 治疗原理

（1）兼具中频、低频特点　调制中频电流含有中频电流成分，因此具有中频电流的特点。人体对其阻抗较低，作用较深，可采用较强电流；无电解作用，对皮肤无刺激，能充分发挥正弦中频电流所特有的生理、治疗作用。调制中频电流同时含有低频电流成分，也具有低频电流的特点，可发挥低频电流的生理、治疗作用。

（2）电学参数多变　调制中频电流有四种波形和不同的调制频率、调制幅度，由于其波形、幅度和频率不断变换，人体不易对其产生适应性。断调波作用于肌肉时，调幅波的刺激可引起肌肉收缩反应，在其后的断电时间内肌肉可以得到休息，有利于再次收缩反应。调节中频电流幅度、调节低频成分的多少和振幅的大小即可改变刺激的强度，可以适应不同的治疗需要。半波的调制中频电流有类似间动电流的作用。

2. 治疗作用

（1）镇痛　调制中频电流有显著的止痛效果，其止痛持续时间可达数小时。调制中频电流的止痛效果来源于低频和中频电流的综合结果；而且由于频率多变、机体组织不易适应、作用深等特点而较普通的中频或低频电流止痛效果更好，以间调波、变调波组的止痛作用最显著。

（2）促进局部血液循环和淋巴回流　在调制中频电流作用下，局部血管、淋巴管扩张，循环加快，有利于炎症消散，同时有提高组织通透性，改善局部组织营养作用。以断调波和连调波的作用明显。

（3）锻炼骨骼肌　调制中频电流的断调波作用于肌肉，可引起正常肌肉及失神经肌肉收缩，增强肌力，改善肌肉组织营养代谢，有助于预防和减轻肌萎缩和骨质疏松，优于低频电流和其他中频电流。

（4）提高平滑肌张力　调制中频电流的连调波、断调波能提高胃肠道、胆囊、膀胱等内脏平滑肌张力，增强其蠕动收缩能力，使其运动功能正常化。

（5）调节自主神经功能　调制中频电流作用于神经节或神经节段时可产生区域作用、反射作用，调节自主神经功能；作用于颈交感神经节，因影响大脑血管紧张度，可改善脑血流图；通过改变上肢的血液循环，降低血压。

（6）促使炎症吸收 调制中频电流可促进局部血液循环、加速炎性渗出物和水肿吸收，故对非化脓性炎症有一定的消散吸收作用。

（三）临床应用

1. 适应证 肩周炎、颈椎病、骨性关节炎、肱骨外上髁炎、类风湿关节炎、肌肉扭伤、肌纤维组织炎、腱鞘炎、滑囊炎、注射后硬结、血肿机化、张力性尿失禁、尿潴留、尿路结石、前列腺炎、神经炎、周围神经损伤，坐骨神经病、中枢性瘫痪、胃十二指肠溃疡、不完全性肠梗阻、术后肠麻痹、习惯性便秘、慢性胆囊炎、盆腔炎、附件炎、宫缩无力、角膜薄翳、巩膜炎、虹膜睫状体炎、慢性鼻窦炎、慢性咽喉炎、声带麻痹等。

2. 禁忌证 局部有恶性肿瘤，活动性肺结核，出血性疾患，有严重心、肺、肾脏疾病者，急性化脓性感染，局部有金属固定物，置入心脏起搏器者等。

（四）治疗技术与方法

1. 设备 ①参数可调的调制中频电疗仪：此类仪器可以自行设置相关参数，包括载波类型、调制波参数、调幅度等。设置好相关参数后，其他操作程序同普通中频电疗法。②计算机调制中频电疗仪：此类仪器可以输出按不同病种需要编定的多步程序处方，处方内综合了所需要的各种治疗参数，治疗时可根据患者的疾病选用不同的电流处方。因此计算机调制中频电疗机具有操作简便、治疗电流多样化、患者不易产生耐受、治疗时间准确等优点。有的治疗仪还保留了自选电流种类和参数的功能，可由使用者按需调配。电极为导电橡胶板，呈不同大小的矩形，另外还有导线、衬垫、沙袋、固定带等。

2. 治疗方法 常用的有普通调制中频电疗法、计算机调制中频电疗法、调制中频电药物离子导入疗法等。

治疗时电极下产生可耐受的麻刺、震颤、抽动、肌肉收缩感，可参考患者感觉与耐受度调节电流量，电流强度一般为 $0.1 \sim 0.3 \text{mA/cm}^2$。正弦调制中频电疗法的调幅度依据病情决定，病情越急，调幅度越小。每次治疗 15 ~ 20 分钟，每日或隔日 1 次，10 ~ 15 次为 1 个疗程。

3. 操作方法

（1）将仪器接通电源，检查仪器是否处于良好的工作状态。

（2）将输出导线与仪器连接，然后将电极放在患者治疗部位上，用固定带或沙袋固定电极。

（3）开启电源，遵医嘱按动程序处方键，选择治疗所需的程序处方。

（4）检查旋钮是否处于"0"位，然后调节治疗时间，进入倒计时，最后调节电流输出使之达到治疗所需的适宜强度。

（5）治疗结束时，将剂量旋钮转至"0"位，关闭电源，取下电极。

4. 注意事项

（1）连续采用两个治疗处方治疗或使用一个治疗处方而需更改电流处方前，应先将电流输出调回"0"位，不要在治疗中途更换电流处方。

（2）其他注意事项与等幅正弦中频电疗法相同。

NOTE

五、音乐电疗法

我国从 20 世纪 70 年代开始推广应用音乐疗法，并用其电波进行了针刺麻醉。20 世纪 80 年代初又在音乐疗法的基础上将音乐与由音乐信号转换成的同步电流结合治疗疾病，取得了成效，如应用于神经衰弱、坐骨神经痛及高血压等多种疾病。按音乐节奏产生电流以治疗疾病的方法，称为音乐电疗法（music electrotherapy）。

（一）物理特性

1. 音乐电流的产生　音乐电疗仪是由磁带录放仪、功率放大器及声频分配器（包括耳机部）三部分组成。录音磁带音乐信号经过放大转换成电流，此即音乐电流。输出功率为 10W，音乐电压峰值为 0～80V，音频电流为 0～50mA。

2. 音乐电流的特点　人耳能听到的声音的频率为 20Hz～20000Hz。常见乐器和人声的音频范围是 27Hz～40000Hz，转换成同步的音乐电流的频率为 30Hz～18000Hz。音乐电流是由音乐信号转换成的多频电流，以低频为主，中频为辅，并兼有低频电流和中频电流的作用。音乐信号不是单一的，而是多源、多种信号，因此，所产生的音乐电流也就不是单一的，而是多源、多种电流同时出现。

（二）治疗原理及作用

1. 治疗原理　人体接收音乐电流刺激时，每个脉冲电流都能成为新刺激；而且音乐电流又是有一定的节律、频率和幅度不断变化的不规则正弦电流，所以可以克服普通电流所引起的适应性反应。普通脉冲电流是单个周期重复，其波幅与频率是相对固定的，有一定的节律性，作用于人体一段时间，很容易产生适应性。音乐电流是正弦波电流，其波形、波幅和频率变化较一般脉冲电流复杂。

2. 治疗作用

（1）锻炼肌肉　音乐电流可引起明显的肌肉收缩，增强肌力，防止肌肉萎缩。但电极下无明显的低频电流刺激的不适感。应用旋律热情、节奏激烈、速度快、力度强的音乐所转换成的音乐电流，振动感和肌肉收缩更为明显。因此音乐电流可用于锻炼肌肉、增强肌力、防止肌肉萎缩。

（2）促进局部血液循环　音乐电流可以引起较持久的血管扩张，局部血流量明显增加。

（3）镇痛　音乐电流作用于皮肤后，局部痛阈和耐痛阈增高，且出现迅速，镇痛作用明显，持续时间长。

（4）神经节段反射作用　电流作用于交感神经节可以调节血压；作用于颈区或头部可以缓解头痛、调整大脑的兴奋或抑制过程。

（5）对穴位和经络的作用　音乐电针疗法是将音乐电流作用于穴位，通过经络发生复杂的生理和治疗作用，如镇痛，活血化瘀，促进组织修复，调整内脏、内分泌功能，抗过敏及增强免疫等作用。

（三）临床应用

1. 适应证　神经衰弱、失眠、血管性头痛、情绪不安、抑郁症、自闭症、高血压、胃肠功能紊乱、软组织扭挫伤、肌纤维组织炎、颈椎病、肩关节周围炎、骨性关节炎、周围神经损伤等。

2. 禁忌证 肌肉痉挛时慎用，余同等幅正弦中频电疗法。

（四）治疗技术与方法

1. 设备 音乐电疗仪多配有多种录音盒、放音装置、耳机、电极板或毫针。仪器配备的音乐大致可以分为以下 6 组。

A 组音乐：旋律舒缓、优美，节奏平稳，调性明朗（一般多为大调性），速度、力度适中。

B 组音乐：旋律低沉、忧伤，节奏平稳，调性暗淡（一般多为小调性），速度缓慢，力度较弱。

C 组音乐：旋律活泼、愉快，节奏紧凑，调性明朗（大、小调性都有），速度较快，力度变化较大。

D 组音乐：旋律热情、强烈，节奏激烈（该组调性作用居次，主要为节奏），速度快，力度强。

E 组音乐：旋律雄壮、庄严，节奏平稳有力，调性明朗（多为大调性），速度慢，力度较强。

F 组音乐：旋律个性较小，节奏平稳、松散，调性模糊、游离，速度慢，力度较弱。

以上六组音乐的治疗作用为：A、B、F 组音乐具有镇静、解除忧郁情绪的作用；D、E 组音乐具有显著的镇静与兴奋作用；C 组音乐要考虑其调性，大调性音乐有镇痛、消炎与兴奋作用，小调性音乐有镇静和解除忧郁作用。

2. 治疗方法

（1）电极法 铅板或导电胶电极，外包以温水浸湿的绒布衬垫，采用对置法或并置法置于治疗部位。电极不分正负，治疗中一般不产生电灼伤。

（2）音乐电针法 ①穴位通电法：进针及取穴同普通针灸，可以两穴位间或多穴位间通电，电流强度及通电时间应视病情而定。②刺激神经法：以毫针刺入神经，可按神经节段分布取穴或按周围神经支配取穴。

（3）电水浴法 槽浴多用于小关节部位，如手、足关节，将治疗部位放在浴槽中，水温 38～40℃，此为一极，另一极放在相应的肢体上，注意电流不能通过心脏。双槽浴多用于下肢治疗。

（4）肌群运动法 以毫针或多针刺入肌肉肌腹为作用极，另一针刺入肌群起点或止点为辅助极，然后通音乐电流。依据疾病发展阶段选用电流强度。

3. 剂量、时间与疗程 电流强度的指标一般用以下四种阈值：①感觉阈下：稍有电刺激感。②感觉阈：有明显电刺激感。③运动阈：有电刺激感的同时，肌肉有颤动感。④运动阈上：有电刺激感的同时，肌肉颤动明显。每次治疗 20～30 分钟（半面磁带），每日或隔日 1 次，15～20 次为 1 个疗程。间隔 1 周，可行第 2 个疗程。电针法所需的电流强度比电极法小，一般多选用 C 组或 D 组音乐。

4. 操作方法 根据患者的病情需要（需要镇静时可选择柔和的音乐，需要兴奋神经、肌肉时选择激昂的音乐）和兴趣爱好，选用合适的音乐录音磁带，放入音乐电疗仪的录音磁带盒内。

5. 注意事项

（1）治疗前向患者说明治疗时的感觉及治疗意义，了解患者的兴趣爱好，选好录音磁带。治疗中要求患者集中注意力，静听音乐，尽快进入"乐"境。

（2）要求治疗室舒适安静。

（3）其他注意事项与等幅正弦中频电疗法相同。

第四节　高频电疗法

一、概述

高频电疗法的发展已有近百年的历史。19世纪末，法国人达松伐发明了共鸣火花疗法。至20世纪上半叶，相继出现了中波疗法、短波疗法、超短波疗法、微波疗法。目前临床运用较广泛的有短波、超短波和微波疗法。热效应和非热效应是高频电疗的主要特点，已广泛用于各科疾病的治疗中。频率大于100kHz的交流电属于高频电流。应用高频电流作用于人体以治疗疾病的方法，称为高频电疗法（high frequency electrotherapy）。

（一）物理特性

1. 电磁波特性　高频电流产生的交替变化的电场和磁场，称为电磁场。由于电磁场的传播具有波的特性，故称为电磁波。电磁波具有波速和能量，其在空间传播的波速近似光速，为3×10^8m/s。根据公式可以计算出波长或频率，波长（λ）= 速度（v）/ 频率（f），频率越高，波长越短，能量越大。高频电磁波波长的基本计量单位为米（m）、厘米（cm）、毫米（mm）、微米（μm）、纳米（nm）。电流频率（frequency, f）的基本计量单位为赫（Hz）、千赫（kHz）、兆赫（MHz）、千兆赫（GHz），各级之间按千进位换算。

2. 高频电流的特点

（1）无电解作用　高频电流属正弦交流电，用于治疗时不论是连续波、脉冲波，还是等幅震荡波、减幅震荡波，它们的基本波形都是正弦波。正弦交流电无电解作用。高频电流在治疗中是以全波形式出现的正弦交流电，不会像低、中频电流有正、负极及半波的形式出现，不会产生电解产物刺激皮肤，因此高频电流无电解作用。

（2）对神经肌肉无兴奋作用　高频电流的脉冲持续时间小于0.01ms，而引起神经、肌肉兴奋的脉冲电流持续时间必须大于0.01ms，所以当高频电流作用于人体神经、肌肉时，不能引起神经、肌肉的兴奋，即使连续多个周期的刺激也不会引起肌肉的兴奋收缩反应。

（3）治疗时电极可以不接触皮肤　高频电流离开皮肤时，皮肤与电极之间的空气间隙构成了一个电容场。高频电流通过电容场作用于人体，电流可以到达人体的深部。因此治疗时，电极（辐射器）可以不接触皮肤。

3. 生物学效应　高频电流作用于人体时主要产生两种效应，即热效应和非热效应（热外效应）。

（1）热效应　高频电流通过人体时，体内各种组织会产生不同程度的热效应。其产热机制主要有两个方面：①在高频电流作用下，组织内产生传导电流的欧姆损耗产生热。②在高频电流作用下，组织内产生位移电流的介质损耗产生热。因此，高频电疗的热效应是"内源"热，即为组织吸收电能后转变的"内生"热，而非体外热辐射的加热，这种热效应作用较深，能到达体内深部组织。因此，高频电疗法又称为透热疗法。

（2）非热效应 非热效应又称为特殊作用和热外效应。当频率较高的电流（超短波、微波）作用于人体时，即使人体组织处于无温热感觉的情况下，其生物学作用仍然存在，这种作用称为非热效应。以下事实可以说明非热效应的存在：此时无组织温度的明显增高却有较明显的生物学效应，如白细胞吞噬活动加强，急性化脓性炎症发展受阻，以控制早期急性炎症；神经纤维、肉芽组织再生加速；中枢神经系统功能发生变化，神经系统的兴奋性增高；条件反射活动受到限制等。一般来说，频率越高，非热效应越显著，但热效应会掩盖非热效应，即热效应明显时非热效应受到抑制。临床上应用非热效应治疗急性炎症可收到良好的治疗效果。这种剂量的温热作用不易测出，但具有临床治疗意义，这是其他物理因子不具备的。

（二）分类

1. 按波长分类 高频电疗法习惯按波长（频率）分类，以此作为高频电疗法的名称，分为长波疗法（共鸣火花疗法）、中波疗法、短波疗法、超短波疗法、微波疗法（又分为分米波、厘米波和毫米波疗法）。目前高频电疗法通常采用的波长、频率见表4-4-1。

表4-4-1 高频电疗法的波长分类

疗法名称	波段	波长范围/m	波长/m	频率/MHz
共鸣火花疗法	长波	3000~300	2000~300	150~1000
中波疗法	中波	300~100	184	1.63
短波疗法	短波	100~10	22.12 11.06	13.56 27.12
超短波疗法	超短波	10~1	7.37 6.00	40.68 50.00
分米波疗法	分米波	1~0.1	0.69 0.33	433.92 32.78
厘米波疗法	厘米波	0.1~0.01	0.1225	2450.0
毫米波疗法	毫米波	0.01~0.001	0.083	36000

2. 按电流波形分类 产生高频电磁波的振荡电流的波形可以分为减幅正弦波、等幅正弦波及脉冲正弦波。

（1）减幅正弦波 减幅正弦波振荡的幅度依次递减至零。共鸣火花疗法即采用这种电流，目前临床上高频电疗法已基本不采用这种波形电流（图4-4-1）。

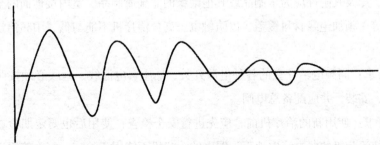

图4-4-1 减幅正弦波

（2）等幅正弦波（连续波） 等幅正弦波振荡的幅度不变，这是高频电疗常用的波形。目前临床上中波疗法、短波疗法、超短波疗法、微波疗法均采用这种波形电流（图4-4-2）。

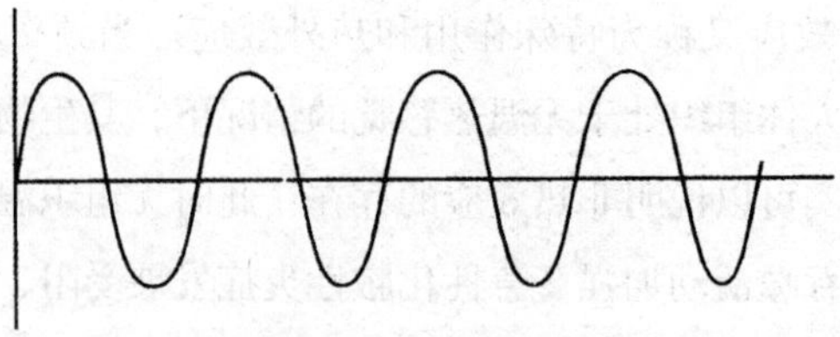

图 4-4-2　等幅正弦波

（3）脉冲正弦波　等幅正弦电流以脉冲的形式出现，通电时间短，断电时间长。临床上脉冲短波疗法、脉冲超短波疗法、脉冲微波疗法均采用这种波形电流（图 4-4-3）。

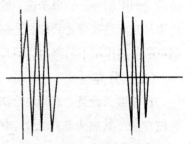

图 4-4-3　脉冲正弦波

3. 按作用方式分类　按作用方式可以将高频电疗法分为以下五类。

（1）火花放电法　火花放电法是利用玻璃电极与体表间的高电压产生火花放电，刺激体表感受器以治疗疾病的方法，治疗时玻璃电极与体表的距离为 0.2～0.5mm。如共鸣火花疗法属此类。

（2）直接接触法　直接接触法是治疗时电流直接与人体皮肤或黏膜接触，多用在频率较低的高频电流疗法。如中波疗法属此类。

（3）电容场法　电容场法是治疗时电极与人体相距一定的距离，形成一个电容，人体在此电容中接受电场作用。由于这种疗法电容量小，容抗较大，因此，只有频率较高的高频电流才能通过。如短波疗法、超短波疗法采用电极板治疗属此类。

（4）电感法　电感法是用一根电缆将人体或肢体围绕数圈，电缆中通过高频电流，通过电磁感应产生磁场，随之引起人体内产生涡电流，从而起到治疗作用。如短波电感法属此类。

（5）电磁波辐射法　电磁波辐射法是当高频电流的频率很高，其波长接近光波时，在其发射电磁波的无线装置周围装一个类似灯罩状的辐射器，使电磁波像光一样经辐射器作用到人体。如微波疗法属此类。

（三）安全与防护

1. 安全技术

（1）设备使用的安全措施

1）建筑要求：高频电治疗室地面应该铺绝缘木板或橡胶板，并保持干燥、避免潮湿。治疗用的桌、椅、床及其附件应为木制品或其他绝缘的非金属制品。室内接地面的金属物品（如水管、暖气管等）须加绝缘材料覆盖，以防触电。高频治疗机不能与低、中频治疗机放置在同一个治疗室内。

2）电流要求：高频电治疗室的各种电源开关、插座、电源线、地线必须按照安全用电的要求进行设计、安装，并应配备总电闸。

3）机器要求：使用新的治疗机前，应先进行安全检查，使用后也要定期检查。治疗机外壳应接地线，使治疗机的漏电流向地下。漏电的治疗机不能用于治疗。每次使用治疗机前应检查治疗机能否正常工作，电极、电缆、辐射器有无破损，开关、调节器是否故障，接头是否牢固，不允许将有故障、破损、接触不良、输出不正常的治疗机或其附件用于治疗。高频电疗机不应与低、中频电疗机放在同一治疗室内或至少不应使用同一条电路，或两者不同时工作，避免高频电场干扰低、中频电疗机的工作。

4）维修要求：治疗机或电源的安全故障应由经过专业训练的维修人员负责安装、检查、修理及改装，未经专门训练的人员不能进行这方面的操作。

（2）操作中的安全要求

1）操作者应该掌握安全用电的基本知识与触电、电伤的处理方法。操作者和患者的衣服、皮肤要保持干燥，应穿棉线的衣物。操作者手湿时不能进行治疗操作。患者治疗部位有汗水时应予擦干，有湿敷料时应予撤换。对有意识障碍或感觉障碍的患者进行治疗时，应防止尿液流到治疗部位，避免烫伤。

2）患者治疗部位及其附近的金属物品（如发夹、首饰、别针、手表、钥匙等）应予除去，患者体内有金属物品（如骨科内固定物、气管金属导管、金属碎片、金属节育环等）的部位禁止进行高频电疗，以免烫伤。必要时只能进行无热量、短时间的治疗。治疗时如有过热或灼痛，应立即中止治疗，并寻找原因。

3）植入心脏起搏器的患者不能进入高频电治疗室或靠近高频电疗机，更不能接受高频电治疗，以免高频电磁波干扰起搏器正常工作而发生意外。如移动电话、助听器、收录机、手表均应远离高频电疗机。

4）治疗前要检查患者的皮肤有无破损或感觉障碍。患者治疗部位有感觉障碍或血液循环障碍时，不宜采用温热量治疗。治疗过程中要经常询问患者的感觉，并告知患者不能入睡、闲聊、阅读书报或随意挪动体位。对眼部、睾丸、卵巢、骨骺等敏感部位治疗时应慎重，一般不用温热量治疗。双下肢同时治疗时，膝、踝骨突起部位相互接触处应使用棉垫或毡垫分离，以免电场线集中该处造成烫伤。

5）用电感法治疗时不要将电缆直接搭在患者身上，电缆与患者身体接触部位应该隔以棉垫或毡垫，电缆之间不能直接接触、交叉，以免形成短路而减弱其远端的输出，或使电缆烧毁。治疗时输出电缆不能打圈，以免由于电磁感应在线圈内产生反向的感应电流而抵消线圈内原有的输出电流，减弱治疗中的电流剂量。

6）治疗时，操作者和患者身体任何部位都不能接触接地的金属物（如暖气管、水管、治疗机外壳、金属床等）或潮湿地面。如果患者必须在金属床上进行治疗，应将患者身体、电缆与金属床或物品之间用棉被、毡垫或橡胶布相隔。打雷时应该立即关闭机器，并停止治疗。

7）老年人和儿童治疗时要谨慎。因老年人血管功能差、脆性较大，儿童对热不敏感，易导致烫伤。婴幼儿治疗时应该有专人看护，防止其乱抓电缆、插座、电源接头，防止泪水、汗水、尿液流到治疗部位。哭闹不止的婴幼儿应在入睡、安静后再进行治疗。

8）做X射线造影时，患者当日不做高频电疗。术前1～2日和局部穿刺部位当日，不用温热量治疗。妊娠期不得接受高频电治疗，避免在高频电环境中工作。

2. 辐射防护

（1）辐射对人体健康的影响　高频电疗机在工作时，发生的高频电磁波向空间传播辐射。高频电磁波是非电离辐射，对人体健康的损害不像放射线电离辐射那样严重，但对人体健康仍然有一定的影响。长期接收一定量高频辐射者可能会出现神经系统、心血管系统、消化系统、血液系统的一些反应，如头痛、头晕、失眠、多梦、嗜睡、记忆力减退、心慌、血压降低、心动过缓、心律不齐、食欲减退、白细胞总数减少、淋巴细胞减少等反应。这些反应多属可逆性，脱离高频电辐射的工作环境后就会逐渐消失、恢复正常，对大脑、心脏、造血器官等不会造成器质性损伤。短时间内接收大剂量高频电辐射的组织、器官，尤其是敏感器官可能出现器质性损伤，如白内障、睾丸的曲精小管变性等。如果采取恰当的安全防护措施，这些损害是可以避免的。

（2）辐射的防护措施　高频电辐射属于非电离辐射，不同于放射线的电离辐射，因此对于高频电辐射不必过于恐惧，只要采取了合理的保护措施就可以保证人体的健康与安全。

1）环境设施的防护：①治疗室内高频电疗仪器的布局不宜过密，各仪器之间要保持一定的距离。有条件时尽量将高频治疗机单设于一间治疗室内，以便集中采取防护措施。②治疗室地板应该是木板或橡胶板，使地面绝缘并减少反射。③室内尽量少设置暖气管、水管、帘杆等金属物，或使高频治疗机远离这些金属物，以减少高频电磁波在金属物上的反射，防止高频电在空间中的辐射增强。④高频电疗机与办公桌要保持一定的距离，小功率治疗机（如50W五官科超短波治疗机、毫米波治疗机）距办公桌1m以上；大功率治疗机（如短波、超短波治疗机）与办公桌的距离应在3m以上。⑤治疗室的温度要适中。过高室温可能会加重高频电对人体健康的影响。

2）高频辐射源的防护：①选购高频电疗机时应注意其漏能情况，不购买未经国家检测部门检测或检测不合格的治疗机。②高频电疗机的输出电缆应为屏蔽电缆。③正确操作，减少电磁波向空间辐射。短波、超短波治疗时，仪器必须在谐振状态下工作，电极与人体皮肤之间的空气间隙不得大于6cm，电极下面应垫毡垫，不采用单极法治疗。微波疗法治疗时应先调节辐射器，使辐射器口朝下对准治疗部位，然后开机调节剂量，禁止使有输出的辐射器空载。有条件时使用接触式辐射器或采用经介质辐射法。④作业场所可采用20~60目铜网制成的2m高的防护屏风或四面包围式的屏蔽间，或六面全封闭式的屏蔽室。注意屏蔽间框架交界处要求铜网交搭，不留空隙。屏蔽室要求接地，电阻在4Ω左右。⑤有条件时可用防护专用的化纤镀金属纤维布（导电平布）制成屏蔽帘代替普通的布帘。⑥主管高频电的劳动卫生主管部门要定期对正在工作的高频电疗室进行高频电辐射强度的测量，测定的重点是治疗机的泄露强度和工作人员经常逗留处的受辐射强度。

3）操作人员的防护：①操作前熟悉有关高频电安全技术与防护知识。②切勿直视正在辐射的微波辐射器输出口，必要时佩戴微波防护眼镜。③完成高频电治疗操作后应立即离开，不在仪器旁做不必要的停留。④在有微波辐射的环境中工作时，身穿面料中含有金属的服装，可以使微波反射，减少对微波的吸收。有强辐射时可穿微波防护服或围裙。⑤操作人员可定期转换到其他治疗室工作，必要时做定期体格检查。

二、短波疗法

波长100~10m，频率3~30MHz的高频正弦交流电流称为短波电流。应用短波电流作用于人体以治疗疾病的方法，称为短波疗法（short wave therapy）。治疗时主要利用高频交变电磁场通过导体组织时感应产生涡电流，从而引起组织产热，又被称为短波透热疗法。

（一）物理特性

短波电流作用于人体时，高频电流沿着螺旋形的闭锁导线流过，在导线周围产生强烈的交变磁场。在这种交变磁场的作用下，机体组织产生感应电流（涡电流）。涡电流的极性是交变的，因此导致组织内的偶极子、离子等发生旋转运动，从而引起组织产热。短波电流的输出形式有等幅正弦连续波和等幅正弦脉冲波。

短波电疗的产热是由于传导电流作用的结果，所以短波电流在人体组织中所产生的热量不是均匀分布的。在进行短波电疗时，对组织来说，产热多集中于电阻较小、体液丰富的组织。肌肉的电阻率比脂肪低得多，因此，采用短波疗法治疗时，肌肉组织产生的热量明显多于脂肪组织。

（二）治疗原理及作用

1. 治疗原理

（1）中小剂量的短波作用于人体组织后有明显的血管扩张和血流加快现象，能改善深部组织的血液循环，增强新陈代谢过程，有利于亚急性炎症和慢性炎症的吸收与消散。

（2）中小剂量的短波可以加速淋巴回流，增强单核–巨噬细胞系统的吞噬功能，提高人体的免疫功能。

（3）短波作用于肝胆时可增加胆汁分泌，增强肝脏的解毒功能，可缓解胃肠平滑肌痉挛，增强胃肠道的吸收和分泌功能。

（4）短波电流可以扩张肾血管，增加肾血流量，使肾脏功能得到改善；并可增强肾上腺皮质功能，使皮质类固醇的合成增加。

（5）给予大剂量的短波电流（温度一般在 42.5℃ 以上）可以杀灭肿瘤细胞或抑制其增殖，阻滞其修复。当短波疗法与放疗、化疗、手术等合理综合应用时，可明显提高恶性肿瘤的治愈率。

2. 治疗作用　短波电疗法主要采用波长 22.12m 电感法治疗，因此它的一系列治疗作用是以热效应为基础产生的。短波疗法的作用机制，除深部产热作用外，还存在特殊的高频振荡效应，组织吸收的能量越大，热的形成越多，热作用越大，振荡效应就越小。

（1）消炎　中等剂量的短波电流作用于人体组织后，可促进血液循环、加强组织营养、增强吞噬细胞功能、有促进水肿和组织炎性病理产物吸收的作用。

（2）镇痛　短波电流可降低神经的兴奋性，故有镇静、止痛作用。短波还可以缓解平滑肌和横纹肌的痉挛，减轻痉挛性疼痛。

（3）促进组织修复　中小剂量的短波电流可以促进血液循环，增强组织营养，使成纤维细胞增殖，加快肉芽组织、结缔组织的生长；作用于骨折部或受损的周围神经，可促进组织修复愈合。

（4）改善内脏功能　短波电流作用于肝胆区，可增强肝脏的解毒功能，促进胆汁分泌；作用于胃区，可以缓解胃肠平滑肌的痉挛，并能加强胃肠道的吸收和分泌功能；作用于肾区，可改善肾功能，促进排尿，还可促进肾上腺皮质的分泌；作用于卵巢区，可以使卵巢功能正常化。

（5）抑制恶性肿瘤生长　大剂量短波电流可以杀灭肿瘤细胞或抑制其增殖，常与放疗联合应用于肿瘤的治疗。

（三）临床应用

1. 适应证　肺炎、支气管哮喘、支气管炎、胃炎、消化性溃疡、胆囊炎、肝炎、膀胱炎、肾盂肾炎、结肠炎、前列腺炎、盆腔炎性疾病、附件炎、胃肠痉挛、内脏平滑肌痉挛、血管痉挛性疾病（雷诺病及闭塞性动脉内膜炎）、肩周炎、骨性关节病、关节积液、骨折延期愈合、风湿性关节炎、类风湿关节炎、神经痛、周围神经损伤、血栓性静脉炎恢复期、血肿等。短波高热疗法配合放疗、化疗可用于较深部肿瘤的治疗。

2. 禁忌证　恶性肿瘤（一般剂量时）、活动性结核、出血性疾病、严重心肺功能不全、妊娠、局部金属异物、植入心脏起搏器者等。

（四）治疗技术与方法

1. 设备　目前常用的短波治疗机为输出波长 22.12m，频率 13.56MHz，或波长 11.06m，频率 27.12MHz。连续短波输出电压 100～150V，功率 250～300W，脉冲短波的峰功率 100～1000W，短波肿瘤治疗仪的功率达 500～1000W。短波治疗机的电极有电容电极（有玻璃式和胶板式两种电极）、电缆电极、盘状电极和涡流电极。常采用连续波或脉冲波这两种振荡电流的波形对人体进行治疗。

2. 治疗方法

（1）电缆电极法　电缆电极法是短波疗法最常用的治疗方法之一。根据不同治疗要求将长约 3m 的电缆绕成各种形状（如饼形、袢形、螺旋形、栅形等），将这些电缆电极置于患者的治疗部位，或将电缆电极绕于肢体上（图 4-4-4～图 4-4-9）。

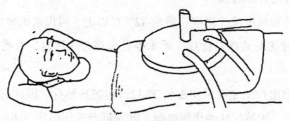

图 4-4-4　腹部盘缆法

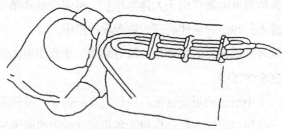

图 4-4-5　脊柱盘缆法

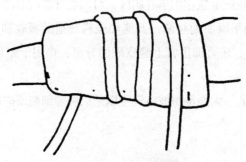

图 4-4-6　上肢缠绕法

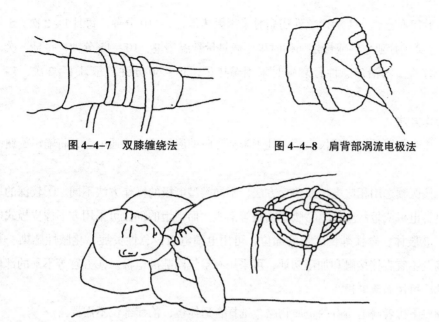

图 4-4-7 双膝缠绕法　　　　图 4-4-8 肩背部涡流电极法

图 4-4-9 腹部盘极法

（2）电容电极法　电容电极为圆形或矩形，选用的电极面积需稍大于病灶部位，电极与皮肤平行，并保持一定间隙。电极间隙小，作用较浅；间隙大，作用较深。用于五官或较小、较表浅部位的治疗仪功率为 50～80W，附有圆形电容电极；用于较大、较深部位的治疗仪功率为 250～300W，附有矩形或圆形电容电极。电容电极的放置方法有对置法、并置法、交叉法及单极法四种，但以对置法或并置法最常用。

1）对置法：将两电极分别置于治疗部位的两侧，电场线贯穿组织，作用较深。适用于治疗深部组织及内脏器官病变。

2）并置法：将两电极分别置于治疗部位的同一侧，两电极的最近距离应大于两电极与体表间隙之和。适用于皮下及脂肪组织等浅表组织病变。

3）交叉法：两对电极分别对置于相互垂直的位置上，先后给予输出，使病变部位先后接受不同方向的两次治疗，以加大对深部组织的作用强度、均匀度和治疗时间。

4）单极法：将一电极置于治疗部位上，另一电极接地或置于远离治疗区之外，并两极相背。作用范围小而表浅，只限于电极下中央部位的浅层组织。应尽量少用单极法，以免加重环境中的电磁波污染。

（3）涡流电极法　将有绝缘胶木盒的涡流电极置于局部治疗的方法称为涡流电极法。涡流电极可直接贴在皮肤上。

3. 剂量、时间和疗程

（1）治疗剂量　目前采用的治疗剂量指标主要是患者的主观温热感程度、氖光管的辉度及在谐振工作状态下的机器电子管阳极电流强度（毫安表读数）三个指标。将剂量分为四级：无热量适用于急性疾病；微热量及温热量适用于亚急性、慢性炎症；热量适用于肿瘤。

①无热量（Ⅰ级剂量）：无温热感，氖光管若明若暗。

②微热量（Ⅱ级剂量）：有刚能感觉到的温热感，氖光管微亮。

③温热量（Ⅲ级剂量）：有明显而舒适的温热感，氖光管明亮。

④热量（Ⅳ级剂量）：有明显的强烈热感，但能耐受，氖光管明亮。

（2）时间和疗程　①治疗急性伤病时采用无热量，5~10分钟，每日1~2次，5~10次为1个疗程。②治疗亚急性或慢性伤病时采用微热量到温热量，10~15分钟，每日1次，15~20次为1个疗程。③治疗急性肾衰竭时采用温热量，30~60分钟，每日1~2次，5~8次为1个疗程。

4. 操作方法

（1）检查仪器面板各项仪表是否处于未治疗时的起始位，接通电源，将输出旋钮调至"预热"档。

（2）按医嘱选用相应电极及治疗方法，不同类型电极的操作方法不同。①较深的病灶宜采用玻璃电容电极或板状电极。②腰背胸腹等面积大而平坦的部位可采用方形橡皮板式电极和盘状电极。③肢体、脊柱等长度长的部位，可用电缆电极；急性炎症、化脓性感染、开放性伤口、溃疡及不宜直接接触和加压病灶，可采用有空气间隙的电极。④五官等不平的部位及面积小的病灶，可用涡流电极。

（3）取下患者身上所有的金属物品，选择合适体位，治疗部位不需裸露。

（4）治疗时在治疗仪输出谐振（输出电源最大、测试氖光灯最亮）的情况下，调节电极与皮肤之间的间隙。

（5）大功率治疗仪治疗时电极间隙较大，小功率治疗仪治疗时电极间隙较小；病灶较深时间隙宜适当加大，较浅时间隙较小；无热量治疗时间隙大于微热量、温热量治疗。

（6）根据治疗要求选择治疗时间。

（7）治疗结束，按相反顺序关闭电源，取下电极。

5. 注意事项

（1）治疗室需用木地板、木制床椅，暖气片等金属制品要加隔离罩，治疗机必须接地线。各种设施应符合电疗技术安全要求。

（2）治疗时患者采取舒适体位，除去患者身上所有金属物（包括金属织物），禁止在身体有金属异物的局部进行治疗。

（3）治疗部位应干燥，除去潮湿的衣物、伤口的湿敷料，擦干汗液、尿液和伤口的分泌物。患者肢体戴有石膏绷带时，要除去湿敷料。

（4）治疗部位不平整时应适当加大治疗间隙。对骨性凸出部位（如肩关节、膝关节、踝关节）进行治疗时，宜置衬垫于其间，保证电力线的均匀分布，以免引起烫伤。

（5）治疗中患者不能触摸仪器及其他物品，操作者应经常询问患者的感觉，尤其对有痛、温觉障碍的患者进行治疗时应慎重。

（6）机器的两输出电极电缆不能接触、交叉，电缆不能打圈（线圈电极除外），电缆与电极的接头处及电缆与皮肤间需以衬垫隔离。

（7）当日进行过 X 射线诊断或治疗的部位，不宜进行短波治疗。因 X 射线可使细胞发生一定的损伤，若进行治疗可能会加重损伤。

三、超短波疗法

波长 10~1m，频率 30~300MHz 的电流称为超短波电流。应用超短波电流作用于人体以治疗疾病的方法，称为超短波疗法（ultrashort wave therapy）。由于治疗时采用电容式电极所产生的是超高频电场作用，故又称为超高频电场疗法。超短波电流很容易通过人体，在高频电场的作用下产生热效应和非热效应。超短波疗法的临床应用范围很广，是最常用的物理疗法之一。

（一）物理特性

1. 物理学特性 超短波的波长为 7.37m（40.68MHz）和 6m（50MHz）两种，输出功率：大功率 200～300W，小功率 40W；电流波形：等幅连续正弦波（连续超短波）及等幅脉冲正弦波（脉冲超短波）；作用方式为电容场法。

2. 热效应和非热效应 由于超短波电流的频率比短波电流高，采用电容场法治疗，非热效应显著。与短波电流相比，超短波电流对组织的作用更均匀。

（二）治疗原理及作用

1. 治疗原理

（1）中小剂量的超短波电流作用于受损伤的周围神经，可加速神经的再生，提高神经传导速度；过大剂量则抑制神经的再生。

（2）超短波电流作用于肾区可使肾血管扩张，血流增强，尿量增多，有明显的利尿作用，对急性肾炎有良好的疗效。较大功率的超短波作用于肾区可治疗急性肾衰竭。

（3）超短波电流作用于胃肠，可缓解胃肠平滑肌的痉挛，改善吸收和分泌的功能；作用于肝脏，可增强其解毒功能和促进胆汁的分泌。

（4）超短波电流对血管系统的作用，除通过对神经反射和体液的作用来影响血管系统的功能外，还对血管感受器和血管平滑肌也有直接作用。中等剂量的超短波电流作用于血管时，发现血管短时间收缩后扩张。

（5）超短波的非热效应对急性炎症有良好的治疗作用。可改善神经功能，使炎症病灶兴奋性降低；增强免疫系统功能，抑制炎症组织中细菌生长；改变炎症组织的 pH 值，消除局部酸中毒，有利于炎症逆转；还可促进肉芽组织和结缔组织生长，加速伤口愈合；使炎症组织中钙离子增加、钾离子减少，降低炎症组织的兴奋性，使炎症渗出液减少。对亚急性、慢性炎症采用超短波电流的微热量或温热量治疗可以促进炎症的消散吸收。

（6）超短波电流有促进肉芽组织和结缔组织再生的作用。小剂量超短波电流可促进伤口愈合；大剂量长时间作用时可使伤口及周围结缔组织过度增生，形成瘢痕。

（7）治疗剂量的超短波电流作用于肾上腺区，可使肾上腺皮质功能增强，皮质类固醇的合成增加，周围血液中可的松类激素增加；作用于脑垂体时，可刺激肾上腺皮质功能，血清 11-羟皮质酮增高，短时间内血糖浓度增高，其后迅速下降；超短波电流对性腺的作用较敏感，小剂量有促进其功能的作用，大剂量有抑制作用。

（8）动物实验发现，无热量和微热量超短波电流作用后血细胞总数增加，骨髓造血功能增强，血清总蛋白稍增高，白蛋白降低，α、β、γ球蛋白升高，体内抗体和协同抗体杀菌或溶解细菌的补体增加。大剂量长时间治疗作用则相反。

2. 治疗作用

（1）消炎 超短波对各种急性、亚急性、慢性炎症，感染性和非感染性炎症均有很好的消炎效果。

（2）镇痛 超短波对各种神经痛、肌肉痉挛性疼痛、肿胀引起的张力性疼痛、缺血性疼

NOTE

痛、炎症性疼痛均有良好的镇痛作用。

（3）解痉   超短波可以降低骨骼肌、平滑肌和纤维结缔组织的张力，减轻痉挛。

（4）提高免疫力   增强免疫力，提高机体抗病能力。

（5）促进组织修复   超短波的温热作用可促进组织修复生长。

（6）治癌   大剂量超短波所产生的高热有治癌作用，常与化疗配合用于浅表癌症的治疗。

（三）临床应用

1. 适应证   疖、痈、脓肿、蜂窝织炎、淋巴腺炎、乳腺炎、阑尾炎、切口感染；鼻窦炎、中耳炎；周围神经损伤、神经痛、肌痛、幻痛、坐骨神经痛、偏头痛；软组织扭挫伤、肌肉劳损、肩关节周围炎、颈椎病、腰椎间盘突出症、骨性关节炎、骨折愈合迟缓、关节积液、膀胱炎、前列腺炎；急性肾炎、急性肾衰竭；附睾炎、盆腔炎、附件炎；闭塞性脉管炎、雷诺病、深静脉炎、血栓性脉管炎；气管炎、支气管炎、肺炎、胸膜炎、胃炎、胃肠痉挛、胆囊炎、慢性溃疡性结肠炎等。

2. 禁忌证   恶性肿瘤（一般剂量时）、出血倾向、活动性结核、严重心肺功能不全、植入心脏起搏器者、局部金属异物、颅内压增高、青光眼、妊娠等。

（四）治疗技术与方法

1. 设备

（1）治疗机   ①连续超短波电疗机：又称超短波电疗机，输出的高频电磁波为等幅连续正弦波。根据机器输出功率不同又分为两种：小功率 50～80W（又称五官超短波治疗机）和大功率 250～300W（分台式和落地式两种）。②脉冲超短波电疗机：输出的高频电磁波为等幅脉冲正弦波，波形的特点是瞬间脉冲峰值高（脉冲功率可达 10000W），脉冲持续时间短（以微秒计）、间歇时间长。

（2）电极   超短波疗法主要采用电容场法治疗，电容电极按照其形状可分为板状电极（长方形、正方形、长条形）、圆形电极和体腔电极三种。

2. 治疗方法

（1）电极的放置方法   电极的放置方法有对置法、并置法、单极法、交叉法，其中以对置法、并置法最常用（图 4-4-10）。

1）对置法：两个电极相对放置，电场线集中于两极之间，作用较深。

2）并置法：两个电极并列放置，电场线分散，作用较浅。放置电极时应注意两点：电极与皮肤之间的间隙不宜过大，两极之间的距离不应大于电极的直径，且不小于 3cm。

3）单极法：治疗时只使用一个电极，而另一个不使用的电极应远离而且相背而置，一般只用于小功率治疗仪。

（2）剂量、时间和疗程   剂量同短波疗法。①急性炎症早期、水肿严重时应采用无热量，每次治疗 5～10 分钟，水肿减轻后改用微热量，每次治疗 8～12 分钟。②亚急性炎症一般用微热量，每次治疗 10～15 分钟。③慢性炎症和其他疾病一般用微热量或温热量，每次治疗 15～20 分钟。④急性肾衰竭用温热量，每次治疗 30～60 分钟。一般治疗每日 1 次或隔日 1 次，10～20 次为 1 个疗程。急性炎症每日 1～2 次，5～10 次为 1 个疗程。急性肾衰竭治疗每日 1～2 次，5～10 次为 1 个疗程。

NOTE

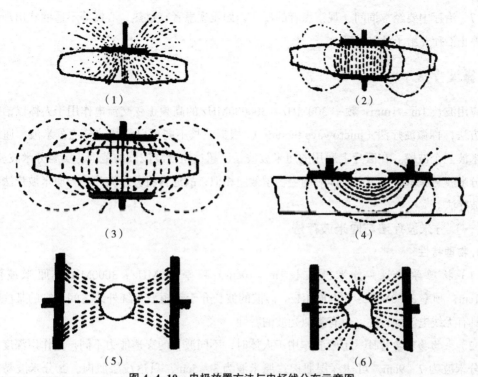

图 4-4-10　电极放置方法与电场线分布示意图
（1）单极法，（2）无空气间隙对置法，（3）有空气间隙对置法，（4）并置法，
（5）小而圆形物体在电场中，（6）小而不规则物体在电场中

3. 操作方法

（1）检查机器各旋钮是否处于"0位"。接通电源，待灯丝预热 3~5 分钟后，调节调谐旋钮，使机器处于谐振状态。

（2）治疗前患者应除去身上所有的金属物品，采取舒适体位，治疗部位可不裸露。

（3）根据病情选用电极，按医嘱放置电极于治疗部位，调节好电极与治疗部位体表的距离，根据医嘱及患者感觉选择剂量大小。

（4）治疗结束后，切断电源，取下电极。

4. 注意事项

（1）大功率超短波治疗不宜采用单极法，也不宜在头部、小儿和老年人的心区进行治疗。

（2）治疗前应检查治疗部位有无皮肤破损或感觉障碍，过热可引起损伤，故无特殊需要时不宜采用大剂量治疗。治疗局部伤口分泌物较多时，应清洗干净后再做治疗。治疗部位有汗液、尿液时应擦干，以免引起皮肤烫伤。

（3）患者在治疗中不要随意移动体位，更不可触及导体，应在电缆、电极下方垫棉垫或橡胶布。治疗时两电缆不能交叉或打圈，以免引起短路。

（4）眼部、睾丸、心脏、神经节、神经丛及小儿的骨骺对超短波敏感，不宜采用大剂量治疗。妇女孕期、月经期应避免进行下腹及腰骶部治疗。

（5）慢性炎症、慢性伤口及粘连患者不宜进行过长疗程的超短波治疗，以免引起结缔组织增生过度而使局部组织变硬、粘连加重。

（6）在脂肪层较厚的部位进行电容场法热量级剂量治疗时，有的患者会因脂肪过热而引起皮下痛性硬结，停止治疗后可自行消失。

NOTE

（7）治疗中要经常询问、观察患者的反应，如发现患者有过热、心慌等不适症状出现，应立即停止治疗并给予及时处理。

四、微波疗法

应用波长 1m ~ 1mm，频率 300MHz ~ 300000MHz 的高频正弦交流电作用于人体以治疗疾病的方法，称微波疗法（microwave therapy）。根据波长不同可以将微波分为分米波、厘米波和毫米波三个波段。在医疗上通用的厘米波波长已超过厘米波波段的范围，实属分米波波段，而且分米波与厘米波作用于人体时的生物学效应相似，故通常将分米波疗法与厘米波疗法统称为微波疗法。

（一）分米波疗法与厘米波疗法

1. 物理特性

（1）物理学特性　分米波波长 1m ~ 10cm，频率 300MHz ~ 3000MHz；厘米波波长 10 ~ 1cm，频率 3000MHz ~ 30000MHz。微波的波长介于超短波与红外线之间，它的某些物理特性具有无线电波的特性，也有类似光波的特性。

（2）生物物理学特性　①微波作用于人体时，不同波长的穿透能力不同，其作用深度也不同。分米波为 7 ~ 9cm，可达深层肌肉；厘米波为 3 ~ 5cm，只达浅层肌肉。②分米波易被含水多的组织吸收，故肌肉组织产热多，"脂肪过热"现象不明显，因含水多的脂肪组织吸收分米波少，脂肪与肌肉分界面上反射不多；厘米波波长较分米波短，脂肪产热较分米波多，与浅层肌肉的产热接近。③厘米波的非热效应较分米波明显，脉冲厘米波主要产生非热效应。

2. 治疗原理及作用

（1）治疗原理

①小剂量微波辐射能改善冠状动脉供血情况和心肌梗死时的血液循环，大剂量辐射则对心脏有损害作用；治疗剂量的微波辐射作用于心前区时，心脏有类似迷走神经兴奋的表现；治疗剂量的微波还可使组织温度升高、血液循环增强、血流量增加 50%。用微热量微波作用于人体 10 ~ 15 分钟，可使高血压患者血压下降。

②短期中、小剂量的微波可增强大脑兴奋过程；长期大剂量则增强大脑抑制过程，各种剂量都可引起脑电图改变。长期接触小剂量微波后可出现神经系统，特别是自主神经系统功能紊乱现象，脑电图出现慢波较多等抑制现象，但脱离微波接触后，所出现的症状可逐渐消失。微波作用于周围神经可降低神经兴奋性，呈现镇痛作用；作用于肌肉，可以缓解肌肉痉挛，降低肌肉张力。

③动物实验发现，治疗剂量的微波能够加强实验动物胃肠的吸收功能，缓解胃肠痉挛，抑制胃酸分泌，使胃蠕动减慢，胃内全酸和游离酸均减少；对分泌和排空功能亦有调节作用，尤其是当分泌和排空功能亢进时，微波的调节作用更为明显。但由于胃肠等空腔器官的调节功能较差，对热敏感，因此不能用较大剂量微波治疗，否则会引起损伤。小剂量微波可引起肝脏充血反应，大剂量辐射会引起肝细胞肿胀、变性，甚至出现空泡、坏死。

④小剂量微波可以提高内分泌腺的功能。作用于肾上腺区，对肾上腺交感部分有明显的兴奋作用，血中 17 羟 –11– 脱氢皮质酮和去甲肾上腺素含量增高；作用于胸腺、甲状腺区，可提高胸腺及甲状腺功能，淋巴细胞增生活跃，免疫球蛋白升高，降低肾上腺皮质的糖皮质醇活性，呈现免疫刺激效应；作用于头部，可对下丘脑 – 垂体 – 肾上腺皮质系统产生刺激作用，糖

皮质醇在血液中的浓度和活性升高，呈现免疫抑制效应。大剂量微波对内分泌腺的激素形成呈抑制作用。

⑤小剂量微波对血小板和凝血时间无明显影响；大剂量微波可使凝血时间延长。中小剂量微波可使中性粒细胞数量增多、淋巴细胞减少；大剂量微波可使红细胞脆性增高，降低血中磷的含量，使中性粒细胞数量减少。

⑥中小剂量微波作用于肺部时可使呼吸变慢、缓解支气管痉挛、增加肺通气量，使肺轻度充血、肺泡间隙有少量白细胞浸润，有利于炎症的吸收。

⑦眼睛对微波非常敏感，因为眼球是富含水分的具有多层界面的组织，吸收微波能量多，血液循环差，没有足够的血管散热。应用小剂量微波对眼睛有治疗作用，但大功率照射眼睛时容易发生过热而使晶状体混浊，形成微波白内障。

⑧由于睾丸血液循环较差，对微波特别敏感。当微波辐射使睾丸温度高于35℃时，精子的产生减少，过量辐射可使曲细精管退行性变、萎缩，甚至局灶性坏死，故用微波辐射附近部位时应将睾丸屏蔽防护。

⑨微波对急性、亚急性及慢性炎症有抗炎作用，这与微波的温热作用有关。受微波辐射的机体可出现局部血管扩张，血流加快，使组织内吸收加快。在亚急性及慢性炎症阶段，中等剂量（温热量）的微波辐射作用后，可促进炎症产物的吸收和组织修复过程的加快。

（2）治疗作用 分米波和厘米波疗法的治疗作用与超短波疗法相类似，温热作用可使组织血管扩张、改善血液循环、镇痛、消散急性或亚急性炎症、促进组织细胞再生修复、缓解骨骼肌和平滑肌痉挛、调节神经功能。高热可杀灭或抑制癌细胞。

3. 临床应用

（1）适应证 伤口愈合迟缓，慢性溃疡，软组织、内脏、骨关节的亚急性、慢性炎症，坐骨神经痛，扭挫伤，冻伤，颈椎病，腰椎间盘突出症，肌纤维组织炎，肩关节周围炎，网球肘等。分米波、厘米波高热疗法与放疗、化疗联合应用后可治疗皮肤癌、乳腺癌、淋巴结转移癌、甲状腺癌、食管癌、胃癌、直肠癌、骨肿瘤、宫颈癌、前列腺癌等。

（2）禁忌证 与短波、超短波疗法相同，避免在眼、睾丸、小儿骨骺部位进行治疗。

4. 治疗技术与方法

（1）设备 ①治疗机：采用输出波长33cm、频率915MHz或波长69cm、频率434MHz的分米波治疗仪，功率300W、700W（用于肿瘤治疗）；采用输出波长12.24cm、频率2450MHz的厘米波治疗仪（习惯上将波长30cm以下的微波划为厘米波），功率200W。②辐射器：非接触式体表辐射器有圆形、长形、凹槽形、马蹄形体表辐射器；接触式辐射器有耳辐射器、聚焦辐射器、体腔辐射器。

（2）治疗方法

1）体表、体腔照射 体表治疗时一般将辐射器与皮肤保持10～3cm距离，有冷却装置时可将辐射器直接接触皮肤进行治疗。体腔内治疗时将辐射器套以清洁乳胶套，外涂液状石蜡后插入体腔内进行治疗。

2）微波组织凝固疗法 微波组织凝固疗法是利用微波点状高热使组织凝固的微波外科治疗方法。治疗采用输出波长12.24cm、频率2450MHz的厘米波治疗仪，治疗仪带有针形、叉形、铲形小天线。治疗时将合适的小天线直接接触体表病患区或插入体表赘生物内，或经内镜将小天线插入体腔内进行治疗，辐射功率70～100W，每点点凝数秒钟，使病变组织止血、变白、萎缩、脱落，较大肿物或病变需分次治疗，每周 1 次。

（3）剂量、时间和疗程　①治疗剂量：根据病情而定。急性期剂量宜小，慢性期剂量可稍大些，微波疗法治疗剂量的分级法与短波、超短波疗法相同，剂量的大小多按患者的主观温热感和按辐射面积计算功率密度。②时间和疗程：根据病情而定，急性病 3 ~ 6 次、慢性病 10 ~ 20 次为 1 个疗程。每次治疗持续时间为 5 ~ 20 分钟，每天或隔天治疗 1 次。

（4）操作方法

1）治疗前，患者除去身上的金属物品，取舒适体位，治疗部位可不裸露，穿单层薄棉织品衣服进行治疗。

2）选用治疗需要的辐射器，安装于治疗仪器的支臂上，移动支臂，使辐射器对准治疗部位并接上输出电缆。接通电源，使治疗仪预热 3 分钟。

3）打开治疗开关，调节输出至所需要的电压，转动定时器至所需时间，此时患者已在高压电场作用下。

4）治疗结束时，关闭输出及电源，移开辐射器，让患者离开。

（5）注意事项

1）仪器启动前，辐射器必须与电缆紧密连接，电缆未接辐射器时或辐射器未调整好治疗位置前不得调整输出，禁止空载辐射器或将辐射器对准治疗人员及周围空间。

2）治疗时皮肤不必裸露，但必须去除潮湿的衣服、湿敷料、易燃的衣服、局部油药膏等，避免灼伤。

3）治疗操作时需注意保护工作人员及患者眼部，避免微波直接辐射眼部或由金属物反射至眼部，应戴微波专用防护眼镜，以免引起白内障。

4）治疗区域及附近不应有金属物品，当体内有金属固定钉、片等存留又必须治疗时，应用很少剂量照射。

5）眼部、睾丸区禁止微波辐射。头面部治疗时，患者需戴专用的微波防护眼镜或 40 目铜网，以保护眼睛；下腹、腹股沟、大腿上部治疗时，应用防护罩或 40 目铜网保护阴囊、睾丸。

6）严格遵照各辐射器的距离、剂量要求，切勿过量。在感觉障碍或血液循环障碍的部位治疗时，不应依靠患者的感觉来调节剂量，治疗剂量宜稍小。

7）治疗过程中应注意询问患者的感觉，注意温度监测记录，以便及时调节输出。如患者感觉过热、烫痛，应停止治疗。检查治疗部位有无烧伤，如有烧伤应及时处理。

8）对老年人和儿童患者慎用微波，因老年人血管弹性较差，脆性增大；儿童对热不敏感，易致烫伤。微波对生长中的骨和骨骺有损害，能破坏骨骺，因此生长中的骨骺及骨折后骨痂未形成前，不宜在该局部照射。

（二）毫米波疗法

毫米波波长 10 ~ 1mm，频率 30GHz ~ 300GHz，为微波的高频段。应用毫米波治疗疾病的方法称为毫米波疗法（millimeter wave therapy）。

1. 物理特性　毫米波的波长范围为 10 ~ 1mm，频率范围为 30000MHz ~ 300000MHz（30GHz ~ 300GHz）。多采用连续波，有的采用脉冲调制波。毫米波在高频电磁波谱中处于波长最短的一段，更接近于红外线波段，因此更明显地兼具无线电波与光波的物理特性，为直线传播，可发生反射、折射及吸收。毫米波辐射于人体时被水分所吸收，不产生温热效应，对组织的穿透能力很弱，只达表皮。但其极高频振荡可产生非热效应，能量通过人体内 DNA、RNA、蛋白质等大分子发生相干振荡谐振，呈现远位的非热效应。

2. 治疗原理及作用

（1）治疗原理 同分米波和厘米波。

（2）治疗作用 毫米波对人体的作用与分米波和厘米波有所不同，热外作用明显，能通过人体内 RNA、DNA、蛋白质等大分子产生相干振荡的谐振效应，向深部传达而产生远隔效应，其治疗作用有消炎、止痛、促进上皮生长、加速伤口和溃疡愈合、促进骨痂生长、加速骨折愈合、降低血压、增强免疫功能、对肿瘤细胞有抑制作用等。

3. 临床应用

（1）适应证 除有与超短波电疗法相同的适应证外，还可用于化疗后的骨髓抑制及配合放疗治疗浅表肿瘤。

（2）禁忌证 妊娠、局部有金属异物、植入心脏起搏器者。避免眼及睾丸部位的治疗。

4. 治疗技术与方法

（1）设备 多采用输出 8mm 波段的毫米波治疗仪，输出功率密度 $5 \sim 10mW/cm^2$。辐射器为治疗仪的主要结构，呈圆柱形，直径 $2 \sim 6cm$，内有毫米波发生器和辐射天线等部件。多数治疗采用体表辐射器，有的治疗仪有阴道、直肠腔内辐射器。

（2）治疗方法 同分米波和厘米波疗法。

（3）剂量、时间和疗程 因多数毫米波治疗仪的输出功率不可调，治疗时不必调节剂量。每个部位治疗 $15 \sim 30$ 分钟，穴位治疗时每个穴位 $5 \sim 10$ 分钟。每日或隔日治疗 1 次，$5 \sim 15$ 次为 1 个疗程。

（4）操作方法 ①患者取坐位或卧位，裸露治疗部位，也可穿单薄衣服或覆盖一块干纱布（伤口治疗时）。②将辐射器移至治疗部位上方，紧贴皮肤，也可间隔 $1 \sim 2mm$ 空气距离。使辐射器的电场方向（电缆指引的方向）与神经、血管或经络走行的方向一致。③接通电源与输出。治疗仪有设定处方时则需调节处方号。④毫米波治疗时患部一般无任何感觉。⑤治疗结束时，关闭输出与电源，移开辐射器。

（5）注意事项

1）治疗前检查治疗仪各部件能否正常工作，支臂是否松动，辐射器电缆是否完好。

2）辐射器有输出时不得空载，更不能朝向四周空间，尤其不能朝向金属物与人的眼部。有输出的辐射器只能朝向患者的治疗部位或盛有水的塑料盆。

3）头、面、颈部治疗时，辐射器必须紧贴皮肤，以免毫米波散射损伤眼睛。

4）治疗时治疗部位体表要保持干燥，伤口的湿敷料及油膏应予除去，避免毫米波被体表水分吸收而不能进入人体。

5）在感觉障碍或血液循环障碍的部位治疗时，不应依靠患者的感觉来调节剂量，治疗剂量宜稍小。

6）手表、手机、收录机、电视机、精密电子仪器必须远离治疗仪，以免发生干扰。

7）鉴于毫米波治疗时无任何感觉，故经常以毫米波辐射强度测试仪测试辐射器的输出，以确保有效治疗。

8）辐射器是发生毫米波的主要部件，不得受撞击或掉落地上。

NOTE

第五节　光疗法

一、概述

应用日光辐射或者人工光源（包括可见光、红外线、紫外线和激光）治疗疾病的方法称为光疗法（phototherapy）。2 世纪出现的日光疗法是最早关于光疗法的记载，18 世纪末至 19 世纪中，人工光源的光疗法相继形成。在人工光源的不断发展中，其被应用于康复、临床、保健等多个领域，逐渐成为物理治疗学中不可或缺的组成部分。

（一）光的本质

光是一种具有波 – 粒二重性的物质，即光是由电荷振动产生的电磁波，同时又是由光量子组成的粒子流。因此，光既具有波长、频率、反射、折射、干涉等电磁波特性，也具有能量、吸收、光电效应、光压等量子特性。

（二）光的产生

1. 自发辐射　物质内的原子和分子具有一定的内能，而且只能处于某些不连续的能量状态。一般情况下，大多数分子或原子处在能量最低的运动状态，也就是基态。当物质受到外界作用之后，会从外界吸收大量能量，许多分子和原子则由基态过渡到能量较高的状态，即激发态。处在激发态的分子或原子极不稳定，会自发地从激发态过渡到下能级或跳回基态，多余的能量会以光子的形式向四周发散，这种发射称为光的自发辐射。红外线、可见光和紫外线即是通过自发辐射产生的。

2. 受激辐射　某些物质由于内部结构的关系，其中的原子或分子被激发到激发态后，不能立刻回到基态，而是很快过渡到某个或某几个寿命较长的中间状态，即亚稳态。处于亚稳态的原子或分子在外来光的诱发下会跳到基态或某个下能级，在这个过程中会放出光子，在受激过程中发出的光子使外来光得到反复地加强和放大，形成束状的相干光，这种发射称为光的受激辐射。激光即是通过受激辐射产生的。

（三）光谱

光谱是电磁波谱中的一小部分，位于无线电波和 X 射线之间，波长为 1000μm ~ 180nm（图 4-5-1）。按照波长从长到短分为红外线、可见光、紫外线三部分。可见光位于光谱的中间，由红、橙、黄、绿、蓝、青、紫七种单色光组成，波长为 400 ~ 760nm。红外线和紫外线均为不可见光线，位于光谱的两端。红外线位于红光之外，波长最长，分为长波和短波两部分。紫外线位于紫光之外，波长最短，分为长波、中波、短波三部分。

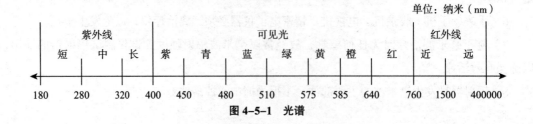

图 4-5-1　光谱

（四）光的能量

光的能量 $E=h \cdot f$ 或 $E=h \cdot c/\lambda$。其中，E 为光子的能量，单位尔格（erg）；h 为普朗克常数（6.62×10^{-27} erg·s）；f 为光的频率，单位赫兹（Hz）；c 为光速（3×10^{10} cm/s）；λ 为光的波长，单位微米（μm）、纳米（nm）。因此，光的能量与光的频率成正比，与光的波长成反比。常用的人工光源中，由于其波长和频率不同，则光的能量不同，因此作用于机体时的作用有明显差别。

（五）光的传播

1. 光的反射 光传播到不同物质时，在分界面上改变传播方向又返回原来物质中的现象，称为光的反射。光疗仪器上的反射罩即是利用光的反射原理设计的，通过反射罩将光源辐射出的能量尽量均匀地集中于照射野。

当光由光密介质射到光疏介质的界面时，全部被反射回原介质内的现象，称为光的全反射。紫外线石英导子的设计即是利用光的全反射原理，使紫外线灯辐射出的光通过导子到达照射野。

2. 光的折射 光从一种介质斜射入另一种介质时，传播方向发生改变，从而使光线在不同介质的交界处发生偏折，称为光的折射。折射角的大小与两种介质的密度差成正相关，与光的波长成负相关。

3. 光的吸收和穿透

（1）光的吸收 光在物质中传播时，光能为物质所吸收的现象，称为光的吸收。光被物质吸收后，光能可转化为热能、生物能、化学能，从而发生一系列物理和化学变化。

当光的能量较小时，仅能使物质的分子或原子发生旋转或振动，从而将光能转化为热能，如红外线、红光；当光的能量较大时，可使物质的分子或原子产生光化反应，从而将光能转化为生物能、化学能，如紫外线。

（2）光的穿透 光在物质中的传递，称为光的穿透。光的穿透能力与光被吸收的多少成反比，光被吸收得越多，穿透能力越差。不同光穿透人体的深度见图 4-5-2。

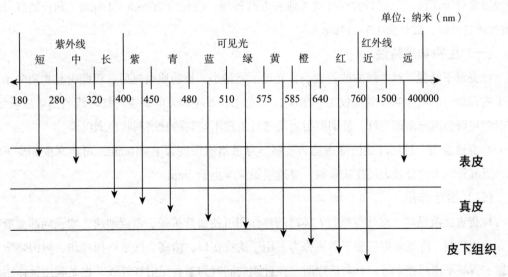

图 4-5-2 不同光穿透人体的深度

水易吸收红外线，而使紫外线透过；红玻璃不吸收红光而使其透过，故可在白炽灯外加红色滤光板，以获得红光；石英玻璃不吸收紫外线，故石英可用于制作紫外线灯管或导子；绿玻璃吸收紫外线和红外线，可用于制作光疗的防护眼镜。

（六）光化学效应

光化学效应是指物质的分子吸收了外来光子的能量后激发的化学反应。通常情况下，波长700nm 以下的可见光和紫外线引发的光化学效应具有重要意义。

1. 光分解改变　当光子的能量很大，超过原子或基团之间的键能，会引起化学键的断裂，使物质发生分解的过程。如变色眼镜是利用光照使眼镜中的溴化银分解为银和溴，眼镜颜色变深；但在光照减弱后，银和溴在氧化铜的作用下重新化合为溴化银，眼镜颜色变浅。

2. 光合作用　光合作用是在光的作用下，植物将自然界中的无机物变为有机物并释放氧的过程。

3. 光聚合作用　光聚合作用是利用光照加速化合物单体之间共价连接的现象。如短波紫外线的杀菌作用即是利用光聚合作用，使得 DNA 双链合成过程中的两个胸腺嘧啶单体聚合成胸腺嘧啶二聚体，从而扰乱细胞内 DNA 双链的合成。

4. 光敏作用　光敏作用是在感光物质或光敏剂的参与下，使原来不发生的光化学反应完成的现象。光敏作用是皮肤致敏作用的一种特殊形式，如植物日光下皮炎即是在食用了含光感性物质的植物后，使原来对日光无异常反应的皮肤在日光的照射下发生皮炎改变。同时，利用光敏作用可进行白癜风、银屑病的治疗。

5. 荧光　荧光是在物质吸收了波长较短的光能后发出的波长较长的光能，主要是由紫光、紫外线、X 射线等照射引起的。若要利用荧光效应，可在紫外线灯管内涂上特殊的荧光物质，该物质吸收灯管发出的 253.7nm 的紫外线后，可发出特定的波长较长的紫外线。

二、红外线疗法

红外线是红光之外的一种不可见光线，波长为 760nm ~ 400μm，所有高于绝对零度（-273℃）的物质都可以产生红外线。利用红外线治疗疾病的方法称为红外线疗法。医疗用红外线通常分为两段，包括短波红外线（或称近红外线，波长为 760nm ~ 1.5μm）和长波红外线（或称远红外线，波长为 1.5 ~ 15μm）。

（一）生物物理特性

1. 光量子能量　红外线的波长较长，光量子能量小，被物质吸收后，仅能引起物质分子或原子的振动，故其生物学效应仅为热效应，无光化学效应和光电效应。红外线的热效应较强，照射时皮肤会因充血而发红，长期照射后局部可出现不均匀的脉络网状色素沉着。

2. 穿透能力　远红外线的穿透能力较强，穿透组织深度为 1 ~ 10mm，可达真皮和皮下组织；近红外线大部分被表层皮肤吸收，穿透组织深度小于 2mm。

（二）治疗作用

1. 促进血液循环　红外线照射人体时的热作用可使血管扩张、血流加速，增强局部血液循环和营养代谢，降低骨骼肌和平滑肌张力。用于治疗伤口、溃疡、恢复期扭挫伤、肌肉痉挛和劳损、胃肠平滑肌痉挛等。针灸治疗时，在针刺的同时为患者照射红外线，也是利用该作用以增强针刺效果、降低患者紧张度。

2. 镇痛　可通过红外线的热作用加速局部血液循环、降低感觉神经兴奋性等以发挥镇痛的作用，可用于治疗痉挛或缺血性痛、肿胀性痛、神经痛、炎性痛等。

3. 消炎、消肿 通过红外线增加血液循环的作用，可加速组织局部的渗出物吸收，提高吞噬细胞的吞噬能力，有利于炎性物质的吸收和消散，达到消炎、消肿的作用，可用于治疗各种类型的慢性炎症。

（三）治疗设备

1. 红外线灯 将电阻丝缠绕在耐火土、碳化硅等材质制成的棒上，通电后电阻丝产热，在外面的反射罩的辅助下将红外线辐射至治疗部位。红外线灯辐射出的全部为不可见的红外线，且以辐射长波红外线为主。红外线灯有台式和立地式两种，台式的功率为 50~600W，立地式的功率最高可达 1500W，适用于局部照射。

2. 白炽灯 将钨丝伸入充气的石英管中，通电后的钨丝发热并加热石英管中的气体，由此辐射光线，其中 95% 为近红外线，4.8% 为可见光。主要适用于局部治疗，特别是深部的病灶。

3. 光裕器 将 6~30 只白炽灯固定在半圆形的光裕箱内，外加金属反射罩而制成。光裕器主要辐射远红外线，根据光裕器的大小不同，可进行躯干、双下肢等的局部照射或进行全身照射。

（四）临床应用

1. 适应证 各种亚急性和慢性损伤、炎症。如风湿性关节炎、末梢神经炎、慢性盆腔炎、软组织炎症感染吸收期等炎症疾病，软组织扭挫伤的恢复期、肌肉劳损、肌肉痉挛、胃肠平滑肌痉挛、关节纤维性挛缩、压疮等损伤性疾病。

2. 禁忌证 急性损伤（24 小时内）、急性感染性炎症早期、重度动脉硬化、恶性肿瘤、出血倾向、高热、活动性肺结核、局部皮肤感觉障碍、认知功能障碍等。

（五）注意事项

1. 注意眼睛的防护，避免直接照射眼部，否则易造成热量集中在眼部而引起白内障和视网膜灼伤。可戴防护眼镜或将生理盐水浸湿的纱布敷于眼部。

2. 首次治疗时需检查患者治疗局部是否有感觉障碍，如有则一般不予治疗，照射时需严密观察治疗部位，以免烫伤。

3. 治疗前除去治疗部位的金属物品，以免出现烫伤。

4. 治疗数分钟后照射野局部会出现红斑，停止治疗一段时间后可消失，多次治疗可出现色素沉着。

5. 治疗过程中要经常询问患者感觉，注意观察治疗部位，防止烫伤。

6. 新鲜的植皮、瘢痕区，水肿增殖的瘢痕，烧伤或烫伤后形成的瘢痕均不宜使用红外线治疗。

7. 皮炎患者慎用，以免加重病情。

8. 如果局部出现水疱，应停止治疗，治愈后再行照射。

三、可见光疗法

利用波长为 400~760nm 的可见光治疗疾病的方法，称为可见光疗法。常用的可见光疗法包括红光疗法、蓝紫光疗法等。

（一）生物物理特性

1. 光量子能量 可见光的波长介于红外线和紫外线之间，因此其光量子能量也在两种不可见光之间。可见光中靠近红外线的光线，以热效应为主，如红光，靠近紫外线的光线，以光化学效应为主，如蓝光、紫光。

2. 穿透能力　可见光中红光的穿透能力最强，可达真皮及皮下组织，其他光线的穿透能力随着波长的缩短而逐渐减弱。

（二）治疗作用

1. 温热作用　红光的波长较长，其能量被组织吸收后主要转化为热能，且穿透深度较深，因此可使深部血管扩张、血流加速，改善深部组织的血液循环和营养，适用于消散炎症、缓解肌肉痉挛、镇痛等。

2. 光化学作用　蓝紫光的波长较短，其能量被组织吸收后主要转化为化学能，发挥光化学作用。血液中的胆红素对波长 400～500nm 的光有较强的吸收作用，特别是对 420～460nm 的光吸收作用最强。胆红素吸收蓝紫光后，可转化为无毒的胆绿素，随二便排出体外，用于治疗新生儿高胆红素血症。

（三）治疗技术与方法

1. 设备

（1）白炽灯　白炽灯是最常用的人工可见光光源之一，通过加不同的滤板获得各种可见光，如加红色滤板可获得红光，加蓝色滤板可获得蓝光。

（2）荧光灯　日光荧光灯的辐射光谱较宽，有部分 400nm 以下的紫外线，且波长 425～475nm 的光强度较弱；蓝光荧光灯的辐射光谱以波长 425～475nm 的光线最强，且几乎不含有 400nm 以下的紫外线，适用于新生儿核黄疸的治疗。

2. 注意事项

（1）照射时灯罩不能离皮肤太近，以免烫伤。

（2）蓝紫光治疗时，患儿全身裸露，戴防护眼镜或用黑色硬纸遮盖患儿眼睛。

（3）蓝紫光照射过程中注意观察患儿情况，如呼吸、体温、大小便颜色等变化。

（4）蓝紫光照射后皮肤黄疸消失较快，但血清胆红素下降较慢，应定时复查血清胆红素以确定是否继续照射。如照射总时间超过 24 小时，患儿黄疸不退或血胆红素不下降，则需更改治疗方法。

（5）灯管长时间照射后会使光线减弱，应定期更换。

四、紫外线疗法

紫外线作用于人体组织后主要产生光化学效应，故又有光化学射线之称。应用紫外线治疗疾病的方法称为紫外线疗法。

（一）生物物理特性

1. 光谱波段　根据生物学特点不同，将医用紫外线光谱分为三个波段：长波紫外线（简称 UVA，波长 320～400nm）、中波紫外线（简称 UVB，波长 280～320nm）、短波紫外线（简称 UVC，波长 180～280nm）。其中太阳光辐射的短波紫外线在大气层几乎被全部吸收，因此辐射至地面的只有长波和中波紫外线，短波紫外线常通过人工光源获得。三个波段紫外线的生物学特点见表 4-5-1。

NOTE

表 4-5-1 各波段紫外线的生物学特点

波段	生物学作用	红斑反应	色素沉着	其他作用
长波	较弱	弱	明显	荧光反应
中波	最活跃	强烈，且最强波段为297nm	促进黑色素细胞形成黑色素	促进维生素D合成和上皮细胞生长
短波	中等	较强	弱	杀菌、消毒

2. 吸收和穿透　紫外线的吸收、穿透与波长有关，波长越短，被皮肤吸收得越多，穿透越浅。但穿透最深的长波紫外线也仅达表皮深层，波长为 0.1 ~ 1mm。

（二）生物学作用

1. 红斑反应　一定剂量的紫外线照射皮肤后，经过一定潜伏期后，照射野皮肤上呈现边界清楚、均匀的充血反应，称为红斑反应。该反应为紫外线照射后皮肤或黏膜的非特异性炎症，其本质是一种光化学皮炎。

（1）红斑反应的潜伏期　红斑反应并不在紫外线照射后立即出现，而是存在一定的潜伏期。不同紫外线的潜伏期有所差别，长波紫外线为 4 ~ 6 小时，短波紫外线为 1.5 ~ 2 小时，均在 12 ~ 24 小时达到高峰，之后逐渐消退。

（2）红斑反应的影响因素

①波长和剂量：一般认为，297nm 紫外线的红斑反应最为显著，其次为 254nm 和 280nm。同时，使用不同波长的紫外线照射时，引起红斑反应所需剂量有所差别。较小剂量的 254nm 紫外线即可引起红斑反应，但当增加剂量时，红斑反应的强度增加不明显；而 297nm、302nm、313nm 的紫外线则需要较大剂量才能引起红斑反应，但增加剂量时，红斑反应的强度增加明显。

②作用部位：以同一波长、同一剂量紫外线照射身体不同部位时，机体表现出的敏感度不同，敏感度由高到低为腹胸背腰、颈部、面部、臀部、肢体屈侧、肢体伸侧、手足。

③机体状态：女性在月经前和妊娠期红斑反应增强，月经后和产后红斑反应减弱；当机体合并高血压、甲状腺功能亢进、糖尿病、多发性硬化、活动性肺结核、系统性红斑狼疮等疾病时红斑反应增强，合并营养不良、甲状腺功能低下、严重感染等疾病时红斑反应减弱。

④药物和植物：磺胺类、四环素、维生素 B、补骨脂素、血卟啉等药物可增强红斑反应，麻醉剂、胰岛素、消炎类药物等可减弱红斑反应，因此紫外线照射前应询问患者的服药情况；有些植物如香菜、茴香、芹菜、莴苣等，当服用过多时也会增强紫外线的红斑反应。

2. 色素沉着　当人体接收大剂量或多次小剂量的紫外线照射后，局部皮肤会变黑，即为色素沉着。

（1）直接色素沉着　波长 300 ~ 700nm 的紫外线照射后，色素沉着会立即出现，且在 1 ~ 2 小时到达高峰，为直接色素沉着，是由于黑色素的氧化和黑色素体在角质细胞中重新分配，无黑色素小体的形成，因此照射后 6 ~ 8 小时即可恢复至正常。

（2）间接色素沉着　波长 254nm 和 297nm 的紫外线照射后，色素沉着在 1 天内出现，3 ~ 4 天达高峰，2 ~ 3 周才逐渐消退，为间接色素沉着，是皮肤中色素小体和黑色素增多的结果。

NOTE

3. 对细胞的影响 DNA 对波长 300nm 以下的紫外线有较强的吸收作用，其最大吸收光谱为 253.7nm。采用小剂量紫外线照射时，可促进 DNA 合成和细胞的丝状分裂。采用大剂量的紫外线照射时，可破坏 DNA 双链的合成，导致细胞活动异常或死亡，是紫外线杀菌作用的机理之一。同时，大剂量紫外线通过破坏 RNA、使蛋白质分解和变性等影响细胞的活动，也是其杀菌作用的机理之一。

4. 对钙磷代谢的影响 人体皮肤中含有 7- 脱氢胆固醇，在适当的紫外线照射下可转变成维生素 D_3，维生素 D_3 具有促进肠道对钙、磷的吸收和使骨组织钙化的作用。波长 275～297nm 的紫外线可显著促进维生素 D 的合成，其中最大吸收光谱为 283nm 和 295nm。

5. 对免疫功能的影响 紫外线照射后，可激活网状内皮系统、增强白细胞的吞噬功能，同时可使与免疫和炎症反应密切相关的白细胞介素 –1 增多，活化 T 细胞和 B 细胞，增强机体免疫功能。

（三）治疗作用

1. 杀菌 波长在 300nm 以下的紫外线有明显的杀菌作用，特别是 250～260nm 的短波紫外线杀菌作用最强，可用于消毒、灭菌和软组织浅表感染的治疗。

2. 消炎 可通过红斑量的紫外线照射加速局部血液循环、促进代谢产物的排出、增强机体的免疫功能等，以发挥消炎的作用，且中、短波紫外线的消炎作用强于长波紫外线。可用于皮肤和黏膜部位的炎症性疾病的治疗，特别是皮肤浅层组织的急性感染性炎症。

3. 止痛 红斑量的紫外线照射时可降低机体感觉神经的兴奋性，提高痛阈，因此有明显的止痛效果。同时，血液循环的加速也可促进致痛物质的排出，缓解疼痛。

4. 促进伤口愈合 小剂量短波紫外线照射时，可促进肉芽和上皮的生长，加速伤口愈合，用于治疗感染创面、溃疡、迁延不愈的伤口等。

5. 抗佝偻病和软骨病 275～297nm 的紫外线可促进钙、磷的代谢，使血液中的钙、磷保持相对平衡，加速骨盐沉积，对小儿佝偻病和成人软骨病起到预防和治疗的作用。

6. 脱敏 红斑量紫外线照射时，可释放组胺、前列腺素等递质，抑制第 Ⅰ、Ⅱ 型变态反应，发挥脱敏作用。

7. 光敏作用 在光敏剂或感光物质的参与下，紫外线照射可发生光敏反应。8– 甲氧基补骨脂素（8–MOP）或三甲基补骨脂素（TMP）作为光敏剂时，在长波紫外线的照射下可抑制表皮细胞的增长，用于治疗银屑病；可以促进细胞合成黑色素，用于治疗白癜风。

（四）治疗技术与方法

1. 设备

（1）高压汞灯 高压汞灯又称高压水银石英灯，主要辐射光谱为 248～577nm，主峰为 365nm 的长波紫外线。高压汞灯工作时热作用强，可使灯管温度达 500～600℃，按照功率和用途分为：

①立地式：功率为 300～500W，灯管为直形或 U 形，适用于全身和局部照射。

②手提式：功率为 200～300W，适用于小范围局部照射。

③水冷式：灯管为直形或 U 形，灯管的灯罩外有冷水流动冷却，适用于紧贴皮肤照射或体腔照射。

（2）低压汞灯 低压汞灯又称低压水银石英灯、灭菌灯，主要辐射短波紫外线，且 80%

以上为 254nm 的紫外线。低压汞灯工作时灯管温度为 40~50℃，按照功率和用途分为：

①立地式：功率为 30W，灯管为盘形，适用于大面积照射。

②手提式：功率为 10~15W，适用于局部或体腔照射。

③荧光灯：利用荧光反应原理，在灯管内壁涂相应荧光物质，辐射出波长较长的紫外线。当灯管内涂钙、磷、铊磷酸盐时，可辐射峰值为 300~310nm 的中波紫外线，促进维生素 D 合成、色素沉着和红斑反应增强；当灯管内涂硅酸钡或磷酸钙时，可辐射出主峰为 366nm 的长波紫外线，用于治疗银屑病和白癜风。

④黑光灯：灯管玻璃内含有镍或钴，可吸收低压汞灯辐射出的蓝紫光，使紫外线透过，主要透出 300~400nm 的紫外线，主峰为 366nm。该灯的功率为 20~40W，多制成灯排，用于治疗牛皮癣、白癜风。

2.生物剂量的测定 生物剂量，即最小红斑量（minimal erythema dose，MED），是指紫外线灯管在一定距离下垂直照射后，局部出现肉眼可见的最弱红斑所需要的时间。生物剂量的单位为秒（s），是紫外线照射时的剂量单位。生物剂量的测定方法为：

（1）患者取舒适体位，暴露下腹部或上臂内侧，将生物剂量测定器（图 4-5-3）固定在测定部位，并用布巾遮盖周围皮肤。

（2）将预热好的紫外线灯垂直置于测定部位上方，灯距为 50cm。

（3）抽动测定器遮盖板，以 5 秒暴露一个孔的速度逐个暴露 6 个孔，共照射 30 秒。

（4）照射后 6~8 小时，以出现最弱红斑孔的照射时间作为一个生物剂量（图 4-5-4）。

（5）如果 6 个孔均未出现红斑或全部出现红斑，则需延长或缩短每个孔的照射时间来重新测定。

（6）测定 15~30 名正常人的生物剂量，其平均值可作为该灯的平均生物剂量。如患者未测定生物剂量而急需立即照射紫外线，可将平均生物剂量作为患者的首次照射剂量。

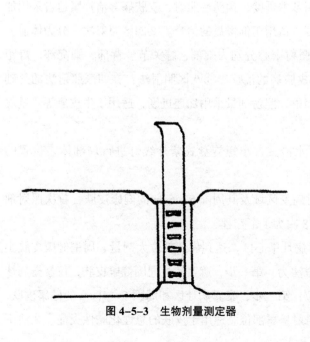

图 4-5-3 生物剂量测定器

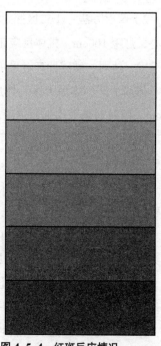

图 4-5-4 红斑反应情况

NOTE

3. 紫外线红斑的分级   当紫外线的照射剂量不同时，可引起不同程度的红斑反应，紫外线红斑的分级见表4-5-2。

表4-5-2   紫外线红斑的分级

红斑等级	生物剂量/s	红斑反应	自觉症状	皮肤脱屑	色素沉着
0级红斑量 （亚红斑）	1以下	无	无	无	无
Ⅰ级红斑量 （弱红斑）	1~2	淡红，界限明显，24小时左右消退	灼热感，痒感，偶有微痛	轻微	无（数次照射后可有轻微色素沉着）
Ⅱ级红斑量 （中红斑）	3~5	鲜红，界限很明显，可出现皮肤微肿，2~3日内消退	刺疼，明显的灼热感	轻度	轻度
Ⅲ级红斑量 （强红斑）	6~10	暗红，皮肤水肿，4~5日后逐渐消退	较重度的刺疼和灼热感，可有全身性反应	明显脱屑	明显
Ⅳ级红斑量 （超强红斑）	10以上	暗红，水肿并发水泡，持续5~7日后逐渐消退	重度刺疼及灼热感，可有全身性反应	表皮大片脱落	明显

4. 紫外线照射方法

（1）全身照射   采用落地式紫外线灯、高压汞灯进行照射。照射前测定患者的生物剂量，患者全身裸露，遮盖乳头和会阴区，戴防护目镜。

1）照射进度：根据患者的疾病情况和对紫外线的敏感性不同，紫外线的照射剂量可按照基本进度、加速进度和缓慢进度三种方式进行选择。①基本进度：首次照射剂量为1/4MED，每次增加1/4MED，共照射18次。②加速进度：首次照射剂量为1/2MED，每次增加1/2MED，共照射15次。③缓慢进度：首次照射剂量为1/8MED，每次增加1/8MED，共照射22次。

2）照射方法：①二区照射法：分为体前、体后两区，体前以脐为中心，体后以腰部为中心，灯距100cm。机体反应正常者采用基本进度，预防性照射、皮肤病等治疗紧迫者采用加速进度，体弱、敏感性高者采用缓慢进度。适用于佝偻病的治疗。②四区照射法：分为体前上区、体前下区、体后上区、体后下区，照射中心分别为胸部、膝关节、背部、腘窝部，灯距50cm。照射剂量采用加速进度，适用于皮肤病的治疗。③八区照射法：在四区照射法的基础上增加左上、左下、右上、右下的体侧照射，照射剂量采用加速进度，适用于牛皮癣等严重皮肤病的治疗。

（2）局部体表照射   采用落地式、水冷式、小螺旋盘式紫外线灯进行局部体表位置的照射。

1）患部照射法：紫外线灯直接照射病变区域及其周围5~6cm的健康皮肤，首次照射剂量为8~10MED，每日或隔日1次，6~8次为1个疗程。

2）中心重叠照射法：通过重叠照射病灶中心区，达到病灶部位大剂量、周围健康皮肤小剂量照射的一次性操作方法。具体照射方法为：第一步，遮盖病灶周围健康皮肤，仅暴露病灶区，用10~20MED的剂量照射病灶部位；第二步，暴露病灶区和周围5~10cm的健康皮肤，其余部位均遮盖，用3~5MED的剂量照射暴露部位。适用于皮肤的急性化脓性炎症、久治不愈的感染性伤口等。

3）穴位照射法：制备孔洞直径为 1~1.5cm 的孔巾，并根据照射部位和疾病情况设计孔洞的位置和数目，每次照射 2~6 个穴位，首次照射剂量为 4~6MED，每日或隔日 1 次，4~6 次为 1 个疗程。

4）节段照射法：紫外线照射内脏器官对应的神经反射节段，通过节段反射调节相应组织和内脏器官的功能，达到治疗的目的。如照射领区可治疗颅内、头颈部和上肢病变；照射乳腺区可治疗乳腺病变。照射剂量为 3~4MED。

5）分区照射法：当照射面积超过 600cm^2 时，可将治疗区域分成多个区依次照射。如紫外线治疗坐骨神经痛时，可分成腰骶区、大腿后区、小腿后区、大腿前区四个区域依次进行照射。

（3）体腔照射　采用水冷式高压汞灯或冷光低压汞灯，并根据病情选择合适的石英导子伸入体腔或窦道内进行照射。照射前用 75% 的酒精浸泡石英导子 30 分钟，并用生理盐水将体腔或窦道内的分泌物擦拭干净，随后将石英导子伸入治疗的体腔或窦道底部进行照射。照射剂量为体表生物剂量的 1~1.5 倍。适用于口腔、鼻腔、咽部、外耳道、阴道等体腔的炎症和创腔、窦道的治疗。

（4）光敏治疗　以具有化学效应的可见光、紫外线、激光为光源，在感光物质或光敏剂的参与下，通过在照射部位产生光敏作用治疗疾病的方法，称为光敏治疗，或称光化学疗法。以银屑病、白癜风的光敏疗法为例。

①光源及光敏剂：光源为长波紫外线，常用光敏剂为 8-MOP（8- 甲氧基补骨脂素）、TMP（三甲基补骨脂素）。治疗全身性银屑病时，口服 8-MOP（0.5mg/kg）2 小时后照射长波紫外线；治疗局部银屑病、白癜风时，在患区外涂 8-MOP 酊剂（浓度为 0.15%~0.5%），40 分钟后照射长波紫外线。

②照射剂量：按照生物剂量的测定方法测定患者的光毒量（minimal photoxity dosege，MPD）：口服 8-MOP 后 2~3 小时测定，紫外线照射后 24~48 小时观察红斑反应，出现最弱红斑反应的时间为 1 个 MPD。首次照射剂量为 3/4MPD，每次增加 1/4~1/2MPD，每周 2 次，30~40 次为 1 个疗程。

5. 注意事项

（1）治疗室通风良好，室温保持在 20℃左右。

（2）工作人员应穿长衣裤，戴护目镜。

（3）患者戴护目镜或用纱布遮盖眼部，只暴露照射部位，其余部位用治疗巾遮盖。

（4）照射时患者皮肤应干净，伤口、创面在照射前应先清洁换药，擦拭表面分泌物。

（5）紫外线灯使用前以 95% 的酒精擦拭灯管，石英导子使用前以 75% 的酒精浸泡 30 分钟。

（6）紫外线启燃前有一定的预热时间，高压汞灯需 10~15 分钟，冷光低压汞灯需 5~10 分钟，水冷式高压汞灯需 5 分钟。

（7）光源必须正对治疗部位，灯管与照射部位之间要有一定距离。

（8）高压汞灯熄灭后不能立即点燃，需待灯管冷却后再重新点燃。治疗时可把患者集中起来照射治疗。

NOTE

（9）定期测定灯管平均生物剂量，一般 3～6 个月测定 1 次 MED。

（五）临床应用

1. 适应证

（1）全身照射　小儿佝偻病、成人软骨病、老年骨质疏松症、骨折、免疫功能低下、Ⅰ型和Ⅱ型变态反应等。

（2）局部体表照射　软组织急性感染性炎症、创面感染、伤口延迟愈合、风湿性关节炎、类风湿关节炎、痛风、毛囊炎、甲沟炎、疖、丹毒、急性乳腺炎、周围神经炎、多发性神经炎、神经痛等。

（3）体腔照射　咽炎、扁桃体炎、口腔溃疡、外耳道炎、附件炎、宫颈炎、阴道炎、窦道感染等。

（4）光敏疗法　银屑病、白癜风、玫瑰癣、斑秃等。

2. 禁忌证　甲亢、血友病、高热、恶性肿瘤、活动性肺结核、光敏性皮炎、红斑狼疮、急性湿疹、放疗后的 1～3 天内等。

五、激光疗法

激光是由受激辐射的光放大而产生的光。激光技术的成功被认为是 20 世纪最重大的四项科学成果（即原子能、半导体、计算机、激光）之一。应用激光治疗疾病的方法称为激光疗法。

（一）物理特性

激光的本质与普遍光线相同，也受光的反射、折射、吸收、穿透等物理规律的制约。但是由于激光的产生形式与普通光线不同，因此具有一些独特的物理特征。

1. 方向性好　普通光源如手电筒照明时，光的散射角较大，远达数十米后，光散开并形成大而暗淡的光盘。激光的散射角非常小，通常以毫弧计算。激光几乎是高度平等准直的光束，在其传播的进程中方向性好，可以准直地射向远距离的目标物。利用激光的准直性进行测距，从地球到月球之间的误差不超过 1.5m。

2. 亮度高　光源在单位面积或单位立体角内发射的功率，即为光源在该方向上的亮度。激光在亮度上的提高依赖于其发散角小、光线在发射方向上的高度集中。因此，激光的亮度非常高，是当前光源中最亮的一种。

3. 单色性好　理疗上常用的光源有热光源（如白炽灯、红外线灯）和气体放电发光光源（如紫外线灯）。这类光源以自发辐射的形式产生光子，发出的光线不纯，谱线范围是连线的或是带状的光谱。激光是物质中的原子（或分子、离子）受激辐射产生的光子流，依靠发光物质内部的规律性，可使光能在光谱上高度集中。在激光的发光形式中，可以得到单一能级间所产生的辐射能，得到同波长（或同频率）的单色光。当光谱高度集中时，其纯度可接近单一波长的光线，如氦-氖激光就是 632.8nm 的单色红光。

4. 相干性好　普通光源发射出来的光谱线范围较宽，是波长不等、杂乱无序的混合光束，属于非相干光。激光在通过受激辐射形成的过程中，释放和入射的光子在波长、传播方向、振幅及相位上均完全一样，具有相干性，谱线很窄。

（二）生物学作用

1. 热作用 红外线和可见光波段的激光作用于组织时，其能量多转变为热能。一定类型和功率的激光照射生物组织时，可使组织发生温热、红斑、水疱、凝固、沸腾、炭化、燃烧或气化。临床使用时可根据具体情况选择合适能量的激光，如皮肤科和妇产科治疗中，多采用炭化和气化；肿瘤部位的切除可利用激光的气化作用；白斑和溃疡照射多利用其热致红斑的作用。

2. 压强作用 激光的能量密度极高，因此当激光辐射到某一物体时，可在物体上产生较强的辐射压力，称为一次压强。当组织吸收高能量的激光后，在短时间内（毫秒或更短）温度急剧上升，瞬间释放出来的热来不及扩散，因而产生加速的体热膨胀，称为二次压强。激光的压强作用可击碎色素颗粒和结石，因此常用于去除纹身、治疗泌尿系统结石等。

3. 光化作用 普通光所引起的各种类型的光化学反应，激光也都可引起。激光作用于组织后可产生光分解反应、光氧化反应、光致聚合反应、光致异构反应、光致敏化反应等，从而发挥杀菌、红斑效应、色素沉着等生物学效应。

4. 电磁作用 高强度的激光可发挥明显的电磁场作用，可引起或改变生物组织分子及原子的量子化运动，使体内的原子、分子或分子集团等产生振荡、电离、热效应，催化生化反应，生成自由基，破坏细胞，改变组织的电化学特性等。因此，利用激光的电磁作用可治疗肿瘤。

（三）治疗作用

1. 激光的生物刺激和调节作用 低强度激光照射生物体时，可引起一系列的生物化学变化，调节生物体的功能，从而达到治疗效果。

（1）改善细胞膜的通透性 低强度激光照射皮肤时，在光生物化学反应的基础上，可改善细胞膜的通透性，增强酶的活性，如过氧化氢酶，从而调节或增强代谢，加强组织细胞中核糖核酸的合成和活性，加速蛋白质的合成，增加糖原含量等。

（2）加速组织修复 低强度激光照射可增加胶原纤维的形成，刺激血管新生，加速机体代谢和组织修复过程，因此，可促进伤口愈合，加快再植皮瓣生长，促进离断神经再生，加速管状骨骨折愈合，促进毛发生长等。可用于伤口、溃疡、烧伤、骨折等的治疗。

（3）增强机体免疫功能 低强度激光照射时可加强白细胞的吞噬功能，使吞噬细胞增加或增强巨噬细胞的活性，加强机体的细胞和体液免疫功能，提高机体的抗感染能力，可用于抗菌、消炎等。

（4）"光针"作用 低强度激光照射穴位时，有"光针"的作用，可通过对经络的影响，改善脏腑功能，从而起到治疗作用。

2. 激光手术 激光手术是用一束细而准直的大能量激光束，经聚焦后，利用焦点的高能、高温、高压的电磁场作用和烧灼作用，对病变组织进行切割、凝固、气化；具有出血少、组织损伤少、疼痛较轻、术后感染率低等优点。如二氧化碳激光器不仅用于浅表病变的切割，也可用于心脏手术和大脑肿瘤的切除；掺钕钇铝石榴石激光器适用于进行光凝固治疗。

3. 激光治疗肿瘤 激光治疗肿瘤与其热作用和压强作用有关。激光的高热作用可使照射部位的温度快速升至500℃，破坏肿瘤，照射后的1分钟内使照射部位保持45～50℃的温度，可继续对肿瘤起作用；激光的压强作用可使肿瘤表面组织挥发，使肿瘤组织肿胀、撕裂、萎缩，并可产生二次压强作用。

（四）治疗技术

1. 设备

（1）气体激光器　氦－氖（He–Ne）激光器，工作物质为 He 与 Ne 混合气体，发出波长 632.8nm 的红色激光，功率 5～30mW；二氧化碳（CO_2）激光器，工作物质为 CO_2 气体，输出激光为波长 10.6μm 的远红外线，多为导光关节臂输出，聚焦后常用于光刀手术。

（2）固体激光器　红宝石激光器，是世界上研制出的第一台固体激光器，也是最早用于医学（眼科）治疗的激光器，输出波长 694nm 的红色激光，目前主要用于去除纹身。

（3）准分子激光器　工作物质为惰性气体原子，常用为氩－氟（Ar–F），输出波长 193nm 的紫外线，可用于激光屈光性角膜切削术（PRK）等。

（4）半导体激光器　半导体激光器是所有激光器中效率最高、体积最小的激光器，可输出多种波长的激光，如砷化镓（GaAs）激光器输出波长 904nm 的红外激光、镓铝砷（GaAlAs）激光器输出波长 820nm 和 830nm 的红外激光。

2. 注意事项

（1）治疗前操作人员要了解激光器的性能，特别是功率的大小，熟悉操作规程。

（2）激光治疗室用黑色颜料粉刷四壁，以最大限度地吸收射向四周的各色激光。门窗玻璃反光性能强，也要用黑色幕布遮蔽或涂色，或换成有色玻璃。

（3）操作人员和患者应特别注意眼睛的防护，戴防护眼镜。操作人员要穿白色工作服，戴手套，不让激光直射皮肤。

（4）操作人员应定期做健康检查，特别是眼底视网膜检查。

（五）临床应用

1. 适应证

（1）内科疾病　原发性高血压、低血压、哮喘、肺炎、支气管炎、胃肠功能失调等。

（2）神经系统疾病　神经衰弱、脑震荡后遗症、神经性头痛、神经根炎、面神经炎、三叉神经痛等。

（3）外科疾病　慢性伤口、慢性溃疡、褥疮、烧伤疮面、甲沟炎、疖、淋巴腺炎、静脉炎、闭塞性脉管炎、腱鞘炎、滑囊炎、肱骨外上髁炎、软组织扭挫伤等。

（4）五官科疾病　耳软骨膜炎、慢性鼻炎、过敏性鼻炎、咽炎、扁桃腺炎、喉炎等。

（5）皮肤科疾病　湿疹、皮炎、斑秃、带状疱疹、皮肤瘙痒症、神经皮炎、单纯疱疹等。

（6）口腔科疾病　慢性唇炎、地图舌、舌炎、舌乳头剥脱、创伤性口腔溃疡、复发性口疮、药物过敏性口炎、疱疹性口炎、肩周炎、颞颌关节功能紊乱等。

（7）妇科疾病　痛经、附件炎、卵巢功能紊乱等。

2. 禁忌证　恶性肿瘤、严重的进行性心脏血管症、有败血症的急性炎症、第Ⅲ期高血压、严重肺气肿、结核感染、鼻咽部的血管纤维瘤等。

第六节　超声波疗法

超声波（ultrasonicwaves）是指机械振动在介质中传播的机械波，其频率高于 20000Hz。一般常用频率为 800 ~ 1000kHz。超声波治疗有常规剂量治疗法、综合治疗法、大剂量治疗法三种，康复医学科常用的是前两种。

一、物理特性

超声波是指频率高于 20000Hz 的机械弹性振动波，其主要特点是频率高、波长短，具有很强的方向性和较强的贯穿液体或固体的能力，根据介质的不同，其有反射、折射、聚焦、吸收和衰减等传播特性。

二、治疗原理与作用

（一）治疗原理

1. 机械作用　超声波在各种介质中传播时通过介质质点有节律地交替压缩与伸张变化形成交变声压，不仅可使介质质点受到交变压力（在治疗剂量下，每一细胞均受 4 ~ 8mg 压力变化影响）及获得巨大加速度而剧烈运动，相互摩擦，而且能使组织细胞产生容积和运动的变化，可引起较强的细胞浆运动（原浆微流或称环流），从而促进细胞内容物的移动，改变其中空间的相对位置，显示出超声波对组织内物质和微小细胞结构的一种"微细按摩"作用。这种作用可以改变组织细胞的体积，改变细胞膜的通透性，引起细胞质运动、原浆颗粒旋转、质点颤动和摩擦等，可促进代谢物质的交换，加强局部的血液循环，改善组织的营养状况，增强酶活性，提高组织细胞的再生能力，因此可以治疗某些局部循环障碍性疾病、软组织损伤等病症。超声波的机械作用可以使坚硬的结缔组织延长、变软，使粘连组织松解，用以治疗瘢痕、挛缩等病症。

2. 热效应作用　热效应是指超声波在介质中传播时会有一部分声波被介质吸收而转换为热能，从而使介质升温的现象。热作用使组织局部血液循环加快，新陈代谢加速，细胞缺血、缺氧状态得以改善，肌张力下降，疼痛减轻或缓解，结缔组织延展性得到改善。在机体中产生热作用的部位是以声头为底面向组织深处延伸的圆柱体，因人体内各种组织吸收声能不一致，产生的热作用也就差别很大，神经组织吸收最多，肌肉次之，脂肪最差，其中超声波能更集中作用于肌肉组织与骨组织的界面，对于治疗运动创伤有实际意义。如腰痛、肌痛、扭伤、关节炎等。一般超声波的热作用以骨和结缔组织最为显著，脂肪与血液最少。如在超声波 5W/cm²，1.5 分钟作用时，温度上升在肌肉为 1.1℃，在骨质则为 5.9℃。除普遍吸收之外，还可选择性加热，主要是在两种不同介质的交界面上生热较多，特别是在骨膜上可产生局部高热。这在关节、韧带等运动创伤的治疗上有很大意义。所以，超声波的热作用（不均匀加热）不同于除高频外的其他物理因子疗法所具有的弥漫性热作用（均匀性加热）。

此外，超声波产生的热将有 79% ~ 82% 由血液循环带走，18% ~ 21% 由邻近组织的热传导散布。因此，当超声波作用于缺少血液循环的组织时，如眼的角膜、晶体、玻璃体及睾丸等则应十分注意产生过热，以免发生损害。

3. 理化作用　基于超声波的机械作用和温热作用，可继发许多物理或化学变化。

（1）氢离子浓度的改变：当炎症组织中伴有酸中毒现象时，超声波可使 pH 值向碱性方面变化，从而使症状减轻，有利于炎症的修复。

（2）对酶活性的影响：超声波能使复杂的蛋白质解聚为普通的有机分子，能影响到许多酶的活性，如超声波作用能使关节内还原酶和水解酶活性增加。目前认为，在超声波的治疗作用中，水解酶活性的变化是起重要作用的。

（3）在电镜下观察发现，细胞内超微结构中线粒体对超声波的作用最敏感。核酸也很敏感。实验发现低强度超声波作用可使细胞内胸腺核酸的含量增加，从而影响蛋白质的合成，刺激细胞生长。

（4）在高强度的超声波作用下，组织内可形成许多高活性的自由基，它们可加速组织内氧化还原过程，加速生长过程。

总之，超声波微流可以改变细胞膜的通透性，改变细胞膜两侧的钾、钙等离子的分布，加之介质的振动和相互摩擦可导致化学键的断裂，使高分子化合物分解，可调节酶的活性，加速组织修复过程，改变神经的电活动，缓解疼痛；其液化反应可使凝胶软化成溶胶状态，可用于治疗与组织缺水相关的疾病，如肌肉、关节、韧带、肌腱的退行性疾病。

（二）治疗作用

超声波作用于人体组织局部产生的各种作用有以下几个方面。

1. 神经系统　大剂量的超声波可引起中枢神经和周围神经的不可逆损害。在一定剂量之内，超声波作用于大脑可刺激细胞能量代谢，使脑血管扩张，血流加快，加速侧支循环的建立，加速脑细胞功能的恢复；作用于间脑可使心跳加快，血压升高；作用于脊髓可改变感觉、运动神经的传导；作用于自主神经系统，可引起皮温升高，血液循环加快；作用于周围神经可减轻神经的炎症反应，促进损伤神经愈合，提高痛阈，减轻疼痛。小剂量超声波能降低神经兴奋性，使神经传导速度减慢，有明显镇痛作用。

2. 肌肉与结缔组织　骨骼肌对超声波非常敏感，大剂量的超声波可改变肌肉形态，引起肌肉损伤。中等剂量超声波可刺激结缔组织增生并使其延长、变软，使肌肉松弛、肌张力降低，缓解肌肉痉挛。结缔组织对超声波的敏感性较差，对有组织损伤的伤口，有刺激结缔组织生长的作用；当结缔组织过度增长时，超声波又有软化消散的作用，特别对于挛缩的纤维组织作用更显著。因此，超声波对瘢痕化结缔组织有"分离纤维"作用，有使"凝胶变为溶胶"的作用。在临床上亦可见超声波对瘢痕有较明显的软化作用。

3. 皮肤　超声波可提高皮肤血管的通透性，增强皮肤汗腺的分泌，促进皮肤的排泄功能。人体不同部位的皮肤对超声波的敏感性不同。头面部皮肤对超声波敏感，腹部皮肤次之，肢体皮肤敏感性差。大剂量超声波可引起皮肤的伤害性炎症反应。

4. 骨骼　小剂量超声波，多次投射可以促进骨骼生长，骨痂形成；中等剂量（3W/cm^2 以下，5分钟）超声波作用时可见骨髓充血，温度上升 7℃，但未见到骨质的破坏，故可用于骨关节创伤；大剂量超声波作用于未骨化的骨骼，可致骨发育不全，因此对幼儿骨骺处禁用超声波。超过 3.25W/cm^2 被认为是危险的剂量。

5. 消化系统　小剂量的超声波可以促进胃肠蠕动，增加胃酸分泌；大剂量的超声波可造成胃肠淤血、水肿、出血，甚至坏死、穿孔。

6. 心血管系统　超声波可增强心肌收缩力，使痉挛的冠状动脉扩张，建立侧支循环，促进心肌细胞修复，使心肌梗死和冠心病的患者症状缓解、血管扩张；可使血管壁的通透性增强，血流速度加快，血压下降；可使血沉加快，血红蛋白增加，血液 pH 值增高。大剂量的超声波造成心包膜下出血、心肌点状出血、心律失常，以致心跳停止，因此在心前区应用超声波应格外小心。

7. 生殖系统　生殖器官对超声波较敏感，治疗剂量的超声波虽不足以引起生殖器官形态学改变，但动物实验显示可致流产，故对孕妇下腹部禁用。适量的超声波可使精子数目增加，精子活动能力增强，受孕率提高。大剂量的超声波可使精子萎缩。适量的超声波可促进卵巢滤泡形成，大剂量的超声波使卵泡变形。超声波可使胚胎畸形，导致流产。

8. 眼睛　适当剂量的超声波可使眼球血管扩张，促进前房与玻璃体内的渗出和出血吸收消散，改善循环和视神经的营养，对玻璃体混浊、眼内出血、视网膜炎、外伤性白内障等有较好疗效。大剂量的超声波可引起结膜充血、角膜水肿，甚至眼底改变，对晶体可致热性白内障，还可以引起交感性眼炎。

三、临床应用

（一）适应证

1. 内科疾病　冠心病、心肌梗死、高血压病、支气管炎、支气管哮喘、肺气肿、消化性溃疡、慢性胃炎、便秘、胆囊炎等。

2. 神经科疾病　脑血栓形成、脑梗死、脑出血、脑外伤、痴呆、癫痫、急性脊髓炎、脊髓蛛网膜粘连、脊髓损伤、脊髓灰质炎、坐骨神经痛、三叉神经痛、术后神经痛、截肢后幻肢痛、雷诺病、面神经麻痹、肋间神经痛、带状疱疹后遗神经痛。

3. 外科疾病　软组织扭挫伤、疖、冻伤、乳腺炎、汗腺炎、瘢痕、注射硬结、前列腺炎、肾结石、输尿管结石、阴茎硬结、退行性骨关节病、风湿性关节炎、类风湿关节炎、肩关节周围炎、颈椎病、腰椎间盘突出症、肱骨外上髁炎、腱鞘炎、骨折、闭塞性脉管炎、血栓性静脉炎、营养障碍性溃疡等。

4. 皮肤科疾病　荨麻疹、瘙痒症、硬皮病、神经性皮炎、牛皮癣、扁平疣、斑秃、雀斑、寻常疣、跖疣等。

5. 耳鼻喉科疾病　鼻窦炎、乳突炎、耳鸣、耳聋、耳硬化症、梅尼埃综合征、颞颌关节紊乱综合征等。

6. 眼科疾病　青光眼、视网膜炎、视网膜色素变性、视网膜静脉周围炎、玻璃体混浊、视神经萎缩、黄斑出血等。

7. 妇科疾病　盆腔炎、痛经、外阴瘙痒等。

（二）禁忌证

恶性或良性肿瘤；急性化脓性炎症、败血症、菌血症；活动性肺结核；严重的支气管扩张；原因不明的高热；X 射线、镭、放射性同位素治疗期或治疗后 6 个月以内；孕妇的下腹部和腰骶部；胃、十二指肠出血期；严重的心脏病患者的颈交感神经节、星状神经节、心前区、迷走神经部位；血管状态不良，如高血压Ⅲ期、动脉硬化患者；儿童的骨骺部位；急性软组织损伤后 24 小时内。

（三）慎用范围

1. 心、脑、眼、生殖器官，这些器官组织对超声波敏感，用时特别要注意剂量，禁用大剂量以免组织损伤。

2. 血栓性静脉炎以往禁用。近年来报道超声波对该病治疗效果好，但治疗时应注意剂量，避免血栓脱落造成心、脑、肺等重要器官的栓塞。

3. 心脏病患者，尤其是心功能不全的患者，治疗剂量要小，治疗过程应注意观察患者反应。

4. 植入心脏起搏器的患者，用时应注意观察，防止超声波对起搏器的不良影响（有报道超声波对起搏器无影响）。

5. 糖尿病患者，部分研究表明超声波治疗期间血糖可下降，故应采用低强度、短时间超声波治疗，并嘱患者治疗后多休息，不在餐前治疗，以免低血糖的发生。

6. 皮肤感觉迟钝区、对热过敏区。

四、治疗技术与方法

（一）设备

1. 超声波治疗机 临床上使用的超声波治疗机多采用逆压电效应的原理发射超声波。治疗机由主机和声头两部分组成。声头又称换能器。主机包括电源电路、高频振荡电路、调制器和定时器。

2. 辅助设备 超声波治疗的辅助设备包括水槽、水袋、漏斗、声头接管，它们用于特殊治疗。

（1）水槽 水槽用于水下超声波疗法。水槽的材料可为木、塑料、金属、玻璃和陶瓷等，水槽的容积需可容纳治疗的肢体和声头。

（2）水袋 当治疗体表凹凸不平时，应用水袋进行超声波治疗。水袋用塑料或薄橡皮膜制成，袋内水为无气体水。治疗时水袋放置在声头与皮肤之间。

（3）漏斗 漏斗用塑料等坚实材料制成，治疗时漏斗小口朝下放置在治疗部位，紧贴皮肤，漏斗中加无气体水，声头从漏斗大口放入漏斗，声头表面浸在水中。漏斗用于小部位或体腔的超声波治疗。

（4）声头接管 声头接管用与声头表面相同的材料制成，上端紧接声头，下端紧贴皮肤，用于小部位的超声波治疗。

3. 接触剂 超声波在不同介质的界面反射的程度与组成界面的两种介质的声阻差有关。空气的声阻与金属和人体组织的声阻相差很大。声阻差越大则反射越多，进入第二种介质中的超声波能量就越少。声阻差越小则反射越少，进入第二种介质中的超声波能量就越多。声头与人体皮肤之间存在空气，超声波能量将近乎 100% 地反射，几乎不能到达人体组织。因此，在超声波治疗时，声头与人体皮肤之间不能有空气存在。

接触剂又称耦合剂，应用耦合剂的目的是填充声头与皮肤之间的间隙，减少声头与皮肤之间的声能损耗，使得更多的声能进入人体。水与人体组织的声阻接近，对超声波能量吸收少，是理想的耦合剂。水用作超声波耦合剂时，一定要去除水中的气泡，可用煮沸法或蒸馏法去除气体。但水的缺点是黏滞性小，不能在体表停留，故不适合用作超声波直接接触治疗方法的耦合剂，只用于水下法、水袋法。耦合剂的声阻应该介于声头表面物质和皮肤的声阻之间。作为耦合剂应符合下列条件：清洁，透明，不污染皮肤，在皮肤表面停留，不会快速被皮肤吸收，对皮肤无刺激作用，便宜，无气泡。常用的超声波疗法耦合剂有甘油、凡士林、液状石蜡、蓖麻油、凝胶体、乳胶等。

（二）治疗方法

1. 治疗剂量 超声波疗法的治疗效果与所选取的剂量密切相关，适宜的剂量是治疗的关键，决定超声波治疗剂量的参数有超声波的波形、治疗方式、声强、治疗部位表面面积、治疗时间、治疗频度和治疗次数。

（1）治疗强度 一般分为三级，强剂量（$1.5 \sim 2.0 \text{W/cm}^2$）、中等剂量（$1.0 \sim 1.2 \text{W/cm}^2$）、弱剂量（$0.5 \sim 0.8 \text{W/cm}^2$），固定法剂量宜小，移动法剂量可稍大。

（2）治疗时间 超声波的治疗时间与波形、治疗方式密切相关。超声波治疗的总治疗时间一般不超过15分钟，多选用5～10分钟。一般连续输出超声波治疗时间要短，脉冲超声波可长些。固定法治疗时间要比移动法短，一般固定法3～5分钟，移动法5～10分钟，大面积移动可适当延长至10～20分钟。超声波治疗时，强度和时间都是很重要的因素。但应注意的是，千万不能用加大强度来缩短治疗时间，也不能用延长时间来减小治疗强度。虽然用 1W/cm^2、10分钟和用 2W/cm^2、5分钟的超声波总能量是一样的，但某些器官与组织对高强度的超声波即使极短时间也会引起组织的严重损伤。

（3）治疗面积 常用的超声波声头有两种，声头的面积分别为 1cm^2 和 5cm^2，一般超声波最短治疗时间为 1min/cm^2，最长的总治疗时间为15分钟，因此选用 1cm^2 的声头最大的治疗面积为 15cm^2，选 5cm^2 的声头最大的治疗面积为 75cm^2。

（4）治疗频度 超声波疗法的治疗频度通常是每日治疗1次，连续治疗，或治疗5天停2天，再治疗5天直至疗程结束，也可隔日治疗1次，极少用每日治疗2次。

（5）疗程 超声波疗法的疗程由疾病的性质决定，一般急性病6～8次为1个疗程，慢性病12～15次甚至20次为1个疗程。疗程间隔以2～4周为宜。

2. 声头固定与移动

（1）固定法 超声波治疗时，声头固定于治疗部位的方法叫作固定法。适用于较小部位或痛点的治疗。

（2）移动法 超声波治疗时，在治疗部位均匀移动的方法叫作移动法，移动可为画环式与直线往返式，移动速度为1～2cm/s。移动法适用于较大面积的治疗，是常用的超声波治疗方法。

（3）间接法

1）囊法：多用于体表凹凸不平处。将煮沸的水装入乳胶囊中，扎紧袋口，置于治疗部位，乳胶囊接触声头及体表部位，体表部位涂以耦合剂，治疗中保持紧密接触。治疗剂量 $0.5 \sim 2.0 \text{W/cm}^2$，时间8～15分钟。

2）水下法：将治疗部位置于煮沸后的温水容器中，声头距治疗部位2～3cm，缓慢移动或

NOTE

固定。治疗剂量 0.5 ~ 1.0W/cm²，时间 8 ~ 15 分钟。

3）漏斗法：将特制漏斗小头置于治疗部位，在贴紧皮肤后，于漏斗内注入煮沸后的温水，然后将声头置于漏斗大口内，使其声头面与治疗部位平行。治疗剂量和时间同水下法，此法适用于穴位治疗。

（三）操作方法

1. 治疗前检查机器　各导线连接正常，所有按键、旋钮处于正常位置，仪表指针数字显示为零。

2. 患者治疗前准备　患者选取舒适的治疗体位，暴露治疗部位，在治疗部位体表涂耦合剂。若用水下法或水枕法，先准备水槽，调节水温至 36 ~ 38℃，将治疗部位浸入水中。将声头置于治疗部位或浸入水中后，接通电源，根据病情选用连续或脉冲输出，调输出至所需治疗强度，调好定时装置。如果需用辅助器，将辅助器与治疗部位皮肤密切接触。

3. 治疗操作　将超声波声头与患者治疗部位皮肤或辅助器紧密接触，打开超声波治疗仪的电源开关，选择输出波形、输出强度和治疗时间，按医嘱进行固定法或移动法治疗。

4. 治疗观察　治疗中询问患者的感觉，治疗部位应有温热酸胀感，不应有痛感或灼热感。

5. 治疗后续操作　治疗结束时，先按照与开机相反的顺序关闭仪器的按键、旋钮，再将声头移开，用温热毛巾清洁患者治疗部位。用 75% 的酒精对声头进行消毒，然后将其置于声头架上。

（四）注意事项

1. 治疗时接触剂必须涂敷均匀，声头与皮肤应紧密接触，切忌声头空载，否则会损坏声头内的晶片。

2. 治疗中皮肤与声头之间不能有气泡，因为会造成在不同组织分界面上的全反射而致温度急剧升高。

3. 采用移动法时声头的移动要均匀，使超声波能量均匀分布。治疗时勿停止不动。进行胃肠治疗时，治疗前患者应饮适量温开水，取坐位或立位进行治疗。

4. 治疗时导线不得卷曲或扭转，应注意保护声头。

5. 治疗前应检查治疗部位感觉有无障碍（特别是固定法），治疗中患者有疼痛或烧灼感时，应停止治疗，及时处理。

6. 超声药物透入时要注意禁用对皮肤有较强刺激的药物或患者过敏的药物。

7. 声头把柄如无保护层，治疗时操作人员应戴手套，不要用手直接持声头为患者进行治疗。

8. 治疗仪器连续使用时，注意检查声头温度，应注意声头是否过热，如声头太热，要注意让机器休息，以免声头烫伤患者或损坏仪器。

9. 在正常情况下，按常规剂量与方法治疗，超声波不会引起副作用。但如果超声波强度太强，治疗时间过长，疗程太久或机体处于异常状态时，就可能产生下列反应：局部烫伤，红细胞、白细胞下降，胃部疼痛或肢体灼痛，出现失眠、多梦、疲乏无力、情绪不稳定等症状。

第七节　传导热疗法

一、概述

传导热疗法是利用各种带热物体（介质）以传导其温热效应的方式作用于人体以治疗疾病的方法（conductive heat therapy），简称热疗（heat therapy）。

应用传导热治疗疾病有着悠久的历史，传导热疗法设备简单，取材便利，操作容易，应用方便，疗效较高，适应证广泛，已在国内外医疗机构，甚至是患者家庭中得到了广泛的应用。常见的传导热源有蜡、沙、泥、热空气、蒸汽、坎离沙、化学热袋等热容量大、导热性小、保温时间长，又不宜烫伤皮肤的物质，依据其不同而分为石蜡疗法、泥疗法、沙疗法、蒸汽疗法、坎离沙疗法、化学热袋疗法和电热疗法等。

（一）基本概念

1. 热量　热量是用来表示物体吸热或放热多少的物理量。

2. 比热　物体温度每升高1℃所吸收的热量称为物体的热容量，简称比热。

（二）热传递的方式

1. 传导　物体通过接触而进行传热的方式为热传导。传导热量与物体的物质构成、物体间接触的面积、物体与周围环境的温度差等因素有关。

2. 对流　依靠物体本身的流动传递热量的方式为对流。此种方式的特点是传热物体必须具有流动性，故只有液体和气体才能通过对流传递热量。

3. 辐射　由热源直接向空间发散热量的热传递方式为辐射。热辐射的特点是热量直接由热源表面以光的形式连续发射，以光速传播，不依赖其他物质。物体温度越高，单位时间内辐射的热量越多。

（三）热的生物学效应

温热可以影响细胞的化学反应，对其功能的影响则更为复杂，不仅与温度变化的方向有关，还与温度变化的速度有关。

1. 皮肤　皮肤有丰富的血管系统，这些血管在扩张状态能容纳周身循环血量的30%，可以调节全身血液的分布；皮肤血管的特征是动静脉吻合支在机体热交换过程中发挥重要作用，经皮肤散去的热量可达总量的60%～80%，皮肤血流量对维持核心体温起重要作用。热刺激作用于皮肤，可使皮肤血管扩张，加强其营养和代谢，促进皮肤伤口和溃疡的愈合，软化瘢痕，改善皮肤功能。

2. 肌肉　热刺激能使正常的肌肉从疲劳中迅速恢复，又可缓解病理性的肌肉痉挛，并且还能通过对疼痛的抑制来缓解疼痛引起的肌紧张和肌痉挛。

3. 心血管系统　机体受热时心率会加快，心肌收缩力增强，血压升高；而当热刺激持久、广泛、强烈地作用于人体时，则会导致心肌收缩力减弱，甚至心脏扩大，发生心力衰竭。温热对血管系统的影响主要表现为局部作用，通过神经、体液机制使局部血管扩张，改善局部血液循环，对淋巴循环无明显影响。

NOTE

4. 呼吸系统　适当的温热可以引起深呼吸运动,但持久而强烈的热刺激可引起呼吸浅快。

5. 消化系统　温热可以缓解胃肠平滑肌痉挛;直接作用于胃部的温热刺激可使胃黏膜血流量增加,促进胃肠蠕动,增加消化液的分泌。

6. 神经系统　温热对神经系统的影响主要与作用时间的长短有关。一般来讲,短时间的热刺激会使神经系统的兴奋性增高,长时间则起到抑制作用;在进行温热疗法时,开始时会出现舒适、温暖的感觉,此后会逐渐感觉疲劳、乏力、困倦;如果温度偏高,治疗时间偏长,则疲劳无力的感觉会更加严重。

(四)治疗作用

1. 缓解疼痛　热刺激可通过竞争性抑制作用抑制痛觉冲动的传导,从而起到缓解神经性疼痛的作用。热刺激还可使血管扩张,改善局部血液循环,促进代谢产物特别是炎性致痛物质的排出,起到减轻炎性疼痛的作用。

2. 减轻肌肉痉挛　热刺激作用于痉挛的肌肉,使得肌梭减少发放冲动的频率,起到减轻肌肉痉挛的作用。热刺激还可通过缓解局部疼痛,从而减轻痛性肌肉痉挛。

3. 加速胶原蛋白合成与组织修复生长　在一定的温度范围内,随着组织局部温度的升高,细胞代谢、生物酶活性都会增高,可加速胶原蛋白的合成,促进组织修复生长。

4. 改善血液循环　局部热刺激通过神经体液反射,可使局部血管扩张,血流加速,起到改善局部血液循环的作用。

5. 减轻慢性炎症　热刺激通过改善局部血液循环、改善组织代谢来减轻慢性炎症。

二、石蜡疗法

利用加热溶解的石蜡作为温热的介质,将热能传至机体达到治疗目的,称为石蜡疗法。

(一)物理特性

石蜡常温下为白色半透明固体,无臭无味,熔点 50～60℃,不溶于水,微溶于乙醇,易溶于汽油、乙醚、氯仿等有机溶剂;其热容量大,导热系数小,热量几乎不对流,故有很大的蓄热性能,具有散热慢、保温时间长的特点;此外,石蜡具有很好的黏稠性、延展性和可塑性,可与体表较好接触,适用于作为热疗介质。

(二)治疗原理及作用

1. 温热作用　加热的石蜡冷却时放出大量热能(熔解热或凝固热),具有较强、较持久的温热作用,作用于人体后可使血管扩张、血流加速、血流量增加,改善血液循环,加强静脉和淋巴回流,增强局部抵抗力,消除肿胀,增强局部新陈代谢,因而具有良好的消炎止痛和促进组织修复愈合等作用。

2. 机械作用　石蜡具有很好的延展性和可塑性,在治疗时与皮肤接触慢慢冷却的过程中,其体积逐渐缩小,可对皮肤和皮下组织产生轻柔的机械性压迫作用,皮肤表面毛细血管轻度受压,热量向深层组织传递,加深温热的治疗作用,可加速局部肿胀的消除,起到良好的镇痛作用。促使局部组织中胶原纤维组织的延展性增强,进而起到松解粘连的结缔组织,软化瘢痕的作用;还能增强皮肤弹性和柔韧性,防止皮肤松弛和皱纹形成。此外,在扭挫伤初期,应用石蜡疗法可防止组织内血液及淋巴液的渗出,减轻组织水肿,促进渗出物吸收。

3. 其他作用　石蜡中的油质化学成分能刺激上皮组织生长,防止细菌繁殖,促进创面愈合，有利于皮肤浅表溃疡和创面的愈合。

（三）临床应用

1. 适应证　石蜡疗法适用于运动系统疾病，如手足的肌腱韧带炎、风湿性和类风湿关节炎、退行性关节炎、慢性或亚急性关节炎，软组织和关节疼痛等关节功能障碍，术后粘连、瘢痕强直；各种慢性炎症，如新鲜创面和溃疡面肉芽组织生长缓慢的营养性溃疡、慢性盆腔炎、慢性结肠炎等；冻伤、各种神经痛和周围神经麻痹等。

2. 禁忌证　皮肤对蜡疗过敏者，感染和开放伤口、严重皮肤病、传染性皮肤病者，周围循环严重障碍、高热、恶性肿瘤、活动性结核、出血性疾病者，心、肾功能衰竭者，局部严重水肿、深部放射性治疗患者，1岁以下婴儿等，应视为禁忌。

（四）治疗技术与方法

1. 设备

（1）治疗室一间。

（2）熔蜡室：应单设熔蜡室，水泥地面，喷漆墙面，熔蜡炉旁设隔热垫。

（3）熔蜡热源：有煤气、电热或蒸汽等。

（4）熔蜡套锅一对（大、小锅各一个）。

（5）搪瓷盘或铝合金蜡盘数个，以及浸蜡用的浴盆或瓷盆。

（6）石蜡若干千克，油布数块，棉垫数个（保温包裹用），纱布数块，6~8层纱布垫数块，毛巾3~5条，白色板刷或刷墙排笔2~3个，长柄外科钳两把（拧蜡纱布用）。

（7）其他用具：水温计，铲污刀两把，剃毛刀一把。

2. 治疗方法

（1）**石蜡的制备**　选择外观洁白、无杂质，熔点在50~60℃（蜡浴时用的石蜡熔点可低些），pH值为中性，不含有水溶性酸碱，含油量不大于0.9%，黏稠性良好的石蜡，以7:1的比例加入凡士林制成混合物。采用特殊设备进行加温。

1）间接加温法：采用双层套锅，外层装水，内层装蜡，通过加热水，间接达到使内层石蜡熔化的目的。

2）密闭式加温法：密闭的金属槽内装入石蜡，槽外有指示管与之相连，可以显示熔化的情况，金属槽底部用电或热蒸汽加热，恒温装置调控温度。石蜡熔化完全，打开金属槽下方的出口开关，液态石蜡流入所用容器。

（2）**具体方法**　治疗前先清洁局部皮肤，擦干汗液，除去污秽，毛发处应涂凡士林，较多时可剃去，依据疾病的性质、程度、病变部位和治疗目的采用不同的治疗方法。治疗结束后，去除石蜡，稍事休息，对于出汗多者可给予水分补充。

1）蜡饼法：将熔化的石蜡倒入特制的搪瓷蜡盘或铝合金盘中，盘中盛满蜡液，厚度为2cm左右，待其自然冷却至表面温度40~45℃，此时石蜡外层凝固，内部为半液态。治疗时，治疗师根据所需将蜡块取出，直接敷于治疗部位，包裹保温，进行治疗。治疗时间30~40分钟。此法适用于躯干、四肢、面部等，可根据治疗部位大小将石蜡切成大小不同的饼块。治疗开始时注意不要用力挤压蜡饼，以免内部蜡液溢出而烫伤患者。

2）浸蜡法：浸蜡法又称蜡浴疗法。该法适用于手、足部位。石蜡熔化后，待温度降至50~60℃时，将手、足浸入蜡液，然后迅速提出，待蜡液在治疗部位冷却凝固形成一层蜡膜后，再浸入蜡液中，如此反复多次，直至蜡膜厚度达到 0.5 ~ 1cm 成为蜡套，此时再浸入蜡液中，不再提起。治疗时间 30 ~ 40 分钟。可每日 1 次。治疗时应注意每次浸蜡的高度都应低于首次水平，以防烫伤皮肤；进行手部治疗时应将手指分开。

3）浸蜡法加运动：进行手部治疗时，浸蜡的同时，还可做手部的运动。浸蜡一定时间后，一般 15 分钟左右将手取出，捏一块柔软可塑的石蜡，做抓、握、捏和手指的屈伸活动，或将石蜡捏成各种形状，以促进手功能的改善。

4）刷蜡法：将石蜡熔化，待温度达 55 ~ 60℃，用排笔样毛刷蘸少量蜡液，迅速刷于患部，蜡液冷却成薄膜后，再继续刷蜡，直至蜡膜厚度达 0.5 ~ 1cm，再置一块蜡饼于蜡膜上，固定并保温，方法同蜡饼法。治疗时间每次 30 ~ 40 分钟，每日或隔日 1 次。此法适用于病灶在躯干、四肢。患部可同时受到温热和机械作用。

5）蜡袋法：将石蜡熔化后装入特制塑料袋中，凝固后密封备用。治疗时，将蜡袋放入热水中使石蜡熔化，在治疗部位垫放毛巾，再将蜡袋置于其上固定。此法只是利用了蜡疗的温热作用。

6）石蜡绷带疗法：在消毒后的石蜡中加入适量的维生素或 20% ~ 30% 的鱼肝油配制成混合物，敷于患处，用绷带包扎。可治疗伤口溃疡，具有促进愈合，防止瘢痕增生的作用。

（3）石蜡的清洁　石蜡使用一段时间后会混入杂质，如脱落的上皮细胞、灰尘等，而使颜色变黄，会影响石蜡的性能，影响治疗效果。一般在使用 1 ~ 3 个月后，应进行清洁。石蜡清洁方法有：

1）水洗法：将石蜡放入水中加热至 80 ~ 90℃，搅拌静置 10 分钟后，杂质溶于水中，静置后下沉，而石蜡的比重小于水，浮在水的上面，取出上浮石蜡，弃去水和杂质即可。

2）沉淀法：将石蜡加热至 100℃，30 分钟后，可起到消毒作用，然后搅拌、静置，待石蜡冷却后从蜡槽中取出，弃去底部杂质。

3）白陶土清洁法：将石蜡熔化后，缓慢地加入总量为蜡液量 2% ~ 3% 的白陶土，或加入 20% ~ 30% 的滑石粉，搅拌 20 ~ 30 分钟，至蜡液颜色变白，使其自然冷却凝固。将蜡块取出，弃去底部灰暗部分即可。

（五）注意事项

1. 应全面检查和评估患者皮肤和身体状况。对存在感觉功能障碍者应适当降低治疗时的温度；对皮肤存在破损者应预先用消毒纱布覆盖，然后进行治疗。

2. 治疗开始前，应向患者进行必要的解释，如蜡疗中将出现和可能出现的反应及应对方法，取得患者的信任。

3. 治疗开始，首先测量石蜡温度。

4. 治疗过程中应随时密切注意观察患者反应，若出现不适或皮肤过敏现象，应停止治疗，及时处理，防止烫伤等。

5. 治疗室内应保持空气流通，要有通风设备，防止石蜡在加热过程中释放出有毒气体对人体造成损害。

三、坎离沙疗法

坎离沙的成分包括防风、川芎、透骨草和当归四味中药，以及醋酸和净铁末。

（一）物理特性与治疗作用

1. 物理特性　坎离沙内加入醋酸后，温度逐渐上升，10分钟后可达50℃左右，半小时达90℃左右，温度达高峰后缓慢下降，90分钟后仍能维持在70℃左右，故作用时间持久，能重复使用。

2. 治疗作用　坎离沙的治疗作用包括温热作用和中药的作用。坎离沙的温热作用同其他温热疗法相似，而坎离沙中的各种中药成分如防风、透骨草等具有治疗骨关节疾病的作用，所以温热作用与中药的作用相结合，起到扩张血管、加强新陈代谢、改善局部营养的作用，还能降低感觉神经的兴奋性，起到消炎、止痛的作用。坎离沙治疗后局部会出现红斑和色素沉着。

（二）治疗技术与方法

1. 制备　将防风、川芎、透骨草各250g与当归190g捣碎，加食醋3000mL、清水3000mL，煮沸30分钟，然后过滤，将滤液倒入经强火煅烧1～2小时的50kg净铁末中，搅拌，冷却干燥后备用。

2. 治疗方法

（1）将制备好的坎离沙放在容器内，每750g加醋40mL拌匀，用布袋装好。

（2）在患部垫数层干毛巾，待布袋温度降至500℃左右时，将其放在毛巾上固定。随着温度降低，逐层撤去毛巾。

（3）治疗时间每次30～60分钟，每日1次。

（4）坎离沙可重复使用10～15次。

（三）临床应用

（1）适应证　适用于骨性关节炎、肌纤维组织炎、软组织损伤、肩周炎、下腰痛、神经炎、神经痛等。

（2）禁忌证　急性化脓性炎症、高热、出血倾向、皮肤感觉障碍等慎用。

四、湿热敷疗法

湿热敷疗法是将具有祛风散寒、温经通络、活血止痛等疗效的中草药置于布袋之中，放在锅内煮沸，捞出后用毛巾包裹，敷于患部的治疗方法。

（一）治疗作用

湿热敷后的温热刺激及药物局部吸收作用，可使局部血管扩张，增加血流量，增强代谢，改善营养，使毛细血管通透性增高，促进渗出液的吸收，消除局部肿胀，温热可降低感觉神经的兴奋性，使痛阈升高，缓解疼痛，湿热还能缓解肌肉组织痉挛，软化瘢痕。

（二）治疗技术与方法

1. 热敷方

（1）传统热敷方　主要由红花、桂枝、乳香、没药、苏木、香樟木、宣木瓜、老紫草、伸筋草、钻地风、路路通、千年健组成，主治风湿痹痛，外伤后肿痛。

（2）散瘀和伤汤　由番木鳖、红花、生半夏、骨碎补、甘草、葱须组成，主治外伤后瘀血积聚。

（3）五加皮汤　由当归、没药、五加皮、皮硝、青皮、川椒、香附子、丁香、麝香、老葱、地骨皮、牡丹皮组成，主治伤后瘀血疼痛。

（4）八仙逍遥汤　由防风、荆芥、川芎、甘草、当归、黄柏、苍术、牡丹皮、川椒、苦参组成，主治损伤后的肿硬疼痛，风湿痹痛。

（5）海桐皮汤　由海桐皮、透骨草、乳香、没药、当归、川椒、川芎、红花、威灵仙、白芷、甘草、防风组成，主治跌打损伤引起的疼痛不止。

2.操作方法

（1）评估、了解病情，向患者解释湿热敷的目的和方法。

（2）加热湿热敷袋，捞出后用干毛巾包裹。

（3）暴露患处，协助患者暴露治疗部位，垫橡胶单、治疗巾于热敷部位下面，局部涂凡士林，其范围大于热敷的面积，盖单层纱布，以保护皮肤。

（4）以手腕掌侧试温，如不烫手，将敷布敷于局部，上盖塑料纸及棉垫，以维持温度。观察询问患者温热程度，如患者感觉过热时，可揭开敷布一角散热，敷布加热可用热源维持水温或及时更换盆内热水。如患部不忌压，也可在敷布上放置热水袋以保温，再盖以大毛巾进行湿热敷。

（5）热敷结束，揭下纱布，擦去凡士林，协助患者穿上衣，取舒适体位，整理床单。

（6）洗手，记录热敷部位、时间、效果和反应。

（三）临床应用

1.适应证　可用于软组织损伤、慢性炎症；各种痛症，如胃痛胃胀、痛经、腰腿痛；痹证，如风湿性关节炎等。

2.禁忌证　急性化脓性炎症、高热、出血倾向、皮肤感觉障碍等慎用。

（四）注意事项

1.注意及时询问患者有无不适，观察局部皮肤的颜色，防止烫伤。

2.5~10分钟更换一次热敷袋，热敷时间为15~20分钟。

3.在伤口部位做湿热敷应按无菌操作进行，热敷结束后，按换药法处理伤口。

4.患者湿热敷后休息30分钟（面部湿热敷后休息15分钟）再外出，以防受凉。

5.对躯干或脊柱部位进行治疗时，患者不应采取仰卧位直接躺在热敷袋上，以免体重压迫热袋，造成热敷袋中热水溢出而烫伤皮肤。

五、艾灸疗法

灸法是指利用某些燃烧材料（主要是艾绒），在体表的一定部位熏灼或温熨，给人体以温热性刺激，通过调整经络脏腑功能，以达到防治疾病目的的一种方法。

（一）治疗方法

1.艾炷灸　用手指将纯净的艾绒搓捏成圆锥形状称为艾炷。艾炷灸分为直接灸和间接灸两类。

（1）直接灸　将艾炷直接放在皮肤上施灸称直接灸，分为瘢痕灸和无瘢痕灸。

1）无瘢痕灸：将艾炷置于穴位上点燃，当艾炷燃到2/5左右、患者感到灼痛时，即更换艾炷再灸。一般灸3~5壮，以局部皮肤充血起红晕为度。

2）瘢痕灸：瘢痕灸又称"化脓灸"，施灸前用大蒜捣汁涂敷施灸部位后，放置艾炷施灸，待燃尽继续加艾炷施灸，一般灸5~10壮。一般常用于顽固病症，如哮喘、肺结核、慢性胃肠炎、骨髓炎、关节病、发育障碍和体质虚弱者。

（2）间接灸　间接灸又称隔物灸、间隔灸，艾炷不直接接触皮肤，即在艾炷与皮肤间隔垫某种物品而施灸的一种方法。

1）隔姜灸：将鲜生姜切成直径为 2～3cm、厚 0.2～0.3cm 的薄片，中间以针刺数孔，置于施术处，上面再放艾炷灸之。一般灸 5～10 壮。隔姜灸有解表散寒、温中止呕的作用，适用于一切虚寒病证，可用于外感表证及虚寒性呕吐、腹痛、泄泻、遗精、早泄等。

2）隔蒜灸：将鲜大蒜头切成 0.2～0.3cm 的薄片，中间用针刺数孔，上置艾炷后一起放在应灸的腧穴部位或患处，然后点燃施灸。一般灸 5～7 壮。大蒜液对皮肤有刺激性，灸处容易起疱。若不使起疱，可酌情移动蒜片。隔蒜灸有清热、解毒、杀虫的作用，可用于疮疡、毒虫咬伤，对哮喘、脐风、肺痨、瘰疬等也有一定疗效。

3）长蛇灸（铺灸法）：在大椎穴至腰俞穴铺敷一层蒜泥的铺灸法。可用于治疗虚劳、顽痹等证。

4）隔盐灸：将纯净干燥的食盐填敷于脐部，使其与脐平，上置艾炷施灸，注意及时更换艾炷，也可先在盐上放置生姜片再灸，一般灸 5～9 壮，具有温中散寒、扶阳固脱等作用，可用于治疗泄泻、腹痛、急性寒性呕吐等。

5）隔附子（饼）灸：将附子片或附子饼（用附子粉末和黄酒做成小硬币大的附子饼，中间以针刺数孔）置于施术处，上面放艾炷灸之。附子辛温大热，有温肾壮阳的作用，可以治疗各种阳虚证，如早泄、外科疮疡、窦道久不收口等。

2. 艾条灸　艾条灸分悬起灸、实按灸两类，以悬起灸（图 4-7-1）为常用。

（1）温和灸　将艾条的一端点燃，对准施灸处，距皮肤 0.5～1 寸进行熏烤，使患部有温热感而无灼痛感。一般每处灸 3～5 分钟，以皮肤稍起红晕为度。

（2）雀啄灸　点燃艾条的一端，与施灸处不固定距离，而是像鸟雀啄食一样，上下移动施灸，一般施灸约 5 分钟。本法热感较强，多用于小儿疾患。

（3）回旋灸　点燃艾条的一端，与施灸部位的皮肤保持一定距离，均匀地向左右方向移动或反复旋转施灸。

3. 温针灸　温针灸是针刺与艾灸结合使用的一种方法，适用于既需要留针又必须施灸的疾病。先针刺得气后，将毫针留在适当深度，再将艾绒捏在针柄上点燃，直到艾绒燃完为止（图 4-7-2）。

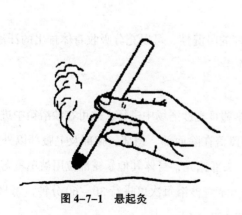

图 4-7-1　悬起灸

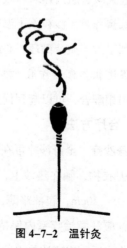

图 4-7-2　温针灸

NOTE

（二）注意事项

1. 施灸的先后顺序　临床操作一般先灸上部、背部，后灸下部、腹部；先灸头身，后灸四肢。但在特殊情况下也应灵活运用，不可拘泥。

2. 施灸的禁忌　施灸时应注意安全，防止艾绒脱落而烧损皮肤或衣物。凡实证、热证及阴虚发热者，一般不宜用灸法。颜面五官和大血管的部位不宜施瘢痕灸。孕妇的腹部和腰骶部不宜施灸。

3. 灸后的处理　如因施灸过量、时间过长，局部出现小水疱，只要注意不擦破，可任其自然吸收。如果水疱较大，可用消毒毫针刺破水疱，放出水液，或用注射器抽出水液，再涂以甲紫，用无菌纱布包裹。如行化脓灸者，灸疮化脓期间，要注意适当休息，保持局部清洁，防止污染，可用敷料保护灸疮，待其自然愈合。

六、沙粒疗法

沙粒疗法（沙疗）是利用清洁的海沙、河沙和田野沙作为介质向机体传热以治疗疾病的方法。

（一）治疗原理与作用

1. 治疗原理　无论是全身沙疗还是局部沙疗，患者体表都要承受一定的压力，平均约为 $20g/cm^2$。一方面沙粒通过其蓄热性和传导性，将蓄存于沙粒中的热量传导给人体组织，另一方面，施加于治疗部位的沙粒对人体组织产生一定的压力，这种温热和机械压迫的综合作用，可增强机体代谢，促进心肺功能，缓解疼痛，放松肌肉。沙疗还能促进身体排汗，每次全身沙疗可促使机体排出 1~1.5L 汗液，由于沙的吸湿性和吸附性强，排出的汗液和汗液中的电解质可以渗入沙中。此外，沙疗还能促进组织生长、炎症消散。

2. 治疗作用　沙疗的治疗作用主要是温热作用和机械压迫作用。

（1）温热作用　虽然沙粒的热容量较小，其蓄热能力较石蜡等小，但是仍然具有一定的蓄热、导热性能。具有一定温度的沙砾作用于人体表面后，可向人体组织传导温热，产生温热治疗作用，起到缓解肌肉痉挛、减轻疼痛、改善血液循环、提高机体代谢能力的作用。

（2）机械作用　沙粒除了温热作用外，作用于人体局部或全身，可以产生一定的机械压迫作用，有利于改善血液循环、心肺功能。

（3）促进机体代谢作用　沙粒具有很好的吸湿性，可以充分吸收身体排出的汗液、体液，与温热作用相配合，可以起到促进排汗的作用。

（二）治疗方法

1. 全身沙疗　全身沙疗可在海滨、河岸和日光沙浴场中进行，也可在沙浴箱中进行。治疗时患者除去衣物，躺在热沙上，再将热沙覆盖在除面部、颈部、胸部及上腹部以外的身体各部，沙厚 10~20cm，腹部略薄，6~8cm，头部遮光，身体其他暴露部位用被单覆盖。沙浴器内治疗时，应注意治疗室内保持良好通风。全身沙浴每次可进行 30~60 分钟，每日或隔日 1次。每次治疗后，用清洁热水冲洗身体（图 4-7-3）。

图 4-7-3 全身沙疗

2. 局部沙疗 局部沙疗又分沙袋法和局部沙浴法。

1）沙袋法：即将加热到 50~55℃的沙粒装入布袋，扎紧袋口，敷于患部，其热度以患者能耐受为宜。若患者感觉过烫，可加垫 1~2 层毛巾。

2）局部沙浴法：即把加热好的细沙倒入形状、大小适合治疗部位的容器中，将患部埋于热沙中。局部沙浴每次可进行 1~1.5 小时，每日 1 次。

（三）临床应用

1. 适应证 适用于风湿痛、肌炎、腱鞘炎、腱鞘囊肿、关节扭挫伤、骨折后遗症、慢性创伤性关节炎、肩关节周围炎、神经痛、神经炎、慢性气管炎、慢性胃肠炎、盆腔附件炎等。全身沙疗还适用于需引起大量出汗、增强代谢者。

2. 禁忌证 同其他温热疗法的禁忌证。感染和开放伤口、严重皮肤病、传染性皮肤病、周围循环严重障碍、高热、恶性肿瘤、活动性结核、出血性疾病、心肾功能衰竭、局部严重水肿、深部放射性治疗患者及婴幼儿，皆应视为禁忌。

七、泥疗法

泥疗法是采用各种泥类物质加热后作为介体，涂敷在人体一定部位上，使热传导至体内以达到治疗目的的方法。所用的治疗泥是含有矿物质、有机物、微量元素和某些放射性物质且具有医疗作用的泥类，如海泥、矿泥、煤泥、淤泥、火山泥、黏土泥和人工泥等。常用泥浴和泥包裹等治疗方法。

（一）治疗作用

泥疗的主要治疗作用包括温热作用、机械作用和化学作用。

1. 温热作用 温热作用是泥疗的主要治疗作用，其作用机理与其他导热疗法相同。特点是作用持久、温和，患者能耐受较高温度而不会发生烫伤，从而有更多的热量导入人体，起到更好的治疗作用。

2. 机械作用 泥的抗剪强度大，黏滞度高，比重大，与治疗部位紧密接触的同时产生压力和摩擦等机械刺激，还能使温热作用到达更深层组织。

3. 化学作用 泥中所含盐类、有机物、胶体、维生素等，经皮肤吸收或吸附于皮肤、黏膜表面的化学感受器，可对机体产生相应的作用。

4. 其他作用 泥中微量的放射性物质和抗菌物质能起到一定的杀菌作用。

（二）治疗方法

1. 泥浴法 泥浴法是将身体或治疗部位浸于液态泥中，可根据需要进行全身泥浴和局部泥浴。全身泥浴温度 39~42℃，时间 5~15 分钟；局部泥浴温度 39~48℃，时间 15~30 分钟，身体强壮者可每日 1 次，一般则每隔 1~2 日 1 次（同全身沙疗）。

2. 泥饼法 泥饼法可用作全身或局部治疗。患者均采取平卧位，在治疗部位加泥至 3~5cm 厚，然后包裹保温。温度及治疗时间同泥浴法。

3. 泥罨包法 将准备好的泥放在特制的布袋中，置于患部。

4. 栓塞法 将加热消毒后的温度合适的泥直接或借助器具置入阴道或直肠中。

（三）临床应用

1. 适应证 泥疗法适用于风湿性与类风湿关节炎、骨性关节炎、腱鞘炎、肌肉痉挛、骨折愈合缓慢、多发性脊髓神经根炎、神经炎、神经痛、周围神经损伤后、静脉曲张、血栓性静脉炎、周围静脉炎、慢性前列腺炎、慢性盆腔炎、瘢痕增生、慢性溃疡、妇科疾病等。

2. 禁忌证 皮肤对泥成分过敏者，感染和开放伤口、严重皮肤病、传染性皮肤病、周围循环严重障碍、高热、恶性肿瘤、活动性结核、出血性疾病、心肾功能衰竭、局部严重水肿、深部放射性治疗患者及婴幼儿等，应视为禁忌证。

（四）注意事项

1. 制备全身浴用泥，加温时应充分搅拌，务必使之均匀受热，否则会造成烫伤。

2. 定期更换治疗用泥。

3. 全身泥浴时，应严格筛选适应证，特别是对于合并有高血压、全身衰弱、高龄、循环障碍患者，应慎用全身泥浴。

4. 泥疗法的剂量，尤其是全身泥浴的剂量是根据温度、黏度、治疗时间而定的。应遵循循序渐进的原则，逐渐增加剂量。

八、其他温热疗法

（一）化学热袋疗法

利用醋酸钠等化学物质在冷却结晶过程中释放出的热量作用于机体，以治疗疾病的方法，称为化学热袋疗法。

1. 物理特性与治疗作用

（1）醋酸钠的理化特性 醋酸钠结晶过程的速度恒定，能缓慢而均衡地放出热量。开始 30 分钟内，温度可达 60℃ 左右，以后逐渐下降到 50~55℃，并能保持 5~6 小时。此种热袋可重复使用。

（2）治疗作用 主要利用其温热作用。化学热袋所产生的温热作用相对比较恒定和持久，可以起到改善局部血液循环、缓解肌肉痉挛、减轻局部疼痛的治疗作用。

2. 治疗技术与方法

（1）化学热袋的制备：将醋酸钠、甘油、硫酸钠晶体、无水硫酸钠按 90.5%、3%、2%、4.5% 的比例混合装入不透水的胶袋中密封。放入沸水中加热 10~15 分钟，待结晶熔化后取出即可使用。

（2）治疗时将制备好的化学热袋置于患部。每次治疗时间 20~30 分钟，每日或隔日 1 次。

3. 临床应用

（1）适应证 化学热袋疗法适用于慢性炎症、瘢痕增生、纤维粘连、肌肉痉挛、神经痛、骨关节病、腰腿痛等。

（2）禁忌证 治疗部位感染、开放性伤口、恶性肿瘤、活动性结核、严重循环障碍、治疗部位严重皮肤病等，以及高热、极度衰弱、出血倾向等全身性疾病。局部皮肤感觉障碍者慎用。

（二）湿热罨包疗法

湿热罨包疗法是利用布袋中的硅胶加热后散发出的热和水蒸气作用于治疗部位治疗疾病的方法，也称热敷袋法，属于湿热疗法。该治疗方法简便易行。

1. 治疗原理及作用 其主要治疗作用为湿与温热作用。温热可使局部血管扩张，增加血流量，增强代谢，改善营养；温热可使毛细血管通透性增高，促进渗出液的吸收，消除局部肿胀；温热可降低感觉神经的兴奋性，使痛阈升高，缓解疼痛；湿热还能缓解肌肉组织痉挛，软化瘢痕。

2. 治疗技术与方法

（1）将所有热敷袋整齐地悬挂在80℃恒温水箱中加热20～30分钟。

（2）准备好一到两条干燥毛巾备用。

（3）令患者脱去衣服，裸露患部，取舒适体位。

（4）将包裹干燥毛巾的热敷袋放置于病患部位，在其上可放置不同型号的小沙袋进行固定，然后用毛巾被、毯子盖好，保温。

（5）治疗时间20～40分钟，每日1～2次，10～20次为1个疗程。

（6）热敷袋在硅胶失效前可反复使用。

3. 注意事项

（1）要用干燥毛巾包裹热敷袋确保不烫到皮肤，同时要包裹严实以免热敷袋从包裹中滑出烫伤皮肤。

（2）热敷袋的温度不能太高，使用前要检查加温的恒温装置。

（3）对于存在皮肤感觉障碍问题，如感觉减低、缺损或感觉过敏者，尤应特别注意观察。及时询问其是否有温度过高等不适。

（三）Kenny 湿敷温热法

Kenny 湿敷温热法是将经煮沸后具有一定温度的浴巾包裹于需要治疗的部位以达到缓解肌肉痉挛、减轻疼痛等治疗目的的方法。本方法是由澳大利亚护士 Elizabeth Kenny 首先使用于临床，主要用于缓解肌肉痉挛和疼痛。

1. 治疗方法

（1）将浴巾煮沸20分钟，用夹了夹紧拧干两次，至不滴水为止。

（2）展开浴巾在空气中使之稍微冷却，至机体能耐受的温度。

（3）用展开的浴巾包裹肢体，或折叠数层敷于疼痛部位。

（4）浴巾上覆盖塑料布，并覆盖毛毯保温。

（5）浴巾温度变凉时，应立即更换新的热浴巾。

（6）对重症患者最初1～2天可每30分钟更换一次浴巾，当疼痛减轻后或夜间可取掉浴巾。

2. 临床应用

（1）适应证 适用于各种肌肉痉挛、疼痛。

（2）禁忌证 治疗部位感染、开放性伤口、恶性肿瘤、活动性结核、循环严重障碍、治

NOTE

疗部位严重皮肤病等，以及高热、极度衰弱、出血倾向等全身性疾病。局部皮肤感觉障碍者慎用。

（四）湿敷布疗法

湿敷布疗法是利用毛巾或其他织物加热后放置于治疗部位以治疗疾病的方法。主要通过热毛巾或其他热织物所蓄积的热量置于治疗部位体表，起到减轻疼痛、缓解肌肉痉挛的作用。此法简便易行、无需复杂设施，缺点是温热治疗的持久性和恒定性较差。适用于家庭和医疗设施不完善的基层医疗单位。

1. 治疗方法

（1）将毛巾等吸水性强的织物在热水中浸透后挤去水分。

（2）将上述织物直接置于治疗部位。

（3）3～5分钟更换一次敷布。

（4）治疗时间每次20～30分钟，每日可数次。

（5）注意避免局部烫伤。

2. 临床应用

（1）适应证　适用于各种肌肉痉挛、疼痛。

（2）禁忌证　治疗部位感染、开放性伤口、治疗部位严重皮肤病等，以及高热、极度衰弱、出血倾向等全身性疾病。局部皮肤感觉障碍者慎用。

第八节　压力疗法

压力疗法（compress therapy）又叫加压治疗，是指对肢体施加压力，以达到治疗疾病目的的一种疗法。本节主要介绍正压疗法（正压顺序循环疗法、皮肤表面加压疗法、体外反搏疗法）、负压疗法（负压舱疗法、拔罐疗法）和正负压疗法。

一、物理特性

压力疗法通过改变机体的外部压力差，以达到促使血管内外物质交换，同时改善由于血液黏稠度增大或有形成分性质改变而引起的物质交换障碍，促进溃疡、压疮等的愈合，促进组织再生修复，促进水肿的吸收。

二、治疗原理及作用

（一）治疗原理

1. 压力疗法用于治疗瘢痕的机制　压力疗法对瘢痕的治疗机制尚不清楚，目前普遍认为关键在于通过持续加压使局部的毛细血管受压萎缩，数量减少，内皮细胞破碎等，从而造成瘢痕组织局部的缺血缺氧，而缺血缺氧又可导致下面一系列变化：胶原纤维变细，排列规则的成纤维细胞减少，线粒体空泡化，内皮细胞核破碎，胶原纤维成细束状。

（1）在缺氧状态下承担细胞氧化功能的线粒体形态学发生改变，如肿胀、空泡化等，其功能明显减退甚至停止，使成纤维细胞增生受阻及合成胶原等细胞外基质障碍，产生胶原纤维的

NOTE

能力大大降低，从而抑制瘢痕的生长。

（2）肌成纤维细胞发生退行性变，释放出的溶酶体酶水解包绕在胶原结节外的异常黏多糖，使胶原结节能被组织中的胶原酶水解，从而使螺旋状胶原变为平行排列。

（3）缺血后 α 巨球蛋白减少，对胶原酶的抑制作用减弱；利于胶原酶的出现，从而破坏胶原纤维。

（4）缺血后合成黏多糖的酶减少，水肿减轻，减少了黏多糖的沉积与合成，使胶原生成减少，瘢痕减轻。

（5）加压可减轻局部的水肿，减弱葡萄糖氨基淀粉酶的水合作用，减少了黏多糖的沉积与合成，也可抑制瘢痕的增生。

2. 弹力加压的原理

（1）在局部压力达到 1.3～2.0kPa 时，瘢痕组织中增生的毛细血管栓塞，数量减少，内皮细胞变性，造成瘢痕组织缺氧，使成纤维细胞合成胶原的速度下降。在压力治疗的第 1 年，施加压力的强度与胶原合成下降的速度成正比。

（2）压力疗法使组织的血流量减少，结果局部血浆中抑制胶原酶活力的 α 巨球蛋白相应减少，加速胶原酶降解过程，从而破坏胶原纤维。

（3）肌成纤维细胞退化，释放出水解蛋白黏多糖的溶酶体酶，将相互融合缠结成团块状或轮生样的胶原结节重新排列，接近于正常皮肤胶原排列的样式。

综上所述，在肢体外部施加正压可提高血管外和淋巴管外间质内组织液的静水压，克服毛细血管内压及组织间胶体渗透压，导致液体进入组织间质的阻力增大，有助于组织间液向静脉和淋巴管回流，减轻或限制组织肿胀；如在肢体外部施加负压可减小血管外和淋巴管外间质内组织液的静水压，相对增加毛细血管内压及组织间胶体渗透压，促进静脉和淋巴管的液体进入组织间质，有助于改善组织的微循环，从而改善组织的营养及代谢；此外，在外部施加压力可以限制组织增生变形；对瘫痪肢体交替施加正负压的刺激，可刺激神经、肌肉，有助于肢体感觉及运动功能的恢复。

（二）治疗作用

压力疗法可分为正压疗法、负压疗法及正负压疗法。其中以正负压疗法最常用。如果将正常环境下的大气压设为"零"，则把高于环境大气压的压力称为正压，低于环境大气压的压力称为负压。

1. 正压疗法　正压顺序循环疗法是采用气袋式加压装置，由肢体远端向近端挤压，模仿肢体的静脉和淋巴系统，促进静脉和淋巴管的液体沿正常生理方向回流，促进肢体血液和淋巴循环。皮肤表面加压疗法通过对人体体表施加适当的压力，以预防或抑制皮肤瘢痕增生，防止肢体肿胀。

2. 负压疗法　当负压作用于肢体时，由于肢体外部的压力低于体内压力，血管被动扩张，同时沿动脉血流方向的压力梯度较正常状态明显增大，肢体产生被动充血，流入微循环的动脉血相对增加，使肢体的营养和能量供应得以提高，有利于组织的修复及微循环的重建。

3. 正负压疗法　这是利用高于或低于大气压的压力作用于人体局部以促进血液循环的物理疗法，可单独或交替作用于治疗部位。正负压疗法目前主要应用于人体四肢，通过改变肢体外部的压力，达到增加血管跨壁压力以促进肢体血液循环的目的，其不仅可用于肢体血管疾病，还可应用于血液循环障碍所引起的各种疾病的治疗。

综上所述，压力疗法能通过改变增生性瘢痕的毛细血管及其血流状态，干扰瘢痕成纤维细胞的生长，有效预防和治疗增生性瘢痕；可促进血液和淋巴液回流，减轻水肿促进肢体塑形；可促进截肢残端塑形，利于假肢的装配和使用；可以通过控制瘢痕增生预防和治疗因增生性瘢痕所致的挛缩和畸形，以预防关节挛缩和畸形；此外，压力治疗还可预防长期卧床者的下肢深静脉血栓的形成，也可预防从事久坐或久站工作人群下肢静脉曲张的发生。

三、临床应用

（一）适应证

适用于肢体创伤后水肿、淋巴回流障碍性水肿、截肢后残肢肿胀、复杂性区域性疼痛综合征（神经反射性水肿、脑血管意外后偏瘫肢体水肿）、四肢动脉粥样硬化、单纯性静脉曲张、雷诺病、外伤后血管痉挛、迟缓性瘫痪合并循环障碍（如肩手综合征）、糖尿病性血管病变、多动脉炎、硬皮病、系统性红斑狼疮、类风湿关节炎合并脉管炎、淋巴水肿、冻伤、局部循环障碍引起的皮肤溃疡、压疮、组织坏死等，还可预防术后下肢深静脉血栓形成。

（二）禁忌证

1. 肢体重症感染未得到有效控制；治疗部位的感染和恶性肿瘤、大面积坏疽、血管手术后等。

2. 近期下肢深静脉血栓形成；血栓形成和血管栓塞早期。

3. 大面积溃疡性皮疹。

4. 有出血倾向者。

5. 其他疾病：动脉瘤、近期外伤等。

四、治疗技术与方法

（一）正压疗法

1. 正压顺序循环疗法

（1）设备　正压顺序循环疗法设备为气袋式治疗装置，治疗仪器由主机（气泵和控制系统）、导气管道和上下肢气囊三部分组成。根据型号不同生产的有 4～12 腔不等的气袋治疗设备，每腔压力为 0～180mmHg 可调，采用梯度加压的工作方式，可作用于上、下肢，有些设备可选配髋部套筒，可选择多种工作模式，单独设立各气囊充气的顺序及压力，即可完成由远端向近心端的顺序循环加压治疗，必要时亦可完成由近心端向远端的反向顺序循环加压治疗。

（2）操作方法　①患者取坐位或仰卧位。②选择大小合适的气囊套在患肢上，并拉好拉链。③将导气管按顺序插在气囊接口上。设定压力及时间，打开电源。④其末端压力可设置在 100～130mmHg 之间，其他各节段压力由计算机控制相应递减，或人为手动调节。⑤每次治疗 20～30 分钟，特殊患者＜ 60 分钟。每日治疗 1 或 2 次，6～10 次为 1 个疗程。

（3）注意事项　①治疗前应检查设备是否完好和患者有无出血倾向。②治疗前应检查患肢，若有尚未结痂的溃疡或压疮应加以隔离保护后再进行治疗，若有新鲜出血伤口则暂缓治疗。③治疗应在患者清醒的状态下进行，患肢应无感觉障碍。④治疗过程中，应注意观察患肢的肤色变化情况，并询问患者的感觉，根据情况及时调整治疗剂量。⑤治疗前应向患者说明治疗作用，解除其顾虑，鼓励患者积极参与并配合治疗。⑥对老年人、血管弹性差者，治疗压力可从低值开始，治疗几次后逐渐增加至所需的治疗压力。

2. 皮肤表面加压疗法

（1）设备　单纯穿戴弹力绷带、弹力套或弹力衣。主要用于四肢，使用时应从远端开始，超过瘢痕边缘达正常皮肤。弹力绷带、弹力套或弹力衣内衬硅凝胶膜，硅凝胶膜适用于任何年龄、任何部位的瘢痕。强调与支架和矫形器配合，应用支架和矫形器的主要目的并不是抑制瘢痕生长，而是防止瘢痕挛缩引起的继发畸形。

（2）操作方法　①压力疗法应用得越早则疗效越好。初愈的创面应小心处置。②要有足够的适当的压力，为达到理想的疗效，压力应持续保持在 10～25mmHg。③持续加压。④特殊部位应给予特殊的处理。⑤定期清洁，定期检查。⑥做好充足的解释工作。⑦压力疗法还应尽可能舒适，以提高患者尤其是儿童患者的依从性。儿童使用压力衣后，应给予适当的运动疗法，以防止肌肉萎缩。

3. 体外反搏疗法

（1）设备　体外反搏仪为四肢序贯式充排气反搏仪，体外反搏装置的基本结构均由三大部分组成，即控制系统、床体和专用气泵。

（2）操作方法　①与患者沟通。②患者仰卧于床上，连接心电电极并固定。③将充排气开关置于 0 位，并将心电模拟开关置于模拟位，打开监控系统电源，调整相关旋钮使心电波充排气信号、脉搏波在示波荧光屏上的亮度及位置适宜。④选择合适的气囊套包扎于四肢及臀部。⑤置心电开关于心电位，开启导联开关。推动充气调节旋钮的位置使充气信号落在 T 波顶峰处，推动排气旋钮使排气信号在下一个 QRS 波之前 50ms 结束。⑥如果患者心率正常，反搏比率开关置于 1∶1 档位；如果患者心率过快，反搏比率开关可置于 1∶2 档位。⑦开启充排气开关，将调节阀旋转至起始端。⑧开启气泵开关，旋转调压阀使充气压力逐渐上升，治疗充气压维持在 0.035～0.042MPa，气囊序贯时限为 40～50ms。⑨将脉搏传感器耳夹夹于患者耳垂，开启脉搏观察开关，在荧光屏上观察脉搏曲线，通过充气钮和调压阀调整。⑩反搏气压应尽量保持相对恒定。⑪关机步骤：首先旋转调压阀，使压力下降，再关闭气泵，先关闭全部充气开关，然后关闭排气开关；关闭耳脉开关，取下脉搏传感器、心区皮肤表面电极，解除全部气囊，将各开关、旋钮恢复到 0 位或原位，关闭监控系统电源。

（3）注意事项　①标准疗程是 36 小时，可分为每天进行 1～2 小时，一般持续 7～8 周。②要求患者提前 15 分钟到治疗室，治疗前患者排尿、排便。③保证室温舒适。④治疗前后应检查并记录心率、血压，必要时记录心电图。⑤下列情况须立即停止反搏：监控系统工作不正常；气泵故障或管道漏气，反搏压达不到 0.035MPa；充排气系统发生故障；反搏中出现心律失常，心电电极脱落，或患者自诉明显不适而不能坚持治疗时。⑥脉搏曲线的反搏波幅及时限不符合要求时，应及时查找原因，保证反搏效果，注意治疗后患者的反应。

（二）负压疗法

1. 负压舱疗法

（1）设备　负压疗法的设备为专用的负压舱。

（2）操作方法　①患者取坐位或仰卧位。②调整好压力舱的高度和倾斜角度，以使患者在治疗过程中体位舒适，有利于治疗。③将患肢裸露，伸入舱内，用与患肢周径相符的柔软而有弹性的垫圈使之在压力舱口处固定，并密封舱口。④适当移动治疗仪，使舱口尽量靠近患肢根部，再将患者的座椅或床与仪器用皮带固定。⑤设定所需的负压值。⑥打开电源开关，舱内压

NOTE

力从 0 开始缓慢下降至负压设定值，开始计时。⑦治疗时间 10 ~ 15 分钟，每日 1 次，10 ~ 20 次为 1 个疗程。

（3）注意事项　①治疗前应检查设备是否完好和患者有无出血倾向。②患者清醒，患肢无感觉障碍。③治疗过程中及时对治疗剂量进行调整。④患者对负压引起的感觉不如正负压舒适，压力过大会出现胀感，应根据患者耐受情况，逐渐将压力调整到适宜强度。⑤负压治疗时肢体出现淤血是正常反应，淤血在停止治疗两小时后即可恢复。⑥首次治疗时压力应从低值开始酌情逐渐增加，以有轻度肿胀感为宜。⑦高龄患者或体弱患者以卧位治疗为宜。⑧治疗中如患者出现头昏、恶心、心悸、气短、出汗等症状时应立即暂停治疗。

2. 拔罐疗法　拔罐技术是以罐为工具，利用燃烧、抽吸、蒸汽等方法造成罐内负压，使之吸附于腧穴或体表一定部位，使局部皮肤充血、瘀血，产生良性刺激，以调整机体功能、促使疾病康复，达到防治疾病目的的一种技术。

（1）设备　罐的种类很多，目前临床常用的有竹罐、陶罐、玻璃罐和抽气罐。①竹罐是用直径 3 ~ 5cm 坚固无损的细毛竹，截成长 6 ~ 10cm 的竹筒，一端留节作为底，另一端作为罐口，经过多重工艺最终制成管壁厚度为 2 ~ 3cm、形如腰鼓的圆筒。其优点是取材容易，制作简便，轻巧廉价，且不易摔碎；缺点是容易爆裂、漏气，吸附力不大。②陶罐是用陶土烧制而成，大小不一，罐口光滑，口、底较小，肚大而圆，形如腰鼓。其优点是吸力大；缺点是质地重，落地易碎。③玻璃罐是采用耐热透明玻璃制成，呈球形，肚大口小，边外翻，罐口平滑，按大小分为各种型号。其优点是质地透明，便于随时观察罐内皮肤的瘀血、出血等状况；缺点是容易碎裂。④抽气罐是利用机械抽气原理使罐体内形成负压，目前临床常用的是带有活塞嘴的分体式透明塑料罐。其优点是可以避免烫伤，操作简便，不易破碎；缺点是起不到火罐的温热刺激作用。

（2）操作方法

1）检查罐口边缘是否完整，如有缺口不能使用。

2）患者取舒适体位，暴露治疗部位，检查治疗部位的皮肤是否正常，如有破损不宜在局部拔罐，擦干汗液，涂以凡士林。

3）临床拔罐时，根据病变部位和病情性质选用不同的拔罐法，主要有以下几种方法：①留罐法是将罐吸在皮肤上留置一定的时间，留罐时间可根据患者的年龄、体质、病情和罐的吸附力大小确定，一般为 5 ~ 20 分钟。罐大吸拔力强的应适当减少留罐时间，夏季及肌肤薄处，留罐时间也不宜过长，以免起疱损伤皮肤。②闪罐法是用闪火法将罐吸拔于应拔部位，将罐拔住后，随即取下，再吸拔，再取下，如此反复多次，直至局部皮肤潮红、充血，或罐底发热为度。其适用于不宜留罐的患者，如小儿、年轻女性的面部及腹部、四肢部分部位。应用闪罐法时，注意转动罐体，每次火焰进入罐内时，接触火焰的罐口部位应不同，以防止罐口过热灼伤肌肤。③走罐法是在拔罐时先在施术部位皮肤和罐口上涂上凡士林或润肤霜等润滑剂，待罐吸拔后，医者一只手握住罐体，用一定的力将罐沿着一定路线往返推移，至所拔部位皮肤红润、充血，甚或瘀血时，将罐取下。此法一般用于面积较大、肌肉丰厚的部位，如腰背、大腿部。推罐时，用力要均匀，边转动边向前下推移，防止火罐漏气脱落，也不能用力过猛，防止拉伤、损伤表皮。④针罐法是将针刺和拔罐相结合应用的一种方法。即在针刺留针时，将罐拔在以针为中心的部位上，根据患者的年龄、体质、病情和罐的吸附力大小确定留置时间，一般留置5～20分钟，然后起罐、起针。亦可以于针刺起针后，立即于该部位拔罐，留置后起罐，起罐后用消毒过的棉球将拔罐处擦净（图4-8-1）。⑤刺络拔罐法是在应拔罐部位行皮肤消毒后，用三棱针或粗毫针点刺出血，或皮肤针叩刺出血后，再将火罐吸拔于点刺的部位之上，使之出血，以加强刺血治疗的作用，起罐后用消毒棉球擦净血迹。此法多用于丹毒、痤疮、神经性皮炎、哮喘、皮肤瘙痒症等，要注意不可在大血管上行此法，以免出血过多。⑥药罐法是指将水和药液煮沸，当水蒸气从壶嘴或套于壶嘴的橡胶管内大量喷出时，将壶嘴或橡胶管插入竹罐内2～3分钟后取出，迅速将罐扣于应拔部位。根据需要配制药液。此法常用于风湿疼痛类病证。或将配置好的药物装入布袋内，放入清水煮至适当浓度，再将竹罐放入药液内煮15分钟。使用时，按水罐法吸附在治疗部位，多用于风湿痹痛等病证。常用药物为羌活、独活、麻黄、艾叶、木瓜、防风、秦艽、川椒、生乌头、刘寄奴、乳香、没药等祛风湿止痛类药物。

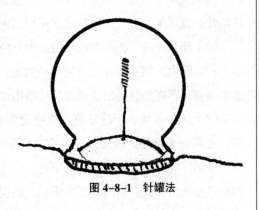

图4-8-1　针罐法

4）拔罐后，盖上大毛巾或患者的衣服保暖，发现罐子吸力不足应取下重拔。

5）治疗3～5分钟后，需观察皮肤反应，如罐吸过紧，出现皮肤发紫、水疱，应立即将罐取下。一般治疗时间为10～15分钟，隔日1次，3次为1个疗程。

6）起罐，一只手扶罐向一侧倾斜，另一只手按对侧皮肤轻轻用力，待空气进入罐内后再拔起。

（3）适应证　随着拔罐技术应用的不断深入研究、吸拔方法和罐法的增多，以及和多种疗法的结合运用，拔罐技术的适应证也相应增多，常见的拔罐适应证及选穴如下：①感冒、发热、咳嗽、支气管哮喘及其他肺部疾患，可选取大椎、肺俞、孔最及背部有关腧穴和部位拔罐。②胃肠疾患，如胃痛、腹痛、腹泻可在背部选取脾俞、胃俞、大肠俞，腹部选取天枢、气海，下肢部选取足三里、下巨虚等腧穴和部位拔罐。③急、慢性软组织损伤，可在患处刺络拔罐。④风湿痹痛、落枕除按针灸原理全身取穴外，可选取疼痛的关节或疼痛的部位拔罐。⑤腰痛多选用肾俞、大肠俞、腰阳关、委中等穴拔罐。⑥妇科疾患多取肾俞、脾俞、肝俞、八髎、中极、关元、三阴交、血海等穴拔罐。⑦其他疾病可根据辨证、辨病、辨经、经验取穴等选穴配方，采用相应罐法治疗。

（4）注意事项　①拔罐应选择适当体位和肌肉丰满的部位。若体位不当，留罐时移动体位容易导致火罐脱落。骨骼凹凸不平、毛发较多的部位易漏气，不适宜拔罐。②拔罐时要根据所拔部位的面积大小，选择大小适宜的罐。拔罐手法要熟练，动作要轻、快、稳、准，起罐操作时不可硬拉或旋转罐具，否则会引起疼痛，甚至损伤皮肤。③应注意勿灼伤或烫伤皮肤。若烫伤或留罐时间太长而皮肤起水疱时，小水疱无须处理，仅敷以消毒纱布，防止擦破即可；水疱较大时，用消毒针将水放出，涂以甲紫药水，或用消毒纱布包敷，以防感染。④拔罐过程中若出现局部疼痛，可适当减压放气或立即起罐；若出现头晕、胸闷、恶心欲呕、肢体发冷、冷汗淋漓甚者瞬间意识丧失等现象，处理方法是立即起罐，使患者头低脚高卧位，令其饮用温开水或糖水，并密切注意血压、心率变化，严重者按晕厥处理。⑤皮肤有过敏、溃疡、水肿和大血管分布部位；高热抽搐者，以及孕妇的腹部、腰骶部位；血小板减少性紫癜、白血病及血友病等出血性疾病；精神分裂症、抽搐、高度神经质及不合作者；急性外伤性骨折，中度和重度水肿部位；眼、耳、口、鼻等五官孔窍部；急性严重疾病、接触性传染病、严重心脏病、心力衰竭等，禁止拔罐。

3. 正负压疗法

（1）设备   目前所采用的正负压疗法装置多为计算机调控舱或压力治疗舱，可单纯进行负压治疗，也可单纯进行正压疗法，还可以进行正负压交替治疗。

（2）操作方法   ①患者取坐位或仰卧位。②调整好压力舱的高度和倾斜角度。③将患肢裸露，伸入舱内，用垫圈在压力舱口处固定，并密封舱口。④适当移动治疗仪，使舱口尽量靠近患肢根部，再将患肢的坐椅或床与仪器用皮带固定好。

（3）注意事项   ①治疗前应检查设备是否完好和患者有无出血倾向。②治疗前应检查患肢，若有尚未结痂的溃疡或压疮应加以隔离保护后再进行治疗，若有新鲜出血伤口则暂缓治疗。③治疗应在患者清醒的状态下进行，患肢应无感觉障碍。④治疗过程中，应注意观察患肢的肤色变化情况，并询问患者的感觉，根据情况及时调整治疗剂量。⑤治疗前应向患者说明治疗作用，解除其顾虑，鼓励患者积极参与并配合治疗。⑥对老年人、血管弹性差者，治疗压力可从低值开始，治疗几次后逐渐增加至所需的治疗压力。

第九节   磁疗法

一、概述

磁疗法（magnetotherapy）是一种应用磁场作用于人体穴位或患处，以达到治疗目的的方法。在治疗方法上，磁疗法分静磁场疗法、动磁场疗法、交变磁场疗法、磁处理水疗法和磁电综合疗法等多种。除了在局部和神经节段应用之外，国内还开展耳磁疗法和穴位磁场疗法等颇具特色的疗法。

磁场能影响人体电流分布、荷电微粒的运动、膜的通透性和生物高分子的磁距取向，并能吸引人体内的所有含铁体液，使组织细胞的生理、生化过程改变，产生镇痛、消肿、促进血液及淋巴循环的作用。因此对炎症、感染和溃疡，以及肠道、子宫等疾病的治疗非常有益。

（一）物理特性

磁铁对与它接触或间隔一定距离的磁性物质表现出相吸或相斥的作用，这种磁体作用所及的范围称为磁场。磁场是一种看不见、摸不着的物质。磁场与电场相仿，是在一定空间区域内连续分布的向量场，存在于电流、运动电荷、磁体或变化电场周围的空间。磁场的基本特性是能对其中的运动电荷施加作用力。

1. 磁力线   描述磁场分布情况的曲线称为磁力线。曲线上各点的切线方向与该点的磁场方向一致。曲线疏密程度反映磁场强度。磁体周围的磁力线方向，规定从北极出来，通过空间进入南极；在磁体内从南极回到北极，形成闭合曲线。

2. 磁通量   指通过某一截面的磁力线总数，用 Φ 表示，单位为韦伯（Weber）。

3.磁感应强度 穿过单位面积的磁通量为磁感应强度，用 B 表示，单位为特斯拉（T）。

（二）磁场分类

根据磁场强度和方向的变化，磁场可分为恒定磁场、交变磁场、脉冲磁场和脉动磁场。

1.恒定磁场 磁场的大小和方向不随时间变化而变化的磁场叫恒定磁场，即静磁场。如磁片和电磁铁通以直流电产生的磁场。

2.交变磁场 磁场的大小和方向随时间变化而变化的磁场叫交变磁场。如工频磁疗机和异极旋转磁疗机产生的磁场。

3.脉冲磁场 磁场强度不但随时间变化，而且是突然发生、突然消失，两个脉冲之间有间隙。如各种脉冲磁疗机产生的磁场。

4.脉动磁场 磁场强度随时间变化而变化，但方向不变的磁场叫脉动磁场。如同极旋转磁疗机、电磁铁通以脉动直流电和磁按摩器产生的磁场。

交变磁场、脉冲磁场和脉动磁场都属于动磁场。

二、生理作用和治疗作用

（一）生理作用

1.对心血管系统的影响 动物实验表明，磁场对正常心脏无明显影响，有改善心脏功能的作用，不同极性的旋转磁场均有调整心律的作用，尤以 NS 极的效果好。磁场能双向调节血压，尤其能使高血压降低；能提高红细胞的携氧能力，降低血液黏稠度。

2.对代谢的影响 磁场可使尿中 K^+、Na^+ 含量增多，可以改善血脂代谢，有降低胆固醇的作用。在一定的磁场作用下，可以增强胃肠生物电活动，加快胃肠蠕动，促进胃肠吸收。国外实验也证明，适量的外加磁场对机体内胰蛋白酶、胆碱酯酶等均起到激活作用，酶的活性增强，就直接促进了机体新陈代谢。

3.对免疫内分泌系统的影响 磁场可激活下丘脑 – 垂体 – 肾上腺系统，使其分泌物的合成与释放增加，使皮质醇含量增高，能够增强和改善人体免疫功能，提高人体对疾病的抵抗能力。

4.对神经系统的影响 磁场能改善脑的血液流变学特性，提高红细胞膜流动性及机体的抗氧化酶活性，降低 MDA、NO 及 NOS 含量，提高机体的抗氧化能力，有效阻止自由基、一氧化氮等对神经组织的损伤，从而阻断了脑缺血的病理生理过程，对脑缺血再灌注损伤起到一定的保护作用。

（二）治疗作用

1.消炎、消肿作用 磁场的消炎、消肿作用主要是抗渗出及轻度抑制炎症发展过程。磁场可加强血液循环，增强组织通透性，使炎性产物及时排除，减轻水肿，改善组织酸中毒；提高酶的活性，降低致炎物质浓度，改善病理过程，提高机体的免疫能力，从而起到消散炎症的作用。

2.止痛作用 磁场可降低神经末梢的兴奋性及痛觉的传递；另外，由于磁场可扩张血管，促进血液循环，加速炎性渗出物的代谢，从而减少渗出物对神经末梢的刺激作用而减轻疼痛。动磁场的止痛作用较静磁场快，但不如静磁场持久。磁疗对定位明确的浅表部位疼痛的止痛效果较好，对定位不明确的某些内脏疾患引起的疼痛和牵涉痛有一定疗效，对灼性神经痛疗效

NOTE

较差。

3. 镇静作用　磁场对神经中枢的作用主要为增强抑制过程，改善睡眠状态，延长睡眠时间。实验表明，磁场对单个中枢神经元放电也有抑制作用。

4. 降血压作用　磁场对自主神经有调节作用，使血管扩张，降低外周循环阻力，从而降低血压。穴位的刺激可以通经活络，调整人体机能，通过神经反射的作用，影响大脑皮质血管舒缩中枢的调控，调节血管舒缩机能，从而达到降血压的目的。磁疗降压主要是通过穴位治疗达到治疗效果。

5. 促进创面愈合作用　磁场能促进创面愈合。在磁场的作用下，血管扩张，血流加快，血液循环改善，为创面提供了更多的营养物质和氧，有利于加速创面愈合。

6. 软化瘢痕作用　磁场具有防止瘢痕形成和软化瘢痕的作用。其作用机制为：首先，在磁场作用下，血液循环改善，渗出物吸收和消散加速，减少瘢痕形成的条件；其次，在磁场作用下成纤维细胞内水分和盐类物质增加，分泌功能障碍，破纤维细胞内溶酶体增加，促进细胞吞噬作用，阻止瘢痕的形成。

7. 促进骨折愈合作用　首先，磁场可改善骨折部位的血液循环，改善局部营养和氧供，有利于骨组织细胞的新生，从而促进骨折的愈合；其次，磁场产生的微电流引起机体生物电变化，促进成软骨细胞、软骨细胞与骨细胞释放大量钙，有利于骨痂的生长。

8. 对良性肿瘤的作用　磁场对癌瘤细胞的生长有一定抑制作用，可使一些良性肿瘤缩小或消失。其作用机制为：异名磁极相吸产生的压力作用，使肿物缩小或消失；使肿瘤内的血管形成血栓，引起肿瘤血供中断，使肿瘤缩小或消失。

9. 止泻作用　磁场的止泻作用明显可能与酶的作用有关。磁场还有抗渗出的作用，有利于止泻。磁场有抗炎作用，故对于炎性腹泻有很好的治疗作用。

三、临床应用

（一）适应证

适用于软组织挫伤、外伤性血肿、臀部注射后硬结、颈椎病、腱鞘囊肿、风湿性关节炎、类风湿关节炎、骨关节炎、肌纤维组织炎、耳郭浆液性软骨膜炎、颞颌关节综合征、前列腺炎、尿路结石、支气管炎、三叉神经痛、神经性头痛、高血压病、胆石症、婴幼儿腹泻、血管瘤、术后痛等。

（二）禁忌证

目前磁疗法尚无绝对禁忌证，但对以下情况禁用或慎用，如严重的心、肺、肝及血液疾病，体质极度衰弱，副作用明显者或孕妇的下腹部。

四、治疗技术与方法

（一）静磁场疗法

应用恒定磁场治疗疾病的方法称为静磁场疗法（static magnetic field therapy）。常用的静磁场疗法包括直接贴敷法、间接贴敷法和耳穴贴磁法。

1. 直接贴敷法　直接贴敷法是将磁片或磁珠直接贴敷于腧穴或阿是穴（痛点、病灶区等）进行治疗的一种方法，是临床穴位磁疗法中最常用和最基本的一种方法。适用于软组织损伤、软组织炎症、关节炎、神经痛等。其操作方法为先用 75% 酒精消毒所选穴区，待干燥后放置磁片或磁珠，以胶布固定。贴敷较大型号的磁片时，为了避免压伤或擦破表皮，可在磁片与皮肤间夹一层纱布或薄纸。贴敷穴位时，一般多用直径 1cm 左右、表面磁感应强度为 0.05~0.1T 的磁片；贴敷患区时，根据患区的范围大小，选用面积不同的磁片。病变范围小和表浅时，贴敷单磁片。病变范围较大或部位较深时，贴敷双磁片。其磁力线分布主要集中于磁片下的组织，接触皮肤的磁片极性一般没有规律性，可以任意放置。贴敷双磁片有两种形式，即并置贴敷与对置贴敷。

（1）并置贴敷　在相邻的两个穴位或痛点上并行贴敷两块磁片，同名极与异名极均可。

（2）对置贴敷　在患区两侧相对应的穴位或部位上贴敷磁片，用异名极使两磁片的磁力线相互联系形成一个贯通磁场，治疗部位处在磁场作用之中。

2. 间接贴敷法　将磁片缝在固定的布料里，根据磁片的多少、敷贴位置之间的距离缝制固定器，以便使磁场能准确地作用于治疗部位。常用的间接贴敷磁疗用品：磁腰带，腰带上并排有五个小布袋，根据病情需要装入磁片 2~5 枚，适用于腰椎退行性病变、风湿病、脊柱病等；磁护膝，适用于风湿性关节炎、膝关节退行性病变等。

3. 耳穴贴磁法　将磁珠或小磁片贴于耳部穴位上，适用于神经症、溃疡病、支气管哮喘、胆石症等。磁场强度一般为 0.02~0.05T 或 0.1T 以上，磁珠的直径一般为 3~8mm。每次贴敷的穴位 2~4 个，不宜过多，以免磁场互相干扰。耳穴贴磁法的选穴原则与耳针疗法相同。

上述各法，直接贴敷法可每周换贴 2 次。间接贴敷法可长期佩戴。耳穴贴磁法一般 3~4 天换贴 1 次。

（二）动磁场疗法

应用动磁场治疗疾病的方法称为动磁场疗法（dynamic magnetic field therapy）。一种形式是将高磁场强度的磁体安置在一个动力机械上，使磁片随之转动而产生脉动磁场或交变磁场，又称旋转磁场疗法。另一种形式是铁芯线圈，通以交流电或直流电而产生交变磁场或脉动磁场，又称电磁场疗法。

1. 旋转磁场疗法　采用旋磁治疗仪进行治疗的方法为旋转磁场疗法（rotated magnetic field therapy）。仪器内有电动机带动磁片旋转产生动磁场，其磁感应强度为 0.06~0.15T。将旋磁治疗仪的机头直接对准患区或穴位，机头前面有保护罩时，可以将机头直接接触皮肤；如无保护罩时，机头与皮肤应有一定的距离，以免磁片转动时擦伤皮肤。为了使磁片转动后有较强磁场作用，距离应尽量缩短。组织不太厚的部位，如腕、肘、踝关节及手、足等，采用双机头对置法，将治疗部位置于两个机头之间，两个机头的极性分别为南极与北极，使磁场穿透治疗部位。

具体操作程序如下：根据病情，患者取坐位或卧位并显露治疗部位。将机头置于治疗部位，固定好支臂架。打开电源开关，电源指示灯亮，再开电机开关，电机指示灯亮。转动电位器旋钮，调电压至所需电压强度。治疗过程中询问患者情况并注意机器响声是否正常，若机器响声异常，应及时处理。一般每个部位或穴位治疗时间 5~15 分钟，每次治疗时间不超过半小时。治疗结束，转动电位器旋钮将电压降到零位。最后关电机开关和电源开关，移开机头。

2. 电磁场疗法

（1）低频交变磁疗法　低频交变磁疗法是使低频交变磁场磁头的开放面与治疗部分的皮肤

密切接触，使更多磁力线通过患区组织。若磁头与皮肤之间有空隙，由于磁场的衰减会影响治疗效果。

具体操作程序如下：患者取舒适体位，暴露治疗部位。根据治疗部位选用相应的磁头。检查机器面板开关旋钮是否在关的位置，将磁头输出导线插入治疗机的插口，将开关旋钮指向"弱""中"或"强"，电源接通后，电流通过输出导线进入磁头线圈产生磁场。治疗过程中，患者会有震动感及温热感。每次治疗时间20～30分钟，每天治疗1次。治疗结束，将开关旋钮旋至关的位置，取下磁头。

（2）脉动磁疗法　应用脉动磁场治疗，称为脉动磁疗法。

具体操作程序如下：患者取舒适体位，将治疗部位置于两磁头之间，使磁力线垂直通过治疗部位。调节上磁头的高度，使上磁头降到距皮肤最近距离或接触皮肤（另一类型机器的磁头铁芯延长，铁芯端已无温热感，故可接触皮肤）。检查机器面板开关是否在关的位置，打开电源开关，接通电流，指示灯亮。根据患者情况，调电流钮，调节电流强度，使患者受到一定强度的磁场作用。治疗结束，将电流强度调回到"0"位，然后把开关旋钮调到关的位置，升高上磁头的高度，移开磁头。每次治疗时间20～30分钟或1小时，每天治疗1次。

（3）脉冲磁疗法　应用脉冲磁场治疗，称为脉冲磁疗法。脉冲频率为0.67Hz～1.67Hz，磁场强度为0.15～0.8T。

具体操作程序如下：将磁头放在治疗部位，检查治疗机面板各旋钮，旋动波段开关，指示灯亮，经过1分钟后，显示管亮，调节治疗所需波段、强度、频率和时间。按下定时按钮，经数秒钟后放开，磁头便可产生所需的磁场。每次治疗时间20～30分钟，每天治疗1次。治疗结束后，关闭机器旋回各钮，取下磁头。

五、注意事项

1. 掌握好剂量　年老、体弱或幼儿患者，宜从小剂量开始。病程短、病变浅的用小剂量，病程长、病变深的用大剂量，如对恶性肿瘤引起的剧烈疼痛用大剂量，对神经衰弱、高血压等机能性疾病用较小剂量。

2. 正确使用磁片　磁片不要相互碰击，不要加热，因为会使磁性分子排列紊乱，磁性互相抵消而使磁性消失。不同磁场强度的磁片分类保管，否则磁场强度小的磁片易碎裂。使用磁片前后要用75%酒精消毒。皮肤溃破、出血的局部不宜直接贴敷，应隔有纱布再贴敷。

3. 注意不良反应　治疗后如血压波动、头晕、恶心、嗜睡或严重失眠应停止治疗。白细胞较低的患者应定期做白细胞检查。

第十节　水疗法

一、概述

水疗法（hydrotherapy）是以水为媒介，利用不同温度、压力、溶质含量的水，以不同形式作用于人体，达到预防和治疗疾病目的的方法。

水的密度接近于人体，因此可以作为瘫痪、炎症或肌肉萎缩患者训练的介质。躯体浸没在水中，流体静水压作用于身体表面，可以促进外周静脉血液和淋巴液的回流及尿液的排泄。

（一）物理特性

1. 温度刺激作用　温度对机体的生命活动过程影响是很大的，温度的变化可引起不同质的反应。人体对寒冷刺激的反应迅速激烈，而对温热刺激反应则较为缓慢，被作用的面积愈大，刺激愈强。温水浴与热水浴可使血管扩张、充血，促进血液循环和新陈代谢，降低神经的兴奋性，缓解痉挛，减轻疼痛。不感温水浴的镇静作用明显。冷水浴、凉水浴可使血管收缩、神经兴奋性增高，可增加肌张力。

2. 机械效应

（1）静水压　根据帕斯卡原理，物体静止于一定的深度时，液体施加在物体每个表面的压力是均等的，这种压力会随着液体深度成正比增加。在站姿下浸泡身体，远端肢体所承受的静水压比身体近端或中心大。因此，水中浸泡可以促进循环或是减轻静脉或淋巴功能障碍引起的周边水肿。另外，静水压压迫胸廓、腹部，会增加呼吸的阻力，患者需要用力呼吸来代偿，由此加强了患者的呼吸运动和气体的代谢。

（2）浮力　根据阿基米德原理，浸于水中的物体受到一种向上的浮力。水的浮力可明显地减少承重关节、肌肉和结缔组织的冲击和负荷，有利于活动和运动功能的训练。

（3）黏滞性　黏滞性（viscosity）可视为水中肌力训练的阻力来源之一。这种阻力与身体的动作方向相反，并且随着身体动作的相对速度，以及身体部位接触水的冠状面积增加而按比例增加。水中运动时需考虑阻力和浮力（助力），视患者情况给予训练技巧。

（4）水流冲击　直喷浴会产生很大的冲击作用。临床采用 2～3 个大气压的全向水流冲击人体时，冲击作用占优势，而水温可能较低，能引起明显的血管扩张，并兴奋神经系统。同时，产生旋涡，可用来清理开放性伤口的结痂及老旧敷药等。

（二）分类

1. 按作用部位分类　①局部水疗法：包括局部擦浴、局部冲洗浴、手浴、足浴、坐浴、半身浴等。②全身水疗法：包括全身擦浴、全身冲洗浴、全身浸浴、全身淋浴、全身湿布包裹疗法等。

2. 按温度分类　按温度分为冷水浴（低于 25℃）、低温水浴（25～32℃）、不感温水浴（33～35℃）、温水浴（36～38℃）、热水浴（38℃以上）。

3. 按水的压力分类　①低压淋浴：1 个大气压以下。②中压淋浴：1～2 个大气压力。③高压淋浴：2～4 个大气压力。

4. 按水的成分分类　按水的成分分为海水浴、淡水浴、温泉浴、药物浴（西药浴及中药浴）、矿物质浴。

5. 按水的形态分类　①液体水疗法：即一般的常规水疗法。②雾气水疗法：在较高温度的水蒸气或雾气中进行水疗，如桑拿浴。③冰水疗法：用冰块或碎冰渣，直接或包在布袋中对身体的皮肤进行摩擦。

6. 按水或附加在水中的物理因素分类　①涡流式水疗法：在盆或池中的四角装有喷水器，形成一定的旋涡式的流体力学效应，水压不超过 39MPa。②电振水疗法：在水中通入安全范围内的直流电，在水中产生离子效应和振动作用，电流均为 0.5～1.5A，电压为 24V。③超声

NOTE

水疗法：在水中施加适宜频率的超声波，通过水对身体深部产生物理效应。

二、生理作用与治疗作用

（一）生理作用

水疗的生理效应由其物理特性所决定，具有清洁效应，对肌肉系统、心血管系统、呼吸系统和肾脏等都有一定的作用。

1. 清洁效应　水可以被当作清洁剂，软化物质并施加压力。水合作用和水的摩擦力可以用来软化并移除留在伤口或粘连在组织的碎屑。此外，水也能快速且轻易地清洁开放性伤口。

2. 肌肉系统效应　一般认为短时间冷刺激可提高肌肉的应激能力，增加肌张力。水的浮力可以减少承重关节的负重，减少对压力敏感的患者执行运动时的创伤和疼痛，帮助有关节炎、韧带不稳、软骨破坏及其他承重关节的退化或创伤的患者在运动治疗时更快速进步。水中的阻力可以提供肌肉训练的阻力以获得或维持肌力。当身体浸泡于水中至颈部时，水产生的静水压可以增加休息状态下肌肉血流量 100%～225%，氧的供应量增加可以促进肌肉表现。

3. 心血管系统效应　水疗对心血管系统的影响主要来自于静水压，当身体直立在水中时，静水压会将远端肢体的静脉血液推向近端，促进周边血液静脉回流到胸腔和心脏。浸泡到颈部时，中心血量增加约 60%，而心脏血容量增加 30%。这种在水中浸泡的反应，导致心脏做功增加而使心输出量增加，但会让心率下降。心搏量和心输出量的增加会增加心肌的效能，因此水中运动可作为心脏调适与训练的生理基础。自觉疲劳指数比起心率更适合作为水中运动强度的指标。

4. 呼吸系统效应　全身浸泡在水中会增加呼吸系统做功，因为静脉血回流会增加胸腔循环，且静水压会增加肺扩张的阻力。在水中浸泡至颈部高度时，肺活量下降 6%～12%，呼吸功增加大约 60%。水中运动对呼吸系统的负荷能改善呼吸系统的效能和力量。

5. 肾脏效应　因静水压而产生相对性中枢血流量增加，抗利尿激素和醛固酮产生减少，以及肾脏血流量增加，导致尿液生成和尿中钠钾离子增加，帮助减轻水肿。

（二）治疗作用

1. 浅层热疗或冷疗　临床上可以用温水或冷水来加热或冷却浅层组织。以水来加热或冷却浅层组织的效应和临床应用与其他浅层热疗或冷疗仪器一样。

2. 水中运动　水中运动可以用来增加循环、肌力、关节活动度、平衡协调能力、心血管和呼吸训练，并能减少疼痛、肌肉痉挛和僵硬。

3. 疼痛控制　水疗被认为可以通过限制脊髓层级疼痛感觉的传递来调控疼痛。

4. 水肿控制　水的静水压及其引起的循环和肾脏功能的改变可以减少周边水肿。因此水中浸泡建议用来治疗各种病因造成的周边水肿，包括静脉或淋巴功能不全、肾脏功能失调，以及手术后发炎等。

5. 伤口照护　水疗可以加速各种病因造成的伤口的愈合，包括糖尿病、压疮、血液供应不足或烫伤。水疗也用来治疗因创伤、手术、脓疮、坏疽或蜂窝组织炎造成的伤口。

三、临床应用

（一）适应证

1. 浴疗

（1）涡流浴 适用于肢体运动障碍、血液循环障碍、糖尿病足、上下肢慢性溃疡、截肢残端痛、关节扭挫伤、创伤后手足肿痛、周围神经痛、神经炎、雷诺病、骨关节和肌肉风湿痛、疲劳综合征等。

（2）浸浴 凉水浴与冷水浴有提高神经兴奋性的作用，适用于抑制过程占优势的神经症。热水浴有发汗、镇痛的作用，适用于多发性关节炎、肌炎等。温水浴与不感温水浴有镇静作用，适用于兴奋过程占优势的神经症、痉挛性瘫痪等。不感温水浴因可以促进肾脏的排泄，可用于促进酒精、烟草或咖啡等有毒物质的解毒处理，或者用于外周性水肿的附加治疗。

2. 水中运动疗法 适用于骨折后遗症、关节置换、骨关节炎、强直性脊柱炎、类风湿关节炎、不完全性脊髓损伤、肌营养不良、脑卒中、颅脑外伤、小儿脑瘫、共济失调、帕金森病等。

（二）禁忌证

1. 绝对禁忌证 认知功能障碍，恐水症，心肺功能代偿不全，传染性疾病，恶性肿瘤和恶病质，身体极度衰弱和各种出血倾向者，皮肤有破损，近1个月癫痫大发作。

2. 相对禁忌证 对血压过高或过低患者，可酌情选用水中运动，但治疗时间宜短，治疗后休息时间宜长；此外，妊娠、月经期、大小便失禁、过度疲劳者等禁忌全身浸浴。

四、治疗技术与方法

（一）水浴疗法

水浴疗法简称浴疗，是将躯体的全部或局部浸润到不同温度的水中。包括浸浴、淋浴、不感温浴、坐浴、涡流浴。其中较常用的为涡流浴。

1. 涡流浴 涡流浴（whirl pool）有3个作用，即热效应、浮力及按摩作用，使训练既有放松作用又有治疗作用。涡流浴用的是涡流浴槽。现代的涡流浴槽多用不锈钢或者全塑料制成，水的温度、涡流刺激作用的强度和治疗时间均能自动控制调节。涡流浴槽有不同的形状和尺寸，用以治疗不同的身体部位。设备分为上肢涡流浴槽、下肢涡流浴槽、全身用涡流浴槽。

根据治疗部位选择大小适宜的设备，检查设备是否完好。注入2/3容量浴水，温度调节在40~42℃之间，打开涡流开关和充气开关。上肢治疗需把衣袖卷起暴露治疗部位，下肢治疗需脱掉鞋袜衣服，以免被水浸湿。患者采取舒适体位，将肢体浸入水中进行治疗，治疗时注意调节水温。若患者坐在水中，而水面高度在腰部或胸部时，水温应该调至较低的水温，避免中心体温的上升。若只有一侧肢体浸泡在水中且患者身体状况良好时，可以使用较高的水温。治疗过程中，水温、涡流强度保持恒定。治疗过程中，应观察患者生命体征，让患者保持清醒、舒适、不感到疲劳。治疗时间一般20分钟，20次为1个疗程。

2. 浸浴

（1）局部浸浴 将身体的某一部分浸浴在不同温度的水中，由于冷／热水的直接刺激，引起局部或全身产生一系列生理改变，从而达到治疗目的。

治疗时脱去患部外衣、袜子等，将治疗部位置于水中，每次 5～20 分钟，每天 1 次，10次为 1 个疗程。浴后擦干皮肤，进行保温，并令患者休息。

（2）全身浸浴 患者全身浸入水中进行治疗的方法称为全身浸浴。

全身浸浴时盆内注入 2/3 水量，患者半卧于浴盆中，头、颈、胸部在水面之上。

（二）水中运动疗法

利用水的生理效应及水的特性增强肌力、耐力，提高稳定性与平衡，帮助放松与缓解疼痛，给患者提供适当的运动环境，而这些运动在地面上受到限制。适用于肢体功能障碍、关节挛缩、肌张力增高、平衡协调功能低下的患者。

游泳池和专门设计的水疗池都可以用来进行水中运动疗法。水温必须维持在 26～36℃。以患者预期执行的运动量来判断温度范围是否合适。与其他运动疗法和治疗设备相比，水的独特性质使水中运动疗法更有优势。人体在不同水深减重不同，在水中方便调整身体承重量，水中运动会受到阻力，治疗师可根据水深和运动速度设计出合适的训练方案。水中运动疗法是现代医学中重要的治疗方法，包括水中辅助运动、水中支托运动及水中抗阻运动三种。水中运动疗法的具体操作技术如下：

1. 固定体位 治疗师通过器械或特制固定装置，保持患者肢体固定。患者躺在水中的治疗床上或治疗托板上；坐在水中椅子或凳子上；抓住栏杆、水池边沿或池中固定器材如平行杠等。必要时可用带子固定。

2. 器械辅助训练 利用橡皮手掌或脚掌增加水的阻力；利用水中肋木训练肩和肘关节功能；利用平行杠练习平衡、站立和行走；利用水球训练上肢的推力，并增加趣味性。

3. 水中步行训练 患者站在平行杠内，水面齐颈部，双手抓住双杠练习行走。水的浮力作用可减轻下肢的承重，即使肌力比较弱的患者，也有可能在水中行走。对于负重关节有疼痛的骨性关节病患者或下肢骨折恢复期患者，在水中训练可减轻下肢负重，会发现在水中步行较地面容易，并且疼痛明显减轻。

4. 水中平衡训练 患者站在平行杠内，水深以患者能站稳为准；治疗人员从不同方向推水浪或用水流冲击患者，使其保持平衡。

5. 水中协调性训练 游泳是水中训练协调性的最佳运动方式之一。先在一固定位置进行原地游泳动作，逐渐让患者能完全独立进行游泳运动。

6. Bad Ragaz 技术 此技术最初出现在德国，但后来经过瑞士人 Bad Ragaz 的整理和发展而广泛应用。使用口头指示和触觉暗示来指引患者执行正常的动作与顺序，运动模式包含了为四肢及躯干肌肉设计的等张和等长收缩训练，如肩关节训练、上肢训练、躯干训练、髋关节训练、下肢训练。

7. Halliwick 法 Halliwick 法是指一种用来教会所有人，尤其是那些有运动和（或）学习能力障碍的人，学会参加水中活动及游泳的技术方法，使其能够在水中独立运动；是一种帮助残疾人在身体、人格、娱乐、社会及治疗效果等多方面获益的心理 - 感觉 - 运动学习进程。Halliwick 技术的关键在于"十点程序"的结构化学习进程，它包括：心理调适、脱离、横向旋转控制、矢状旋转控制、纵向旋转控制、联合旋转控制、上浮、静态平衡、湍流中滑行、简单前行及基本游泳动作。该技术已经被应用于许多疾病的康复治疗之中，如小儿脑瘫、脑卒中、脊髓损伤和肌肉骨骼系统疾病等，并取得了显著的疗效。

8. 应用水中运动用浴槽 水中运动用浴槽是为了进行简单水中运动疗法而制造的、供个人全身使用的、各种形状的金属制浴槽，又称为哈柏氏槽（Hubbard tank），是以发明它的工程师来命名，患者可在槽内伸展上、下肢。浴槽内附有涡流发生器、气泡发生器、局部喷射装置、水循环过滤装置、起重机，可产生气泡和涡流，因此还具有水中按摩、喷浴的优点。它的特点是治疗师站于池边不必下水，便于对患者进行浴槽中的治疗。肢体活动不便的患者可以通过起重机进入浴槽。

9. 步行浴 步行浴是步行训练的理想方法，适用于需要非负重站立或步行活动的患者（如下肢受伤或外科手术的早期恢复），也适用于需要坐、站立平衡或步行训练的神经疾病患者。训练时需应用 种步行浴槽，由不锈钢制成，有浴槽和升降机两个部分，配有平行杠并在两端有椅子。水的深度可以调整以符合每个患者的需求。立面是个透明的观察窗，通过观察窗能对患者训练情况进行观察、拍照和记录。为了更好地观察患者的训练情况，可在观察窗上标志测量线以测量患者的步态参数，用以指导患者进行步行训练。

（三）其他水疗法

1. 淋浴 主要是通过一股或多股一定水温的水流的压力对人体发挥作用。

2. 坐浴 坐浴疗法的浴盆中，水会覆盖到骨盆区域。热坐浴法（40.5～46℃）治疗时间 2～10 分钟，目的在于减少疼痛、增加骨盆区域的循环及加快组织的愈合，适用于产后的妇女及子宫切除术后、痔疮切除术后、前列腺炎、膀胱炎、慢性盆腔炎症的患者。冷坐浴法（11.7～24℃）治疗时间 2～10 分钟，目的在于增加平滑肌的张力（无力性便秘）及减少子宫出血。

3. 冷水擦浴与冰按摩 冷水擦浴是指用吸水性较强的、不太柔软的毛巾沾冷水后擦身，先从上肢开始，然后依次擦胸、腹、背和下肢。动作要迅速，时间以不超过 2 分钟为宜。擦后随即用干毛巾擦干皮肤，再摩擦皮肤至发红。在某些急性损伤时可以使用冰按摩。冰按摩能使肢体局部组织温度降低，达到止血，缓解水肿，局部麻醉止痛，减少组织对氧和营养物质的需求的目的，从而产生保护作用。在运动比赛的间隙，也可对身体的局部进行冰按摩，如对肌腱、肌腱和肌肉的连接处等。

4. 气泡浴 将空气压入浴槽底部的气泡发生装置，产生不同直径大小的气泡，作用于人体进行治疗，一方面是气泡产生微小的按摩作用，另一方面，由于空气和水的导热性差异，气泡附着于人体表面时，就形成有冷有热的温度差，这样有助于改善人体血液循环，训练血管舒张能力。

5. 湿布包裹 此法在精神科中使用。患者全身包裹在 15～21℃ 的湿被单中，会经历三种温度的改变：冷、中度、极热，患者在这个过程中会一直流汗。有研究认为湿布包裹治疗可以大幅降低患者的焦虑。

五、注意事项及副作用

（一）注意事项

1. 浴疗

（1）浴疗后处理为应擦干皮肤，进行保温，并令患者休息。

（2）对于高龄老人或幼儿、衰弱、贫血、有严重器质性疾病、有出血倾向的患者绝对不适合长时间的热水盆浴。

（3）冷摩擦患者应注意充分覆盖以防止寒战，任何时候只暴露被擦浴的部位。动脉硬化、未控制高血压的患者不宜使用。

2. 水中运动疗法

（1）疾病诊断和评估患者身体一般状况、心肺功能、运动功能、感觉功能、并发症、皮肤是否损伤、是否有二便失禁、是否有传染病、是否有水中运动禁忌证等。患者肺活量在1500mL以下不宜在深水中进行水中运动。

（2）治疗时间的选择：应在餐后1~2小时进行。

（3）注意预防眼、耳疾患。

（4）水中运动的强度：在水中运动时的心率稍慢，水中运动应用下列公式计算运动强度：水中靶心率＝陆地上靶心率－（12~15），年轻者按12计，年长者按15计。

（5）调节水温：运动池训练温度以36~38℃为宜。

（6）训练时间及次数：一般每次10~15分钟，如果患者体弱，可缩短时间，或者分段训练。训练次数一般1~2次/周，身体强者可达6次/周。

（7）浴后休息：浴后最好在池旁休息室内休息30~60分钟，以便恢复体力。

（二）副作用

1. 溺毙　水疗最严重的副作用是溺水死亡，需要充分采取预防措施以尽量减少这种危险的发生。

2. 烫伤、晕厥和出血　水疗用的水温必须维持在适当的范围。当患者身体大面积浸泡在温或热水中时，容易出现因低血压导致的晕厥，尤其是服用抗高血压药物的患者。

3. 低钠血症　浸泡式水疗与大面积烫伤伤口的患者的低钠血症有关。

4. 感染　许多报告都指出水疗和患者感染的相关性。

5. 水肿的恶化　浸泡在热水或温水中会增加上肢疾病患者的手部水肿。

6. 哮喘的恶化　暴露在加氯消毒的池子或涡流浴中，会造成哮喘患者用力呼气容积的减少。

第十一节　冷疗法

一、概述

冷疗法（cryotherpay，cold therapy）是将低于人体温度的物理因子作用于患处，使皮肤和内脏器官的血管收缩，改变人体局部或全身血液循环、神经肌肉和代谢状况，达到治疗目的的一种治疗方法，具有降温、止痛、止血、减轻炎性水肿和渗出、减轻痉挛和诱发动作等作用。

1. 血液动力学效应

（1）初期血流量降低　冷疗作用在皮肤上，皮肤血管立即收缩，降低血流量，一般在使用初期15~20分钟内，血管会持续收缩。冷疗可以直接或间接导致皮肤血管收缩。直接因素为冷刺激血管平滑肌收缩。间接因素：①冷疗会降低血管舒张素的产生和释放，比如组织胺和前列腺素，使血管舒张的情况减少。②组织温度降低会反射性刺激交感神经肾上腺皮质神经元，导致冷却部位的皮肤血管收缩，而远离冷却部位则收缩程度较小。另外，冷疗也可以通过增加血液黏稠度来降低循环速度，从而增加血流的阻力。

（2）后期血流量增加　较长时间（超过 15 分钟）冷刺激或当组织温度达到 10℃ 以下时，血管舒张就可能发生，这种现象称为冷诱发之血管舒张（cold-induced vasodilation，CIVD），这是 Lewis 在 1930 年首先发表的。他认为这种温度升降循环与血管交替的收缩及放松是相互影响的，称作震荡反应（hunting response）。震荡反应是由于轴突反射对长时间冷或过度低温的反应而调控；或者因为过度的冷抑制血管平滑肌收缩，导致血管舒张出现震荡反应。虽然血管舒张是很少的，但临床上仍要避免，故通常建议冷疗治疗时间为 15 分钟或者更短，特别是治疗远端肢体时。

2. 神经肌肉效应　冷对神经肌肉功能有多种不同的效应，包括降低神经传导速度、提高疼痛阈值、改变肌肉力量、降低痉挛和诱发肌肉收缩。

（1）降低神经传导速度　神经传导速度随着温度减少的摄氏度数和温度改变的时间等比例降低。冷疗可以降低感觉和运动神经的传导速度，有髓鞘和神经纤维直径较小者最明显，无髓鞘和神经纤维直径较大者不明显。传输疼痛的 A-δ 类纤维直径小、有髓鞘，在冷疗后传导速度降低明显。

（2）提高疼痛阈值　冷疗可以提高疼痛阈值，降低疼痛的感觉。可能的机制包括闸门控制理论，感觉神经传导速度降低，或是减轻受伤后水肿。

（3）改变肌肉力量　根据治疗的时间长短，冷疗可能增加或减少肌力，因此需在冷疗之前进行肌力测试。

（4）降低痉挛　在持续 10～30 分钟的冷疗后，会暂时性地缓解痉挛，可能是因为肌肉温度降低造成输出神经肌梭和高尔基腱器减少放电。这种效应通常会维持 1～1.5 小时。

（5）诱发肌肉收缩　短暂的冷疗可以诱发 α 运动神经元的活性，并能使上运动神经元损伤后出现软瘫的肌肉产生收缩。

3. 代谢效应　冷疗会降低所有的代谢反应，包括参与发炎和愈合的反应。因此冷疗可以用来控制急性炎症，但不建议用在延迟愈合的情况，因为可能会进一步妨碍愈合。细胞受到冷的刺激时，需氧量会显著降低，降低细胞对氧的需求，减少自由基的产生，因此在相对缺氧的环境下冷疗可以减少组织细胞的继发性损伤或坏死。

二、治疗作用

冷疗能使神经纤维传递速度减慢，减少神经终板的兴奋性，提高痛阈，减轻疼痛，减缓细胞代谢，降低组织温度、炎症反应，减轻痉挛和诱发动作等。

1. 控制炎症及水肿　冷疗可以控制急性炎症，因此能加速受伤或创伤的恢复。冷疗通过降低受伤区域温度来减少发炎引起的发热。血管收缩和血液黏稠度增加造成的血流量减少，以及血管通透性下降，使局部炎症渗出液减少，从而减轻组织肿胀和炎症反应。

2. 减轻疼痛　其机制主要包括 3 个方面：①使局部温度降低，降低神经传导的速度，抑制痛觉神经元的传入，减轻疼痛。②使血管收缩，减少组织出血，进而减轻肿胀，最后减轻了肿胀导致的疼痛。③冷的感觉较疼痛感觉传递速度快，提高痛觉的阈值，而相对降低对疼痛的感觉。

3. 减轻痉挛、诱发动作　短暂（约 5 分钟）的冷疗会造成即刻的腱反射降低，长时间（10～30 分钟）的冷疗可以降低或缓解痉挛。因长时间的冷疗可以控制更多痉挛的症状，必须给予冷疗长达 30 分钟。

三、临床应用

不适当的冷疗可能导致周围神经麻痹，感觉、敏感度降低，以及动作能力变弱等，所以应严格掌握冷疗的禁忌证。

1. 绝对禁忌证　①雷诺病、血管痉挛及有局部血液循环障碍者必须禁用冷疗法。②冷凝球蛋白血症。③局部失去知觉者。④对冷过敏者。

2. 相对禁忌证　心血管疾病、高血压、外周血管障碍、关节炎、糖尿病、风湿病、嗜铬细胞瘤。冷疗会降低肌肉灵活性，使运动成绩下降，因此，在训练前不宜使用。

四、治疗技术与方法

软组织受伤后 24～72 小时（急性期）是使用冷疗的最佳时机。局部皮肤温度可以用来评估愈合的阶段，判断冷疗是否必要。除采用冷疗（ice）外，同时应用压迫（compression）、抬高患处（elevation）及休息（rest），即采用 RICE 处理原则。运动后预防性地使用冷疗可以减少延迟性肌肉酸痛（delayed-onset muscle soreness，DOMS）。

冷疗方式的选择应根据患者的受伤部位、受伤面积及严重程度等因素，主要目的是达到受伤后抑制其生理反应、减少疼痛、减轻肿胀、缩短康复时间。临床常用的冷疗方式大概可分为 6 种。

1. 冰袋冰敷　冰袋冰敷（ice pack）最常用。用普通塑料袋或专用冰敷袋装碎冰块外敷作用于人体受伤的部位，一般建议冰敷时间为 10～20 分钟。使用时包裹毛巾。冷敷时每隔 1～2 小时观察局部情况，以避免冻伤。冰敷应在伤后 24 小时或 48 小时内反复间歇进行。研究表明，与单次冰敷比较，反复间歇性冰敷能更有效地降低局部组织的血流量，反复冰敷的时间间隔一般为 1～2 小时。

2. 冰水浸泡　冰水浸泡（ice immersion bath）是最简单的冷疗方法，适用于肢体远端损伤（手足部位），对于整个手足的肿胀有很好的疗效。将冰块置于水桶中，再加入水，混合成冰水，然后将受伤肢体放置于水桶中，即可进行冰水浸泡。冰水良好地与治疗部位接触，使温度变化能均匀分布。水温一般应在 10～15℃之间，浸泡时间 10～20 分钟，浸泡后再进行加压包扎。对于烧伤患者，冰水浸泡可以显著减轻组织损伤程度。

3. 冰按摩　冰按摩（ice massage）可用于人体较小的部位，比如肌肉、肌腱或滑囊血肿、青紫。也可用来刺激动作控制有障碍的患者，诱发产生适当的动作，如面神经麻痹。利用冰块在皮肤表面进行按摩治疗，可同时达到冰敷与按摩两种治疗效果。以画圈方式进行局部按摩，治疗 5～10 分钟或持续至患者感到该部位已止痛麻木。

4. 冷喷雾　冷喷雾（coolant sprays）是快速的制冷方法，常用于运动损伤的现场急救，特别是田径场上损伤出现的肌肉紧张、痉挛。运用冷镇痛喷雾剂做局部喷射，喷射时从瓶口喷出的细流应与皮肤距离 30～40cm，且在 30°的角度，喷射 8～10 秒，至皮肤出现一层"白霜"。

此时伤部疼痛减轻或消失，温度下降并有麻木感，有时为了加强麻醉作用，根据病情喷射 20 秒后可再喷射，一般不能超过 3 次，以免发生冻伤。

5. 冷热交替浴 冷热交替浴（contrast bath）是急性损伤亚急性期非常好的治疗方法。交替浸入冷水（10 ~ 18℃）和热水（38 ~ 44℃）中（每次数分钟，反复数次），每个循环冷刺激 4 分钟，热刺激 1 分钟。该疗法将冷热作用结合起来，使血管交替舒缩，形成一种泵的作用，能有效促进渗出液的吸收，刺激血液循环，同时具有止痛作用。

6. 冷压装置 冷压装置（cold compression unit）常用于手术后控制炎症和水肿，也可用于控制其他状况下的发炎和水肿。冷压装置设计是将冷与压力结合在一起治疗身体不同部位，可以交替抽吸冷水和冷空气进入环绕在患者肢体的束套内。束套有肩、膝、足踝及大腿、小腿等。冰桶抬高超过患肢水平约 38cm，束套置于患处，一旦充满，就会激活自动冷却泵通过间歇性泵入等容量的冰水形成循环从而产生脉冲式效果，维持肢体温度在 10 ~ 25℃；加压作用是通过提高细胞外静水压，减少血肿的形成，从而增强冷疗的效果。研究表明，加压冷疗对于减轻患者疼痛、肿胀优于冰袋冷敷，可以最大限度均匀地覆盖患肢，应用灵活方便，使冷敷效果加倍，不易产生冻伤，用完后可以将冰敷袋内的水回收进冷却器内重复使用并减少浪费。此方法被临床工作者广泛应用，应用前景广泛。

五、注意事项

1. 在皮肤上进行直接、长时间的冰敷有可能引起皮肤冻伤。一般建议在冰敷时，冰袋与皮肤之间应隔以一层湿毛巾，时间不能超过 30 分钟。在治疗部位皮肤涂上润滑油防止冻伤。也有患者出现全身性反应，如面部发红，血压下降，心跳加速，皮表冷并有广泛的红斑。

2. 在神经比较表浅的部位直接冷疗可能会阻碍神经传导。

3. 开放性损伤部位不应进行冷疗。冷疗会使循环和代谢效率降低而延迟伤口愈合。

4. 在冷疗时还应注意冷过敏现象，如出现荨麻疹等过敏症状，应该停用冷疗。

5. 治疗时的感觉是冷感 – 烧灼感 – 疼痛 – 麻木感，往往有些人因为不能耐受而停止治疗，应鼓励患者坚持治疗。

6. 不良反应较少见，常见的主要是冻伤及周围神经麻痹，以尺神经和腓神经麻痹多见，主要是由于操作不规范使温度过低或治疗时间过长而引起。为了避免上述不良反应的发生，临床医生应用冷疗时要注意主要周围神经的解剖位置、皮下脂肪厚度和冷疗使用时间。

第十二节 生物反馈疗法

一、概述

生物反馈疗法（biofeedback therapy）是 20 世纪 60 年代末，随行为主义理论的建立，控制论、系统论和信息论的兴起而出现的一种认知行为疗法（cognitive behavioral therapy）。理论起源于学习理论（learning theory），学习理论强调环境对人的重要性，通过环境的影响（强化、惩罚）可以学习到某种行为，而且能够维持。

　　生物反馈疗法是一种新的心理（行为）治疗方法，也是一种意识自我调节的新方法。当代医学研究和临床实践证明，心理和社会的紧张刺激已成为人体疾病发生、发展的重要因素。对这类疾病，单靠药物、手术等常规治疗效果欠佳。因此，心理（行为）治疗已成为适应生物－心理－社会这种新的医学模式的重要治疗手段。

　　（一）基本概念

　　1. 生物反馈　生物反馈（biofeedback，BF）指的是协助个体借由听觉或视觉的学习方法，习得控制生理反应的过程。这些反应可能是在一般状况下并不接受自主控制的反应，或是那些个体通常有控制能力，但又因为某些原因而无法控制的反应。生物反馈利用一些外在的监测方式，让个体可以接收生理活动信息，因为能即时接收信息，故个体可以修正或控制所监测的信息。生物反馈的形成不同于某些动物经训练而形成的条件反射，它需要发挥人的主观意识，根据治疗要求而有意识地改变声、光等信号的强度。当患者掌握了用意念控制声、光信号时，就学会了控制和调节自身的某些生理活动。从这个意义上讲，生物反馈疗法属于一种借助于专门仪器的行为疗法。

　　2. 生物反馈疗法　生物反馈疗法（biofeedback therapy）是应用电子仪器将人体内正常的或异常的生理活动信息转换为可识别的光、声、图像、曲线等信号，以此训练患者通过控制这些现实的信号来调控那些不随意的（或不完全随意的）、通常不能感受到的生理活动，以达到调节生理功能及治疗某些身心性疾病的目的。

　　（二）发展简况

　　反馈（feedback）概念最初是美国贝尔电话实验室的哈罗德·布朗克（H.S.Black）于1927年提出来的。此后，反馈概念随着通信技术的发展而广为传播。20世纪40年代维纳（N. Weiner）又把反馈概念提升到一个新高度而移植到控制论，加深了人们对自身调节的研究，认识到改善信息反馈就能提高自身的调节、控制能力。

　　1968年美国心理学家米勒对操作性条件反射的研究证明，内脏活动的调节是可能通过学习和条件反射达到一定程度的随意控制的。至20世纪60年代，人们认识到在接收信息的时候改变对信息的反应就能提高人体功能的调节能力，促进内环境新的稳定，这便是所谓的生物反馈治疗。1969年，在生物反馈研究会的第一次年会上，将生物反馈一词正式作为"生物学反馈"（biological feedback）的缩略语。

　　生物反馈研究的早期，学者们对脑电 α 波、脑电 θ 波和感觉运动节律的反馈训练进行了大量研究，又研究了心率反馈、血压反馈、皮温反馈、皮电反馈、肌电反馈等，以及它们在临床上的实际应用，其中以肌电反馈应用最广。

二、作用原理

　　生物反馈的作用原理，在于通过反馈仪的信息反馈，获得机体对自身内脏活动的信息感知，以自身的主观努力去改善内脏活动信息，通过反复学习与训练，学会有意识地控制、调整自身的生理、心理活动，改变不良的生理、心理模式，起到调节机体功能，缓解紧张情绪，提高应激能力等作用，而达到防病治病的目的。

　　（一）生物反馈与控制论

　　20世纪40年代兴起控制论，对生物反馈疗法发展起了重要作用。从控制论的观点看，人

NOTE

体维持平衡调节机制，是靠反馈信息起着调节作用。中枢神经系统为控制部分，被调节器官可视为受控制部分，在控制部分和受控制部分之间，通过各种不同的方式进行信息传递，可以是电信号（神经活动），也可以是化学信号或机械信号。

反馈控制系统是由比较器、控制部分和受控部分组成的一个闭环系统（closed-loop system）。控制部分发出信号指示受控部分发生活动，受控部分发出的信息经检测装置检测后变为反馈信息，回输到比较器，经过比较后，及时改变控制部分的活动，从而对受控部分的活动进行调节。如此，在控制部分和受控部分之间形成一种闭环联系。

生物反馈疗法是控制论反馈原理在人体的应用，它是通过再学习或训练来调整人体的内环境、改善身体内部调节机制的一种治疗方法。

（二）生物反馈与条件反射

1. 经典条件反射 经典条件反射（conditioned reflex）是巴甫洛夫研究的条件反射，这种无关刺激（铃声）与非条件刺激（食物）在实践上多次结合（即强化），便形成一种不受意志控制的、简单的、低级水平的条件反射。

2. 操作条件反射 操作条件反射（operant conditioning reflex）的特点就是动物必须通过完成某种操作之后，才能被强化。此种条件反射的建立，要通过一定的操作或使用工具，并通过尝试错误的过程。因此，操作条件反射受意志控制，是一种比较复杂和比较高级的学习。

3. 形成条件反射的条件

（1）靶反应 靶反应（target response，简称 R）是主体反应，即由被训练的患者体内引出的一种自主而持续的信息，如肌电（EMG）、脑电（EEG）、心电（ECG）、血压（BP）、心率（HR）、皮肤温度及皮肤电位等。

（2）强化刺激 强化刺激（reinforcing stimulus，简称 S）是由生物反馈仪在主体反应出现时立即显示出来的各种信号。这些信号作为一种刺激不断地通过患者的感觉器官反馈给患者，使其及时了解自身体内的功能活动状态，如声音、光线、曲线及仪表的读数等。

（3）工具 工具（instrument）指各类型的生物反馈电子仪器。其功能是通过放置在患者体表或体内的传感器，将接收的主体信号输入仪器中，经过仪器放大处理并将其转换成声、光等信号，通过显示系统反馈给患者，使其认识和控制自身的某些非随意功能。

S 最好只是在正确的 R 出现时才给予，通过多次结合，患者就能学会控制自身某种非随意功能。经过指导和反复训练强化，最后患者可以脱离仪器，在不存在强化刺激的情况下，亦可进行自主调节和控制，以达到恢复机能，治疗疾病的目的。

完成生物反馈治疗，建立技术性条件反射必须经过三个阶段：①运用生物反馈仪引出主体反应，并及时地给予强化刺激。②反复训练患者，建立操作条件反射，使其能自主地控制主体反应。③患者在脱离仪器的条件下自行训练，以期能随意控制上述主体反应。

三、治疗技术与方法

（一）仪器及电极

1. 生物反馈仪 对生物反馈仪性能的基本要求是稳定、可靠、准确、仪器小型化和使用便利。多利用视觉和听觉信息来反馈。视觉信息有表式指针、数字、有色光标、曲线和图形显示等；听觉信息可有声音频率、节拍和音调变化等，音调以柔和、动听为佳。

2. 电极   电极是用来测量和记录生物体信息的，主要分为微电极、表面电极、针状电极。肌电生物反馈多用表面电极，与脑电、心电电极相似，是测量经皮肤表面传导的生物电势，就是两个电极间的电势差。这种电极，一般由一个记录电极和一个地极组成。温度生物反馈电极是用热敏元件制成，能迅速而准确地反映温度变化，其响应时间以 1 秒、2 秒或 3 秒较为合理。皮电生物反馈电极是直接与皮肤表面接触的电极，测定汗腺活动情况，选用电极和导电胶应尽量减少对汗腺功能的影响。脑电、心电生物反馈电极选用银或金制的电极，配以特制的导电胶。

（二）临床应用过程

生物反馈训练是利于运动再学习的方法。以肌肉的运动为例，将肌肉的运动状态经过仪器监控和处理，转化成视觉或听觉等信息，让患者可以直接了解目前肌肉活动的状况，患者通过反馈信息进行运动的控制训练，并重复练习，进而影响此肌肉运动。成功尝试某种运动后，形成有效的正反馈环路，使功能性运动得到促进。运动再学习有助于自主运动的恢复，而生物反馈训练则可促进运动的再学习。每一次的动作，都可以转换为患者容易识别的信息，利用增强反馈的技术来增强学习的动机和乐趣，提高治疗效果。

当生物反馈应用在一些训练上，比如改变肌肉活动、改变皮肤温度、改变负重分布等，一定会经过下列程序，包括：①监测并放大现有的生理反应。②将反应信息转换为容易识别的信息。③立即将信息反馈给患者。

生物反馈训练的步骤是为了帮助患者做到下列事项：①察觉现存生理反应及动作方式与希望达到目标之间的差异。②获得控制特定身体部位的能力。③转移自我控制到功能性活动中。

为了达到预期的训练目标，治疗师必须依循下列的原则：

1. 专注于短期可以达成的康复目标。

2. 在安静、不会分心的环境中训练。

3. 给予简短、清晰的口语指令。

4. 避免患者疲劳，训练初期患者易疲劳，需经常给患者休息的时间。

5. 患者表现正确时应给予鼓励，错误时及时纠正。治疗师要鼓励患者以提高其积极性。

6. 一直重复直到患者不需要生物反馈仪也可以做到功能转移。

7. 逐渐提高训练的难度，注意循序渐进。

8. 为了达到更好的转移效果，可以将训练项目与日常的功能活动相结合。

9. 提供家庭训练建议，以提升训练计划的成效。

10. 利用诸如快速牵张、肌内效贴、震动、冰刺激，以及神经肌肉电刺激等诱发技术。一旦患者不需要依赖这些外来技巧即可做出正确动作时，立即停止这些协助。

（三）操作步骤

1. 了解病情   生物反馈训练前，与患者交谈，掌握患者心理状况，对患者进行全面检查。了解疾病性质、严重情况及可能恢复的程度；对患者的智力、视听能力、注意力和自我调节能力等做出全面评价。

2. 体位   无论取何种训练体位，都要力求自然、放松、舒适。训练中若有不适，应随时调整。

3. 皮肤清洁   一般使用酒精清洁且让皮肤完全干燥。对角质层较厚的皮肤，还要用细砂纸轻轻擦摩以减少皮肤的抗阻。

4. 电极放置 在电极上均匀涂上导电胶以确保电极和皮肤之间的接触良好。肌电生物反馈电极放置部位可因人而异。皮温生物反馈仪传感器只有一个，有正反两面，检查时将传感温度的一面固定于利手食指或中指末节指腹上，因此处温度变化比较敏感。皮电生物反馈仪有两个电极，分别放于第二、三手指或手掌皮肤表面。

5. 设置参数 开启仪器，根据治疗目的设置参数。

6. 指导患者训练 让患者根据治疗师指导语和仪器发出声、光或仪表读数等反馈信号进行训练。尤其是要体会信号变化与自身控制的关系。

7. 记录 详细记录每个患者的训练情况，以便评估及制订训练计划。

四、分类及其应用

从生物反馈疗法原理讲，各种生物信息都可以用于生物反馈疗法。目前常用的生物反馈疗法有：肌电生物反馈（EMGBF）、脑电生物反馈（EEGBF）、心率生物反馈（HRBF）、血压生物反馈（BPBF）、皮温生物反馈（FSTBF）及皮电生物反馈（GSRBF）等。构成各种生物反馈疗法的基本条件见表4-12-1。

表4-12-1 构成各种生物反馈疗法的基本条件

生物反馈种类	主体反应	强化刺激	仪器名称
肌电生物反馈	肌生物电流	声、光、图	肌电生物反馈仪
脑电生物反馈	脑生物电流	声、光、图	脑电生物反馈仪
心率生物反馈	心率	光、数码	心率生物反馈仪
血压生物反馈	血压	声、光、数码	电子听诊器、自动血压计等
皮温生物反馈	手指皮温	声、光、数码	皮温生物反馈仪
皮电生物反馈	皮肤抗阻	声、光、数码	皮电生物反馈仪

（一）肌电生物反馈

肌电生物反馈用的反馈信息是肌电信号。其原理是将所采得的肌电信号经过放大并以声、光、电、数码等形式反馈给患者，患者根据这种反馈信号操纵肌肉活动，从而使肌肉放松或增强。

骨骼肌是受随意神经控制的，所以肌电自身调节比较容易学会，治疗方法也较容易被患者接受，而且疗效可靠，是目前临床应用范围最广、最成功的一种反馈疗法。肌电生物反馈治疗主要用于两方面：一方面是通过放松训练用于减轻疲劳、紧张、焦虑及由此情绪引起的内脏功能紊乱，如紧张性头痛、肌紧张或痉挛等；另一方面是加强肌肉收缩的训练，用于脑卒中或脊髓损伤后所导致的功能障碍、盆底肌肉功能障碍所导致的大小便失禁等。

1. 肌电生物反馈在脑卒中及其后遗症中的应用

（1）肌电生物反馈治疗脑卒中患者上肢功能障碍 上肢功能对偏瘫患者的日常生活能力十分重要，上肢功能的丧失会导致严重的问题。传统的治疗方法对上肢功能的恢复并不总是成功，需要一种新的治疗方法。脑卒中偏瘫患者上肢异常运动模式表现为上肢屈肌张力增高，从而造成肘关节屈伸不利和异常运动模式。1960 年肌电生物反馈第一次用于脑卒中患者上肢的神经肌肉再教育。Dogma、Asian、Armagan 等均报道肌电生物反馈疗法能降低肌肉痉挛，提高上肢运动功能和日常生活能力，对偏瘫上肢神经功能的恢复有效。

（2）肌电生物反馈对脑卒中患者下肢功能障碍的影响　下肢在步行过程中发挥主要作用，下肢运动功能的改善是重建脑卒中患者步行能力的必要成分。脑卒中偏瘫患者的下肢功能障碍主要表现为足下垂、画圈步态等。利用表面肌电生物反馈对踝背伸肌进行刺激，可以明显改善患者的活动功能。

共同运动模式是脑卒中患者主要的异常运动模式，分离运动的诱发是脑卒中患者康复过程中的重要问题。肌电生物反馈能提高脑卒中患者瘫痪侧肌肉收缩功能，抑制痉挛，从而改善患者运动功能。研究显示，在运动疗法基础上增加肌电生物反馈疗法，可以更好地提高患侧下肢胫前肌的肌力，抑制小腿三头肌的牵张反射，降低其肌张力，纠正异常的运动模式，促使患侧下肢分离运动的产生，从而促进患侧下肢运动功能的恢复。

（3）肌电生物反馈治疗脑卒中后吞咽障碍的疗效　吞咽障碍是脑卒中患者常见并发症之一，据相关文献报道，有 40%～70% 急性脑卒中患者存在不同程度的吞咽困难，吞咽障碍可导致脱水、饥饿、吸入性肺炎、气道梗阻窒息甚至死亡等严重后果。目前临床上针对吞咽障碍的传统治疗多以吞咽功能训练为主，但大部分患者疗效并不理想。近年来，应用肌电生物反馈治疗吞咽障碍的研究越来越多，并且取得了一定的临床疗效。肌电生物反馈应用于神经疾病患者的目的是利用增强反馈的技巧来促进学习并提高治疗效果，在针对吞咽障碍患者的训练，患者用力吞咽时，舌骨可提早提升，增大口腔和咽喉压力，延长咽肌关闭的时间，增大舌到后咽壁的压力，有利于食团进入食管。

肌电触发训练模式是在预先设定电刺激相关参数（包含频率、波形、波宽、电流强度）后再进行反馈训练。当患者通过努力控制吞咽肌时肌电值能达到或超过仪器自动设定的阈值时，反馈治疗仪能及时输出原先设定的电流以刺激患者的吞咽肌群而使患者能更充分地完成吞咽动作，克服自主吞咽时吞咽肌收缩不完全的缺点，同时仪器能根据患者每次的肌电活动强弱自动调整肌电阈值，目的在于使患者每次均能达到触发阈值，以提高患者的成功感、减少挫败感。肌电触发生物反馈这种治疗方法同时具备了自主训练和神经肌肉电刺激的双重作用，从而提高了治疗效率。

2. 肌电生物反馈在神经源性膀胱中的应用　神经源性膀胱是脊髓损伤后的常见并发症之一，骶上脊髓损伤后常引起患者的膀胱储尿与排尿功能双重障碍，影响患者的生存质量，甚至严重危害患者的生存寿命。盆底肌电生物反馈作为膀胱行为训练的一种方法，已被广泛用于储尿期功能障碍所致的尿失禁和尿频的治疗，因其使用安全、操作简便、副作用小、疗效确切，在脊髓损伤神经源性膀胱治疗中已广泛使用。

盆底肌电生物反馈治疗神经源性膀胱的原理主要在以下两方面：①膀胱抑制：盆底肌电生物反馈形成神经冲动，兴奋交感神经，抑制副交感神经，从而扩大膀胱容量，降低膀胱收缩能力。②激活括约肌：通过刺激阴道或直肠，重建该部位神经肌肉兴奋性，以增强盆底肌及尿道周围横纹肌的功能，使尿道外括约肌收缩能力增强。对痉挛性膀胱的尿失禁和压力性尿失禁均有疗效，但针对不同类型的尿失禁选择不同的电刺激频率是确保疗效的关键。通常认为促进尿道闭合压的适宜频率为 20Hz～50Hz，刺激盆底肌肉收缩需要的频率为 50Hz～100Hz，而抑制逼尿肌收缩的频率为 10Hz。

生物反馈电刺激仪能将从患者肛门或阴道采集到的盆底肌群表面肌电信号反映于屏幕，患者可以直观地看到自己的盆底肌收缩情况，并根据提示有规律地收缩或舒张盆底肌肉。计算机反馈系统也会根据患者的主动盆底肌收缩情况自动调节刺激的强度，协助患者自身形成完整的生物反馈环路。

3. 肌电生物反馈对脑瘫患儿运动功能的影响 脑瘫患儿可表现为各种不同类型，但临床上以痉挛型脑瘫最为常见，可占 60% ~ 79%。痉挛型脑瘫尖足是导致运动障碍和姿势异常的重要因素，最根本原因在于肌张力、肌力的失衡；提高肌力、降低肌张力是改善尖足的重要因素。肌电生物反馈以肌肉自主收缩时的微弱电信号为信号源，并转变为可以意识到的视听信号，使患儿通过医生指导和主动训练，学会控制自身运动。

目前国内外相关研究均表明，肌电生物反馈能提高脑瘫患儿肌肉的收缩功能，抑制痉挛型肌肉的肌张力，改善运动功能。运用肌电生物反馈治疗时，将相关电刺激片置于胫前肌，尽量让患儿自主踝背屈活动，以促进患者踝背屈功能的恢复，增强胫前肌的肌力，从而对抗小腿三头肌痉挛，改善尖足的状态。

4. 肌电生物反馈在骨科康复中的应用 骨折会导致膝关节功能障碍、坐骨神经损伤等慢性疾病，这些疾病经过手术治疗后，仍需要进一步的康复训练，才可能较快地恢复日常生活活动。相关研究表明，在康复训练的基础上加上肌电生物反馈治疗，对患者的运动功能和神经的康复疗效较好。采用肌电生物反馈训练强化股四头肌肌力特别是股内侧肌肌力，有利于增强关节稳定性，提高伸膝动力，纠正生物力学紊乱，促进膝关节整体功能的恢复，因此值得临床康复重视。

5. 肌电生物反馈在紧张性头痛中的应用 紧张性头痛是由于精神紧张、焦虑而引起的发作性头痛，是一种常见的头痛。发作时，头颈部肌肉发生痉挛。肌电生物反馈可降低肌肉紧张度，缓解疼痛，直至消除疼痛，可收到较好效果。一般采用额肌放松性肌电生物反馈训练，即借助仪器让患者努力减小仪表的读数和声调，首次训练 30 分钟，以后每次 20 分钟，每周 2 ~ 3 次。

Grazzi 等应用肌电生物反馈辅以放松训练对一组紧张性头痛的青少年进行治疗，并随访 3 年后头痛发生的情况。结果显示，治疗后这些患者头痛症状立即得到明显改善，3 年后只有少数几个患者头痛症状再次发生，但仍可以认为这对头痛的患者是非常有效的。

6. 肌电生物反馈在哮喘中的应用 哮喘为常见发作性肺部过敏性疾病。发作时，由于支气管平滑肌痉挛、黏膜肿胀致管腔狭窄，加之分泌物积滞而致气急、咳嗽等症状。外来刺激和呼吸道过敏是引起哮喘的主要因素，精神因素对哮喘发作起重要作用，长期反复发作，使患者出现焦虑、抑郁、沮丧。针对这些原因，肌电生物反馈放松训练通过调节自主神经功能，消除患者的焦虑等不良情绪而收到效果。Davis 等应用前额肌电生物反馈放松训练治疗哮喘患儿，取得缓解发作的明显疗效。

（二）皮温生物反馈

体内的产热和散热变化、外周血管的舒张和收缩决定了皮肤温度的变化。皮温生物反馈是以热传感器记录皮肤温度变化，并转换成反馈信号显示给个体，使之学会控制外周血管的舒张和收缩。

NOTE

手指温度与肢体外周血管功能状态和血液循环有密切关系，皮温生物反馈是一种帮助有血管相关疾病患者减轻症状的方法。

1. 治疗方法 将热传感器置于食指或中指指腹，用数字显示温度值，或用一排红、黄、绿三色彩灯显示温度变化的方向、速度和大小，还可辅以音调指示温度的相对变化。患者在指导语和手指温度转变来的视、听反馈信号引导下，能逐步随意控制手指温度的升高或降低。

2. 治疗原理 通过训练使患者能随意地使交感神经兴奋性降低，缓解小动脉痉挛，降低动脉管壁张力，以使局部血液循环改善，皮肤温度升高。

3. 临床应用 主要用于治疗血管功能障碍引起的病症，如偏头痛、雷诺病等，还可用于与交感神经兴奋有关的情况，如哮喘和高血压。

此法常用来治疗雷诺病，雷诺病是血管运动神经功能紊乱所致的肢端小动脉痉挛。皮温生物反馈一方面是放松训练以对抗焦虑；另一方面是学会随意升高局部温度。国外有人应用皮温生物反馈治疗此病，结果症状减轻，并发现对继发性雷诺病疗效更好，手指温度上升和症状改善为正相关。

一般认为偏头痛是因为脑部血管的血流量增加所致，而偏头痛发生的同时，四肢的血流量会减少。皮温生物反馈治疗偏头痛是希望通过增加周边的血流量而让血液从头部分流。治疗偏头痛时，将两个热传感器分别置于前额和右示指。研究表明，经过皮温生物反馈训练可在 2 分钟内使皮肤温度升高 0.5℃，手部皮肤显著发红，偏头痛症状明显缓解。

（三）皮电生物反馈

皮肤电活动可以通过皮肤电阻的大小改变或通过皮肤电压的波动来记录。利用皮电反馈仪可以把皮电活动的变化反馈给个体，个体通过反馈训练可获得对皮肤电反应的随意控制。

1. 治疗方法 身体各个部位的皮肤电阻不同，指尖是测量手部皮肤导电性时最常建议的记录部位。其方法是将两电极固定在中指和无名指末节指腹，开启仪器后，让患者观察仪表读数、光柱或听音响变化，以识别交感神经兴奋性状态，并寻求降低交感神经兴奋性的方法。

2. 治疗原理 皮肤电阻与皮肤血管舒张和汗腺分泌有密切关系。在精神紧张和交感神经兴奋时，手掌心或足心出汗，汗液中的水分和氯化钠可使皮肤电阻降低、导电性增加。皮电生物反馈通过测量皮肤两个受试点间的导电性来反映交感神经功能。此法常用来治疗由于交感神经兴奋性增高而引起的各种症候群。

3. 临床应用 此法能调节情绪、血压和周围血管张力，治疗交感神经兴奋性增高的疾病，还可用来改善受自主神经支配的胃肠道功能。皮肤电阻会因多种不同的原因而发生改变，压力或疼痛会造成交感神经兴奋，而这个兴奋现象可以借由皮肤导电能力的变化记录下来。因此，国外有人将压力传感器（充分的气囊系统）放在体腔或空腔脏器内，局部压力的变化由记录器描记下来，训练患者根据记录器上的反馈信号自主地控制胃肠道平滑肌或括约肌的功能。

（四）脑电生物反馈

如果生物反馈所依据的信息是脑电信号，则这种生物反馈就叫脑电生物反馈，又称为神经反馈（neurofeedback）。

脑电图有 α、β、δ 和 θ 四种基本波形。α 波是正常人处于安静状态下的主要脑电波。一般认为，α 波是大脑皮层处于清醒安静状态时电活动的主要表现，β 波是大脑皮层处于注意力集中或情绪紧张时电活动的主要表现，δ 波可能是大脑皮层处于抑制状态时电活动的主要表现，θ 波在成人困倦时可以出现。

脑电生物反馈根据不同类型患者不同频段脑电的特点进行反馈治疗，如常用 α 波反馈治疗精神抑郁症；用 β 波反馈治疗神经衰弱、失眠；用 SMR 波反馈治疗癫痫等；用 θ 波和 β 波联合反馈治疗儿童注意力缺陷 / 多动症的报道也较多。

1. 治疗方法 记录脑电信号的电极安置在头皮 C4 导联（国际标准导联 10 ~ 20 系统），参考电极夹在耳朵上（A2），开启仪器后，让患者注意仪器显示的声、光反馈信号的变化，一旦特定的脑电节律出现即告知其认清并记住当时反馈信号的特征，并有意识地增加相应目标波形的成分。

2. 治疗原理 脑电生物反馈是根据操作条件反射的原理，以脑电图生物反馈仪作为手段，通过训练患者达到选择和强化临床用于治病所需要的脑波节律。

3. 临床应用 脑电生物反馈作为一种治疗或辅助治疗方法，已广泛应用于抑郁、失眠、偏头痛等神经症的治疗。在癫痫、儿童注意力缺陷 / 多动症（ADHD），以及在脑机接口中也都有应用。

在癫痫的治疗中，强化 12Hz ~ 15Hz 的感觉运动节律波 SMR 并抑制 4Hz ~ 8Hz 的 θ 波。脑电生物反馈训练由计算机屏幕上一系列游戏和音乐构成，实时采集的脑电信号控制着游戏和音乐的运行：当 SMR 波高于设定阈值、θ 波低于设定阈值时，反馈仪显示器上的动画运行，即画面由静止变成活动，同时伴有音乐声响，构成奖赏过程。训练中要求患者全身放松，努力驱动画面活动，即训练的目的是强化 SMR 波，抑制 θ 波。每位患者每周训练 2 ~ 3 次，每次 30 ~ 45 分钟。

Sterman 认为，尽管癫痫患者的病因不同，临床表现各异，但共同之处是皮层神经元的兴奋性异常增高。在脑电生物反馈训练过程中，与 SMR 波相关的感觉运动通路功能上的改变逐步得到强化，降低了感觉运动皮层的兴奋性，提高了癫痫发作的阈值，从而降低癫痫发作次数。

（五）血压生物反馈

研究结果表明，相当部分的原发性高血压病除与遗传、饮食和超体重等因素有关外，是由于心理应激或中枢神经系统过度紧张造成的。血压生物反馈疗法就是针对此病因治疗的。

1. 治疗方法 作为降低血压训练的生物反馈仪器有两种。

（1）由自动充气袖带和电子听诊器组成 治疗时将袖带固定于上臂，电子听诊器置于袖带下肱动脉表面。根据仪器发出的柯氏音将充气压力调节至 50% 的脉搏能通过袖带时的水平，此时的压力即相当于平均压。当袖带压力每增减 2mmHg 时，柯氏音相应增减 25%。根据仪器声音的改变患者就可以自主地调节血压的升降。

（2）自动测血压计 治疗时用血压计检测血压，用多导生理记录仪记录柯氏音出现时的血压值，让患者观察荧屏上血压变化来学习自我调节血压。

2. 治疗原理 患者通过观察荧屏上血压的变化，来体验交感神经系统兴奋性下降、外周血管扩张、血压下降时的躯体感觉、情绪状态和意识活动，使患者能有意识地自我调节和控制。经过一段时间的训练，不再借助仪器，依靠以前训练中获得的经验，患者就可凭主观意念来维持控制血压的能力，达到降压的目的。

（六）心率生物反馈

心率受自主神经系统控制。根据操作条件反射学说，人可以随意调节心率快慢。目前常用此法治疗各种心律失常。尤其对伴有心理障碍者有较好疗效。此法与血压生物反馈联合应用可增加降压效果。

治疗时通过电极将患者的心电引入生物反馈仪中。仪器以红、绿、黄三种指示灯的颜色来显示心率的快慢。患者根据指示灯的颜色变化调节自身心率，一般在训练开始可先让患者学会通过意念增快心率，然后再学会减慢心率。经反复训练，最后力求达到脱离仪器而自主地控制和调节心率。

心率生物反馈适用于心动过缓的患者，训练增加心率，也适用于心动过快的患者，使之减慢心率，还可使室性期前收缩的患者心率正常化。

附：常用肌电信号电极放置部位

考虑到生物反馈治疗特点，将常用肌电信号电极放置部位分为面部、躯干、上肢和下肢等。

1. 面部主要肌肉信号电极放置法

（1）额肌 对两侧额肌，信号电极应放置在眼眉与发际之间。在进行放松治疗时，信号电极距离应加大，可左右各放一个电极，以获得最大的额肌电信号。

（2）颞肌 最佳位置是颞弓的正上方，相当于头维穴和太阳穴连线的中点。一般不需要精确定位，两个信号电极可按水平排列，也可上下排列。

（3）咬肌 下颌角是咬肌部的明显标志，相当于颊车穴区。在多数情况下，信号电极以垂直放置为佳。

2. 颈及躯干主要肌肉信号电极放置法

（1）胸锁乳突肌 两电极置于乳突下前方四横指胸锁乳突肌肌腹中心。或先从乳突（耳后骨隆起处）到锁骨隆起处画一条线，两个信号电极置于此线的中心点位置。

（2）胸大肌 两电极置于锁骨下四横指腋前褶处，即胸大肌的胸肋头。信号电极置于乳房区上方，一般信息检测效果不好。对胸大肌的锁骨头，信号电极置于锁骨中点下方约两指宽处，外侧电极可稍低一些，两极间距离大约为2cm。

（3）背阔肌 电极放在肩胛骨下角附近的中部，即背阔肌肌腹外缘，恰在腋后褶内下方。

（4）斜方肌 斜方肌上纤维，电极放在4cm长的卵圆形区域内，顺长轴方向，在肩峰角和第七颈椎之间。斜方肌下纤维，电极放在肩胛骨内下角与第七胸椎之间。

（5）菱形肌和斜方肌中纤维 电极置于肩胛骨内缘和胸椎（T1～T6）之间的长卵圆形区域中部。

3. 上肢主要肌肉信号电极放置法

（1）肱三头肌 肱三头肌中头，电极置于一小卵圆形区域中心，即从肩峰角到鹰嘴之间距离的60%处。肱三头肌外侧头，电极置于一小卵圆形区域中部，中心定在肩峰角与鹰嘴间距离50%处外侧一横指。肱三头肌内侧头，电极置于一小卵圆形区域中部，其中心定在肩峰角与鹰嘴间距离的 50% 处内侧一横指稍上方处。

（2）肱二头肌　电极置于肌腹中点最高隆起处。

（3）桡、尺侧腕屈肌　电极置于肱二头肌外侧头与豌豆骨连线的中点处。

（4）桡侧腕长、短伸肌　让患者前臂呈旋前位，从肘横纹外侧端到腕的中部画一条线，电极置于此线上 1/3 处。

（5）肱桡肌　让患者手内旋，肘屈曲，从肘横纹 3/4 处到桡骨茎突画一条线，电极置于肘横纹外侧到桡骨茎突上 1/3 处的一卵圆形区域内。

（6）旋前圆肌　从肱骨内上髁向下画一条垂线，电极置于与此线成 45° 线上，距交点 5cm 处。

（7）指屈肌、指总伸肌　指屈肌是从肱骨内上髁到尺骨茎突画一条线，电极置于此线中间位置。用表面电极很难排除浅层指屈肌肌电干扰而区分出深层指屈肌肌电。指总伸肌是肱骨外上髁到尺骨茎突画一条线，电极置于此线 1/4 处。

4. 下肢主要肌肉信号电极放置法

（1）臀大肌　电极置于臀部中心最突出部位，即骶骨和大转子间距约 1/2 处。

（2）腘绳肌　腘绳肌外侧腱，电极置于大腿外侧一竖长卵圆形区域中部。腘绳肌内侧腱（半膜肌和半腱肌），电极置于大腿内侧与上述相似的另一卵圆形区域内。

（3）股四头肌　为了更好地监测到整个肌群的电信号，电极宜置于股直肌上一大卵圆形区域内，其中下面的一个电极离髌骨最小距离应为 10cm。股外侧肌电极位置为外下侧，股内侧肌电极的最好位置是内下侧卵圆形区域。肌肉发达的患者，这些肌肉均有明显隆起。

（4）胫骨前肌　电极置于一狭长卵圆形区域中心，距胫骨粗隆 1~2 横指。但电极放置部位也可低于上述位置，可达胫骨体外侧中部。

（5）腓肠肌　电极置于腓肠肌的内侧头和外侧头的隆起部位。

（6）比目鱼肌　电极置于小腿后侧面 1/2 线下，腓肠肌腱内侧的一窄长椭圆形区域中部。外侧放置电极效果欠佳。

第十三节　体外冲击波疗法

冲击波是一种通过振动、高速运动等导致介质极度压缩而聚集产生能量的具有力学特牲的声波，会引起介质的压强、温度、密度等物理性质发生跳跃式改变，以促进组织愈合、再生和修复的功能。

20 世纪 80 年代初德国医生采用体外冲击波碎石治疗肾结石获得成功。从 20 世纪 90 年代开始，一些骨科医生利用体外冲击波治疗骨不连、骨折延迟愈合和慢性软组织损伤性疾病，并取得了良好效果。因此，治疗骨肌疾病的体外冲击波疗法（extracorporeal shock wave therapy，ESWT）逐渐产生。

临床应用方式有两种：聚焦式冲击波与发散式冲击波。目前康复科应用的主要是发散式冲击波。

NOTE

一、物理特性

（一）波源产生方式

冲击波是一种兼具声、光、力学特性的机械波，其特性在于在极短的时间内（约10ms）高峰压达到50MPa，并且周期短（10ms），频谱广 $[(1.6 \sim 2) \times 10^8 Hz]$。因此，冲击波在穿越人体组织时，因其能量不易被体表组织吸收，而可直达深部组织。冲击波可由以下4种方式产生。

1. 液电式 利用高压电、大电容，在水中电极瞬间放电产生冲击波。

2. 电磁式 利用电磁线圈在电能的作用下，产生强大的电磁场，其电磁能量遇到绝缘膜后折射到水囊中而产生平面冲击波。

3. 压电式 利用数以百计的压电晶体，排列在一个凹形面上，当所有压电晶体共同振动，产生冲击波。

4. 气压弹道式 利用治疗仪内压缩机产生的压缩空气驱动一个类似运动活塞的射弹，射弹获得加速度去撞击钢性治疗头的尾端，从而产生冲击波。

（二）常用的物理参数

冲击波压力分布的测量需要不同的物理参数，主要参数有：冲击波能量、压力场和能流密度。冲击波能量是对每一个压力场特定位置内的压力/时间函数进行时间积分后，再进行体积积分后算出的，单位为毫焦（mJ）；压力场是环绕治疗头的对称轴区域，不同类型的冲击波治疗机压力场也不同，液电式冲击波场呈椭圆形，电磁式冲击波场呈纺锤形，压电式冲击波场呈圆形，单位为兆帕（MPa）；能流密度（energy flux density，ED）是描述冲击波能量的最常用参数，描述单位面积能量的集中度，计量单位用毫焦/平方毫米（mJ/ mm^2）表示。

按能量等级将冲击波划分为低、中、高三个能级：低能量范围为0.06 ~ 0.11mJ/ mm^2；中能量范围为0.12 ~ 0.25mJ/ mm^2；高能量范围为0.26 ~ 0.39mJ/ mm^2。按压力等级将冲击波划分为低、中、高三个能级：低压力范围为0.15 ~ 0.24MPa/ mm^2；中压力范围为0.25 ~ 0.35MPa/ mm^2；高压力范围为0.36 ~ 0.50MPa/ mm^2。可根据设备制造商提供的不同能量参数范围、换算方式换算成能流密度。

（三）物理效应

根据冲击波在人体不同组织界面上反射和传导的不同（表4-13-1），产生四种物理效应。

1. 机械效应 冲击波带有能量和方向性，在介质传播中遇到障碍会产生应力作用。由于其频率高，即使振幅很小，传递给介质的能量也要比一般声波大，从而产生强大的机械作用。冲击波振动引起组织细胞内的物质运动，促进新陈代谢，改善组织营养，提高再生机能。

2. 空化效应 当冲击波强度超过一定阈值时，焦斑中通常含有小孔或内爆现象，可能为组织间液体（主要为水）的暴沸引起，这种效应称为空化效应。空化效应为冲击波独有，用于疏通闭塞血管，松解组织粘连。

3. 声学效应 依据在均匀介质中传播负荷声学原理，声传播速度与物质密度相关。物质密度低，传播速度快，密度高，传播速度慢。在传播过程中冲击波能量具有衰减小、传播远、穿透力强的特点。

表 4-13-1 不同物质的传播速度与声阻抗

物质	密度 / ×10³kg/cm³	声阻抗 / ×10⁶kg/ (m²s)	声速 /m/s
空气	0.0012	0.0004	344
水	0.998	1.48	1484
甘油	1.26	2.42	1920
肌肉	1.04	1.70	1568
肾	1.04	1.62	1560
胆石	0.82 ~ 1.10	1.15 ~ 2.42	1400 ~ 2300
尿路结石	1.87	11.70	6260
密质骨	1.70	6.12	3600

4. 热效应 冲击波在传播过程中，振动能量被介质吸收转变为热能，使介质温度升高。产生热能的多少取决于介质的吸收系数、作用强度及作用时间。

（四）能量的传递形式

1. 聚焦传播 控制冲击波汇聚于一点，聚焦是集中冲击波能量的必要形式。

2. 水平聚焦传播 控制冲击波汇聚于一条线上。

3. 平波传播 控制冲击波以水平方式传播，波面不随传播距离的增加而变化。

4. 放射传播 冲击波自发生处向周围传播，波面随传播的距离增加而增大，能量密度随传播的距离增加而减小。

5. 智能聚焦 通过对能量的控制进而控制冲击波焦点大小。

二、治疗原理及作用

1. 高密度组织裂解作用 临床疾病中常见的高密度组织为泌尿系结石。其裂解作用的基本原理是应力作用。

2. 组织粘连松解作用 冲击波在不同密度组织间传播产生能量梯度差及拉、压应力，达到松解粘连，伸展挛缩的目的。

3. 扩张血管和促进血管再生作用 体外冲击波通过促进一氧化氮和血管内皮生长因子的生成来扩张血管、促进血管再生。

4. 镇痛及神经末梢封闭作用 体外冲击波作为一种高强度的压力波，压力及强度聚焦的范围均可调节，其焦区一般在 25mm×4mm，高强度的冲击波在较小的范围对神经末梢产生超刺激，特别是对痛觉神经感受器的高度刺激，使神经的敏感性降低，神经传导受阻，从而缓解疼痛。

5. 组织损伤再修复作用 冲击波应用于肌肉骨骼的生物机制是刺激骨骼、肌腱、早期新血管的生长因子表达。这引起新血管形成及促进疾病组织血液循环。这些生物作用体现在肌腱、肌肉、骨头和腱骨界面上。

6.炎症及感染控制作用 体外冲击波能够促进组织代谢，消除和吸收炎性物质。

三、临床应用

（一）适应证

1.绝对适应证

（1）骨组织疾病 骨折延迟愈合及骨不连、成人早期股骨头坏死。

（2）软组织慢性损伤性疾病 肱二头肌长头肌腱炎、钙化性冈上肌腱炎、肱骨外上髁炎、肱骨内上髁炎、足底筋膜炎、止点性跟腱炎等。

2.相对适应证 骨性关节炎、距骨骨软骨损伤、腱鞘炎、肩峰下滑囊炎、髌前滑囊炎、髌腱炎、股骨大转子滑囊炎、弹响髋和肌痉挛、骨坏死性疾病（月骨坏死、距骨坏死、舟状骨坏死）等。

（二）禁忌证

1.整体因素禁忌证

（1）绝对禁忌证 ①出血性疾病：凝血功能障碍患者可能引起局部组织出血，未治疗、未治愈或不能治愈的出血性疾病患者不宜行 ESWT。②血栓形成患者：该类患者禁止使用 ESWT，以免造成血栓栓子脱落，引起严重的后果。③生长痛患儿：生长痛患儿疼痛部位多位于骨骺附近，为避免影响骨骺发育，不宜行 ESWT。④严重认知障碍和精神疾病患者。

（2）相对禁忌证 以下疾病在使用电磁、压电式冲击波治疗机时为相对禁忌证，而气压弹道式冲击波治疗机不完全受以下禁忌证限制。①严重心律失常患者；②严重高血压且血压控制不佳患者；③安装有心脏起搏器患者；④恶性肿瘤已多处转移患者；⑤妊娠者；⑥感觉功能障碍患者；⑦其他。

2.局部因素禁忌证 ①肌腱、筋膜断裂及严重损伤患者。②体外冲击波焦点位于脑及脊髓组织者、位于大血管及重要神经干走行者、位于肺组织者。③骨缺损 > 2cm 的骨不连患者。④关节液渗漏的患者。

四、治疗技术与方法

（一）设备

体外冲击波治疗机由以下六部分组成：冲击波发生源、冲击波触发系统、冲击波与人体的耦合介质、定位系统、计算机操作系统、治疗床。其核心部件是冲击波发生源和定位系统。冲击波发生源是治疗机的关键技术，决定了骨组织增殖分化效果和组织的生物学反应。

1.体外冲击波治疗机分类

（1）根据体外冲击波源传播方式不同分类 ①聚焦式体外冲击波治疗机：优点是输出能量大、集中，靶向性强。缺点是体积庞大，定位需要借助 X 射线或超声波，不良反应多，恢复期长。主治骨不连或延迟愈合、股骨头坏死及位置较深的骨软骨损伤性疾病。②发散式体外冲击波治疗机：优点是输出能量灵活可控，定位简单，治疗时间短。缺点是能量发散，靶向性差。主治软组织疾病。

（2）根据体外冲击波源的不同分类 液电式体外冲击波治疗机、压电晶体式体外冲击波治疗机、电磁式体外冲击波治疗机等。

2. 体外冲击波治疗探头（表 4-13-2）

表 4-13-2 STORZ 发散式冲击波治疗机治疗探头

探头	数据	应用	波形 / 透射深度	最大压力下能量密度
	A6，φ6mm 针灸探头，发散式	冲击波针灸治疗	Radial 0~40mm	0.32mJ/mm²
	C15，φ15mm ESWT 探头，发散式	无须耦合剂，用于肌腱治疗	Radial 0~40mm	0.45mJ/mm²
	R15，φ15mm ESWT 经典探头，发散式	发散式冲击波治疗，用于肌腱治疗	Radial 0~40mm	0.38mJ/mm²
	DI15（deep impact），φ15mm ESWT 深部探头，能量束式	用于深部患处，激痛点，慢性疾病，有高能量需求	0~60mm	0.63mJ/mm²
	F15，φ15mm ESWT 浅表聚焦探头	用于浅表区域，面部、头颈部肌肉	0~20mm	0.16mJ/mm²
	D20-S，φ20mm 带有震荡脉冲的发散圆筒式冲击波	用于肌筋膜激痛点，深层肌肉，肌肉纤维化治疗	Cylindric 0~50mm	0.48mJ/mm²
	D35-S，φ35mm 带有震荡脉冲的发散圆筒式冲击波	用于肌筋膜激痛点，深层肌肉，肌肉纤维化及背部治疗	Cylindric 0~50mm	0.46mJ/mm²

（二）治疗方法

1. ESWT 能量选择 进行冲击波治疗时，关键是将适宜的能量作用于准确的部位。采用适宜的能量和选择准确的部位直接决定疾病的治疗效果。能量过低达不到治疗效果，而能量过高则产生不良反应。按能量等级将冲击波划分为低、中、高三个能级。按照 ESWT 能量划分，低能量和中能量多用于治疗慢性软组织损伤性疾病、软骨损伤性疾病及位置浅表性骨不连；高

NOTE

能量多用于治疗位置较深的骨不连及骨折延迟愈合和股骨头坏死等成骨障碍性疾病。

2. ESWT 定位方法　准确的定位是 ESWT 取得良好疗效的前提，常用的定位方法有体表解剖标志结合痛点定位、X 射线定位、B 超定位和体表解剖标志结合 MRI 定位。

（1）体表解剖标志结合痛点定位　根据患者痛点及局部解剖标志进行定位的方法，常用于慢性软组织损伤性疾病定位，如肱骨内上髁炎、肱骨外上髁炎等。

（2）X 射线定位　通过 X 射线机把治疗点与聚焦式冲击波治疗机第二焦点耦合，主要用于骨组织疾病定位，如骨不连、股骨头坏死等。

（3）B 超定位　通过超声治疗仪确定治疗部位的定位方法，可用于骨、软组织疾病定位，如肱二头肌长头肌腱炎等。

（4）体表解剖标志结合 MRI 定位　根据患者 MRI 影像学表现及局部解剖标志进行定位的方法，常用于骨、软骨疾病定位，如距骨骨软骨损伤等。定位时，治疗点应避开脑及脊髓组织、大血管及重要神经干、肺组织，同时应避免内固定物遮挡。

（三）体外冲击波疗法的操作程序

1. 治疗前疾病评估

（1）诊断及鉴别诊断　根据患者病史、临床表现、体格检查及辅助检查确定疾病诊断，明确疾病部位、类型及分期，以选择冲击波的治疗方案。治疗前详细记录患者姓名、年龄、性别、身高、体重、病史、临床表现、体征、辅助检查结果、VAS 评分等，便于随访。

（2）患者的纳入与排除　诊断明确后，根据适应证选择相应的患者。并签署患者知情同意书，交代可能出现的不良反应及合并症状。

2. 治疗方案设计

（1）体位　根据患者治疗部位可选坐位、仰卧位、俯卧位等，目的是使患者病位充分暴露，同时方便冲击波治疗。

（2）定位　根据患者体位及病灶部位进行定位。

（3）波源选择　一般软组织病症选择发散式体外冲击波，骨骼病症选择聚焦式体外冲击波。但对于治疗点需要精准聚焦和治疗部位深度在 3cm 以上的疾病，可考虑选择聚焦式体外冲击波。

（4）能量选择　治疗过程中，应遵循冲击能量由低到高微调，以患者能够忍受为度。

（5）疗程与频次　根据患者的耐受程度，软组织疾病每次选定 1 个中心治疗点，冲击 2000 次，频率 8Hz～12Hz，每次间隔 5～7 天，治疗 3～5 次为 1 个疗程，可行多疗程治疗。骨组织疾病每次选定 2～4 个中心治疗点，每个点冲击 1000 次，频率 6Hz～8Hz，每次间隔 1 天，治疗 5～10 次为 1 个疗程。

由于治疗机种类多样，作用方式不同，针对不同疾病，冲击波的能量、频次、疗程选择都不一样，因此需要设计个性化治疗方案，将合适的能量作用于疾病的准确部位，才能取得满意的效果（表 4-13-3）。

表 4-13-3 EMS 冲击波治疗机的病痛治疗方法及数据

病痛名称	治疗探头 /mm	治疗压力 /MPa	冲击波次数 / 次	手持压力	频率 /Hz	治疗次数 / 次	治疗周期 /d
跟痛	15	0.25~0.4	2000	中 - 高	5~10	3~4	7
肩周炎	15	0.3~0.4	2000	中 - 高	5~10	3~4	7
跟腱炎	15	0.2~0.3	2000	中	5~10	3~4	7
网球肘	15	0.2~0.3	2000	中	5~10	3~4	7
髌腱痛	6 或 15	0.2~0.3	2000	低 - 中	5~10	3~4	7
胫前痛综合征	15	0.15~0.25	2000	低	5~10	3~4	7
髂胫束摩擦综合征	10 或 15	0.25~0.4	2000	中	5~10	3~5	7

（四）具体病症

1. 骨不连及骨折延迟愈合

（1）临床应用 适应证：适用于大多数骨不连及骨折延迟愈合。禁忌证：除全身禁忌证外，大段骨缺损、急性感染性骨不连、病理性骨不连、骨折断端严重营养不良性骨不连者禁用。

（2）定位 采用 X 射线定位，通过 X 射线机把治疗点与聚焦式冲击波治疗机第二焦点耦合。如有内固定物存在，选择治疗点时，应避开内固定物的位置。每次治疗的治疗点最好不重复，以免损伤皮肤。每更换一个治疗点前，都应进行 X 射线定位。

（3）治疗方法 患者体位以舒适、方便治疗为原则，一般采取坐位或卧位。反射体一般应放置在肢体血管神经较少的一侧，同时应避开内固定物位置，如病变特殊，可根据病变部位及临床经验选择反射体放置的位置，以有利于焦点与病变部位贴近为原则，便于吸收最大能量冲击波。治疗区域必须涂抹耦合剂，不能有空气存在，以免损伤皮肤。

通常采取适量多次法，根据骨折部位不同，选择不同的能流密度，疼痛敏感者可从低能量冲击波开始，以患者能够耐受为原则，在后续的治疗过程中逐步增强冲击波能量。位置较深的骨不连多采用聚焦式冲击波治疗机，治疗参数为 $0.25 \sim 0.39 mJ/mm^2$；位置较浅的骨不连也可采用放射式骨科冲击波治疗机，治疗参数为 $0.20 \sim 0.30 mJ/mm^2$。每次治疗选择 2 ~ 4 个治疗点，每个点冲击 1000 次，共冲击 2000 ~ 4000 次，每次治疗间隔 1 天，5 ~ 10 次为 1 个疗程。建议治疗 3 ~ 5 个疗程，间隔 2 ~ 3 个月，患者分别在治疗前、治疗后 3、6、12 个月摄正侧位 X 射线片或行 CT 检查，了解骨折愈合情况。

2. 股骨头坏死

（1）临床应用 适应证：成人早期股骨头坏死，股骨头未塌陷者（ARCO Ⅰ期、Ⅱ期）。相对适应证：ARCO Ⅲ期及部分Ⅳ期股骨头坏死者，不愿或不能手术；股骨头坏死伴有髋关节创伤性关节炎者；髋臼骨折、股骨头骨折可能发生股骨头血运障碍者。禁忌证：除全身禁忌证外，局部治疗区域有急性软组织感染或皮肤破损者禁用。

（2）定位 采用 X 射线及 B 超定位，但需结合 MRI 检查所示坏死区域确定治疗部位，要求冲击波治疗点与 X 射线及 MRI 检查显示的股骨头坏死部位准确耦合。治疗中应随时监视定位，及时纠正治疗点漂移。

（3）治疗方法　患者取卧位，反射体置于髋关节侧方或前方，注意避开重要血管神经组织，如有内固定物应避开，治疗应由低能级开始，根据患者对疼痛的敏感度逐渐增加至所需能级，能流密度为 $0.20 \sim 0.35 mJ/mm^2$，同时在治疗过程中，应定时使用 X 射线透视或超声进行准确定位。通常采用适量多次法，以股骨头坏死部及其边缘为治疗点，每次治疗一般选 $2 \sim 3$ 个治疗点，每个点冲击 1000 次，每天或隔天治疗 1 次，5 次为 1 个疗程，冲击总量为 $8000 \sim 15000$ 次。可根据病情适量增加。患髋 3 个月内不负重，半年内减少负重。建议治疗 $5 \sim 8$ 个疗程，间隔 $2 \sim 3$ 个月，患者分别在治疗前、治疗后 3、6、12 个月摄股骨头颈正侧位 X 射线片及双髋 MRI 检查，了解股骨头坏死变化情况。

3. 距骨骨软骨损伤

（1）临床应用　适应证：踝关节疼痛及其功能障碍，MRI 诊断为尚未发生距骨塌陷 Hepple Ⅰ ~ Ⅲ 期的距骨骨软骨损伤，软骨下骨局限性水肿和（或）坏死，无巨大囊性变患者。禁忌证：除全身禁忌证外，距骨急性损伤、感染或巨大骨囊肿者禁用。

（2）定位　采用 MRI 结合解剖标志定位。患者取坐位或仰卧位，患足固定在支架或枕头上，充分暴露治疗部位，以 MRI 所示损伤区域在体表对应部位为定位点，压痛点作为附加定位点。

（3）治疗方法　治疗应以定位点为中心，根据患者对疼痛的敏感度，由低能级逐渐增加至所需能级，能流密度为 $0.18 \sim 0.25 mJ/mm^2$。通常采用多次治疗法，每次治疗选择 $2 \sim 3$ 个治疗点，每个点冲击 1000 次，共冲击 $2000 \sim 3000$ 次，每次治疗间隔 1 天，治疗 5 次为 1 个疗程。建议治疗 $3 \sim 5$ 个疗程，间隔 2 个月。患者分别在治疗前、治疗后 6、12 个月行踝关节 MRI 检查，了解病变情况。

4. 肱二头肌长头肌腱炎

（1）临床应用　适应证：确诊为肱二头肌长头肌腱炎者。禁忌证：局部明显肌腱断裂、严重肩袖损伤、骨折、感染、肿瘤及全身禁忌证者禁用。

（2）定位　患者取坐位或仰卧位，通过屈肘及外旋上臂，使肱骨结节间沟及其内的肱二头肌长头肌腱朝向肩关节前方，采用体表解剖标志结合痛点定位或超声指导下定位。以触痛点为中心作为治疗点，需要避开重要的血管、神经。

（3）治疗方法　按冲击波能量由低到高微调，以患者能够忍受为度，能流密度为 $0.10 \sim 0.14 mJ/mm^2$。每次治疗选定 1 个中心治疗点，冲击 2000 次，每次治疗间隔 $5 \sim 7$ 天，治疗 $3 \sim 5$ 次为 1 个疗程，可行多疗程治疗。

5. 钙化性冈上肌腱炎

（1）临床应用　适应证：确诊为钙化性冈上肌腱炎者。禁忌证：局部明显肩袖肌腱断裂、上盂唇撕裂、骨折、感染、肿瘤及全身禁忌证者禁用。

（2）定位　患者可取坐位或仰卧位，通过内旋或外旋上臂，使冈上肌腱朝向肩关节上方，采用体表解剖标志结合痛点定位或超声指导下定位。以触痛点为中心作为治疗点，需要避开重要的血管、神经。

（3）治疗方法　按冲击波能量由低到高微调，以患者能够忍受为度，能流密度为 $0.10 \sim 0.24 mJ/mm^2$。每次治疗选定 1 个中心治疗点，冲击 2000 次，每次治疗间隔 $5 \sim 7$ 天，治疗 3~5 次为 1 个疗程，可行多疗程治疗。

6. 肱骨外上髁炎

（1）适应证 确诊为肱骨外上髁炎者。

（2）定位 一般用体表解剖标志结合痛点定位，患侧肘关节屈曲，臂部旋前，触诊肱骨外上髁压痛点及前臂激痛点并标记治疗区。

（3）治疗方法 患者取坐位，按冲击波能量由低到高微调，以患者能够忍受为度，能流密度为 0.10~0.18mJ/mm^2。每次冲击 2000~3000 次，每次治疗间隔 5~7 天，治疗 3~5 次为 1 个疗程，在冲击波治疗以后一定要注意休息，治疗后疼痛得到缓解方能再次进行治疗。

7. 肱骨内上髁炎

（1）适应证 确诊为肱骨内上髁炎者。

（2）定位 一般用体表解剖标志结合痛点定位，患侧肘关节屈曲，臂部旋前，触诊肱骨内上髁压痛点及前臂激痛点并标记治疗区，应尽量避开尺神经沟内的尺神经。

（3）治疗方法 患者取坐位，患侧肘、肩关节屈曲，按冲击波能量由低到高微调，以患者能够忍受为度，能流密度为 0.10~0.18mJ/mm^2。每次冲击 2000~3000 次，每次治疗间隔 5~7 天，治疗 3~5 次为 1 个疗程。

8. 跖筋膜炎

（1）适应证 确诊为跖筋膜炎者。

（2）定位 采用体表解剖标志结合痛点定位或超声定位。在足跟部触摸压痛点，以压痛点为治疗点，如有 2 个以上痛点，则分别给予治疗。研究表明使用 B 超准确定位可提高治愈率。

（3）治疗方法 患者取下肢伸直坐位或俯卧位，能流密度为 0.12~0.20mJ/mm^2。每次冲击 2000 次，每次治疗间隔 5~7 天，治疗 3~6 次为 1 个疗程。

9. 髌腱炎

（1）适应证 确诊为髌腱炎者。

（2）定位 一般用体表解剖标志结合痛点定位；也可用 X 射线定位，对压痛点进行标记，对照 X 射线片在痛点寻找胫骨结节，并探测病变深度及范围。

（3）治疗方法 患者取坐位，患肢屈曲，能流密度为 0.12~0.20mJ/mm^2。每次冲击 2000 次，冲击次数可根据病情增减，每次治疗间隔 5~7 天，治疗 3~5 次为 1 个疗程。

10. 腱鞘炎

（1）适应证 手屈肌腱鞘炎、桡骨茎突狭窄性腱鞘炎、尺侧腕屈肌腱鞘炎等。

（2）定位 一般用体表解剖标志结合痛点定位。

（3）治疗方法 能流密度为 0.10~0.16mJ/mm^2。每次冲击 2000 次，每次治疗间隔 5~7 天，治疗 3~5 次为 1 个疗程。

（五）注意事项

1. 不良反应

（1）治疗部位局部血肿、瘀紫、点状出血。

（2）治疗部位疼痛反应增强。

（3）治疗部位局部麻木、针刺感、感觉减退。

NOTE

2. 治疗期间注意事项

（1）用于急性病症时，只能由经验丰富的医师执行治疗，在治疗前应进行超声波、MRI 和 X 射线检查。

（2）仪器不应用于感染或炎变或皮肤出疹的地方，如血栓性静脉炎、静脉曲张等。

（3）禁止将冲击波疗法用于癌前病变区域或其附近。如急性创伤或骨折后有出血或肿胀趋势需注意，应尽可能避免将冲击波应用于肿胀区域。

（4）将冲击波应用于疑有或诊断患有癫痫病的患者需谨慎。禁止将冲击波用于治疗病因不明的疼痛病例中。

（5）在整个治疗期间和各疗程期间停止所有密集的、有氧的训练。在疾病区域，应减少主动训练，特别应减少拉伸训练。在某些病例中，患者可接受肌肉能力最高 40% 的疾病肌肉主动训练。

（6）在治疗跟腱病症中，各疗程间禁止进行跑步训练，适宜在各疗程间进行休息疗法。

第五章　康复治疗新技术

第一节　　运动再学习疗法

一、概述

（一）基本概念

运动再学习疗法（motor relearning programme，MRP）是把中枢神经系统损伤后运动功能的恢复视为一种再学习或再训练的过程。它是以神经生理学、运动科学、生物力学、行为科学等为理论基础，以作业与功能为导向，在强调患者主观参与和认知重要性的前提下，按照科学的运动学习方法对患者进行教育以恢复其运动功能的一套完整方法。MRP 主张通过多种反馈（视、听、皮肤、体位、手的引导）来强化练习效果，充分利用反馈在运动控制中的作用。

MRP 主要用于脑卒中患者，也可用于其他运动障碍的患者。其重点是特殊运动作业训练、可控制的肌肉活动练习和控制作业中的各个运动成分，并认为康复应该是对患者有意义的、现实生活活动的再学习，而不只是易化或练习非特异性的活动。运动再学习的指导思想是强调早期活动和主动活动（图 5-1-1）。

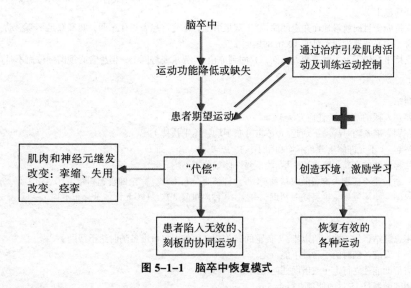

图 5-1-1　脑卒中恢复模式

（二）MRP 的形成

运动再学习技术是在 20 世纪 80 年代初澳大利亚物理治疗师 J.H.Carr 和 R.B.Shepherd 共同提出的，此法把脑损伤后恢复运动功能训练视为一种再学习或重新学习的过程，它利用了学习和动机的理论，以及在人类运动科学和运动技能获得的研究结果，在强调患者参与和认知重要性的前提下，着重按照运动学习的信息加工理论和现代运动学习的方法对患者进行再教育，以恢复其运动功能。Carr 等提出了运动再学习这一较新的概念，以脑损伤后的可塑性和功能重组为理论依据，形成了一种新的治疗思路。而其中实现功能重组的主要条件是需要进行针对性的练习活动，练习得越多，功能重组就越有效。Carr 等制定了运动评估量表（motor assessment scale，MAS）（表 5-1-1）以配合 MRP 的应用。MRP 目前已在许多国家被推广应用。

表 5-1-1　运动评估量表（MAS）

项目	分值
1. 从仰卧到健侧卧 （1）自己牵拉侧卧。（起始位必须仰卧，不屈膝，患者自己用健侧手牵拉向健侧卧，用健腿帮助患腿移动） （2）下肢主动横移，且下半身随之移动。（起始位同上，上肢留在后面） （3）用健侧上肢将患侧上肢提过身体，下肢主动移动且身体随其运动。（起始位同上） （4）患侧上肢主动移动到对侧，身体其他部位随之运动。（起始位同上） （5）移动上下肢并翻身至侧位，但平衡差。（起始位同上，肩前伸，上肢前屈） （6）在 3 秒内翻身侧卧。（起始位同上，不用手）	☐
2. 从仰卧到床边坐 （1）侧卧，头侧抬起，但不坐起。（帮助患者侧卧） （2）从侧卧到床边坐。（帮助患者移动，整个过程患者能控制头部姿势） （3）从侧卧到床边坐。（准备随时帮助将患者的下肢移至床边） （4）从侧卧到床边坐。（不需帮助） （5）从仰卧到床边坐。（不需帮助） （6）在 10 秒内从仰卧到床边坐。（不需帮助）	☐
3. 坐位平衡 （1）必须有支持才能坐。（帮助患者坐起） （2）无支持能坐 10 秒。（不用扶持，双膝和双足靠拢，双足可着地支持） （3）无支持能坐，体重能很好地前移且分配均匀。（体重在双髋处能很好地前移，头胸伸展，两侧均匀持重） （4）无支持能坐并可转动头及躯干向后看。（双足着地支持，不让双腿外展或双足移动，双手放在大腿上，不要移到椅座上） （5）无支持能坐且向前触地面并返回原位。（双足着地，不允许患者抓住东西，腿和双足不要移动，必要时支持患臂，手必须至少触到足前 10cm 的地面） （6）无支持坐在凳子上，触摸侧方地面，并回到原位。（要求姿势同上，但患者必须向侧位而不是向前方触摸）	☐
4. 从坐到站 （1）需要别人帮助站起。（任何方法） （2）可在别人准备随时帮助下站起。（体重分布不均，用手扶持） （3）可站起。（不允许体重分布不均和用手扶持） （4）可站起，并伸直髋和膝维持 5 秒。（不允许体重分布不均） （5）坐 - 站 - 坐不需别人准备随时帮助。（不允许体重分布不均，完全伸直髋和膝） （6）坐 - 站 - 坐不需别人准备随时帮助，并在 10 秒内重复 3 次。（不允许体重分布不均）	☐
5. 步行 （1）能用患腿站，另一腿向前迈步。（负重的髋关节必须伸展，可准备随时给予帮助） （2）在一个人准备随时给予帮助下能行走。 （3）不需帮助能独立行走（或借助任何辅助器具）3m。 （4）不用辅助器具 15 秒内能独立行走 5m。 （5）不要辅助器具 25 秒内能独立行走 10m，然后转身，拾起地上一个小沙袋（可用任何一只手），并且走回原地。 （6）35 秒内上下四级台阶 3 次。（不用或用辅助器具，但不能扶栏杆）	☐

NOTE

续表

项目	分值
6. 上肢功能 （1）卧位，上举上肢以伸展肩带。（帮助将臂置于所要求的位置并给予支持，使肘伸直） （2）卧位，保持上肢上举伸直2秒。（帮助将上肢置于所要求的位置，患者必须使上肢稍外旋，肘必须伸直在20°以内） （3）上肢位置同第（2）项，屈伸肘部使手掌及时离开前额。（可以帮助前臂旋后） （4）坐位，使上肢伸直前屈90°，保持2秒。（保持上肢稍外旋及伸肘，不允许过分耸肩） （5）坐位，患者举臂同（4），前屈90°并维持10秒然后还原。（患者必须维持上肢稍外旋，不允许内旋） （6）站立，手抵墙，当身体转向墙时要维持上肢的位置。（上肢外展90°，手掌平压在墙上）	□
7. 手的运动 （1）坐位，伸腕。（让患者坐在桌旁，前臂置于桌上，把圆柱体放在患者掌中，要求患者伸腕，将手中的物体举离桌面，不允许屈肘） （2）坐位，腕部桡侧偏移。（将患者前臂尺侧靠放，处在旋前旋后的中位，拇指与前臂成一直线，伸腕，手握圆柱体，然后要求患者将手抬离桌面，不允许肘关节屈曲或旋前） （3）坐位，肘置身旁，旋前和旋后。（肘不要支持，并处直位，3/4的范围即可） （4）手前伸，用双手捡起一直径14cm的大球，并把它放下。（球应放于桌上距患者较远的位置，使患者完全伸直双臂，才能拿到球，肩必须前伸，双肘伸直，腕中位或伸直，双掌要接触球） （5）从桌上拿起一个塑料杯，并把它放在身体另一侧的桌上。（不能改变杯子的形态） （6）连续用拇指和每一个手指对指，10秒内做14次以上。（从示指开始，每个手指依次碰拇指，不许拇指从一个手指滑向另一个手指或向回碰）	□
8. 手的精细活动 （1）捡起一个钢笔帽，再放下。（患者向前伸臂，捡起笔帽放在靠近身体的桌面上） （2）从杯子里捡出一颗糖豆，然后放在另一个杯子里。（茶杯里有8粒糖豆，两个杯子必须放在上肢能伸到处，左手拿右侧杯里的豆放进左侧杯里） （3）画几条水平线止于垂直线上，20秒内画10次。（至少要有5条线碰到及终止在垂直线上） （4）用一支铅笔在纸上连续快速地点点。（患者至少要每秒钟点两个点，连续5秒，患者不需要帮助能捡起及拿好铅笔，必须像写字一样拿笔，点点不是敲） （5）把一匙液体放入口中。（不许低头去迎就匙，不许液体溢出） （6）用梳子梳头后部的头发。	□
9. 全身肌张力 （1）弛缓无力，移动身体部分时无阻力。 （2）移动身体部分时可感觉到一些反应。 （3）变化不定，有时弛缓无力，有时肌张力正常，有时肌张力高。 （4）持续正常状态。 （5）50%时间肌张力高。 （6）肌张力持续性增高。	□

注：9项中全身肌张力不列入总分，只作为参考，每项得分为0～6分，8项总分为48分，分数越高，运动功能越好。≥33分者为轻度运动障碍，17～32分者为中度运动障碍，0～16分者为重度运动障碍。

MRP主张通过多种反馈（视、听、皮肤、体位、手的引导）来强化训练效果，充分利用反馈在运动控制中的作用。其主要理论依据如下：

1. 运动不是以几种运动模式的形式进行的，运动皮质也不是仅控制运动的模式而是对每块肌肉都有控制。

2. 运动控制并不依靠反射。

3. 传入刺激对运动控制无关键作用。

4. 本体感觉在运动控制中并不像想象中的那样重要。

5. 运动控制的发展不一定从近端到远端进行。

6.中枢神经患病后运动的恢复可按发育顺序进行，但非刻板和一成不变。

7.熟练运动技能的产生不是靠肌肉向神经传达的信息，而是靠重复学习在脑中形成的运动程序，有些与日常生活有密切关系的运动程序甚至是遗传赋予的。

（三）MRP 的技术要素

在运动再学习的治疗过程中治疗师要设计符合患者相应水平的作业或功能性活动，调节活动的环境，激发患者的训练动机、兴趣，集中患者注意力，教育患者克服不需要的肌肉活动，反复练习正确的运动，从而达到恢复随意控制的功能性作业活动的目的。其技术要素如下：

1.利用各种知觉的、环境的、操作的手段消除患者不必要的肌肉活动，激发正确的运动形成。

2.通过各种感觉信息使患者了解运动活动的情况，应用反馈不断修正、调整运动活动，使之变成期望的运动。

3.反复练习正确运动，并不断变换训练环境，由简单环境到复杂环境，由特定环境到生活环境，使之在中枢神经系统中形成稳固的运动程序，可自由、随意地运用于功能活动中。

4.强调重心调整、姿势控制对训练的重要性，认为一切姿势控制和平衡都是功能性运动的前提或协同部分。因此，姿势控制和平衡的训练要在完成作业活动的同时进行，这样才能增强运动再学习能力。

（四）易化模式与运动再学习模式的比较

1. 正常运动的控制　易化模式强调姿势和运动依靠反射，有周围和运动本身刺激即可引出正常反射，阻止或抑制异常的或病理的反射。运动再学习模式认为大多数熟练的运动不是依靠计划好的神经对肌肉输出的模式，而是靠反复学习而在脑中形成的运动程序。

2. 技巧获得　易化模式是用引发正常运动的刺激方式来学习运动，其依据来自传统的行为心理学，认为学习是用来建立特殊刺激和反应的联系。运动再学习模式则根据现代认知心理学，采取主动学习的态度反复改善技术，不断解决问题。总之，前者是把患者看作被动运动模式的接受者，后者认为患者是运动问题的主动解决者，治疗师应根据患者的功能情况，通过一系列合适的作业使患者改善病情。

3. 运动失控　运动障碍本质是决定治疗方法的一个重要因素。易化模式用脑的等级结构观点阐述脑损伤后出现的异常运动模式及痉挛等，只用神经生理学来解释运动障碍。运动再学习模式认为，神经缺损后的运动障碍是神经组织的缺失及代偿造成的。

4. 功能恢复　易化模式认为脑损伤后的恢复遵循类似婴幼儿神经发育的规律，即近端到远端的顺序，运动再学习模式认为此观点过于刻板。有研究表明婴幼儿发育的进展，近端和远端的顺序是平行的，而不分前后顺序。同时在考虑运动学习时要分析发生行为的前后关系和进行运动的环境特点。

二、原理和原则

（一）功能重建的机制

许多世纪以来，关于中枢神经系统损伤后必然会导致某些功能永久性丧失的理论一直在生物医学界占统治地位。人们认为脑的某一区域专门负责着某一特定的功能，该部位损伤后，其

NOTE

相应功能也就会随之消失，并且大脑其他部位无法替代失去的功能。但是一些早期的调查研究发现，有些中枢神经系统损伤患者的家属并不知道中枢神经系统"无法再生"这一理论，仍然积极主动地给患者进行治疗及训练，有时可能得到较好的治疗效果，所以，原有的理论在现实中被证明可能不准确。

随着时代的发展，大量科学研究也表明中枢神经系统损伤后丧失的功能是可以得到一定程度恢复的，1917年Ogden. R. F，Franz. S. Z在实验性偏瘫猴中证明，经过训练可以使中央前回脑区损伤的猴的运动功能得到部分恢复。也有学者破坏实验犬的某些皮质区引起功能缺陷，然后给予一定量的功能恢复性训练，随着时间推移，实验犬的部分功能明显恢复。为了解释这一系列的现象，人们相继提出一些理论和假说，各有侧重地阐述了功能恢复的种种可能机制。1969年，Luria. A. R重新强调并完善了功能重组的理论，认为中枢神经系统损伤后，残留部分通过功能重组，以新的方式完成已丧失的功能，并且指出此过程中功能恢复训练是必须的。在以上理论研究基础上，逐渐发展为现今的中枢神经系统可塑性理论。

脑损伤后功能恢复主要依靠脑的适应和脑的功能重组，病损前大脑的质量和脑卒中后患者所处环境的质量也对恢复产生深远影响。早期练习有关的运动对大脑的可塑性有好处。Carr认为，如果患者在脑卒中后头几天内，便运用特定的运动学习方案，他们会比用传统的物理疗法得到更明显的功能恢复，且反射的过度活动出现较少。这一点可能是一方面强调对患侧肢体肌肉进行非常早期的、特定的、有续的控制训练和预防肌肉挛缩相关的长度改变，另一方面强调了减少过度使用健侧机体和减少患侧机体不必要的肌肉活动的结果。

（二）上运动神经元损伤综合征

1. 阴性特征 阴性特征主要是指急性期的"休克"、肌肉无力（随意肌活动力量受损）、缺乏运动控制、肌肉激活缓慢、丧失灵活性等。这是由于脊髓运动神经元下行输入减少和运动单位激活的共济能力缺损，不能产生和安排肌肉的力量，加上由于失神经支配，制动和失用造成的软组织的适应性改变，是造成功能残疾的主要原因。肌肉无力主要发生在肢体，近端躯干肌肉受累较轻。例如，一般来说手指的伸展比手腕的伸展弱，而两者的伸展又比屈曲弱，下肢的屈曲比伸展弱。

2. 阳性特征 阳性特征主要指所有夸大的正常现象或释放现象及增强的本体感觉和皮肤的反射。过度的本体感觉反射的临床特征是折刀现象、过高腱反射和阵挛、屈曲回缩反射等。阳性特征出现的原因是来自锥体外系而不是锥体系。Carr认为痉挛状态和张力过高不只是由于神经机制的原因，也与肌肉和肌腱的物理特性改变有关，即可由制动和失用引起。

（三）MRP的基本原则

1. 感觉反馈对功能恢复意义重大 外周刺激和正确的感觉反馈在促进功能恢复及帮助机体适应环境和生存中具有重大意义。一些实验证明，反复刷拂指尖皮肤数月后，可使皮质中代表该区的范围明显增大。在功能恢复训练中，可以在周围应用不同的刺激，以达到影响中枢的目的，因此，在人的各种行为和人与他人及环境的相互作用中，感觉反馈有重要的意义。除了外部反馈（眼、耳、皮肤等）和内部反馈（本体感受器、迷路等）外，反馈还包括脑本身的信息发生。中枢神经系统在运动技能的获得与维持中有相当大的自主性和独立性，许多运动程序是遗传赋予的，通过明确目标视听反馈和指导，患者将得到有效的运动。运动训练本身有助于改善患者的感知觉，同时强调语言和视觉反馈。因此，机体必须通过反复学习和训练，学会接收和利用各种感觉反馈，才能促进中枢神经系统得到更大程度的恢复。根据相互作用的原理，运动训练本身也有助于改善患者的感知觉，功能恢复性训练和感觉反馈是相辅相成的，在运动控制的治疗中，治疗师要给患者准确的听觉、视觉及触觉命令，使其切实了解其行为的结果，同时帮助患者找到准确的感觉反馈。对于正确的要及时给予反馈和鼓励，对于不正确的要求其在主观上进行修正。

2. 康复要尽早开始主动活动　早期主动活跃的康复可使肌肉、骨骼和行为适应性的改变及阴性特征减少到最小程度。缺乏活动或制动会导致软组织的适应和习惯性失用。康复方法的目的是使患者在功能性运动活动中学习运动控制和发展力量及耐力。因此，在患者出现相应肌群肌力恢复后，要尽早发现并及时应用到功能恢复性训练中去，同时设计各种治疗方案，让患者主动参与并提高相应功能。

3. 脑卒中后要进行有控制的肌肉运动

（1）限制不必要的肌肉过强收缩　脑卒中后肌肉运动恢复过程中，可能发生多种误用，可能活动了不应活动的肌肉，可能肌肉收缩过强以代偿控制不良，虽活动了相应的肌肉，但肌肉间的动力学关系紊乱，等等。因此，应限制不必要的肌肉过强收缩，最好按运动发生的先后顺序对完成动作的肌肉进行训练。运动学习过程中，要保持低水平用力，以免兴奋在中枢神经系统中扩散。

（2）脑卒中后肌力训练的有效性　尽管神经运动系统损伤后出现的肌力及运动控制下降可导致显著的运动功能障碍，但很大程度上由于某些传统物理治疗观念的长期持续影响，在过去50余年中很多治疗方案中并未包括肌力训练。传统观念认为肌力弱是由于拮抗肌痉挛而原动肌张力降低造成的，肌力训练被认为会增加痉挛、协同收缩及异常运动模式而被禁用。以上观点显然已不具备科学理论及临床证据的支持，临床研究表明进行肌力训练并不会增加痉挛、联合反应、协同收缩或被动运动阻力，脑卒中后的肌力训练不仅能增加肌肉力量，还可以改善功能、减轻痉挛。

4. 软组织牵伸　肌肉长度缩短（挛缩）和僵硬程度增加是脑卒中后常见的后遗症，这种后遗症可以快速进展，并对患者的训练效果和运动功能的恢复产生负面作用。如腓肠肌延展性下降可能对患者的站立平衡、行走，尤其是上下楼梯有负面影响，而且可能使老年人更易于跌倒。导致患者肌肉延展性降低的因素主要有失用、年龄相关性退行性病变及脑卒中对运动系统的影响等。由于挛缩可改变肢体静息时的体位，因此它可以影响关节肌肉的静息长度和关节杠杆力矩角度之间的关系。这种影响又可以改变肌力的发生，并可导致肌肉的不平衡。因此对于不能主动活动肢体的患者来说，被动牵伸和关节的正确体位摆放是很有必要的。对于可以进行一些运动活动的患者来讲，被动牵伸远远不足以兴奋开始出现运动的肌肉。因此，早期进行主动牵伸，是预防肌肉僵硬、短缩和活性降低，相关的适应性反射亢进的主要方法。

5. 调整重心　进行日常活动时，姿势系统一定会面临三个重要的挑战：保持稳定的姿势，产生参与目标定向性运动和适应运动的姿势调整，以及当人体预料到平衡受到威胁或未预料到的事件影响平衡时进行快速适当的反应，即重心调整。而重心的调整贯穿姿势系统调整的始终，因此，重心调整既有预备性又有进行性，并与作业和作业环境有密切关系。平衡不仅是一种对刺激的反应，而且是一种与环境间的相互作用。训练中要注意：重点在正常支持面上纠正身体各部分的对线，当患者进行体位转变来学习体位调整时，要监测其对线。平衡具有特殊性，只有在特定的体位下训练才能恢复该体位下的平衡控制。

总之，要在完成作业中动态地去掌握平衡，而不必总是依靠直接的训练来进行。即重心调整对于任务（够物、步行穿过屋子、站起）和环境（体位、环境特点）是具有特异性的。即使任务和环境发生很小的变化，也能引起肌肉活动模式明显的变化。而易化模式的训练只针对来自外部的干扰做出平衡的反应，而未考虑预备性和进行性的体位调整。我们要注意使患者重新具有主动性和信息搜集能力。

6. 构建 MRP 的环境 康复工作者应为患者提供一个环境，使他们学习如何重获运动控制、自理能力和社交技能。它可以尽量刺激大脑的适应和重组，并可确保训练从特定的康复环境转移并融入日常生活。进行康复治疗的环境对患者的结局和预后具有较重要的作用，康复环境由以下几方面组成。

（1）客观的建筑环境 康复所处的客观环境必须具备能施行一定强度和意义的训练和练习的可能性。

（2）康复治疗方法 康复治疗方法应多样化，根据不同情况给予一对一的练习、小组练习、独立训练或优化技巧性训练。从很多对康复环境的研究中，科研人员发现，患者练习和治疗的时间只占了一天中较少的部分。虽然一对一训练时，治疗师直接指导较多，但相对患者全天的治疗时间来说，练习和训练的时间是较少的，毕竟治疗师不可能经常性地一对一对某个患者进行全天指导。而小组治疗，则为患者提供了可以增加训练时间的方法。1~2 名治疗师再加上助手的协助，可以监管数个患者的小组治疗，如果患者愿意，其亲属及朋友也可参与其中，帮助他们。这样的安排可以有效地增加患者的训练时间，也没有加重治疗师的工作负荷。为住院康复医疗在短时间内达到较好疗效提供了保证。小组治疗时，参与其中的患者可以互相观察和学习，这种和他人一起练习、互相影响的方法，由于在练习中加入了竞争与协作的成分，故能激发起患者的学习积极性，同时，观察他人学习作业的过程同样也能使其自身受益。

（3）康复治疗人员的技术水平、方法和态度 作为康复治疗人员，不仅要有高超的技术、先进有效的治疗方法，还要有足够的耐心去帮助患者，激励患者。在作业完成后要予以表扬或反馈，这将起到正面的强化作用，刺激患者的动力。治疗师对患者的操作要进行测定，可以画图或录像，以便让患者看到自己的进步。若患者表现消沉，应找出原因。

三、脑卒中患者的 MRP 方案

脑卒中患者的病情一旦稳定，便可开始运动再学习方案的练习，如患者发病早期要短期限制性卧床时，就应该开始进行力所能及的部分方案的练习：练习口面部功能、上肢功能、为站立做准备的髋关节的伸展活动等。总的来说，运动再学习方法由 7 部分组成，即上肢功能、口面部功能、从仰卧到床边坐起、坐位平衡、站起与坐下、站立平衡、步行等。本教材从中选出较重要的几部分阐述，分别是上肢功能、口面部功能、站立平衡、站起与坐下、步行。这几个功能之间的顺序无相关性，彼此之间无连贯意义，治疗人员可根据患者具体情况，选择最适合于患者的任何一部分开始治疗。其中每一部分的治疗，除软组织牵伸贯穿始终外，又分 4 个步

NOTE

骤进行（表 5-1-2）。

表 5-1-2　MRP 方案的 4 个步骤

步骤	内容
1	分析作业 观察 比较 分析
2	练习丧失的成分 解释 - 认清目的 指示 练习 + 语言和视觉反馈 + 手法指导
3	练习作业 解释 - 认清目的 指示 练习 + 语言和视觉反馈 + 手法指导 再评定 鼓励灵活性
4	训练的转移 衔接性练习的机会 坚持练习 安排自我监测的练习 创造学习的环境 亲属和工作人员的参与

（一）上肢功能

1. 正常功能及基本成分　大多数的日常活动都包括复杂的上肢活动，在日常生活中，臂的运动常常服从于手的活动要求，而手本身的状态又是由它所抓的物体所决定的。

（1）上肢正常功能　正常人的上肢需要能做到：

①手臂在身体不同位置上（即靠近身体、离开身体）抓住和放开不同形状、大小、重量和质地的各种物体。

②将物体从一处移到另一处。

③在手内转动物体。

④伸到各个不同方向（如前、后、头上方等）。

⑤双手同时操作，如双手做同样的运动（如搓揉糕点）；双手做不同的活动（如弹钢琴）。

上肢的功能是复杂的，尽管它的基本运动成分较少，但这些成分单独活动是不能完成复杂的运动作业的，患者首先要激活这些基本成分，然后在具体作业所需的特定协同运动中和其他肌肉关节活动进行组合。

（2）臂的基本成分　臂的主要功能是使手在操作时放在适当的位置。因此，在伸手操作时臂的基本成分包括：

①肩关节外展。

②肩关节前屈。

③肩关节后伸。

④肘关节屈曲和伸展。

这些成分经常伴随着适当的肩带运动和盂肱关节的旋转。要注意当臂外展 30°后，盂肱关节与肩胛胸关节运动的比率是 5∶4，而在 30°以前其比率大约为 6∶1。

（3）手的基本成分 手的主要功能是抓握、放开及操作物体。因此，其基本成分为：

①桡侧偏移伴伸腕（图 5-1-2）。

②握住物体，伸腕和屈腕。

③拇指腕掌关节的掌外展和旋转（对掌）。

④各指向拇指的屈曲结合旋转（对指）。

⑤在指间关节微屈时各掌指关节屈曲和伸展。

⑥手握物体，前臂旋后和旋前。

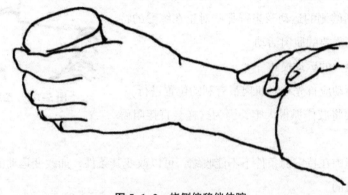

图 5-1-2 桡侧偏移伴伸腕

2. 步骤 1——分析上肢功能 脑卒中常见问题及代偿方法：

（1）臂

①肩胛运动差（特别是外旋和前伸）及持续的肩带压低。

②盂肱关节肌肉控制差，即肩关节外展和前屈差或者不能维持这些动作。患者可能用过度提高肩带及躯干侧屈来代偿。

③过度的肘关节屈曲、肩关节内旋及前臂旋前。

（2）手

①伸腕抓握困难。由于屈腕肌活动差，指长屈肌群收缩时，除屈指外也起屈腕作用。

②在指间关节微屈下，屈/伸掌指关节，使手指抓住和放开物体有困难。

③外展和旋转拇指以抓握和放开物体有困难。

④不屈腕不能放开物体。

⑤放开物体时过度伸展拇指及其他手指（通常带有一些屈腕）。

⑥当抓住或拾起一个物体时，前臂有过度旋前的倾向。

⑦移动上臂时不能抓握不同的物体。

⑧对指困难。

3. 步骤 2、3——练习上肢功能

（1）注意 脑卒中偏瘫患者的上肢功能康复不成功，在一定程度上是由于不适当的治疗技术及康复治疗介入延迟所致。肌肉易在特定长度下用离心收缩，而非向心收缩的方式开始被激活。无论坐位或卧位，患者都很难在其上肢放在身体侧位的情况下激活肩周的肌肉而出现肩上举动作，然而，患者在仰卧位臂上举的情况下进行离心收缩则可早期引出该运动活动（图5-1-3）。

以下各点在本节的训练中应始终牢记：

①必须在脑卒中早期进行手的运动训练。功能恢复不是必须按从近端到远端的顺序发生的，不需要试图重获手的控制前必须先控制肩关节。

②牵涉到上肢功能的运动作业是由十分复杂的肌肉活动组合的。一旦有分离的肌肉活动，就必须对它进行训练及扩展到有意义的作业上。

③患者必须有意识地消除所有与正在进行的运动无关的肌肉活动，包括健侧的运动及患臂那些对正在练习的特定运动或活动所不需要的肌肉活动。

④应该避免粗大的运动模式。

⑤引发肌肉活动应首先在对肌肉最有利的位置进行。

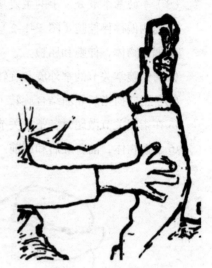

图 5-1-3   患肢上举练习

⑥治疗师不要将肢体抓得太牢，因为这样会直接阻碍患者肌肉的活动。

⑦如果一块肌肉在特定的条件下不能收缩，可以改变其条件，如改变运动的速度、对重力的关系或活动的目的。

⑧一定不要鼓励肌肉做不适当的收缩。

⑨患者应清楚地认识训练的目的和知道他是否已达到目的。不应鼓励患者练习那些没有功能意义的动作。

⑩治疗师不应该用通常增强肌力的观念来考虑训练。我们的目标是帮助患者引发肌肉活动及训练患者控制这些活动去做特定的作业（按特定的前后关系）。

（2）引发上肢前伸、前指的肌肉活动和运动控制

1）患者仰卧位，治疗师举起其上肢并支持在前屈位，让患者尝试朝天花板上伸。此动作也可在侧卧位进行。

［指令］

"向上朝天花板伸。"

"想着用你的肩关节。"

"现在让你的肩关节回到床上。"

［检查］

保证肩胛骨移动，在头几次尝试中，可能要被动移动肩胛骨到位。

不允许前臂旋前或盂肱关节内旋。

不允许患者主动很快回缩肩关节，回缩运动应利用肌肉的离心收缩。

2）患者仰卧位，治疗师举起患者上肢并予支持使之处于前屈位；然后要求患者尝试练习各种作业以帮助患者引发肌肉活动。如：①将手向头部移动（图5-1-4）。②将手经头上移到枕头。这是一个探索过程，患者试图在某些主要肌肉中引出肌肉活动，特别是三角肌和肱三头肌。

［注意］

当肩关节周围出现很小的肌肉活动，而其上肢被动地上举到90°时，患者可能诉说肩痛，这可能是由于肩峰与肱骨头间的软组织受挤压所致。如果治疗师稍微分离一下关节表面，疼痛通常会缓解。

［指令1］

"看看你能否将你的手下落到前额，慢一些，不要让你的手掉下来，现在将手提起一点。"

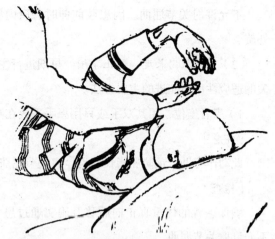

图 5-1-4　手向头部移动练习（控制三角肌的离心收缩，治疗师帮助负担其上肢的一些重量）

［检查］

不要让患者的前臂旋前。

手掌应触前额。

［指令2］

"看看你能否将手越过头触枕头。"

"让你的上肢靠近你的头。"

"现在试着让你的上肢越过你的头。"

［检查］

不允许患者前臂旋前。

不允许肩关节外展。

检查肩胛骨是否产生运动。

一旦患者能控制一些肌肉活动，如三角肌、胸肌和肱三头肌时，应进一步做一些活动。

3）患者练习保持上肢于前屈位，并控制在所有方向和不断增加的范围内活动。治疗师指引其需要活动的轨迹。

［指令］

"向上伸手，肘关节保持伸展。"

"看你能否随我的手活动。"

［检查］

不允许前臂旋前、肘关节屈曲或肩关节过度内旋。

4）患者靠桌子坐，患肢练习向前伸及向上伸。当上肢放于桌面时，可引导患者肘前伸并沿桌子滑动上肢，以达到碰触治疗师手部的目的。三角肌的收缩通常可以减少桌面的摩擦力，而这一运动能诱发较弱的三角肌收缩。患者应在所能控制的范围内活动，并逐渐增加活动范围。当他能控制其肩关节大于90°时，应于90°以下在较小的运动范围内练习前伸，直至他能在独立坐位和站位时，臂从侧位屈曲前伸和外展前伸。

［指令］

"向前伸触及这个（物体），不能让你的手臂掉下来。"

［检查］

不能提高肩带以代替肩外展或前屈。

NOTE

不允许肘关节屈曲。因患肢前伸时有肩内旋的倾向，因此应注意确保患肢前伸时肩关节外旋。

（3）维持肌肉长度、防止挛缩　早期进行主动牵伸是预防与肌肉僵硬、短缩和活性降低相关的适应性反射亢进的主要方法。

1）患者坐位，用其双手或只用患手平放在身后床上，保持平衡，治疗师必要时予以协助。

［注意］

此动作有助于预防屈指长肌群、肩关节屈肌群和内旋肌群的挛缩。

［检查］

确保患者的体重真正向后移及确实通过患手负重。不允许肘关节屈曲。

2）患者坐或站位，治疗师帮助其手臂外展/前屈，在90°下维持其手压在墙上。通过其手臂施以一些水平压力，防止手从墙上滑落。开始时，治疗师需要让其肘关节伸展。在这个姿势下，患者练习屈曲和伸直肘关节以改善对肘伸肌群的控制；当重新获得对肩关节和肘关节的一些控制后，让其练习转动躯干和头（图5-1-5）。

［注意］

防止腕、指屈肌群挛缩和相关长度改变很重要，因为它会引起疼痛及干扰手功能的训练。以上动作亦用于训练肩和肘关节周围的肌肉控制。

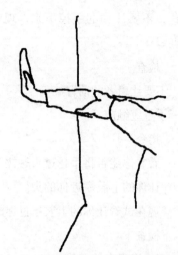

图5-1-5　治疗师帮助患者将手支持在墙上（可同时练习躯干和头转向一侧）

［指令］

"让你的肘关节稍微弯曲，然后轻轻向墙上推你的手掌以伸直肘关节。"

"保持你的手在墙上并转动你的身体面向前方/侧方，保证你的手不下滑。"

［检查］

不允许手从墙上滑下来。让他注意自己的手，保证体重放在双脚上和双肩水平位。

（4）引发手操作的肌肉活动和训练运动控制

1）训练伸腕：

①用以练习腕关节桡侧偏移引发腕伸肌的活动通常是较为有效的。患者取坐位，手臂放于桌上，前臂处于中立位，手握一个玻璃杯，试着将杯子抬起。

［指令］

"将玻璃杯拿起来。"

"让它慢慢放低。"

一旦患者已引发一些伸肌活动，做下一动作。

②前臂处于中立位，患者练习拿起物体、伸腕、放下、屈腕、再放下。患者应始终抓住物体。

［指令］

"移动瓶子到桌上这个点。"

③患者也可练习向后移动手以触碰一个物体，并尽可能快地增加其移动的距离。也可以让他沿着桌面用手背推动物体（图 5-1-6）。它包括腕和臂的运动。

［检查］

不鼓励任何前臂旋前的倾向。

2）训练前臂旋后：患者手握圆筒形物体，试着前臂旋后以使该物体的顶部接触桌面。

［注意］

作业可改为令患者用手背压胶泥。也可改为令患者手掌向上以接住落下的小物体，如米粒。

［指令］

"让瓶顶接触桌面。"

［检查］

除非作业需要，否则不允许前臂抬起离开桌面。

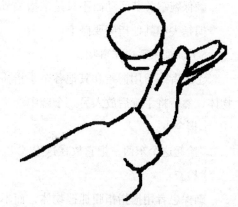

图 5-1-6　患肢在前臂中立位下伸腕以沿着桌面推动玻璃杯

3）训练拇外展和旋转（对掌）：

①患者试着抓住和放开杯子，治疗师要握其前臂使之处在中立位及伸腕。同时要指导其活动，直至他稍能控制肌肉。

［注意］

治疗师引导患者的手向着物体。其目的是去抓握物体，要鼓励患者在掌指关节处拇外展和其余手指伸展。

［指令］

"张开你的手去拿这个东西，我会帮你的。"

"现在放开手。"

［检查］

不能屈腕或前臂旋前。

当其拇指稍能活动时，要求他在放开物体时确保其拇指外展，而不是伸展腕掌关节使拇指向物体上方滑动。

确保拇指姿势正确，即用拇指腹去抓握物体而不是用拇指内侧缘去抓物体。

②让患者尝试外展拇指腕掌关节去推开一个轻的物体。

［注意］

另一相似的作业是向侧方移动拇指去触碰物体。

［指令］

"试一试，你能不能用拇指轻轻推开这个东西。"

"试一试，你能不能推得远一点，推到桌面的这条线上。"

［检查］

不鼓励屈腕以代偿拇指外展。

4）训练手的桡侧和尺侧相对（对指）：患者前臂旋后，练习拇指和其他手指相碰，特别是第四、五指。治疗师示范如何将手掌握成杯状。

［指令］

"用你的小指尖碰拇指，确保你的拇指和小指都在动。"

"让你的手成杯状。"

[检查]

确保腕掌关节活动而不只是掌指关节活动。

拇指尖和其他指尖要碰上。

5）训练用手操作事物：

①患者练习用拇指和其他各个手指捡起各种小物体。患者可不断地从一个碗中捡起这些小物体，然后将手旋后放入另一个碗中。

[指令]

"捡起这个东西，把它放在这里。"

[检查]

确保患者用拇指指腹抓握物体，而不是用拇指内侧缘去抓握。

②患者练习环握抓杯。拿起塑料杯而不让其变形。应练习拿起杯子并移动手臂及放下杯子。还练习拿起杯子，使杯子靠近身体、离开身体，并和另一只手协同操作（如将一个杯子的水倒到另一个杯子里）。

[注意]

此作业训练运动控制和动态感觉。

[指令]

"拿起这个杯子，不要让它变形。"

[检查]

患者要抓握适当，握得太紧杯子会变形，握得太轻杯子会掉下来。

③患者练习从他对侧肩上捡起一块小纸片。

[检查]

指出协同关系的错误。

为了有效地使用手，需要精细地控制肩、肘、腕关节，这样才能使手达到目标。

④向前伸去拾起或接触一个物体。

⑤伸向侧方从桌子上拾起一个物体并将其转移到前方的桌子上。

⑥向后伸展上肢以抓握和放下一个物体。

⑦使用双手完成各种作业。

[检查]

纠正不适当的运动活动。

患者不应总是练习他已经能做的作业，而应不断地向更困难的作业进展。

要训练患者两手操作的功能活动（如使用刀和叉），当他使用健手做作业的有关部分时，患者可能更有效地使用患手。

患者学习操作一个特定的工具（牙刷、梳子等）时，治疗师应知道哪些是使用该工具的基本成分，进行具体分析以决定其在协同动作中丧失的成分。

6）改善使用餐具（以使用餐匙为例）：

①当患者拿起餐匙时，难于将它移动到手中适当的位置。可练习以下动作：患者前臂旋

后，尽可能快地用拇指逐个触碰其他手指尖；患者前臂旋后，练习转动手中一个小物体。

②当从盘中拿起餐匙送到口边时，难于调整抓握以保持餐匙的盛物部分于水平位。可练习以下动作：患者练习手持餐匙并移动手臂，餐匙中盛有液体，作为评定用，即不让液体溢出；练习将餐匙（连同液体）送到口中。

[检查]

不允许患者低下头去迎餐匙。

4. 步骤4——将训练转移到日常生活中去　将治疗或训练的结果应用于日常生活中，是康复治疗的最终目的。所以，各种缺失的运动成分逐渐出现后，就应该及早应用于日常生活中。有很多的活动可以用来增加运动的速度和准确性，进而提高技巧性，从而完成将训练由治疗室转移到日常生活中的目标。

如果患者想要达到其上肢功能的潜在恢复能力，还要注意以下四点：

（1）患者必须避免继发性的软组织损伤。

（2）不允许或不鼓励患者用健肢来运动患肢活动或仅用健肢作业，这容易发展成习惯性弃用患肢。

（3）患者应在白天练习治疗师认为应集中精力练习的特定成分或运动。一些难于自己进行练习的运动可以从思想上进行练习。

（4）在脑卒中早期，良好的姿势摆放是重要的问题。

（二）口面部功能训练

1. 正常功能及基本成分　口面部的主要功能是吞咽、做面部表情、通气和构成语音。脑卒中后的吞咽困难是口面部主要的功能障碍，它常导致患者营养情况差。吞咽的基本成分是闭颌、闭唇、抬高舌后 1/3 关闭口腔后部、抬高舌的侧缘。

2. 步骤1——口面部功能分析　口面部功能分析包括：观察唇颌和舌的序列运动；舌和双侧面颊的口内检查；观察吃饭和喝水。

脑卒中后常见问题：

（1）吞咽困难。

（2）面部运动和表情不平衡。

（3）缺乏感情控制，此问题本质上不是口面部的问题，表现为爆发性的无法控制的哭泣。

（4）呼吸控制差（常表现为深呼吸、屏气和控制呼气困难）。

3. 步骤2、3——练习口面部功能

（1）吞咽训练

1）闭颌训练：治疗师帮助患者闭颌并使其在中立位。当患者颌部张开时或需要吞咽时要帮助或提醒患者保持闭颌。

[指令]

"闭上你的嘴和颌骨。"

"将牙轻轻合上。"

"现在张开嘴，再闭上。"

"放松你健侧的嘴。"

[检查]

帮助患者保持牙齿的咬合。

确保嘴对称地张开。

2）训练唇闭合：治疗师让患者闭颌，并用手指指出其缺乏活动功能的唇的区域，让其轻轻闭唇。

［指令］

"把嘴唇轻轻闭上。"

"放松你健侧的面部。"

3）训练舌运动：治疗师用示指压舌前 1/3 并做水平震颤。震颤运动的幅度应小，并且治疗师的手指在口中不应超过 5 秒，然后治疗时帮助患者闭颌。

4）抬高舌后 1/3：治疗师示指用力下压舌前 1/3 以关闭口腔后部。紧接着闭唇和颌。

（2）训练吃和喝　应给患者不同结构的食物和可咀嚼的食物。如果咀嚼困难，治疗师可将他的颌轻轻合上，可促进咀嚼。

（3）训练面部运动　患者在张口和闭口时，练习降低健侧面部的过度活动。

（4）改善呼吸控制　呼吸训练主要为深呼吸训练，患者躯干前倾，上肢放在桌子上练习深呼吸，重点在呼气上。治疗师在患者呼气时，于胸廓的下 1/3 给予重压和震颤，与患者的呼气和发声相结合。要领为：深吸气，马上呼出，呼气时间尽量延长，或呼气时说"啊"。

（5）改善情感控制

1）当患者要哭时帮助他进行控制。通过练习口面部肌肉和通气的控制使患者学会调整其行为。治疗师给予指导时态度应冷静。

［指令］

"深吸一口气。"

"现在用你的鼻子平静地呼吸。"

2）如果患者哭起来，治疗师轻轻地帮其闭颌。

［指令］

"深吸一口气、停止哭泣。"

当患者难以控制时，说："好。"

4. 步骤 4——将训练转移到日常生活中去

（1）治疗师运用上述训练吞咽的技术来帮助患者吃饭。

（2）患者进行各种作业训练时，治疗师应监测患者的面部表现，当患者张嘴时，应向他指出并提醒他闭嘴。

（3）应向护士和患者家属解释控制情感爆发的方法，以便必要时他们能够应用这个方法。

（4）改善口面部控制和外观会帮助患者重新树立自尊和与工作人员、亲属及他人交往的信心，并改善他的营养状况。

（5）可给患者列出白天练习要点的清单，必要时在患者进餐前先训练吞咽。

（三）站立平衡训练

1. 正常功能及基本成分　主动灵活的站立能力要求人在静态站立时具有合适的身体对线，人在此姿势下可进行各项活动；同时，当重心发生偏移时能做出正确的预备，并能不断地调整姿势。站立平衡的能力包括：无明显肌力活动的相对静态的站立，在站立位进行各种作业，移入移出和迈步能力。站立并不是一个静态的体位，它包括不断地轻微移动，即使很小的重心偏移（如头、胸或肢体的轻微活动）也会涉及一些预备和不断进行的肌肉活动。

站立位由于支撑面很小，身体的对线要求比坐位更高。良好对线的姿势比对线差的姿势耗能少。最好的平衡站立姿势是双足分开10cm左右，使双下肢垂直。在矢状面，双肩应位于双髋的正上方，而双髋应刚好在双踝关节前方。这种身体各部分的对线，使人能进行有效的移动和工作。因此，站立位对线的基本要素和站立平衡的基本成分如下：

（1）双足分开10cm左右。

（2）双髋位于双踝关节前方。

（3）双肩位于双髋正上方。

（4）头平衡于水平的双肩上。

应具备预备姿势的调整和不断进行的姿势调整的能力。

2. 步骤1——站立平衡的分析　要观察患者静止站立时的身体对线。分析患者进行不同程度的运动作业时，肢体、躯干和头主动活动的调整能力。如让患者看天花板，向后看，向前方、向侧方和后方伸手触摸或抓握物体，单足站立，从地上拣起物品。

脑卒中偏瘫患者站立平衡差的常见代偿方式为：

（1）扩大支撑面，如双足分开太大或单侧或双侧髋关节外旋。

（2）随意运动受限，即患者姿势僵硬和屏气。

（3）患者双足在原地胡乱踏步，而不是调整身体的相应部位。

（4）患者过早地跨步，即当重心稍有偏差，马上跨步。这意味着平衡功能差。

（5）患侧向前伸手时，屈髋而不是背屈踝关节（图5-1-7）；在向侧方伸时，移动躯干而不是髋关节和踝关节。

（6）使用双上肢，即在重心轻微偏移时，用手抓物支持，或向前、向侧方伸手以维持平衡。

3. 步骤2、3——站立平衡练习　脑卒中患者病情稳定后早期用双腿负重站立是很重要的，这有助于平衡及行走技巧的训练。快速地重获站立平衡可增强两侧和空间位置意识及身体各部位的感知，这对有单侧空间忽略或运动觉减低的患者尤为重要。一个脑卒中患者，如果没有站立的特殊训练，他将不可能通过必要的姿势调整来主动重获站立位移动的能力。

（1）髋关节对线训练

1）仰卧位，患腿放在床边，患者练习小范围的髋关节伸展运动。

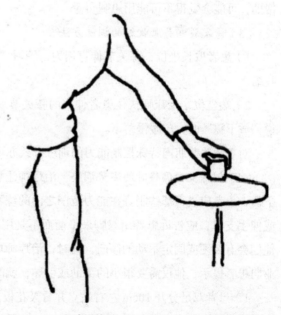

图5-1-7　患肢侧伸时，没有将重心充分转移到患腿上，因此必须屈髋关节以达到向侧方弯腰的目的

［指令］

"足跟慢慢踩地，同时将髋关节稍稍抬起。"

"不要将髋关节抬得太高。"

[检查]

确保下肢对线正确，即髋关节没有过分外展或内旋，膝关节应该成直角或略小于直角。

防止足跖屈。

确保健侧不动或不要绷紧。

通过膝部向下压，让他了解运动的意图。

2）练习双足负重站立并伸展髋关节（双髋位于双踝关节前方）。

[注意]

治疗师帮助患者双足负重站立，通过上述腿部训练，使骨盆姿势得以改善，患者对膝关节的控制也能得到改善。如果仍存在膝关节屈曲倾向，应使用白布夹板固定膝关节，以达到早期负重之目的。

[指令]

"双脚向下踩，同时站起来。"

"将你的两个髋关节移向我，或前移到你的双脚前。"

"让你的患脚负重。"

（2）预防膝关节屈曲　早期膝关节的控制障碍常常是站立活动延迟的一个主要因素。站立时穿戴的白布夹板或伸膝矫形器，可以使患者用患腿负重站立，而不必担心膝关节因无力而弯曲。当患者进行简单的活动时，它有助于患者站立和学习必要的姿势调整，并且患者将能用健腿练习向前迈步、侧行及做许多运动作业。使用矫形器进行站立，能使患者获得一些伸膝的肌肉控制。此矫形器可能只需要戴几次。矫形器还使治疗师能开始训练那些对站立活动感到十分困难的患者，或有单侧空间忽略的患者，他主观上的身体中心已移向健侧，如果没有矫形器的帮助，可能会觉得不可能用患腿负重。

（3）诱发股四头肌收缩的训练方法

1）患者取长坐位，膝关节伸直用力，练习"活动膝盖骨"，尽可能长时间地坚持股四头肌收缩。

2）端坐位，治疗师扶住患者伸直的膝关节。患者应尽可能避免足落到地面上，当治疗师说"放下腿"时，应缓慢落下。

对于膝关节肌肉特殊控制能力的训练方式亦可见下一节叙述的方法。

（4）训练重心偏移时的姿势调整　治疗师注意不要过多扶持患者，但是也不能让患者失去平衡，患者应进行那些刚好在能力范围之内的练习，并不断试图突破此范围。要劝阻患者抓握或伸手支撑，应告诉患者用双脚来平衡而不是用手或上肢。如果患者感到可能会失去平衡时，他们会有僵硬或固定不动的倾向，此时，治疗师可以用下述训练来增强患者的自信心。这些作业向患者提示，他仅需要很小的帮助或引导，就能平衡地进行活动。

1）患者双足分开 10cm 左右站立并看天花板。

[指令]

"请看天花板，不要只移动眼睛，你不会跌倒的。"

"将你的髋关节向前移。"

"当你向上看时，踝关节向前移。"

［检查］

通过提醒患者移动髋关节来纠正他向后倒的倾向。

劝阻患者抓扶治疗师。

劝阻患者移动双足。

2）患者双足分开 10cm 左右站立，转动头和躯干，向后看，再回到起始位，然后再从另一侧向后看。如果患者可做到以上动作，就应改用前后脚站立位再做此动作。

［指令］

"转身向后看，转动你的身体和头部。"

"不要移动双脚。"

［检查］

确保患者站立时保持对线正确。

不能让患者移动双足，必要时将治疗师的足置于患者足旁。

3）站立位，向前方、侧方、后方伸手从桌子上拿取物件和做各种不同程度的伸手及指向的作业。

［注意］

做伸手练习时先双足横向分开 10cm 左右，然后一脚在前。

［指令］

"看你是否能摸到这个，加油，再向前一点。"

"不要移动你的脚。"

"当你向右伸手时，左脚向下踩。"

［检查］

避免患者在正常距离伸手时也要跨出一步。

鼓励患者放松，不要使自己僵硬。

确保作业需要时患者能在踝关节水平移动身体。

4）患者用健侧下肢向前迈一步，然后向后迈一步。

［指令］

"保持重心在患脚上。"

"用你的另一只脚向前迈一步。"

"你的髋关节应移到脚前。"

"现在向后迈步。"

［检查］

不要让患侧髋关节屈曲，当他用健腿向前迈时，髋关节一定要伸展。

不要让患者的骨盆过分侧移。

当患者向前迈步时，确保其不要向侧方迈步过大。

［注意］

必要时，患者可以将双上肢置于治疗师的双肩或腰上，以给他一点支持，治疗师应鼓励他保持双肩水平位。

许多患者有一个特殊问题，即不能用足背屈来控制重心后移，而通常以髋关节的过度前倾来代偿。问题的存在可能有几个原因，包括小腿肌肉紧张，或不能使髋关节移至脚前。治疗师必须注意干预这些特殊原因。不过，如果原因是缺乏主动的足背屈的话，下面的训练方法可以帮助患者掌握此运动。

5）患者背靠墙而立，双足离墙10cm左右，双手相握并向前伸，治疗师抓住他的双手，患者将髋关节移开墙，治疗师给予轻度阻力或助力来指导运动，并确保其重心持续在后。在前后运动过程中，治疗师应寻找激发足背屈的那个位置，然后在此位置诱发患者足背屈的主动活动（图5-1-8）。

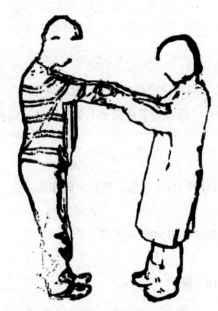

图5-1-8 治疗师正在训练患者前后运动，并将注意力集中在使足背屈上

［指令］

"将你的臀部离开墙。"

"看，你的脚趾正抬起一点，再尽可能多抬高一点。"

［检查］

患者应该用伸肘关节和腿来离开墙。

确保其用双足负重。

确保其双膝无屈曲。

髋关节应始终在踝关节后面。

（5）增加复杂性　患者站立位的活动能力，必须用更为复杂的训练来不断提高。方法可以是从窄小支持面站立位与治疗师交谈，到站立位双手进行各种活动。如下：

①患者向前方、侧方、下方及跨步接球。

②用单手/双手从地上捡起不同大小的物件。

③利用步行训练来增加平衡能力，通过让患者站住、改变方向、跨越物体等增加训练的复杂性。

4. 步骤4——将训练转移到日常生活中去

（1）如果患者的临床状况较好，从第一次治疗开始就应帮助患者站起并开始在站立位训练。

（2）在训练之余，患者有机会以正确的身体各部分对线及患侧负重来站立，并应有书面指导，以使他能监督自己的练习。

（3）患者为了练习站立和行走，必须能够站起和坐下，治疗师可能需要安排一个适当高度和稳固的椅子以使他能站起。

（4）患者在白天应利用短时间靠桌子站立，可以用一个肢体负重监测器以确保患腿部分负重。缺乏髋关节前移训练会导致小腿肌肉缩短，这将会妨碍他用患腿负重站立，也会明显地影响其行走训练。

（四）站起与坐下训练

1. 正常功能及基本成分　站起和坐下都是用最小的能量消耗，使身体从一个支撑面转移到另一个支撑面。

站起时，单或双脚向后移，给重心前移提供一个支持基础。伸直的躯干在髋部向前倾斜，随着双膝前移带动重心越过双脚而使身体的重量向前向上移动。如果椅子妨碍双足后移足够距离的话，躯干就不得不进一步前倾或患者必须坐在椅子的前沿。

仔细观察膝与肩的运动轨迹是很重要的，因为这些观察对于治疗师分析功能障碍和训练对作业的控制是有帮助的。

坐下时，髋和膝屈曲，躯干前倾使重心后移。通过伸肌群的离心收缩使体重下降到椅子上，这是通过屈曲髋部使躯干前倾和前移膝部使骨盆向后、向下移向椅子的过程。

基本成分：

（1）站起

①足向后放置。

②通过髋部屈曲伴颈和脊柱的伸展使躯干前倾。

③双膝向前运动。

④伸展髋部和膝部，完成最后站姿。

（2）坐下

①通过髋部屈曲伴颈和脊柱的伸展使躯干前倾。

②双膝向前运动。

③膝屈曲。

2. 步骤1——站起和坐下分析　脑卒中患者由于患腿缺乏力量，当他站起和坐下时不得不将其体重转移到健腿上以代偿。常见问题如下：

（1）主要通过健侧负重。

（2）不能使重心充分前移，即不能前移双肩过足和前移膝关节。

（3）患者试图通过屈曲躯干及头部来代偿屈曲髋部，或通过向前挪动到椅子的边缘而使重心前移。

（4）不能后移患脚使得已倾向于健脚负重的患者，通过健脚负起所有重量来站起和坐下。

3. 步骤2——练习丧失的成分　训练躯干在髋部前倾（伴随膝向前运动）。

（1）坐位，双脚平放在地板上，患者通过屈髋伴颈和躯干伸展练习躯干前倾（图5-1-9），双膝前移。患者应该有目的地通过双足向下向后推。

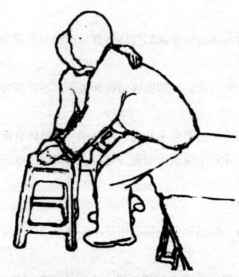

图 5-1-9　练习大腿离开椅子站起，治疗师让患者左膝向前并推膝部向下，
使患足固定在地面上并让患者知道怎样运动

[注意]

治疗师抬高患肩以便保持身体对线（即保持双肩水平）。治疗师需要帮助不能自己移动足的患者，将患足置于凳子下。

[指令]

"将双肩移到脚前并通过双脚向下和向后推。"

"通过患脚用力向下推。"

"向前看。"

[检查]

治疗师不要站得太靠近患者，否则会妨碍其肩和膝的运动路线和重心的前移。

不要站在妨碍患者患侧负重的位置。

（2）患者可利用桌子练习躯干前倾和足跟向下推，教给患者通过大腿抬高离开床面的概念。

4. 步骤 3——练习站起和坐下

（1）练习站起　患者双肩和双膝向前，练习站起。当他的膝前移时，治疗师通过从膝部沿着胫骨下推给患者一个通过患脚下推的概念。

[注意]

1）如果患者很虚弱、身体过重或无足够力量站起，则需要他人帮助站起。

2）用较高椅子练习站起比较容易，这样可以省力。对站起有困难的患者可发现当他们坐下时较易获得一些肌肉控制，练习坐下（伸肌的离心收缩）会帮助他们改善站起活动控制困难。

3）治疗师也可在患者肩部用手法引导帮助他：开始患者可将双上肢放在治疗师的腰部给患者一点支持，然后，患者必须用他的双脚站起而不是拉治疗师的腰来站起。站立过程中，重量转移到脚时，股四头肌收缩将大腿移到胫骨上，足背屈肌收缩将小腿移到脚上。这两组肌群有部分协同作用，以产生向下和向后的力。治疗师将患者的膝前移使角度对线适当，再把膝部下推，以便帮助患者脚接触地面。如果没有把膝部下推，股四头肌收缩会使小腿向上移到大腿，而脚向前滑动并从地面抬起，影响站立。

［指令］

"通过你的患脚下压站起来。"

当他站起时说："使你的双髋向前／向我。"

［检查］

确保患脚承担一些重量。

当患者站起时，不要用你的膝部顶住患者的膝部，因为这样会妨碍患者膝的前移。

确保双肩充分前移。

（2）练习坐下　在运动开始时，治疗师可能需要帮助患者前移双肩和双膝。当患者通过膝部下推坐下时，治疗师使其患腿负重。

［指令］

"向下、向后移动臀部坐下。"

"将你的双膝向前移。"

［检查］

不要站得太靠近患者或握其双上肢太近，以免阻碍其双肩和双膝前移。

确保患脚承担了一定的体重。

（3）增加难度　患者练习站起和坐下过程中，停在其运动范围的不同位置，变化方向和改变速度。治疗师指导这些空间和时间的变化。

站起和坐下是在日常生活中正常进行的动作。为训练患者的灵活性和适应性，应利用各种不同的条件。如从不同的平面站起、从一侧站起、握物站起及交谈中站起。如果他懂得将他的重心移到变化着的支撑面上的方法并有机会练习，他会很快学会适应变化着的作业和环境的要求。

5. 步骤4——将训练转移到日常生活中去　患者必须能够自己站起和坐下，才能从一个椅子转移到另一个椅子，能上厕所和练习行走。为有好的效果，他需要有自己练习的机会。这就需要治疗师列一个清单说明他该练什么和应达到什么具体目标，包括：一天完成多少次，每次重复的次数，或集中练习某个特殊成分。

工作人员和患者亲属需要懂得所涉及的基本的生物力学原则及怎样帮助患者、怎样加强和监测患者的活动。运动训练的一个主要点是训练的连续性。如果患者在治疗中练习的是一种方法，而在白天的其他时间用另一种方法，这就没有连续性。

（五）行走训练

1. 正常功能及基本成分　正常成人的行走是用尽可能少的能量消耗使重心在空间移动。双足水平行走是一种很不稳定的运动。当身体由一侧下肢支撑时，较大的重力和前冲力可引起身体不稳。这种身体内在的不稳定性需要复杂的控制。正常行走时，能量的利用是高效的，因为肌肉的收缩、躯干和肢体节段的位移及短暂的肌肉活跃期之间有精确的关系。这些因素也保证了正常的行走是用自然的频率有节奏地进行的。步行时有一个短暂的双足支撑阶段，但为了描述方便，步行可分为主要的站立期（支撑期）和摆动期（图5-1-10）。

NOTE

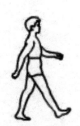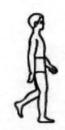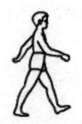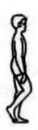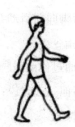

图 5-1-10　步行的正常顺序

站立期始于足跟触地。它的特征是踝关节先跖屈后背屈；膝关节先屈曲后伸展，到此期末又屈曲；整个站立期，髋关节保持伸展。这些运动成分使重心前移，站立末期髋关节的伸展是该下肢摆动期启动的基础，从而能由一个时相转到下一个时相。膝关节的屈曲 - 伸展 - 屈曲使得步行更圆滑协调。当重心前移和侧移时，支撑腿髋外展肌收缩和对侧躯干侧屈肌收缩，来防止同侧骨盆异常下坠或向对侧倾斜。站立腿髋关节外展肌的收缩也可控制骨盆侧方移动，而使对侧腿摆动过程中重心侧移最小。

摆动期开始时，膝关节的早期屈曲减低了下肢的转动惯量。在髋屈曲时，实际上膝已完成了屈曲动作。这样髋屈曲和膝屈曲相结合，使下肢缩短，并使摆动足在足趾离地后而摆过去。因此，摆动期早期的特点是髋屈曲、膝屈曲和踝背屈。最后阶段包括足跟触地前伸膝和踝背屈，而在足跟触地后，随即终止踝背屈。

身体重心的前移是通过踝和髋的运动使整个体重前移来完成的。在步行中，身体的稳定性与支撑面的宽度有关。在站立时，双脚相距 10cm 左右是正常的，但在步行中，双足处于这种位置就会引起骨盆过度地水平侧方移动。因此，双脚应以互相紧靠的方式直接前移，这使得侧方摆动限制到最低程度，而同时保持稳定。为了保持平衡，重心移动需要躯干和颈部代偿调节。当正常行走时，这种需要是最小的，但当速度减慢时这种需要加大。过慢地行走，不仅需要更多的平衡，而且使人的习惯行走形式发生变化。快速行走时需要的姿势调节较少。

在正常步行时，骨盆在水平面上旋转，但旋转量很小（在中轴向侧方偏4°），在足跟触地时，偏移最大。骨盆的这种旋转与胸椎旋转的方向相反。骨盆是一个坚硬的结构，它的旋转是由髋关节和脊柱关节引起的。在摆动期，髋关节内旋一直到支撑期完全负重，之后髋关节便会外旋。骨盆在矢状面上的旋转（骨盆前后倾斜），大约平均偏离3°。最大的前倾发生在足跟触地前的瞬间，最大的后倾发生在站立早期。

行走时，臂放松摆动的方向，与躯干从支撑腿反方向旋转的趋势相反。如当右腿前摆时，骨盆有转向左侧的趋势，这时左肩会带动左臂向前摆动来抵消它。

因此，步行的基本成分为：

（1）站立期

1）髋关节保持伸展（髋和踝发生角度位移）。

2）躯干和骨盆在水平面侧移（4～5cm）。

3）在足跟触地时，开始屈膝（大约15°），紧接着伸膝，然后在趾离地前屈膝。

（2）摆动期

1）屈膝伴髋关节伸展。

2）趾离地时，骨盆在水平面上向下倾斜（大约5°）。

3）屈髋。

4）摆动腿骨盆前转（依据跨距向中心轴两侧偏 3°~4°）。

5）足跟触地前瞬间伸膝，同时踝背屈。

以上成分是行走的主要决定因素，或生物力学的要求。

2. 步骤 1——行走的分析

（1）患腿站立期

1）髋关节伸展和踝背屈不够。

2）膝关节屈曲–伸展在 0°~15°范围内控制不够。

3）骨盆过度水平侧移。

4）骨盆过度朝健侧向下倾斜，同时向患腿过度侧移。

5）膝关节屈曲和踝关节跖屈不能。

（2）患腿摆动期

1）脚趾离地时，屈膝不够。

2）屈髋不够。

3）足跟着地前，伸膝不够及踝背屈不够。

此外，患者缺乏各成分之间的顺序意识及行走的节奏性和时间分配。

（3）早期训练时，治疗师应注意几点

1）步行分析和训练经常是从患腿站立期开始。患者用患腿正常对线负重的能力是很重要的。它要求伸髋、控制膝伸展并将重心向患侧移动约 3cm。然后患者练习向前迈健腿，这将使患腿处于站立期。

2）侧移重心困难。为了健腿自由向前摆动，大多数患者的骨盆过度向患侧移动，引起骨盆代偿性向健侧下倾。这种过度侧移常常是由于同时收缩同侧髋外展肌群和对侧躯干侧屈肌群困难所致。

3）不能伸展患侧髋关节以使重心前移。大多数患者在开始站立时，患侧髋关节不能处于正常的伸展位。如果不训练伸髋，则当健腿迈步时，重心不能正常前移，而用两个错误的动作来代偿：①健脚落地后，身体才前移。②向前移动不是由于患腿的伸展，而是由于健腿的伸展，且患侧髋关节处于屈曲位。当患腿向前跨步时，发生另一种代偿性错误。患者在患髋处躯干前屈，同时健腿向前迈一小步，以代偿伸髋将重心前移至患腿。

4）整个站立期对膝关节控制不够。当患者开始用患腿负重时，膝关节通常由于伸膝肌群控制不够而不得不屈曲。这种情况下，患者很快学习一种代偿方法，即将患膝被动置于完全伸展位，并一直保持至站立末期，这就影响了由屈膝而产生的正常、平滑、流畅的行走，并阻碍了患者在摆动期开始前屈膝。这个问题的产生是由于不能收缩股四头肌及不能在 0°~15°范围内控制膝的屈伸所致，它也与不能伸髋有关。很多患者发生腓肠肌变短而阻碍了伸髋和在踝关节处将重心前移，膝关节保持在僵硬的伸展位。一些患者在站立期时，用轻度屈膝来学习步行，这表明患者的肌肉活动可以使膝关节处于轻度屈曲位，但对膝关节最后几度运动的控制不够。

5）足趾离地时屈膝不够。这一缺陷干扰了摆动期的整个顺序。正常时，在站立末期，膝屈曲而髋处于伸展位，此动作减低了下肢的转动惯量。若此时不能屈膝，则代偿性地产生患腿的异常前摆，拉住骨盆，使髋外展和骨盆向后倾。在分析此期时，髋屈曲不够似乎是主要问题，而且尽管患者确实存在轻度髋关节屈曲不够，但如能够主动充分屈膝以使足跨越地面时，则髋关节可有相当充分的屈曲以利行走。

6）不要把摆动末期踝的主动背屈不够作为问题而单独训练。

7）向前迈步或行走时的步宽较大主要是由于平衡能力差和害怕跌倒所致，因此可通过双足靠近的平衡训练来克服。若在早期，也可能是由于患者在摆动期不能控制患腿造成的。由于足趾离地时不能屈膝而发生的代偿运动可导致患足置于一相对外展的位置。

[注意]

要使本章的行走运动方案行之有效，最基本的是要准确分析患者的问题及正确决定训练的最主要的运动成分（指其他许多运动成分所依赖的成分）和它们训练的顺序。如患者在站立时患侧骨盆向前旋转不够，这可能是髋关节伸展协同运动的一部分，所以需要训练这个运动成分。如果用抗阻步行促进骨盆旋转，反而干扰或妨碍了伸髋而影响了正常的步行活动。因此，运用抗阻训练行走不适用于脑卒中患者，因为它干扰了时间和空间两方面的功能协调，鼓励了异常的肌肉活动和干扰了复杂的学习过程。

3. 步骤 2——练习丧失的成分

（1）站立期

1）整个站立期训练伸髋：

①见站立平衡中引出髋伸肌群活动的方法。

②站立，髋对线正确，用健侧向前迈步，然后向后迈步。当他向前迈步时要确保伸展他的患侧髋关节。

[注意]

此练习不可动作太慢或步幅过大，要使患者知道当移动他的健腿时要用患腿站立。随之转移体重于健腿以便他能开始行走。

[指令]

"将你的体重放在患腿上。"

"用你的健腿向前迈，你要在你的患侧踝关节处向前移。"

[检查]

确保患者没有向侧方迈步，指出他应向何处迈步。

确保在整个过程中髋关节是伸展的。

确保站立腿的髋关节向侧方移动不超过 2cm。

2）训练站立期的膝控制：

①坐位（如腘绳肌发紧则仰卧位训练），伸直膝关节，当患者通过 15°范围练习控制股四头肌离心和向心收缩及试图保持膝关节伸直（等长收缩）时，治疗师从患者跟部向其膝部给予强有力的压力。通过跟部的压力要尽可能大以使股四头肌必须收缩来防止屈膝。

[注意]

对患者来说，首先让其膝关节处于 15°或 20°范围可能较易激活其膝部伸肌群（防止其膝关节进一步弯曲），然后伸直几度，再次弯曲直至患者的膝关节处于所要求的 0°～15°范围内练习。激活股四头肌是关键性问题。

NOTE

［指令］

"将你的膝关节弯一点，不要弯得太多，现在伸直。"

"保持你的膝关节伸直。"

［检查］

确保患者的腿在适当的位置，不会阻碍膝关节完全伸展并允许髋关节和膝关节运动。要用大腿移动小腿，非小腿移动大腿。避免膝关节运动不稳定或没有控制。

患者应在他恰好能够控制的范围内练习，并尽可能进展到在 0°～15°范围内活动。

一旦患者有些控制能力，要练习保持他的膝关节在 0°～15°间的不同位置上。膝关节一定不要锁在伸展位上。不允许足跖屈。

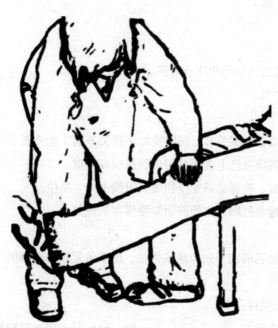

图 5-1-11 患者通过 0°～15°范围练习屈伸膝关节以改进此范围内股四头肌的控制，从足跟施加压力以保证屈膝时股四头肌的离心收缩

②练习以下动作：a.患肢站立并如前述练习用健腿向前迈步及向后迈步。b.两腿交互站立。健腿置于患腿前，交替练习将重心移到健腿上及患腿上。迈步步幅要小，否则将不适合保持膝关节的伸展。c.练习稍屈患膝几度然后伸展之，他可能获得如何控制其膝关节的较好意识，当患者练习这个动作时，重心必须前移到健腿上，这样，患者通过患腿承受较小的体重来练习控制其膝关节。

［指令］

"将你的髋关节向前移到你的健腿上。"

"保持你的膝关节伸直。"

"练习弯曲及伸直你的患侧膝关节几度，当你这样做时保持髋关节前移。"

［检查］

确保患膝伸直——因患髋前移时患膝可能屈曲。

③患者用健腿迈上及迈下一个 8cm 高的台阶。

［指令］

"将你的健脚放在台阶上。"

"保持你的患侧髋关节伸直。"

"将你的健脚放下来。"

[检查]

当患者将健脚放在台阶上时，保证其重心不后移，即患髋始终伸展。

不允许患膝屈曲或过伸。

不能迈向侧方。

④用患脚踏在台阶上，然后用健脚前移重心并迈上阶梯，再迈下来，进步到能迈过去。

[指令]

"将你的患脚放在台阶上。"

"前移你的患膝。"

"用健腿迈上去。"

"保持你的膝关节屈曲直至你的体重前移。"

"现在伸直你的膝关节。"

[检查]

膝关节不要过早伸展，即膝关节已很好地位于踝关节前才能伸展。

确保患者不是用健腿推自己上去而是用患腿提起其体重。

当用健腿迈上阶梯时，患者必须完全伸展其患膝于中立站位。

确保患者不要过快地将健脚放在地面而是慢慢落到地面。

[注意]

上述是一个有用的加强股四头肌力量的方法，但要重复做。阶梯的高度可变化。此法亦可用于训练上楼梯。

3）训练骨盆水平位侧移：

①患者站立位，髋在踝前，练习将重心从一脚移动到另一脚，治疗师用手指指示其骨盆移动的距离，即 2.5cm。

[指令]

"移动你的重心到你的右足上。"

"现在移回左足上。"

"为了移至右边，轻轻向下推你的左脚（用力）。"

[检查]

确保髋和膝关节伸展。

患者骨盆不能侧移过远。

②患者站立位，双髋于双足上，练习用健侧腿向前迈。

③练习侧行。

[注意]

如果患者不能外展患腿去迈步，治疗师可帮助他，当其将重心移到健腿时治疗师用自己的腿引导患腿迈步。如果需要，患者可将手臂置于治疗师肩上，这使他可有一些支持。患者肘关节应伸展，同时不能环绕在治疗师颈部。

NOTE

［指令］

"让我们向侧方行走，用右腿站立，用左腿向侧方迈步。"

"用你的左腿站立，现在双脚靠拢。"

［检查］

确保肩部水平。

髋必须保持在踝前——患者必须侧移而不是斜移。应沿着一条线走。

患者的骨盆一定不要侧移过远。

（2）摆动期　重点是训练摆动期开始时屈膝。

1）患者俯卧以引出膝屈肌群的活动。治疗师屈其膝在90°以下。患者练习：

①通过在小范围的运动（离心的和向心的）控制膝屈肌群。

②维持膝在不同范围处的位置，用数数来维持肌肉活动。

［注意］

患者通常较易在膝关节处于直角位时收缩其膝屈肌群。当患者在此角度获得控制时，便鼓励他增加运动范围。患者必须通过中间范围来获得对腘绳肌的控制。治疗师应保证当患者试图激活膝关节屈肌群时不屈曲髋关节。如果患者只能在髋关节屈曲情况下激活膝屈肌群，这是和正常功能不一致的。

［指令］

"把你的膝关节放在这，弯一点，现在让它慢慢低一点。"

"再弯起来，不要太快，要慢慢地、圆滑地运动。"

"保持你的髋关节在下面。"

"保持你的脚在这，现在计数……"

"这次坚持时间长一些。"

［检查］

避免不平稳的控制差的运动。治疗师可帮助患者承担腿的一些重量。

不要屈髋。

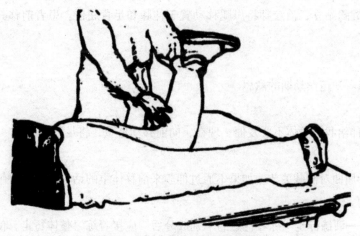

图 5-1-12　患者练习控制膝屈肌群

2）患者站立，治疗师帮患者小范围屈膝，练习控制离心和向心的膝关节屈曲。

NOTE

［注意］

患者通常较易先让足趾落到地面（膝屈肌群的离心收缩），然后从地面提起（膝屈肌群的向心收缩）。

［指令］

"屈膝，不要屈髋关节。"

"让你的足趾向下碰地面。"

"现在提起你的足趾离开地面。"

［检查］

不要屈膝太多，这会使患者失去平衡，而绷紧的股直肌会引起屈髋及使膝屈肌群收缩困难。

屈髋在几度范围以内。

不要推患者而使其失去平衡——可扶住患者对侧上肢，确保其重心通过支撑足保持平衡。

3）患者用患脚向前迈，治疗师帮助他控制开始部分的屈膝。

［指令］

"把你的膝屈起来"。

"向前迈，足跟先着地。"

［检查］

当患者向前迈步时确保伸展其支撑腿的髋关节。

4）患者练习向后走，治疗师指导其屈膝及足背屈。

［指令］

"向后走。"

"屈膝，向后迈步，将你的足趾放在地上。"

［检查］

患者不能在髋部将躯干斜向前以代替伸髋。

患者应两腿交互有节奏地向后走。

训练在足跟着地时伸膝和足背屈。

5）患者用健腿站立，治疗师将患腿移动置于伸膝和足背屈位。患者前移其体重于患肢足跟部。

［注意］

此技巧使患者知道摆动期的意思。

［指令］

"把你的脚伸给我，身体不要发僵。现在，向前移动体重，将足跟放下。"

［检查］

不允许患者屈曲对侧膝关节。如果不通过伸髋来前移体重的话，他会屈对侧膝关节。

步长应均匀。

4. 步骤 3——训练行走　练习行走的个别成分后，应接着练习整体行走，使患者将这些成分按适当顺序结合起来。

（1）行走练习　患者首先用健腿练习。治疗师站在他后面，在双上臂处稳定之。当患者在行走时感到失去平衡及不能纠正时，应停步重新调整自己的对线。

NOTE

［注意］

患者步行开始的头几步行走的目的在于使他体会行走的节奏，改善对行走的控制和成分的循序安排。开始步行时，患者用患脚向前迈步可能有困难，所以治疗师可能需要用自己的腿来指导患者的腿前移。治疗师不应该将患者抓得太紧，因为这样可能会对其身体前移产生阻力，或干扰其身体对线而影响患者的练习，从而使其失去平衡。数"右－左"或"跨步－跨步"会帮助患者掌握运动的时间节奏。患者应以均匀速度行走，行走得太慢需要更多的肌肉活动。

在患者向前走时观察和分析患者的对线，治疗师要为患者找出明确的目标以改善其行走的成分。如在站立期，其目的可能是维持髋关节前移以使他感觉到体重通过他的脚掌，而在摆动期开始时，其目的可能是屈膝并使其向前伸直。

［指令］

"现在你准备行走。如果你开始走得不是很好，没关系，重要的是领会走路的要点。"

"首先用健脚迈步。"

［检查］

不要扶持患者太多。

当患者用右脚向前走时，治疗师也同样用右腿以免不协调。

（2）增加复杂性 患者只能通过实际练习来改善其行走技巧，在训练室坚硬而平坦的地面上练习行走是处于一个封闭的环境，应该给患者提供多样化的训练条件，如需要在一个有人群和物体移动的公共环境进行练习，以不断提高行走能力。如下：

1）练习跨过不同高度的物体。

2）行走的同时做其他活动，如和别人说话，拿着东西走。

3）改变行走的速度或在行走的空间范围内有其他人行走。

4）沿着人多的走廊行走，开始时治疗师应伴随患者以帮助他认知重要的环境标志，如十字路口、门口、交通等。

5）出入电梯。此时患者必须使其行动适应关门的时间限制。

6）跑台练习行走是另一种进行行走节奏和顺序训练的方法。它是一种增强心肺功能和耐力，也是作为评测的有效方法。跑台训练必须调整到对患者最合适的速度。

5. 步骤4——将训练转移到日常生活中去

（1）患者为了尽快单独行走，应有单独或和其他工作人员及亲属一起进行练习的机会。要给患者指导，如提出练习的目标，如何逐渐延长行走的距离或运动的时间，可用图表及时显示其进步，并提出练习中的注意点等。亦可利用录像辅助指导练习。

（2）关于辅助工具的利用。如：在平行杠内练习行走可对平衡差的患者提供安全的保障，但平行杠或三点手杖，只适合短暂减轻患者的平衡问题，继续使用会使问题恶化，因控制机制很快会适应附加的反馈和所提供的支持。有些患者脑卒中前就用手杖，则应向其解释如何用手杖稳定自己而不是依靠它。使用比平常长一点的手杖可达到此目的。另外不鼓励患者用支具（夹板、短腿支具）使踝关节处于背屈。因为这会使脚在整个行走周期中均处于背屈位而阻碍了在周期的一定阶段所需的踝跖屈。这样，患者会因此而用髋和膝关节的角度变化来代偿。

NOTE

第二节 镜像疗法

一、概述

镜像疗法（mirror therapy，MT）又称镜像视觉反馈疗法（mirror visual feedback，MVF），是指利用平面镜成像原理，将健侧活动的画面复制到患侧，让患者想象患侧运动，通过视错觉、视觉反馈及虚拟现实，结合康复训练项目而成的治疗手段。1995 年最早由 Ramachandran 等学者首次提出并用于治疗截肢手术后的幻肢痛。1998 年，Altschuler 在第 28 届美国神经科学年会上首次报告镜像疗法应用于脑卒中后运动功能康复，1999 年在《柳叶刀》上发表镜像疗法应用于脑卒中后期患者上肢功能康复的临床研究，初步证实了镜像疗法在脑卒中偏瘫患者运动功能康复中的积极作用。至此，镜像疗法应用领域逐步转移至脑卒中后的肢体康复，并多从运动恢复、控制、动作观察、学习等方面进行研究。McCabe 和 Moseley 分别于 2003 年和 2004 年对镜像疗法治疗复杂性区域疼痛综合征进行了研究，Rosen 和 Lundborg 于 2005 年应用镜像疗法治疗周围神经损伤取得良好效果。之后关于镜像疗法的研究也主要集中于上述病症的康复治疗中，镜像疗法在上肢运动康复及疼痛、认知等治疗中应用广泛。

镜像疗法主要应用于单侧肢体受累的患者。基本原理是：根据平面镜反射相等的物像及距离，以正常肢体镜像代替患侧肢体，通过视觉反馈进行治疗，达到消除异常感觉或恢复运动功能的康复目的。作为一种较新的康复治疗手段，为康复医学提供了新的发展空间。

二、作用机制

镜像疗法对某些疾病的治疗效果是明显的，但其作用机制一直不甚清楚，相当多的神经学专家采用脑电图、功能磁共振成像、正电子发射体层摄影术等方法尝试进行解释，然而至今尚未得到统一认识。镜像疗法应用于康复医学，依赖的基本原理如下。

（一）中枢神经系统的可塑性

神经系统可塑性是机体对内外环境的刺激发生行为改变的能力，这包括后天的损伤、差异、经验及环境对神经系统的影响。目前没有研究能够证明高度分化的神经细胞可以再生。然而，通过动物实验和临床观察，发现脑损伤后丧失的脑功能会有一定程度的恢复。说明在脑损伤恢复的过程中，存在与再生不一样的其他恢复机制。大脑在人的一生中不断接受着外部的刺激，从而学会新的语言和运动技能，幼年期神经通路的形成最活跃，随着年龄的增长，进入成年期和老年期后其活性有所减少，但仍可利用可塑性学习新的语言和运动技能，这同样适用于脑部的疾病或外伤。

传统神经学理论强调，中枢神经系统是通过各个区域发挥不同作用的，区域之间分界明确，某一区域受损通常意味着其支配的功能不可逆受损。然而，随着当代神经学研究的深入，越来越多的证据反驳传统理论。首先，大脑皮质各调控区域之间并不是孤立的，而是动态变化的。Kauffman 等的一项实验发现，蒙蔽正常成人的眼睛长达 1 天之后进行皮肤刺激，此时皮肤感觉传入可激活一部分常理上支配视觉的皮质。另外，同一区域（如中央后回感觉区）内亚分区之间也不是孤立的。Ramachandran 等对截肢患者的研究发现，刺激皮肤上某些区域，会被患者误认为已经不存在的肢体受到刺激，且有清晰的对应关系，称为感觉"重绘"。研究通过脑磁图、三维核磁共振表面成像等技术，将皮肤上这些特定区域与中央后回被截肢体映射图进行对比，揭示重绘区域与中央后回支配区邻近，也就是说，截肢后该段肢体的支配区感觉传入缺失，邻近区域便会侵入，造成感觉重绘。以上事实证明了成人大脑的可塑性。而赫布理论（hebbian theory）则解释了可塑性的细胞学基础。赫布的细胞联合理论认为，若突触前神经元重复不断地向突触后神经元发出冲动，则突触的效能提升。因此，大脑皮质各区域类似于一种动态平衡，根据冲动强度变化可引起功能性重绘，是以复杂的整体形式存在，而并非传统观念认为的那样孤立存在，从而也就为大脑的可塑性提供了依据。因此，如某些神经病理痛、感觉异常、瘫痪等，很可能只是由于大脑功能平衡移动，区域重绘，成为"习得性"障碍，而如果能找到"去习得性"的疗法，重新启用失用区域，令平衡反向移动，即可达到康复治疗的目的。

（二）镜像神经元系统激活

镜像神经元（mirror neurons，MNS）是联系视觉与运动属性的一类特殊神经元，是指一类观察到其他人或灵长类动物执行动作或在自己执行动作时都能兴奋的神经元，它们不仅在个体执行特定动作时兴奋，在个体观察其他同类执行相同或相似动作时也兴奋。20 世纪 90 年代初被 Rizzolatti 等在猴子身上发现，运用计算机断层显像发现这些镜像神经元主要位于顶下小叶、颞上沟、后顶叶区、额下回、上颞叶沟和脑岛中叶。他们观察到，在猴子执行某一动作时，前运动皮质中有特定的神经元放电；而同时，当这一动作被呈现于猴子视野中时，特定的神经元也会放电，将这些像镜子一样映射其他人动作的神经元称为"镜像神经元"。分布于不同脑区的所有镜像神经元构成了镜像神经元系统，该系统提供了一种能很好地统一动作感知与动作执行的"观察 - 执行匹配机制"。研究表明，这种"观察 - 执行匹配机制"在动作理解、动作模仿、运动想象及运动学习等重要的神经生理学过程中起关键作用。而上述过程正是神经康复中镜像疗法的重要理论基础。

（三）视觉反馈 - 运动观察

视觉作为知觉的主导，向大脑传输人体感知外界的主要信息来源。利用镜像装置，将健侧肢体活动的画面复制到患侧，患者通过这样视觉反馈，进行运动观察、模仿及再学习。通过不断的视觉反馈（包括运动观察成分）刺激人脑主要运动皮质，影响皮质的电活动及兴奋性，促进脑功能重塑，诱发运动功能恢复。至于视觉反馈为何能够重新启用失用区域，也有多种解释，主要包括视觉与本体感觉和视觉与运动两方面机制。视觉可以超越触觉、本体感觉，甚至高级中枢理性思维，成为知觉的主导。

（四）运动神经通路易化

大脑神经网络连接复杂，部分运动神经起源于健侧并延伸到患侧，这些运动通路在患侧肢体的运动功能恢复中起着非常重要的作用。镜像疗法中患者独立或辅助下进行双侧运动训练，双侧肢体进行对称动作时，运动皮质区得到广泛激活，可以认为镜像视觉反馈能够易化患侧部分运动通路，促进肢体运动功能恢复。

三、临床应用

（一）疼痛

镜像疗法最初来源于上肢截肢患者幻肢痛的治疗，以恢复传入 - 传出环路的完整性为治

NOTE

疗目的。幻肢痛是截肢患者常伴有的一组临床症状，表现为患者感觉被截去的肢体仍然鲜活地存在，并且伴随肢体疼痛或紧张感，50%～80%的截肢患者会遭受此痛苦。此症状可能于麻醉苏醒后立即产生，或长达数周后逐渐出现；可能持续存在，或间断发生。在不同病例中患者对幻肢的描述各具特点。包括原有肢体伸长或缩短、不受控制的运动、固定于特定位置、感到冷热刺激等；疼痛性质也不尽相同，包括刺痛、灼痛、电击痛、痉挛痛、扭转痛等。幻肢痛的病理生理机制尚未完全阐明，最近的研究提示，幻肢痛可能与大脑皮质功能重组、大脑机能改变，脊髓机能改变及外周神经机能改变有关。也有研究显示，幻肢痛与心理和记忆等多种因素有关。Wilcher等令患者坐在一面特殊的镜子前面，截肢的部位隐藏在镜外，他在镜子里只能看到自己健全手臂或腿的影像。这样可使患者产生截肢仍然存在的视觉错觉，患者移动健全肢体时会主观感觉自己又能移动和控制幻肢了。这种方法可以激活那些引发幻肢痛的脑部调节中心，从而减缓疼痛感觉。Ram-achandran等报道，利用镜像治疗要求双手进行对称性动作，向大脑提供缺失肢体运动的信息。该过程可重建对幻觉肢体的控制，从而减轻患者的疼痛。此法与放松疗法、心理暗示结合起来，可提高痛阈，减轻疼痛反应。Chan等研究显示镜像疗法可减轻幻肢痛的疼痛评分。有人还提出患者在家中主动进行镜像治疗是一种有效的、低廉的治疗方式。提示对于幻肢痛的患者，镜像疗法是种较好的治疗手段。

复杂性区域疼痛综合征（complex regional pain syndrome，CRPS）以前被称为反射性交感神经性营养不良，是一种发生于伤害性事件之后的疼痛综合征，症状包括区域性疼痛、感觉异常、皮温异常、出汗、水肿、皮肤红斑及肌肉骨骼营养性改变等。作为诱发因素的组织损伤恢复后，局部仍长期表现出与病理改变不相符的疼痛。根据无或有明确的周围神经损伤，CRPS被分为Ⅰ型（相当于RSD）和Ⅱ型。其发病机制复杂，涉及外周与中枢性的病理生理过程及混杂的心理因素。近年来，神经科学领域出现一种观点解释CRPS发病机制，认为尤其是Ⅰ型CRPS的发生与中枢神经功能障碍有关，属于"习得性疼痛"，而镜像疗法可以解决一部分"习得性"障碍。

（二）脑卒中后上肢运动功能障碍治疗

镜像疗法逐渐被用于改善脑卒中后运动功能障碍。在镜像治疗中，镜子被放置于患者的正中矢状位，这样可使患者感觉健侧肢体在镜中反射的动作好像是患侧完成的。近年来，国外学者的研究证明镜像疗法不但适用于医疗机构，也适用于家庭训练；不仅适用于脑卒中急性期偏瘫上肢功能的恢复，也对脑卒中后遗症患者的上肢的恢复具有一定的促进作用。并且越来越多关于镜像疗法的研究着重于探讨其相关作用机制。2011年，Michielsen等运用功能磁共振成像研究镜像疗法的作用机制。也有一些学者将镜像疗法与其他疗法相结合来促进肢体功能的恢复及日常生活活动能力的提高。国内的相关研究较晚，且数量少。2011年，张洪翠的研究显示，镜像疗法能改善偏瘫患者患侧上肢的运动功能、减轻疼痛，但对患者的日常生活活动能力及痉挛状态无影响。综合国内外的研究表明：镜像疗法能提高脑卒中患者上肢的运动功能，包括关节活动范围、协调性、灵活性等，并能有效减轻疼痛，但对缓解肢体痉挛作用不大，并且对于镜像疗法的作用机制，目前尚未有统一定论。

镜像疗法通过视觉反馈激活特定脑区，促进运动再习得。通过健侧肢体的正确影像输入刺激大脑，具有较好的中枢定位及干预效果，而被应用于上肢特别是手部的精细功能恢复。因为在装置及操作上的不便捷，下肢镜像疗法的开展有一定难度，临床开展相对较少。镜像疗法涉及动作观察、运动想象、模仿学习等诸多过程，可通过幻想提高患手的存在意识，越来越多的

NOTE

证据表明镜像疗法在提高运动功能方面疗效较好，对于肢体关节活动度、运动速度与准确度、肌肉活性及力量等提高都有较好疗效，但对于痉挛、张力的缓解，以及肢体功能评分的提高没有明显改善。

（三）其他应用

孤独症常见的病因及影响因素包括遗传、脑器质性病变、社会心理因素等。镜像神经元系统除与动作理解有关外，还与其他的社会认知过程有关，包括模仿、心理理论、语言和共情等。在发育早期的镜像神经元系统的功能异常可能导致级联式损伤，而这些损伤正是孤独症的特征。因此，镜像神经元系统在某种程度上可以解释孤独症所表现出的多种社会认知困难。Dapietto 等的一项功能性磁共振成像研究发现，孤独症儿童的病情与镜像神经元相关脑区的激活降低程度呈很强的相关性，孤独症的病情越重，镜像神经元脑区的激活降低也越明显。

随着对脑瘫患儿镜像治疗进行了更多研究，镜像疗法很可能成为治疗偏瘫型脑瘫的一种常规治疗方法。有研究显示：镜像疗法能提高偏瘫型脑性瘫痪患儿的上肢运动功能、增大其握力、前臂旋后角度及肌肉厚度，但对患儿肢体痉挛程度改善无明显影响。此外，Mosetey 等认为通过改变镜像影像大小能改善运动诱发的上肢（前臂及手部）水肿，放大的影像会激发水肿程度，而缩小的影像会减轻水肿。

四、装置与操作方法

镜像疗法应用一种简易的设备，即"镜盒（mirror box）"，早期被命名为"虚拟现实盒"，将平面镜直立于长方形盒内部的正中矢状面上，盒子的顶面及靠近使用者的一面均被移除（图5-2-1）。

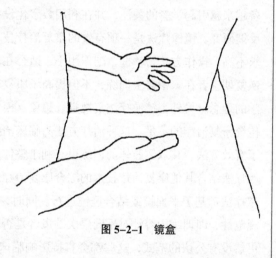

图 5-2-1　镜盒

在随后的实验中，根据实验对象和部位的不同，应用了多种变体，最简化形式为一垂直置于人体前方正中矢状面的平面镜。各个试验中应用的镜子大小都不相同，这也许是与治疗侧重的部位大小有关。健侧上肢多是直接放在桌面上。也有将健侧上肢置于一个矩形盒内的，盒子面对镜面的一面去除。无论是哪种方式，都应该尽可能制造最接近于真实的健侧镜像。这就要求，镜面中要反映尽量少的外部环境物体，因为健侧肢体附近的物体可以随时让患者注意到镜面中的肢体并非是患侧的，这样可能会影响到治疗效果。镜子大小的选择，以可以看到健侧肢体在镜子内反射的所有活动，但不能看到患侧肢体为准。训练时患者将肢体对称地置于镜子两侧，身体稍偏向健侧以便能观察镜面上健侧肢体反射出的镜像，而患侧肢体则被镜子挡住不进入视野，尽量使双侧肢体做一致的动作，观察健侧肢体活动在镜面中的成像并将其想象成患侧肢体的运动。从镜像疗法提出至今，主要依靠平面镜作为辅具，近年来，研究视觉与知觉的实验还在平面镜的基础上叠加凸透镜或凹透镜。镜像辅具在外形和功能上也有一定改变，并设计出诸多样式的镜像辅具。

Lee 等在研究不对称运动训练对于提高上肢功能的随机对照研究中，使用到虚拟现实反馈装置（图5-2-2），该装置由木盒子、LCD 显示器（54cm×34cm×21cm）、摄像头等组成。患

NOTE

者坐于无靠背凳子上以规定的姿势保持对称坐姿，并保持髋关节、膝关节、踝关节位置固定。在训练的准备阶段，患者健侧肢体会跟着节拍器（1Hz）完成相应训练动作，此时摄像头采集健手运动影像，储存于计算机，在训练时投影到桌面显示器中。该虚拟镜像辅具由头盔式显示器、角度探测器、编码器等组成，患者通过头盔式显示器可以看到虚拟的桌面、杯子及患侧肢体，并且随着健侧肢体的运动虚拟患侧肢体也会同时做出相应的动作。至此，镜像疗法的辅具发展已有较大改变，并不再依赖于传统的平面镜成像，数字化的成像及反馈方式给了镜像疗法新的训练范式。

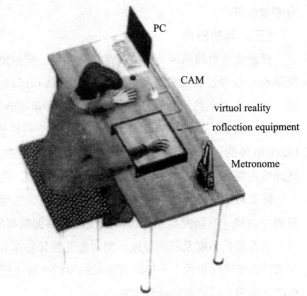

PC

CAM

virtuol reality
roflcction equipment

Metronome

图 5-2-2　虚拟现实反馈装置

五、小结

镜像疗法发展至今，在临床中的应用变得更加广泛，临床效果也逐步被认可。虚拟镜像设备越来越引起学者的关注，并在利用数字化设备进行更多传统光学平面镜成像无法实现的视觉反馈研究。镜像疗法是一项有效的康复治疗技术，应用器械价格低廉、其设备简单、对场地要求不高、操作方法易掌握、副作用小，适合在广大基层医院、社区康复机构推广应用，也适合恢复期患者在家中自主训练，不但提高了康复效率，也加强了患者的主动性，符合现代康复医学的理念。另外，镜像疗法集视觉、想象、模仿、运动为一体，以其独有的治疗特点，弥补了传统康复治疗的不足。这种治疗方法为临床治疗难度高的疼痛、感知觉障碍、偏侧忽略等提供了有效方法，其双侧肢体的训练更有利于整体康复，可缓冲消耗体力较多的传统康复治疗。镜像疗法结合其他康复治疗技术的综合康复治疗，符合现代康复医学模式的要求。一直以来，镜像疗法都基于平面镜或结合透镜进行。同时，受到镜像装置的限制，镜像疗法训练的统一性、规范性，即训练内容针对不同层次的患者是否有相应的训练指标，或训练项目的分层等，至今仍然没有公认的范式，这些都会直接影响临床研究效果的稳定，并且在范式创新上难以突破；在临床应用时也可能出现头痛、恶心等副作用；也会因个体想象能力的差异，导致不同的治疗效果。但它仍不失为一种具有良好应用前景的康复治疗方法，这些都会直接影响临床研究效果的稳定，依然值得我们进一步研究并推广应用。未来的镜像疗法将会依托在数字化虚拟镜像设备基础上，制定规范化训练范式，将会为镜像疗法的发展带来新的机遇。作为一种极具潜力和创新性的康复手段，镜像视觉反馈疗法一定会为康复医学者带来更多启发。

NOTE

第三节　强制性运动疗法

一、概述

强制性运动疗法（constraint-induced movement therapy，CIMT 或 CIT）又称强制性治疗，是从传入神经阻断的研究中衍生而来的一种新的康复治疗方法，其机制主要是建立在大脑功能重塑的基础上，通过限制健侧肢体的运动，同时对患侧集中进行大量、重复的练习及日常生活相关的活动训练，并逐渐增加难度以达到恢复功能的目标。研究表明，此方法能明显提高脑卒中患者上肢运动功能和日常生活能力。自 20 世纪 80 年代美国开始将其应用于治疗慢性脑卒中患者上肢运动功能障碍以来，强制性运动疗法得到了较大发展，并受到广泛关注。

二、基本原理

通常中枢性损伤都会出现休克现象，包括大脑休克和脊髓休克。当传入神经阻断后，导致脊髓基础兴奋水平下降，运动神经元产生运动的兴奋阈值增高。脊髓休克期一般为 2~6 个月，随着时间的延长，运动神经元兴奋性提高，运动功能在一定程度上恢复。虽然脑卒中后多数患者肢体并没有完全瘫痪，但是经常留有永久性的明显上肢运动功能障碍。在脑卒中急性期和亚急性期早期，患者多次尝试使用患侧上肢不成功，并受到惩罚（如拿不住杯子、烫手等），会使用健肢来处理日常活动，常常能获得完全或部分成功（学习过程中的行为奖励模式），这就是"习得性失用"（learned non-use）的形成过程。其本质是中枢神经系统损伤后导致的运动和感觉功能抑制，这种抑制远远大于损伤以后所出现的自然恢复。由于这种不使用患侧肢体的现象是损伤后学习而来的，因而被称为习得性失用。习得性失用的长期存在，会无限期地掩盖了患肢潜在参与运动活动的能力。为了克服习得性失用，形成了强制性运动的基本方法：限制健侧上肢的使用，强制、集中、重复训练患侧上肢。大量研究也证明这种方法能显著提高脑卒中患者的上肢运动功能，增加患手在日常生活中的使用，并阐明了脑卒中亚急性期之后神经康复的可行性。

涉及 CIT 的研究之一是研究神经可塑性与行为的交互作用，越来越多的研究提供了中枢神经损伤后功能重组的证据。近来的研究表明，实际运动技巧的获得或运动学习，是引起基本运动皮质代表区重组的先决条件。而 PET、功能磁共振成像（fMRI）、经颅磁刺激（TMS）等新技术的出现，使人们能更好地理解脑损伤后康复治疗和功能恢复的潜在机制。在强制性治疗后，皮质运动输出区扩大，提示手部皮质运动区的兴奋性升高，这和瘫痪肢体运动功能的提高一致。而且在患侧半球还可见明显的兴奋区重心转移，提示可能出现手部皮质运动代表区邻近中枢的再募集。在病变同侧感觉运动区、补运动区、运动前区，甚至病变对侧都可见到广泛的脑区激活。故提示强制性治疗能明显促进脑损伤后的功能重组。

三、临床应用

（一）强制性运动疗法的入选标准

1. 年龄 >18 岁，能够理解和执行康复训练的指令。

2. 患侧腕关节背伸 >20°，拇指及其他 4 指中任何 2 个手指掌指关节和指间关节背伸 >10°，且动作在 1 分钟内可重复活动 3 次。

3. 患侧关节被动活动度：肩关节屈曲及外展 >90°、肩关节外旋 >45°、肘关节伸展 <30°、前臂旋后和旋前 >45°。

4. 穿戴吊带或夹板后仍有足够平衡能力。

5. 坐、站及如厕时的转位能够自己独立完成，能维持静态站姿至少 2 分钟。

6. 无严重且药物不能控制的疾病，如高血压、糖尿病、心脏病等。

7. 无严重认知功能障碍等。

因实施强制性治疗，患者本人还必须具有较高的康复欲望、良好的认知能力，上肢各关节要能产生运动，而且要得到可靠的家庭支持。

（二）治疗方案

CIT 的基本原则是通过强制装置限制健侧上肢的使用，强制患者日常生活中使用患侧上肢，并短期集中强化、重复训练患肢，同时注重把训练内容转移到日常生活中去。强制性治疗主要解决患者残疾水平上的问题，强调功能活动的恢复。同时，也应注意患者残损水平的处理，训练开始给予被动关节活动、专门的肌肉牵拉练习和降低肌张力对提高任务练习的质量是有帮助的。强制性治疗的基本目标是提高瘫痪肢体的灵活性，提高患者日常生活中的运动功能。把完整性功能任务分解成几个能反映它们固有目标的单位，分步任务训练是再训练一些活动的有效方法。

1. 限制健侧手的使用　休息位用手夹板或塞有填充料的手套限制健手的使用，同时使用吊带限制健侧上肢的活动。强制用手夹板或手套应在患者 90% 的清醒时间使用，仅在可能影响平衡和安全的活动时才允许健手使用。对患者进行穿脱吊带与夹板等方面的指导与训练，直至患者可自行完成。强制用手夹板或手套一般用易开启的尼龙搭扣固定，以便能让患者本人在紧急情况下（如摔倒后）自行解除。

2. 强化训练患侧上肢　在限制健肢的同时，集中、重复、强化训练患侧上肢，能有效克服脑卒中患者在功能恢复时形成的习得性失用。这就是强化训练患侧上肢的塑形技术（shaping technique），通过塑形训练，结合限制健肢使用，能最大限度地克服患者的习得性失用。塑形，是指一种行为训练方法，即让练习者连续地接近仅有几小步就可达到的动作或行为目标，或使任务难度刚刚超过患者的肌肉运动能力。训练时患者要付出相当的努力才能达到目标。塑形训练同 PT 和 OT 的一些任务训练很相似，它们之间最大的差别是，塑形训练时，患者即使取得微小的进步也要给予明确的反馈，使患者能够感受到自己训练的进步。训练时，让练习者用患肢连续地做刚刚超过现有运动能力的动作或接近一行为目标，患者要付出相当的努力才能完成，完成后继续增加任务难度，逐步增加患肢的运动幅度，提高运动能力。它的每一个任务都有具体的动作描述、反馈变量、动作训练目的和潜在的难度增加方法。根据每个患者功能缺损情况，来选择不同的塑形任务。制订个体化的训练方案，明确训练项目，通常标准为 6 个，每个小项目训练 15～20 次，每天强化训练 6 小时，每周 5 天，连续两周。选择塑形任务主要根据以下三个方面：①选定的动作能纠正最明显的关节运动缺陷。②研究者认为所训练的关节运动有最大的提高潜力。③在几个有相似功能的任务中，要考虑患者的偏好。每一次动作塑形过程要包括语言指导、示范、反馈和鼓励，值得注意的是在患者练习小动作时，给予的是正向的回馈，如告诉受试者，"你做得很好""你做对了"等。患者即使取得微小的进步或者动作比较标准都要不失时机地给予鼓励，以调动患者训练的积极性，不断突破患者的功能极限。随着CIT训练强度的增加，反馈的数量和频率不断提高，重复运动可使中枢神经系统获得最大的可塑性改变。

3. 日常生活期间的任务训练　在日常活动时间，鼓励患者进行实际的功能任务练习，如使用患手摆放餐具、吃饭、收拾桌子、拨打电话等。在强化治疗的后几天，应该为每一患者制订一个家庭训练计划，有研究表明，持续的家庭练习对维持或进一步提高临床训练效果很重要。同强化训练一样，家庭训练计划也是以具体任务为方向的。训练的器械应该是家庭常用的或是容易买到的，如堆塑料杯、玩玩具套圈等，重点练习受损的运动和关节。力量和耐力练习一般不包括在家庭训练计划中。治疗组成员应该详细记录每个训练日的具体训练安排、塑形任务完成情况，记录强制装置的使用情况。对每一个患者要强调使用患手就餐，并记录就餐时的情况。这些信息对治疗小组之间的讨论和对治疗后的结果解释都有帮助。

4. 改良强制性运动疗法　从具体治疗来说，尽管CIMT疗效是肯定的，但是其训练强度很大，容易使人产生疲劳，而脑卒中后的患者往往年龄较大，CIMT过度强调了患侧上肢的单独运动，而忽视了双上肢的协同配合运动，因而有研究者进一步提出了改良强制性运动疗法（modified constraint-induced movement therapy，mCIMT）的概念，改良强制性运动疗法是在CIMT基础上根据患者的情况和耐受能力进行调整（表5-3-1）。

表5-3-1　CIMT和mCIMT对比

CIMT（强制性运动疗法）	mCIMT（改良强制性运动疗法）
训练强度大	训练可根据患者耐力进行调整
能提高患肢的功能，但缺乏双上肢的协同配合运动	mCIMT只选择适合患者的2~3个塑形动作，每次2小时，每周3次，健侧限制3日/周，连续训练10周，除此之外的其他训练内容如进食、梳妆、洗漱、如厕、穿衣等都在日常生活中进行
不能很好地将治疗效果有效地转移到日常生活中去	能成功地将在治疗过程中获得的运动能力从临床治疗室转移到现实生活环境中

第四节　其他疗法

一、运动控制理论与相关技术

（一）运动控制理论

根据Horak的运动控制理论"正常的运动控制是指中枢神经系统运用现有及以往的信息将神经能转化为动能并使之完成有效的功能活动"。神经康复理论对于运动控制有三种学说，即反射运动控制学说、阶梯运动控制学说及系统控制学说。

1. 反射运动控制学说　此学说指出反射是一切运动的基础，神经系统通过整合一连串的反射来协调复杂的动作。在该理论的指导下，进行运动疗法时可通过感觉刺激来降低痉挛，或通

NOTE

过触摸式轻拍增强牵张反射来诱发动作。

2. 阶梯运动控制学说　在 Bobath 提出的神经发育理论指导下的 Bobath 神经易化技术在临床运用较为广泛。它强调通过抑制异常的运动模式、异常的张力和异常协同方式来促使正常运动模式的出现。

3. 系统控制学说　此学说认为动作控制要以达成动作功能为目标。临床实践强调训练以功能性动作为目的。

（二）运动控制相关技术

最近发展起来的康复机器人系统就是基于运动控制与运动再学习理论发展起来的新技术，是 21 世纪发展最为迅速的设备之一。康复机器人的应用旨在利用机器人原理，辅助或者替代患者的功能运动，通过千万次标准化的重复动作，促进神经功能重塑，从而恢复患者的运动及运动控制能力。

1. 上肢康复机器人

（1）牵引式　牵引式上肢康复机器人的训练形式是对人体末端施加作用力，可模拟被动运动、辅助运动和抗阻运动的效果。牵引式上肢康复机器人主要提供平面运动训练，即两自由度康复训练。此类机器人结构相对简单，易于规划轨迹和控制。在主动运动训练时，可以通过虚拟现实技术，使受训者直观观察和感受训练任务；被动运动训练时，受训者前臂由机器人附带的肘臂托架支撑，手固定在机器人手柄上，机器人施力带动腕、肩、肘关节自由组合运动，达到上肢的整体运动。根据结构的不同，牵引式又可以分为刚性杆牵引式和绳索牵引式两类。

（2）外骨骼　外骨骼上肢康复机器人的名称来源于外骨骼机器人（exo-skeleton robot）。外骨骼机器人是将机器人套在人体外，像体外的骨骼，因此也称为穿戴式机器人。外骨骼机器人对身体起保护和增强能力的作用，最初应用于军事领域，目的是增强军人的作战能力。外骨骼上肢康复机器人结合了外骨骼机器人的设计特点，在康复训练时减轻患者对瘫肢的负载，同时辅助患者运动；训练任务通过虚拟现实技术表现给受训者。被动运动训练时，辅助人员帮助受训者穿戴好上肢康复机器人，机器人根据规划的训练任务提供完全的运动辅助，对相应的瘫痪关节施加作用力，从而实现瘫肢的整体运动。当患者具有了一定运动能力后，可使用主动运动训练模式进行训练。与牵引式康复机器人相比，外骨骼康复机器人明显的特点和设计的初衷是使康复训练范围从平面拓展到立体空间。如同牵引式上肢康复机器人一样，现有外骨骼上肢康复机器人也可以分为两种类型：刚性杆外骨骼上肢康复机器人和绳索驱动外骨骼上肢康复机器人。

2. 下肢康复机器人

（1）站立式　下肢康复机器人的设计必须要符合人体运动学的基本规律。由于大多数患者的下肢功能较差，不能负载正常的体重，所以一般站立式下肢康复机器人都配有减重装置。

站立式下肢康复机器人的典型结构之一，是采用下肢外骨骼与医用跑步台协调带动患者的下肢进行步态训练。1999 年瑞士研制出的 LOKOMAT 步行康复训练机器人，是第一套能够辅助下肢运动障碍患者在医用跑步台上进行减重步行训练的产品。该训练评估系统由外骨骼式下肢步态矫正驱动装置、智能减重系统和医用跑步台组成。外骨骼式下肢步态矫正驱动装置被连接到一个弹簧支撑的四边形结构上，是训练系统的核心部分。外骨骼是左右对称的机械腿，在机械腿的腰部机架和大腿腿杆上分别安装电机，各驱动一套丝杆螺母机构，从而推动机械腿完成步行动作。智能减重系统主要由固定支架提供支撑和稳定，通过电机驱动，悬吊患者胸部绑带支撑部分体重。医用跑步台的主要作用是与外骨骼式下肢步态矫正驱动装置协调运动，为患者提供正常生理模式的步态训练，同时也可为患者提供部分体重支持。

站立式下肢康复机器人典型结构之二，是采用控制脚踏板来带动整个下肢运动。1996 年德国研制的机械式步态康复训练器（mechanical gait training，MGT）是世界上足底踏板驱动式下肢康复机器人的最早样机。2003 年德国采用机器人技术、计算机技术和虚拟现实技术开发了 Haptic Walker 康复机器人。Haptic Walker 采用悬吊方式来减轻患者体重以保持患者身体平衡。患者踩在可编程控制踏板进行康复训练，它可以提供各种可能的足部运动轨迹；可编程控制踏板由两个完全对称但相互独立的机械臂组成，踏板安装在机械臂底部。机械臂安装在直线导轨上，踏板水平方向上由直线电机控制，竖直方向的位置由安装在机械臂 3 个关节处的电机控制。该系统通过位置控制能为训练者提供平地、上下楼梯等多种训练场景，以提高训练者兴趣，增加训练的主动性。还可以模拟爬楼梯运动的训练模式，比在地板上行走对承重肌肉的促进作用更大。

站立式下肢康复机器人典型结构之三，是基于患者下肢肌电信号比例控制的气动下肢外骨骼康复训练机器人。密歇根大学研制出了一款基于患者下肢肌电信号比例控制的气动下肢外骨骼康复训练机器人。该机器人主要由脚踝外骨骼、膝盖外骨骼、臀部外骨骼及连接在它们上面的脚部外壳、小腿外壳、大腿外壳、驱动装置所组成。踝关节和膝关节的运动分别通过安装在小腿前后和大腿前后的人工气动肌肉驱动；由于髋关节的运动需要的力矩较大，所以通过气动缸来驱动。其驱动的输出是通过患者的下肢肌电信号来控制的，实现了协同控制步态训练，不过此机器人适用于下肢有一定运动能力的患者，适用范围比较窄。

（2）坐卧式　坐卧式下肢康复机器人使患者的体重基本由座椅或床承担，简化了减重结构。目前最有代表性的坐卧式下肢康复机器人是瑞士的 Motion Maker，系统减重由座椅承担。系统主要由 2 个三自由度的机械臂、座椅、底座、闭环控制系统及功能电刺激模块组成。机械臂对称安装在底座两侧，髋关节、膝关节、踝关节的运动分别通过直流电机驱动丝杆螺母机构，从而推动曲柄运动来带动。各关节处安装有角度传感器，在丝杆与曲柄连接处安装有压力传感器，根据这些传感器的反馈数据形成机械臂的闭环控制。机械臂的大小腿长度可调，适应患者身高 1.5～1.9m。并且为了患者训练时的安全，加入痉挛检测和疲劳检测模块。

康复训练的目的是使患者最大限度地恢复功能，能够自主生活、回归社会。这要求康复训练接近或等效于日常生活运动能力训练，机器人提供的训练任务能够训练日常运动能力。上肢康复机器人应该符合患者的运动特点、身体特征，训练空间要满足不同肢体大小患者的要求。能够进行日常行为训练、具有主动柔性和被动柔性的机构，是上肢康复机器人未来发展的方向。下肢康复机器人在功能方面，除了步行运动训练以外，单关节的肌力与活动度的训练也是目前康复机器人关注的重点。除此以外，训练的智能化、趣味化也是以后康复机器人总体发展的趋势。

二、贴扎疗法

（一）概述

贴扎（taping）源于古代埃及，是一种利用弹性或非弹性胶布贴于皮肤，利用胶布的张力，起到保护运动者肌肉骨骼系统、促进运动功能的一种非侵入性治疗技术。随着运动医学与康复医学的不断发展，贴扎不仅用于运动损伤的预防与治疗，也在康复医学、医疗美容、运动训练等领域得到广泛的使用。传统的贴扎技术多采用无弹性或弹性较差的运动贴布（athletic tape），

NOTE

包括白贴、轻弹贴和重弹贴，用于运动损伤后的急性处理，起到固定关节位置、限制软组织活动、缓解疼痛及避免再伤的作用。但采用运动贴布进行贴扎，不仅会限制运动员在受伤后继续比赛时的发挥，也可能因贴扎时用力过大导致血液循环障碍，不利于受伤部位的康复。

肌内效贴（kinesio tape，KT）由日本人加濑建造博士（Dr. Kenso Kase）在1973年发明，是一种带有极佳弹性的超薄透气胶带。布基采用防水弹力布，胶水为医用亚克力胶，胶面呈波纹状不完全覆盖在布基上。肌内效贴布的厚度与透气性均类似于人体的皮肤，可用来减轻水肿、改善循环、支持、训练、放松软组织、减少发炎反应、降低疼痛；肌内效贴在未施加拉力或在拉力范围（原长120%~140%）内时，肌内效贴布具有持续的自然弹性，可提供持续有益的感觉输入。肌内效贴布的作用机制至今并不明确，但根据发明者加濑建造博士及临床实验和贴扎效果分析，肌内效贴的作用假说主要集中在以下四点：

1. 可以增强受损肌肉的收缩能力，减少肌肉过度伸展导致的疼痛，降低肌肉疲劳及痉挛的发生。

2. 增加受损部位的血液与淋巴循环，消除瘀血或组织液，改善水肿或内出血，使组织压下降以减轻疼痛，并降低炎症反应。

3. 增强受损关节的稳定性，防止因不正常的肌肉收缩所造成的关节活动度异常，并能调整筋膜，使肌肉机能正常化，以改善关节活动度。

4. 刺激皮肤、肌肉，有镇痛的效果。

（二）使用方法

在使用肌内效贴前，要先确定贴布的固定端（锚点）、延展方向及拉力大小。锚点不应施加任何拉力，贴于皮肤上，其余贴布则会因施加的拉力不同，因本身的弹性，从尾端向锚点回缩。使用肌内效贴时，根据贴扎部位的解剖特点及位置、目的的不同，采用不同形状的贴扎方法（表5-4-1）。

表5-4-1　肌内效贴不同贴法的力矩走向及预期效果

贴布形状	锚点位置	力矩走向	预期效果	手法分类
I形	贴布一端		调整筋膜、促进肌肉收缩、支持软组织	力学矫正、筋膜矫正
	贴布两端	同方向或反方向	依拉力不同固定受损部位	
	贴布中点		促进痛点循环代谢、紧张或放松肌肉	
Y形	贴布未分叉端	交叉重叠同方向	调整肌肉张力、促进循环代谢	
X形	贴布中点	交叉重叠反方向	痛点提高、促进循环代谢	
O形	贴布两端	交叉重叠同方向	维持肌张力、促进循环代谢	
爪形	贴布未分叉端	交叉重叠同方向	促进淋巴回流、改善水肿或瘀血	间隙矫正、淋巴矫正
灯笼形	贴布两端	交叉重叠反方向	促进淋巴回流、改善水肿或瘀血	
组合形	依不同贴法定	依不同贴法定	达到各其他贴法的效果	依不同贴法定

（三）作用

1. 缓解疼痛　目前对于肌内效贴提高痛点作用的解释集中于两方面：第一，可能是由于肌内效贴可以促进痛点处的血液循环，同时减少疼痛递质在痛点处的堆积，达到"痛点提高"的作用。第二，根据闸门控制理论提出，可能是由于贴布的张力导致皮肤痛觉感受器产生的冲动

NOTE

使得脊髓后角神经胶质细胞兴奋，形成关闭闸门效应，导致疼痛感降低（痛点提高）。

2. 改善肌力 可利用肌内效贴的张力放松紧张的肌肉或支持疲劳的肌肉。当肌内效贴的方向与肌肉收缩方向一致时，贴布产生的张力能抑制过度使用肌肉导致的肌肉疲劳或痉挛；当肌内效贴的方向与肌肉收缩方向相反时，贴布产生的张力则会促进肌肉恢复肌力，加速康复进程。

3. 增加关节稳定性 在赛场上，肌内效贴常被运动治疗师和运动员用于治疗急性扭伤，确保关节的稳定性和活动度；肌内效贴的张力可以增加皮肤的延展性，在某种程度上增加组织柔韧度以改善关节活动度。

4. 促进循环代谢 肌内效贴促进循环代谢的机制可能是利用爪形和灯笼形贴布的多分叉尾端向锚点产生持续的回缩力，起到类似于人工淋巴引流的作用，可在更长的时间内作用于患处；贴布本身的回缩力可有效增加皮肤与肌肉的间隙，加速血液循环和淋巴回流。

5. 促进感觉输入 日本加濑建造博士在其著作中指出，肌内效贴贴于皮肤上后，能依靠其本身或施加的张力及其呈波纹状的胶水对皮肤上的各类感受器进行感觉输入。

三、虚拟情景互动康复系统

（一）概述

虚拟情景互动康复系统采用计算机图形与图像技术，患者被放置在一个虚拟的环境，通过抠相技术，使患者可在屏幕上看到自己或以虚拟图形式出现，根据屏幕中情景的变化和提示做各种动作，以保持屏幕中情景模式的继续，直到最终完成训练目标。该训练系统可以进行坐姿训练、站姿平衡训练、上肢综合训练、步态行走训练。可用于骨科康复（髋关节、膝关节置换后），脑卒中后康复（上肢、平衡、行走），运动损伤的康复，老年康复，认知障碍训练，儿童康复，ADL训练，等等。

（二）运用特点

1. 安全性 模拟真实场景，使患者不用外出到正式环境中亦可在熟悉的环境进行训练，简化的训练任务减少了在真实环境中错误操作可能导致的危险，许多日常生活活动训练系统的开发设想来源于此。

2. 反馈性 虚拟情景及训练过程中可提供多种反馈信息，包括视觉、听觉、触觉的反馈，训练中动作完成度的即时反馈（训练过程录像或数据并回看），阶段性治疗结束后训练结果量化处理，前后对比，客观反映进步情况。

3. 趣味性 多个虚拟场景及游戏可供选择，使枯燥单调的运动康复训练过程更轻松、更有趣和更容易。

4. 个性化 虚拟现实允许用户进行个性化设置，将运动训练、功能测评有机地结合起来，针对患者个人的实际情况制订恰当的康复训练计划。

5. 良好交互性 患者能够以自然方式与具有多种感官刺激的虚拟环境中的对象进行互动交流，让参与感提升，提高患者训练积极性与自主控制意识。

6. 真实性 虚拟的环境越逼真越容易带来身临其境的感觉，让患者自然融入训练环境中。虚拟互动康复系统提供了重复练习、成绩反馈和维持动机3个关键要素的技术手段。患者能在虚拟环境中学会运动技能，并能将习得的运动技能迁移到现实世界的真实环境中。

7. 高效性 治疗师通过患者的训练数据掌握患者的治疗情况并根据数据及时调整训练计划

和强度。通过这一形式，一名治疗师可同时为多名患者提供康复指导，提高工作效率。

（三）具体应用

1. 肢体运动训练应用　虚拟情景互动康复系统由软件提供多种人工景物，使患者如同置身于游戏或旅游的环境中，在游戏的原理上设计了诸多康复程序，康复程序的游戏动作和作业治疗中的动作相一致，在肢体作业康复方面主要以身体的肩、肘、腕、膝关节等多个大关节进行主动康复训练，同时以游戏方式实现原有康复动作，在训练的过程当中如出现失误，不会对患者的身体造成损伤，可用于慢性病治疗及生活技能丧失者的康复。

2. 认知功能训练应用　虚拟情景互动康复系统促进了计算机技术和认知科学更高层次的结合，在认知障碍的康复训练方面表现出了传统方法无法比拟的优势。虚拟现实可以使人沉浸在计算机实时产生的三维环境中，通过各种游戏反复训练能维持和提高患者的逻辑推理、思维、记忆、协调、注意力等认知功能。

四、悬吊运动治疗技术

（一）概述

悬吊运动治疗技术（sling exercise therapy，S-E-T）又称神经肌肉激活（neuromuscular activation，Neurac）技术，悬吊运动治疗技术起源于二战康复治疗，自 20 世纪 90 年代初挪威康复工作者提出悬吊训练的理念与原则后逐步得到发展，到 2000 年以后逐步用于运动员的体能训练和伤后康复锻炼。悬吊运动治疗技术是借助于悬吊设备，通过渐进性的闭链训练，恢复肌肉功能的技术体系。该技术旨在通过激活与增强肌肉链，重建正确的神经肌肉控制模式，以增强关节稳定性，使骨骼肌肉系统疾病得到持久的康复。主要应用于骨骼肌系统的慢性疼痛及功能障碍的康复。

（二）作用机制

悬吊训练作为核心稳定性训练的一种，其作用机制可能是：机体受到损伤后产生一系列变化，这些变化经过核心稳定性训练后得到恢复，而且经过训练后肌肉的力量和平衡性均得到增强。疼痛或长时间的失用促使躯体核心稳定肌群"关闭"，从而引起运动质量、肌力及神经肌肉系统控制能力降低，进而导致整体生存质量降低，即使疼痛缓解，核心稳定肌的"关闭"依然会持续，并可能导致再次损伤与疼痛，造成慢性损伤；Neurac 的治疗核心就是激活"休眠"或失活的肌肉，因为运动程序是在中枢神经系统中进行转换的，通过神经肌肉训练，肌肉从损伤后的休眠状态转变为激活状态，恢复其正常功能。悬吊训练装置结合 Neurac，其产生的治疗作用可分为以下三个方面：①提高肌力及耐力。②增强躯体核心稳定性。③提高感觉运动控制能力。

（三）使用方法

1. 悬吊点　悬吊点的选择主要有五种方式。

（1）悬点在运动关节上方　在此种悬吊方式下，可以始终保持在水平方向上运动，没有阻力的变化。

（2）悬点在运动关节远侧　在此种悬吊方式下，运动在关节与悬点的连线上时，肢体高度最低，向两侧运动时阻力不断增加，返回时有重力的分力提供助力。运动轨迹为凹形的弧线。

（3）悬点在运动关节近侧　在此种悬吊方式下，运动在关节与悬点的连线上时，肢体高度最高，从两侧向中间运动时阻力不断增加，返回时有重力的分力提供助力。运动轨迹为凸形的弧线。

（4）悬点在运动关节外侧　在此种悬吊方式下，关节向外运动时没有阻力，并且在重力作用下可向外运动，向内运动有阻力并不断增加。向外的运动轨迹为逐渐下降的弧线。

（5）悬点在运动关节内侧　在此种悬吊方式下，关节向内运动时没有阻力，并且在重力作用下可向内运动，向外运动有阻力并不断增加，向外的运动轨迹为逐渐上升的弧线。

2. 弹力带的使用　弹力带可以作为额外提供的助力，也可作为运动的阻力。根据所选的弹性不同的弹力带和使用时拉伸的程度，可以给肢体提供大小不同的助力，同样也可提供不同大小的阻力。

3. 强度阶梯训练计划　强度阶梯训练计划是运动训练中非常关键的部分。根据评定的结果，给患者提供什么强度的训练，这就是不同阶梯强度的计划内容。在悬吊训练中，阶梯强度的调节主要通过以下的方式进行。

（1）悬吊点的选择　悬吊点的位置可以决定运动是以无阻力、有阻力还是有助力的方式进行，不同的悬吊点可以改变运动的强度。

（2）弹力带的悬着与运用　弹性悬吊带可以给予额外的助力。助力的大小可以改变运动的强度，甚至通过施加阻力来增加强度。

（3）肢体的悬吊位置与悬吊高度　悬吊带悬吊于肢体的近端或是远端，其杠杆力是不同的，可以通过调节悬吊肢体的位置来调节运动强度。

（4）运动时间　时间的长短决定了运动强度的高低。

（5）运动的范围　运动的范围与强度密切相关。范围越大，强度越大。

（6）同时进行其他运动　在进行某一肢体运动时，同时要求其他肢体进行运动，可以提高训练难度和强度。

（7）施加阻力　通过人工或者其他方式施加阻力，调节强度大小。

4. 开链运动与闭链运动　开链运动（open kinetic chain）：远端不负重或者仅部分负重，远端游离。开链运动主要训练单独的肌肉或肌群，即主动肌和拮抗肌。闭链运动（closed kinetic chain）：远端负重，远端闭合。闭链运动则是主动肌、固定肌、协同肌及拮抗肌的同时收缩，主要在于功能训练，提高关节稳定和运动的稳定性。

5. 薄弱环节　薄弱环节是指肌肉过于薄弱而出现不能正常执行其应有功能。肌肉的功能及感觉运动功能可以在开链运动和闭链运动模式中体现。所以通过进行开链和闭链运动的测试可以确定薄弱环节的存在。薄弱环节的形成主要由于肌肉的无力萎缩、感觉运动功能的减退等。

（1）稳定性　有研究表明在运动系统中，有一些肌肉具有一些特殊的稳定功能以稳定关节，这些肌肉主要是分布在关节周围的小肌肉，有人称之为"local muscles"（局部肌肉）或者"core muscles"（核心肌肉）。这些局部肌肉是关节稳定的重要来源，而且是肢体高效运动的重要保证。相对于局部肌肉的概念，有人提出了"global muscles"（周边肌）的概念，认为肢体运动的产生是这些肌肉的主要功能。在任何的肢体活动发生之前，"前反馈"机制使这些局部肌肉提前兴奋，为将发生的肌体运动提供稳定的支撑和基础。局部肌肉薄弱导致稳定性降低可能是慢性腰背疼痛的原因。

（2）感觉运动功能　感觉运动功能是运动中一个重要的反馈调节机制。任何的肌肉、肌腱等的损伤、失用都可以导致运动感觉的减退，从而使得运动的协调、稳定、效率等降低，最终

NOTE

损害运动功能。在 S-E-T 的辅助下，人体可以在损伤和疾病的早期让肌肉在安全关节范围内进行运动，而在后期，通过 S-E-T 提供的不稳定支撑，运动闭链模式运动能很好地改善患者受损的感觉运动功能。

（3）肢体运动　肢体运动是在所谓的周围肌作用下产生的。在瘫痪患者中，不仅会出现局部肌肉的薄弱，周围肌肉的功能降低也是非常明显的。通过 S-E-T，除了可以给肢体运动提供良好的支撑以代偿局部肌肉的功能外，还可让患肢能在免负重甚至外力辅助下进行训练，可以减轻治疗师的工作强度，提高训练效果。